Annette V. Fox-Boyer

Kindliche Aussprachestörungen

Phonologischer Erwerb – Differenzialdiagnostik – Therapie

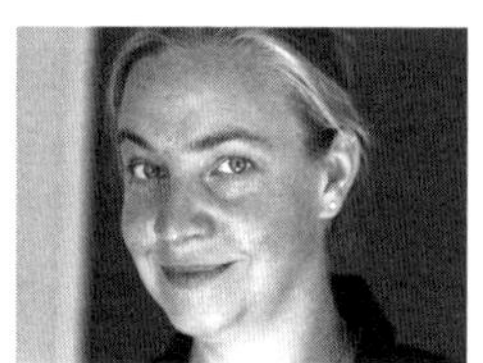

Zur Autorin:

PD Annette V. Fox, PhD, absolvierte ihre Ausbildung zur Logopädin in Mainz und setzte diese nach mehrjähriger Berufstätigkeit mit dem Schwerpunkt Kindersprache durch einen Master in Neuropsycholinguistik und eine Promotion unter Prof. B. Dodd am Department of Speech der Universität Newcastle, GB, fort. Thematische Schwerpunkte der Autorin sind kindliche Aussprachestörungen und phonologische Bewusstheit. Zurzeit arbeitet sie als wissenschaftliche Mitarbeiterin an der Universität zu Lübeck, wo sie im Lehrgebiet Logopädie habilitierte. Sie vertritt im Studiengang Ergotherapie/Logopädie die pädiatrische Logopädie. Zuvor war sie als Professorin für Logopädie an der Europäischen Fachhochschule in Rostock und der Hochschule Fresenius Hamburg/Idstein tätig. Sie vertrat jeweils den Bereich Aussprachestörungen. Zu diesem Thema verfasste sie ebenfalls den Ratgeber „Kindliche Aussprachestörungen – Ein Ratgeber für Eltern, Erzieher, Therapeuten und Ärzte" (Fox, Groos und Schauß-Golecki, ³2015). Mit dem TROG-D veröffentlichte sie einen Test zur Überprüfung des Grammatikverständnisses.

Annette V. Fox-Boyer

unter Mitarbeit von Annette Teutsch, Dennis Brodbeck, Kerstin Schauß-Golecki und Inula Groos

Kindliche Aussprachestörungen

Phonologischer Erwerb
Differenzialdiagnostik
Therapie

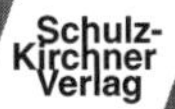

Bibliografische Information der Deutschen Nationalbibliothek
Die Deutsche Nationalbibliothek verzeichnet diese Publikation in der Deutschen Nationalbibliografie; detaillierte bibliografische Daten sind im Internet über http://dnb.d-nb.de abrufbar.

8., unveränderte Auflage 2023
7., überarbeitete und aktualisierte Auflage 2016
6. Auflage 2011
5. Auflage 2009
4., unveränderte Auflage 2007
3., überarbeitete Auflage 2005
2., unveränderte Auflage 2004
1. Auflage 2003
ISBN 978-3-8248-1160-1
eISBN 978-3-8248-9974-6

Mollweg 2, D-65510 Idstein
Vertretungsberechtigte Geschäftsführer:
Dr. Ullrich Schulz-Kirchner, Martina Schulz-Kirchner
Fachlektorat: Prof. Dr. Jürgen Tesak †
Lektorat: Doris Zimmermann
Umschlagentwurf und Layout: Petra Jeck
Druck und Bindung:
Plump Druck & Medien, Rolandsecker Weg 33, 53619 Rheinbreitbach
Printed in Germany

Inhalt

To Barbara Dodd
with gratitude for everything she taught me and
her faith in me

und für

Dennis I und Dennis II, Nils, Annika, Linda,
Marco, Luisa, Christopher, Florian, Jan,
Lukas I, II, III und IV, Moritz, Martijn, Sandra,
Nina, Timo, Philip I und Philip II, Kevin, Jannis
und alle anderen Kinder und Eltern, die dieses
Buch möglich gemacht haben und mich an ihnen
und mit ihnen verstehen lernen ließen.

„Jeder Ton beginnt mit der Stille und kehrt zur Stille zurück."
Leopolt Mozart

„Weißt du, Selina (8 Monate), die erzählt und erzählt den ganzen Tag und du verstehst immer jeden Laut, den sie sagt, und das macht so einen Spaß ihr zuzuhören. Sarah (3 Jahre) hat damals nur die Hälfte erzählt und zu verstehen war gar nichts, es war wie ein langer Brei aus unverständlichen Tönen."
Meine Schwester Sibylle über die Lallentwicklung ihrer Töchter

Vorwort zur 7. Auflage

Im deutschsprachigen Raum hat sich in der Logopädie/Sprachtherapie seit dem Jahr 2000 auf dem Gebiet der Kindersprache eine große Veränderung vollzogen, deren Ausmaß ich zum damaligen Zeitpunkt nicht erwartet habe. Es hat großen Spaß gemacht, diese Entwicklung im Bereich der Phonetik-Phonologie mit zu prägen, aber auch zu beobachten, dass Studienprojekte, Bachelor- und Masterarbeiten und vereinzelte Dissertationen ihren Beitrag zu dieser Veränderung geleistet haben und es in zunehmendem Maße noch tun.

Die Veränderung vollzog sich auf verschiedenen Ebenen: Zum einen steht heute sowohl für das Englische als auch und vor allem für das Deutsche sehr viel mehr Wissen zur Verfügung, zum anderen existieren nun normierte Diagnostikverfahren, die auch zunehmend Einzug in den Praxisalltag genommen haben, und verschiedene modellgeleitete Therapieverfahren, deren Wirksamkeit vermehrt auch im Deutschen überprüft wird. Der therapeutische Alltag ist wesentlich theoriegeleiteter geworden, was viele Dinge begründbar und nachvollziehbarer macht, aber auch ein komplexes und anspruchsvolles Denken erfordert. Die klinische Entscheidungsfindung erfordert heute von Therapeuten neben therapeutischen Handwerkskompetenzen ein erhöhtes Maß an theoretischen Kenntnissen und Reflexionsfähigkeit, um das eigene Tun evidenzbasiert zu gestalten. Dies sind wir unserer Profession und unseren Patienten schuldig.

Ziel dieses Buches war und ist es, Handwerk und Theorie zu verbinden. Es soll Grundlagen lehren, Hintergrund und Theorie vermitteln, Übungsmöglichkeit zur Überprüfung des Lerninhaltes bieten und den Bogen zum praktischen Handeln ziehen. Vor zwölf Jahren wurde die erste Auflage gedruckt, die einen damaligen Bericht meines Wissens zu den Themen phonologischer Erwerb, Differenzialdiagnostik und Therapie der kindlichen Aussprachestörungen im Deutschen darstellte.

Aufgrund vieler Fragen von Studierenden und Seminarteilnehmern und vor allem auch aufgrund neuer Forschungsergebnisse während der vergangenen Jahre habe ich das Buch immer wieder leicht verändert. Nun war es an der Zeit, eine Überarbeitung größeren Ausmaßes vorzunehmen. An vielen Stellen wurde aktuelles Wissen ergänzt, insbesondere im Bereich der Normdaten zum

Phonologieerwerb im Deutschen. Aufgrund zahlreicher Veröffentlichungen im deutschsprachigen und angloamerikanischen Raum war es nötig, auf diese Quellen mit weiterführender Literatur sowohl auf der theoretischen Ebene als auch auf der praktischen Handlungsebene zu verweisen. Ich hoffe, dass es zusammen mit dem Therapiehandbuch P.O.P.T. (Fox-Boyer, 2014)* weiterhin eine nützliche Quelle für lernende und praktizierende Therapeuten und Lehrende/Forschende darstellt.

Annette Fox-Boyer
Hamburg, Herbst 2015

---

* 4. Auflage 2022

Vorwort zur 1. Auflage

Als ich mich im Januar 1997 im Rahmen meines Master-Kurses an der Universität Newcastle wegen einiger Fragen zu ihrem Buch an Prof. Barbara Dodd wandte, ahnte ich nicht, dass dieses Gespräch meine logopädische Arbeit in eine völlig neue Richtung lenken würde und vor allem, dass es meine nächsten Jahre so prägen würde. Barbara Dodd übertrug ihre Begeisterung für das Thema kindliche Aussprachestörungen auf mich und lud mich ein, mit ihr auf eine Entdeckungsreise durch die Phonologie der deutschen Sprache zu gehen. Während meiner Reise durch die Themen kindliche Sprechentwicklung und Ursachen, Symptomatik und Behandlungsmöglichkeiten kindlicher Aussprachestörungen in den vergangenen sechs Jahren, durfte ich feststellen, dass es sich bei diesen Themen um kein einfaches, klar definiertes Feld handelt und vor allem auch, dass wir eigentlich nur sehr wenig über die regelrechte und gestörte Sprechentwicklung im Deutschen wissen. Und das, obwohl Kinder mit Aussprachestörungen den Großteil der Patienten für Logopäden im Bereich Kindersprache ausmachen.
Dieses Buch stellt ein vorläufiges Ziel meiner Reise dar und möchte einen Überblick über den theoretischen und praktischen Wissensstand zum Thema „Kindliche funktionelle Aussprachestörungen" bieten. Ich habe die Hoffnung, dass es mir gelungen ist, dieses Thema in seiner Komplexität darzustellen, aber vor allem, dass es mir gelungen ist, diese Komplexität verständlich darzustellen. Mein Wunsch ist, dass dieses Buch sowohl Studierende der Logopädie in ihrer Ausbildung begleitet als auch Praktikern Orientierungshilfen für das Verständnis für die verschiedenen Arten von Aussprachestörungen und ihrer Behandlungsansätze bietet und dass es Dozenten eine Unterstützung in ihrem Unterricht ist. Übungen innerhalb oder am Ende einzelner Kapitel sollen dem Leser eine Verständniskontrolle ermöglichen oder können im Unterricht zum Einsatz kommen; Spielanregungen im Anhang sollen die praktische Umsetzung von Behandlungsmethodik vereinfachen. Linguistisch Interessierten möge es eine Diskussionsanregung sein, aus der Gedanken über die Phonologieentwicklung aus physiologischer und pathologischer Sicht entwachsen können.

Dieses Buch wäre nie möglich gewesen ohne die finanzielle Unterstützung meiner Englandzeit durch die Carl-Duisberg-Gesellschaft und das Economic and Social Research Council. Vor allem wäre es auch nicht entstanden, hätte

Prof. Barbara Dodd nicht so viel Faszination für die Phonologie des Deutschen und die Logopädie in Deutschland gezeigt. Ohne die große Anzahl an Kindern, Eltern und Erziehern und die logopädische Praxis Karen Grosstück, die bereitwillig an allen meinen Studien teilnahmen oder mich darin unterstützten, wäre es nie zu so vielen lehrreichen Daten gekommen. Die zahlreichen Teilnehmer meiner Seminare haben mit ihren Fragen und Kommentaren dieses Buch wesentlich geprägt. Zu erwähnen bleiben vor allem auch alle die Menschen, die in ausschweifenden Diskussionen und durch das Korrekturlesen dieses Buches mir so viele Anregungen und Hilfen geboten haben: Petra Schmitz, Inula Groos, Nina Kuhn, Annette Teutsch, Kerstin Schauß-Golecki, Silke Fricke, Beate Fiedler, Ulrika Chavales, Ilka Ziegler und Juliane Girndt. Allen sei ganz herzlich gedankt für ihr Mitwirken. Besonderer Dank gilt meiner Schwester Bettina Fox, die erneut für mich gezeichnet hat.
Bedanken möchte ich mich auch beim Schulz-Kirchner Verlag und bei Prof. Jürgen Tesak, die dieses Buch von Anfang an unterstützt haben. Vor allem sei Frau Zimmermann und Frau Jeck vom Schulz-Kirchner Verlag gedankt für ihr fürsorgliches Lektorat und ihr Layout in diesem von phonetischen Zeichen geplagten Projekt. Bessere Zusammenarbeit mit einem Verlag kann ein Autor sich nicht wünschen.

Annette V. Fox
Hamburg im Februar 2003

PS. In diesem Buch wurde der Lesbarkeit halber der Begriff „Logopädie" stellvertretend für alle Disziplinen, die sich der Behandlung kindlicher Aussprachestörungen widmen, verwendet sowie die neutrale Form „Logopäde, Therapeut, Patient" etc. benutzt, auch wenn es sich bei den Therapeuten meistens um Frauen handelt.

Einleitung

Wenn Kinder das sechste Lebensjahr erreicht haben, sind sie in der Lage, ihre Wünsche, Bedürfnisse und Erlebnisse mitzuteilen und sie tun dies in der Regel mit Leichtigkeit und – abgesehen von minimalen phonetischen Fehlbildungen – meist fehlerfrei. Unabhängig davon, welche Muttersprache sie erwerben, können bei ihnen spezifische Entwicklungsschritte des Sprecherwerbs beobachtet werden. Kleinkinder beginnen mit dem Lallen weltweit ungefähr zum gleichen Zeitpunkt und ihre frühen Lallmuster sind weltweit identisch (Locke, 1983). Unterschiede zwischen Kindern verschiedener Muttersprachen treten erst mit Ende des ersten Lebensjahres auf, wenn Kinder beginnen, sich im Lallen an ihren muttersprachlichen Silbenstrukturen und Sprachlauten zu orientieren (Levitt & Aydelott Utman, 1992). Sobald Kinder beginnen, ihre ersten Wörter zu produzieren, verletzen ihre phonologischen Prozesse nur sehr selten die phonologischen Bedingungen ihrer Muttersprache. Kinder tun all dies scheinbar ohne große Anstrengung, aber mit großer Ausdauer.

Die phonologische Entwicklung von Kindern ist seit vielen Jahren ein großes Forschungsgebiet von Phonetikern, Phonologen, Logopäden, Psychologen und weiteren verwandten Berufen. Insbesondere Linguisten sind ständig auf der Suche nach der „Wurzel des Spracherwerbs“: „wenn ‘Etwas‘ (ein linguistisches System) aus dem ‘Nichts‘ (prä-linguistische Ressourcen, die möglicherweise, aber möglicherweise auch nicht, in Zusammenhang mit dem später entstehenden System stehen) zu wachsen scheint“ (Vihman, 1996, S.1). Wesentliche Fragestellungen dabei waren und sind:

- Welche Voraussetzungen sind notwendig, um das Sprechen zu erwerben: Genetische Codes, Perzeptions- und Produktionsfähigkeiten, kognitive Lernfähigkeiten, intakte anatomische Bedingungen, der Einfluss von Lallen auf den späteren Ausspracheerwerb?
- Zu welchem Ausmaß ist der phonologische Erwerb ein universeller, also sprachenunabhängiger Prozess?
- Welchen Einfluss hat die zu erwerbende Muttersprache auf den phonologischen Erwerb?

Ausgehend von Jakobsons Hypothese eines bestehenden universellen Systems des Phonemerwerbs, die er in seinem Buch „Kindersprache, Aphasie und allgemeine Lautgesetze“ (1941/1969) präsentierte, haben spätere Forscher (z.B. Olmsted, 1966; Chomsky & Halle, 1968; Stampe, 1979; Locke, 1983;

Vihman, 1993; Hanford-Bernhardt & Sternberger, 1998) versucht eine Erklärung zu finden, die für den phonologischen Erwerb aller Sprachen gültig ist.

Bislang haben sich die meisten Studien mit dem Erstspracherwerb der englischen Sprache beschäftigt (e.g. Smith, 1973; Prather et al., 1975; Ingram, 1981; Stoel-Gammon & Dunn, 1985; Grunwell, 1987). Erst in den letzten Jahren wurde damit begonnen, den Sprecherwerb anderer Sprachen zu untersuchen, z.B. Xhosa (Mowrer & Burger, 1991), Kantonesisch (So & Dodd, 1994), Putonghua (Zhu Hua & Dodd, 2000a), Spanisch (Goldstein & Iglesias, 1996). Diese Studien hatten folgende Ziele: Zum einen die Erwerbsabfolge und Zeitpunkte von Phonemen und die phonologischen Prozesse in den verschiedenen Sprachen festzustellen, zum anderen diese Daten mit denen anderer Sprachen zu vergleichen. Auch wenn diese Arbeiten nachweisen konnten, dass an sich eine große Übereinstimmung im Sprecherwerbsablauf Sprachen übergreifend zu finden ist, so zeigten sich doch auch sprachspezifische Eigenheiten.

Dieses recht neue Interesse an interlinguistischer Forschung (Slobin, 1985, 1992, 1995, 1997 und die Ergebnisse der soeben zitierten Studien) führte zu einem neuen Forschungsfeld. Die Schlussfolgerung, die aus diesen Studien gezogen wurde, war, dass es mit Hilfe von interlinguistischer Forschung möglich ist, Theorien zur phonologischen Entwicklung zu bestätigen oder zu widerlegen, insbesondere die Hypothese über den universellen Charakter des Sprecherwerbs. Denn wenn wie Ingram (1991) behauptet, die zu lernende Sprache einen großen Einfluss auf den Sprecherwerb hätte, dann müsste sich dies in den phonologischen Prozessen der Kinder nachweisen lassen und gegen das Konzept der Universalität sprechen, was zu untersuchen wäre.

Im Gegensatz zu Linguisten, deren hauptsächliches Interesse im regelrechten Sprecherwerb liegt, befassen sich Logopäden und andere Sprachtherapeuten oder klinische Linguisten mit den Kindern, deren Sprechentwicklung nicht den physiologischen Regeln folgt. Ca. 3-10% aller Kinder (National Institute on Deafness and other Communication Disorders, 1994; Gierut, 1998; Shriberg, Tomblin & McSweeny, 1999) zeigen Aussprachestörungen. Die Ausspracheentwicklung dieser Kinder entspricht nicht dem physiologischen Erwerb, weder hinsichtlich der Erwerbsabfolge, der zeitlichen Bedingungen noch der phonologischen Prozesse, die die Kinder zeigen (Dodd, 1995). Forschungsarbeiten aus der Logopädie haben die Daten phonologisch auffälliger Kinder mit denen sprachunauffälliger Kinder verglichen. Dabei konnten unterschiedliche Erwerbsmuster festgestellt werden. Basierend auf diesen Ergebnissen wurden Modelle zur Klassifikation und Behandlung aussprachegestörter Kinder entwickelt. Diese Modelle wurden vielfach auf ihre Realität und ihren klinischen Nutzen hin überprüft sowie Behandlungskonzepte durch Studien validiert. Für klinisch tätige Sprachtherapeuten ist dies von besonderer Bedeutung, da ein tieferes Verständnis von Kindern mit Aussprachestörungen (eine ihrer größten Patientengruppen) ihnen ermöglicht, Diagnostik und Behandlung inhaltlich und zeitlich effektiver gestalten zu können.

Daten von Kindern mit Aussprachestörungen sind aber nicht nur von klinischer Bedeutung. Sie können ergänzend zu Daten für den physiologischen Sprecherwerb verwendet werden, um phonologische Theorien zu untersuchen. Die Symptomatiken und Anamnesen dieser Kinder können Hinweise auf die notwendigen Voraussetzungen für den regelrechten Sprecherwerb geben. Außerdem sollte sich mit ihrer Hilfe nachweisen lassen, ob die Annahme von der Universalität des Sprecherwerbs zulässig ist. In diesem Fall sollten sich Sprachen übergreifend die gleichen Muster von Aussprachestörungen nachweisen lassen. Da es unwahrscheinlich ist, dass eine bestimmte Sprache schwerer zu erwerben ist als eine andere Sprache, erscheint es logisch, dass Aussprachestörungen nicht in der zu erwerbenden Sprache begründet liegen können. Es erscheint sinniger, dass Störungen der kognitiven, perzeptuellen oder produktiven Fähigkeiten die Ursache sind. Mit Hilfe der aus der deutschen Sprache gewonnenen Daten soll diesen Fragen nachgegangen werden.

Dieses Buch ist in drei Teile gegliedert. Im ersten Teil werden die theoretischen Grundlagen aus Phonetik und Phonologie vermittelt, die für das Verständnis von Aussprachestörungen von Bedeutung sind (Kapitel 1). Zusätzlich werden Theorien zum Sprecherwerb sowie bisher existierendes Wissen über den Sprecherwerb im Deutschen und in anderen Sprachen vorgestellt. Da ein fundiertes Wissen über den regelrechten Sprecherwerb von essenzieller Bedeutung für die Interpretation von Daten aussprachegestörter Kinder ist, wird eine groß angelegte Studie zum physiologischen Sprecherwerb im Deutschen präsentiert und ihre Ergebnisse mit den Ergebnissen früherer Studien verglichen (Kapitel 2).

Im zweiten Teil des Buches werden Überlegungen und Modelle zur Diagnostik und Klassifikation von kindlichen Aussprachestörungen vorgestellt (Kapitel 3).

Die zwei wesentlichen Modelle der Literatur, das psycholinguistische Modell nach Dodd (1995) und das ätiologische Klassifikationsmodell nach Shriberg (1994), werden durch zwei Studien (Kapitel 4 und 5) auf ihre Übertragbarkeit und ihren Nutzen im Deutschen untersucht. Der zweite Teil des Buches wird mit Kapitel 6 „Theoretische Betrachtungen der Studienergebnisse der Kapitel 2 bis 5“ abgeschlossen.

Der dritte Teil des Buches befasst sich mit Hintergrundinformationen und Studien im Deutschen unter anderem zu den Themen Symptomatik, Störungsebenen, Therapieansätze und Therapieverläufe von Kindern mit Aussprachestörungen aus der Sicht des Klassifikationsmodells nach Dodd (1995) (Kapitel 7). Das achte Kapitel ist dem Thema Therapie der Aussprachestörungen gewidmet und stellt verschiedene Konzepte der Behandlung der einzelnen Untergruppen nach Dodd vor. In Kapitel 9 werden Faktoren diskutiert, die einen negativen Einfluss auf eine logopädische Behandlung haben könnten. Gleichzeitig werden Vorschläge zur Elternarbeit und zur Diagnostik bilingualer Kinder gemacht.

Teil I Phonetisch-phonologische Grundlagen und der phonologische Erwerb

Kapitel 1 Grundlagen der Phonetik und Phonologie

A. Fox und I. Groos

Einleitung

Ein abgeschlossener Spracherwerb erfordert von Kindern unter anderem die Beherrschung ihres muttersprachlichen phonologischen Systems. Schritt für Schritt fügen Kinder neue Laute ihrem zunächst sehr kleinen Phoneminventar hinzu und erweitern damit das Spektrum ihrer phonemischen Kontraste. Schon nach der ersten Lallphase beginnen Kinder den legalen Bedingungen ihrer Muttersprache zu folgen und damit verbunden die Phone, die nicht Bestandteil dieser Muttersprache sind, zu ignorieren (Levitt & Aydelott Utman, 1992; de Boysson-Bardies et al., 1989). Seit den ersten Theorien zur phonologischen Entwicklung galt es als Ziel, universell (für alle Sprachen) gültige Konzepte zur Erklärung des Sprecherwerbs (Erwerb des phonetisch-phonologischen Systems einer Sprache) zu finden. Alle bisherigen phonologischen Sprecherwerbstheorien betonen die große Ähnlichkeit, die sich über alle Sprachen hinweg feststellen lässt. Aber sie weisen auch auf sprachspezifische Erwerbsmuster hin. Im Rahmen des vorliegenden Kapitels sollen die nötigen phonetisch-phonologischen Hintergrundinformationen zum Verständnis phonologischer Erwerbstheorien präsentiert werden. Zudem soll untersucht werden, inwieweit interlinguistische Forschung in der Lage ist, diese Theorien zu bestätigen.

Das Kapitel beginnt mit einer Darstellung der phonetisch-phonologischen Grundlagen, die für das Verständnis der phonologischen Entwicklung und vor allem auch der kindlichen Aussprachestörungen von zentraler Bedeutung sind. Es beschreibt insbesondere das phonetisch-phonologische System der deutschen Erwachsenensprache. Diesem folgen die Beschreibungen des Forschungsstandes zum Thema *kindlicher phonologischer Erwerb im Deutschen* und Informationen über Forschungsergebnisse aus anderen Sprachen. Diese sollen miteinander verglichen werden, da man davon ausgeht, dass der Sprecherwerb universellen Mustern folgt. Da aber von allen Theoretikern zusätzlich die sprachspezifischen Muster innerhalb des Sprecherwerbs hervorgehoben werden, werden diese auch Betrachtung finden. Zum Abschluss des Kapitels sollen phonologische Theorien zum Sprecherwerb unter folgenden Aspekten vorgestellt und beleuchtet werden: den universellen und sprachspezifischen. Im darauf folgenden Kapitel 2 wird dann eine ausführliche Studie zum Erwerb der Phonologie in der deutschen Sprache vorgestellt.

1.1 Das phonetisch-phonologische System der deutschen Sprache

Kinder, die ihre Muttersprache erlernen, müssen im Rahmen des Spracherwerbs verschiedene Ebenen ihres muttersprachlichen Lautsystems erwerben. Zum einen müssen sie lernen, welche Laute (Phone) ihrer Muttersprache angehören und wie man diese produziert, zum anderen müssen sie lernen, wie sie diese Laute einsetzen können, damit sie entsprechend den phonologischen Regeln der Muttersprache angewendet werden können. Sie müssen lernen, wie sich Phoneme voneinander unterscheiden und dass sie bedeutungsunterscheidend sind. Im Folgenden sollen die theoretischen Grundlagen zum Thema *Phonetik und Phonologie* dargestellt werden.

1.1.1 Phonetik

Die Phonetik ist die Lehre von den physiologischen Bedingungen der Lautbildung und Lautwahrnehmung sowie von den akustischen Eigenschaften der Laute, unabhängig von ihrem Systemcharakter. Laut Grassegger (2016) beschreibt die Phonetik die „*materielle* Seite der Sprachlaute“. Die Phonetik befasst sich mit den kleinsten Teilchen der Sprache, die wir gerade noch wahrnehmen können: den Lauten. Diese Teilchen, die Laute, die das Kernstück der Phonetik ausmachen, werden Phone genannt. Die Phonetik sagt allerdings weder etwas über die Funktion noch über die Einsetzbarkeit der Laute in einer Sprache aus.

Ein **Phon** ist das kleinste Segment, ein minimales Segment des lautlichen Kontinuums, das noch nicht in Bezug auf seine Funktion im Sprachsystem klassifiziert ist (Ternes, 1987).
Oder: Das kleinste wahrnehmbare diskrete Laut- / Geräusch-Segment, das innerhalb des Sprechstroms wahrnehmbar ist (Crystal, 1980).

Als Phon kann generell jedes mit den Artikulationsorganen produzierbare Geräusch beschrieben werden. Dies beinhaltet jedoch noch nicht zwangsläufig, dass es sich bei diesem Geräusch wirklich um einen Sprachlaut handelt, welcher auch Teil einer Sprache ist. Für den Sprecherwerb, aber insbesondere auch für das Verständnis und die Behandlung von Kindern mit Aussprachestörungen, ist die Differenzierung der beiden Begriffe Phon – Phonem von besonderer Bedeutung. Daher sollen diesem Buch zwei Definitionen dieser Termini aus einer sprachtherapeutischen Sicht vorangestellt werden, die von einer streng phonetisch-phonologisch linguistischen Sicht abweichen.

Phon
Als Phon wird ein Sprachlaut bezeichnet, der unabhängig von seiner sprachlichen Umgebung, isoliert von einem Menschen gebildet werden kann. Ein Kind muss lernen, welche Laute von all denen, die es produzieren kann, seiner Sprache angehören (Phoninventar der Muttersprache). Gleichzeitig muss es auch lernen, diese alle korrekt zu produzieren. Es kann zu phonetischen Fehlbildungen kommen, indem das Kind ein Phonem mit einem Phon belegt, das nicht seiner Muttersprache angehört, welches aber die Wortbedeutung nicht verändert.

Phonem
Als Phonem wird ein Phon bezeichnet, das von einem Kind im Sprechfluss an korrekter Stelle eingesetzt werden kann. Das Kind muss während des Sprecherwerbs lernen, wie Phone in seiner Muttersprache miteinander verbunden werden dürfen und dass es von Bedeutung ist, den richtigen Laut an der vorgesehenen Stelle zu verwenden, da es sonst zu Bedeutungsunterscheidungen kommt (Erwerb des phonemischen Inventars).

Die Phoninventare verschiedener Sprachen können sich sehr ähnlich sein oder sich auch deutlich unterscheiden, wobei es Phone gibt, die hochfrequent sind, das heißt, sie kommen in sehr vielen Sprachen vor. Innerhalb der Phone werden Konsonanten und Vokale unterschieden. Sie werden laut Grassegger (2016) folgendermaßen definiert:

„Als **Konsonanten** werden phonetisch jene Segmente bezeichnet, bei deren Produktion im Ansatzrohr ein teilweiser oder vollständiger Verschluss bzw. eine geräuschbildende Enge vorliegt." (Grassegger, 2016, S. 43)
„Als **Vokale** werden phonetisch jene Segmente bezeichnet, deren Produktion mit einem zentral offenen Ansatzrohr erfolgt." (Grassegger, 2016, S. 53)

Ausgehend von der Idee, dass es sinnvoll ist, ein einheitliches Instrument zur Verfügung zu haben, mit dem alle Sprachlaute dargestellt werden können, entstand das Internationale Phonetische Alphabet (IPA). Es wurde 1888 von der International Phonetic Association entwickelt und zuletzt 1993 überarbeitet. Die Phone, die der deutschen Sprache angehören, werden mit folgenden Zeichen belegt:

23 Konsonanten	[p b t d k g f v s z ʃ x ç h m n ŋ l ʁ/r j ʔ pf ts]
13 Vokale und 3 Diphthonge	[i y e ø o u ɪ ʏ ɛ œ ɔ a ʊ ə; aɪ au ɔɪ]

Im Rahmen der Konsonanten bleiben folgende Besonderheiten zu erwähnen. Es lässt sich feststellen, dass die meisten phonetischen Zeichen den Buchstaben des lateinischen Alphabets entsprechen. Wenige Laute weichen davon ab:

[v]	steht für den Buchstaben <w>	[ç]	steht für <ch> in <ich>
[z]	steht für das stimmhafte <s>	[ŋ]	steht für <ng> in z.B. <Klang>
[ʃ]	steht für <sch>	[ʁ]	steht für das Rachen- <r>
[x]	steht für <ch> in <ach>	[r]	steht für das Zungenspitzen- <r>

[ʔ] steht für den glottalen Stopp, das „Ventiltönchen", das im Deutschen vor jedem Vokalanlaut stehen muss

Ob es sich bei den Lauten [x] und [ç] um zwei verschiedene Phone oder um Allophone handelt, ist ein Streitpunkt in der Literatur (Kohler, 1995; Si-Taek Yu, 1992; Wiese, 1996). Da ein Kind, das mit Deutsch als Muttersprache aufwächst, beide Laute erwerben muss, werden sie hier als zwei verschiedene Phone behandelt. Laut Kohler (1995) existiert neben diesen beiden Phonen noch eine dritte Variante das [χ], was an dieser Stelle allerdings wegen seines schwachen Kontrasts zu [x] ignoriert werden soll. Auch darüber, wie viele

Affrikaten, das heißt zwei-elementige Phone, es gibt, besteht keine Einigkeit (Kohler, 1995; Ternes, 1987; Wiese, 1996). In diesem Fall werden nach Ternes (1987) nur [ts] und [pf] als Affrikaten gewertet, da sie als Einzige in allen drei Wortpositionen auftreten können.

Neben den Phonen, die der deutschen Sprache angehören, lassen sich wortinitial 23 zwei-Element und zwei drei-Element Konsonantenverbindungen beschreiben. Die Anzahl der wortmedial und wortfinal möglichen Konsonantenverbindungen ist sehr groß. Insbesondere durch die Verbflexion im Deutschen entsteht eine fast endlose Möglichkeit Konsonantenverbindungen im Auslaut zu konstruieren, die zum Teil aus bis zu fünf Elementen bestehen können, z.B. <du schrumpfst> [mpfst].

Damit ergibt sich folgende mögliche Silbenstruktur für die deutsche Sprache:

Substantive : $K_{1\text{-}3}\,V\,K_{1\text{-}3}$
Verben : $K_{1\text{-}3}\,V\,K_{1\text{-}5}$

Dabei steht „K“ für Konsonant und „V“ für Vokal. Die kleinen Zahlen deuten die Möglichkeiten der Elementanzahl an.

1.1.1.1 Konsonanten

Schon früh hat Roman Jakobson, ein Phonologe der Prager Schule, festgestellt, dass es notwendig ist, sich mit den Beschreibungsmerkmalen der einzelnen Segmente zu befassen, das heißt, sie nicht als etwas Unteilbares anzusehen. Zur Beschreibung eines jeden Konsonanten aus phonetischer Sicht zählen üblicherweise drei Parameter. Es ist möglich, jedes Phon dahin gehend zu definieren, dass man

- seinen Artikulationsort
- seine Artikulationsart und
- seine Stimmbeteiligung

beschreibt.

Unter dem Parameter ***Artikulationsort*** versteht man die Stelle im Artikulationstrakt, an der ein Laut produziert wird. Es ergeben sich folgende Möglichkeiten: bilabial (zwischen beiden Lippen), labiodental (zwischen Lippen und Zähnen), dental (an den Zähnen), alveolar (am Alveolardamm), palatoalveolar (zwischen Alveolardamm und hartem Gaumen), palatal (am harten Gaumen), velar (am weichen Gaumen), uvular (am Velum/Zäpfchen) und glottal (in der Stimmritze).

Unter dem Parameter ***Artikulationsart*** versteht man die Art des gebildeten Verschlusses, der einen Laut zustande kommen lässt. Es ergeben sich folgende Möglichkeiten: Plosive (Sprengung), Frikative (Reibung), Nasale (nasale Passage), Vibranten (intermittierender Verschluss), Laterale (seitliche Passage) und Affrikaten (Kombination Plosiv/Frikativ).
Im Deutschen wird in Bezug auf den Parameter ***Stimmbeteiligung*** zwischen stimmhaft und stimmlos unterschieden.
So lässt sich z.B. der Laut [p] als bilabialer stimmloser Plosiv beschreiben, der sich von dem Laut [b] (bilabialer stimmhafter Plosiv) nur durch die Komponente Stimmbeteiligung unterscheidet.

Die Konsonanten der deutschen Sprache lassen sich mit Hilfe folgender Tabelle (1.1), die die drei Beschreibungsparameter berücksichtigt, zusammenfassen.

Die Spalte Interdental ist für die deutsche Sprache leer. In der englischen Sprache stehen hier die Laute [θ] und [ð], die interdentalen Versionen von [s] und [z]. Diese beiden Laute sind sehr häufig Ersatzlaute für [s] und [z] bei deutschsprachigen Kindern, sie gehören aber nicht dem deutschen Phoninventar an. Ein weiterer Laut, der für die Logopädie von Bedeutung ist, ist die laterale Version des /ʃ/, die mit folgendem Symbol dargestellt wird: /ɬ/.

Tabelle 1.1 Parameter für die Beschreibung der deutschen Konsonanten

	Bilabial		**Labiodental**		**Interdental**		**Alveolar**		**Palato-Alveolar**		**Palatal**		**Velar**		**Uvular**		**Glottal**	
Stimme	-	+	-	+	-	+	-	+	-	+	-	+	-	+	-	+	-	+
Nasale		m						n						ŋ				
Plosive	p	b					t	d					k	g				ʔ
Frikative			f	v			s	z	ʃ		ç		x			ʁ	h	
Affrikate	pf						ts											
Approximant								l				j						
Vibrant								r										

1.1.1.2 Vokale

Zur Beschreibung von Vokalen werden ebenfalls üblicherweise drei Parameter verwendet:

- Öffnungsgrad
- Zungenhöhe und
- Lippenstellung

Man unterscheidet Monophthonge und Diphthonge. Monophthonge sind Vokale, die aus einem Element bestehen, wobei Diphthonge sich durch eine „Gleitbewegung von einem Ausgangsvokal zu einem Zielvokal" kennzeichnen (Grassegger, 2016, S. 58), z.B. zeigt <ei> [aɪ] eine Bewegung von Monophthong [a] nach Monophthong [ɪ], wobei diese Bewegung eine neue Einheit charakterisiert. Im Standarddeutschen gibt es drei Diphthonge [aɪ au ɔɪ]. Im Norddeutschen, aber z.B. auch weniger ausgeprägt im Rheinischen, ergeben sich weitere Diphthonge durch die Vokalisierung von <r>. Diese Vokalisierungsregel besagt, dass <r> vor einem Konsonanten wie bei Berg oder im Wortauslaut wie bei Bär wie <a> vokalisiert wird. Dadurch kommen z.B. folgende Diphthonge zustande: [eɐ ɔɐ uɐ] in: Berg [beːɐk], Wurst [vuːɐst] und Korb [kɔːɐp].

Kinder müssen während ihres Sprecherwerbs lernen, welche Phone Bestandteil ihrer Muttersprache sind und wie diese produziert werden. Insbesondere während der ersten Lallphase (2-4 Monate) probieren sie alle Möglichkeiten der orofazialen Lautproduktion aus und produzieren daher auch Phone, die nicht Bestandteil des phonetischen Systems ihrer Muttersprache sind. Während dieser Phase haben Kinder nur wenig Kontrolle darüber, was sie produzieren. Sie sind nicht in der Lage, ihre eigenen Produktionen zu reproduzieren. Allerdings sind sie schon im Alter von 1-4 Monaten in der Lage, minimale Unterschiede zwischen Phonen wahrzunehmen (Eimas et al., 1971; Juscyk, Murray & Bayly, 1979; Levitt et al., 1988). Dies konnte mit Hilfe von Untersuchungen gezeigt werden, bei denen Kinder an Elektroden angeschlossene Sauger bekamen. Ihnen wurden Stimuli wie pa pa pa vorgegeben, bis die Kinder ein gleichmäßiges Saugmuster zeigten. In dem Moment wurde ein Stimulus wie ba ba ba vorgegeben. Es konnte festgestellt werden, dass die Kinder im Moment des Stimuliwechsels ihr Saugmuster veränderten.

Schon mit Beginn der zweiten Lallphase (6 Monate) beginnen Kinder mehr und mehr sich dem Phoninventar ihrer Muttersprache anzunähern, indem sie vermehrt nur noch die Phone ihrer Muttersprache verwenden. Zum Beispiel konnte dies mit einer Untersuchung wie folgt an 15 Kindern im Alter von 6, 8 und 10 Monaten gezeigt werden, die entweder in einem französischsprachigen oder einem arabischen Umfeld aufwuchsen: 15 Sekunden lange Sprachsamples der Kinder wurden Bewertern mit Muttersprache Französisch vorgelegt, mit der Bitte zu entscheiden, welche Kinder nicht mit Französisch aufwuchsen. Es gelang allen Bewertern, die Aufnahmen der 8 Monate alten Kinder korrekt zu differenzieren, aber nur einer Untergruppe von Phonetikern, die Samples der 6-monatigen Kinder zu unterscheiden. Überraschenderweise gelang die Unterscheidung für die Gruppe der 10-monatigen Kinder niemandem, wofür leider keine Erklärung geboten wurde (Boysson-Bardies, Sagart & Durand, 1984). Allerdings konnten weitere Studien im interlinguistischen Vergleich der Frequenz von Konsonantenproduktionen während des Lallens im Alter von 10 Monaten sprachspezifische Unterschiede beobachten (Boysson-Bardies & Vihman, 1991; Boysson-Bardies et al., 1992). Die Kontrolle über ihre Lautproduktionen steigt mit der zweiten Lallphase, sodass die Kinder nun auch Lautketten und willkürliche Lautproduktionen produzieren. Fox-Boyer & Schäfer (2015) geben einen ausführlichen Überblick über den Wissensstand zum Thema vorsprachliche rezeptive und expressive Fähigkeiten von Kindern.

1.1.2 Phonologie

Kinder müssen während ihres Sprecherwerbs nicht nur die Phone ihrer Muttersprache erwerben, sondern sie müssen auch die Regeln erlernen, nach denen die Phone eingesetzt bzw. verwendet werden dürfen. Mit Beginn der verbalen Phase werden Lautäußerungen mit Bedeutung belegt. Durch die Stimulation und das Sprachvorbild der Bezugspersonen wird unter anderem deutlich, dass bestimmte Personen bzw. Gegenstände festgelegte Namen besitzen, die durch festgelegte Lautketten gekennzeichnet sind. Die Verwendung von Phonen erlangt also in diesem Moment eine inhaltliche Bedeutung. Phone werden nun phonemisch eingesetzt. Die nun folgende Entwicklung nennt man die phonologische Entwicklung.

Die Phonologie, im Gegensatz zur Phonetik, befasst sich nicht nur mit dem Lautmaterial an sich, sondern insbesondere mit der „Funktion und Eigenschaft von Sprachlauten als Elemente eines Sprachsystems, also der funktionellen Seite der Sprachlaute" (Grassegger, 2016, S. 7). Das kleinste Teilchen, mit dem sich die Phonologie befasst, ist das Phonem:

Ein **Phonem** ist eine bedeutungsunterscheidende sprachliche Einheit, die sich nicht weiter in bedeutungsunterscheidende Einheiten zerlegen lässt.

Die Phoneme einer Sprache werden mit Hilfe der Minimalpaarbildung ermittelt. Das bedeutet, es wird ein Phon innerhalb eines Wortes durch ein anderes Phon ersetzt. Sollte der Austausch zweier Phone zu einer Änderung der Wortbedeutung führen, so verhalten sich diese Phone als Phoneme zueinander. Die Funktion der beiden Phone beinhaltet also die Bedeutungsunterscheidung. Die Minimalpaarbildung lässt sich sowohl für Konsonanten als auch für Vokale durchführen.

Beispiele:	Kanne – Tanne	kanə tanə	→	k t	Phoneme
	Mist – Mast	mɪst mast	→	ɪ a	Phoneme
	Milch – Milch	mɪlç mɪlx	→	ç x	keine Phoneme

1.1.2.1 Allophone

Wenn es durch den Austausch zweier Phone in einem Minimalpaar zu keiner Bedeutungsunterscheidung kommt, dann verhalten sich diese Phone nicht als Phoneme zueinander, wie bei dem Beispiel vom Austausch von /r/ und /ʁ/. Hier spricht man von Allophonen, das heißt von phonetischen Variationen eines Phonems. Je nach Diskussion werden die Laute /ç/ und /x/ auch zu den Allophonen gezählt. Weitere Allophone in der deutschen Sprache ergeben sich durch die interdentale Realisation von /s/ oder /z/ (z.B. <Sonne> /zɔnə/ versus /ðɔnə/ → /z/ versus /ð/ = Allophone) oder die laterale Realisation von sowohl /s/ und /z/ als auch von /ʃ/ als [ɬ]. Die letzten Ersetzungen können als allophonisch gewertet werden, da sie keine Bedeutungsunterscheidung hervorrufen, wobei betont werden muss, dass es sich hier um keine der deutschen Sprache entsprechenden Laute, sondern eher um pathologische Lautveränderungen handelt.

1.1.2.2 Distinktive Merkmale und Merkmalsmatrix

Da jedes Phonem mit jedem anderen Phonem innerhalb eines Lautsystems eine phonologische Opposition bildet (sonst wäre es kein Phonem) und da sich jeweils eine andere phonetische Eigenschaft als phonologisch relevant bzw. distinktiv erweist, wird ein Phonem durch so viele phonologisch relevante Eigenschaften – oder auch distinktive Merkmale – bestimmt, wie es phonologisch relevante Oppositionen gibt.

Das Phonem stellt sich im Zuge der Klassifizierung also als ein Bündel distinktiver Eigenschaften oder Merkmale (engl. ‚features') dar. Diese Merkmale sind zunächst als universal anzusehen und damit geeignet, die Phonemsysteme aller Sprachen der Welt zu beschreiben. Zur Identifizierung der Merkmale stehen in erster Linie artikulatorische und akustische Kriterien zur Verfügung. Distinktive Merkmale werden normalerweise als binär aufgefasst, das heißt sie bekommen den Wert (+) zugewiesen, wenn eine Eigenschaft zutrifft und den Wert (-) zugewiesen, wenn die Eigenschaft nicht zutrifft. Nach artikulatorischen Gesichtspunkten können folgende Merkmale für das Deutsche (in Anlehnung an: Grassegger, 2016, S. 102ff.) spezifiziert werden:

1. Oberklassenmerkmale zur Klassifizierung in Oberklassen:

[+/- konsonantisch]	Konsonanten (d.h. Sonoranten u. Obstruenten) sind [+ kons] Vokale und Laryngale sind [- kons]
[+/- sonorant]	Vokale u. Sonoranten (d.h. Nasale und Liquide) sind [+ son] Obstruenten (d.h. Plosive und Frikative) sind [-son], Laryngale sind ebenfalls [-son]

Mit Hilfe dieser zwei Merkmale lassen sich also vier Oberklassen differenzieren:

<u>Oberklassen:</u>	Vokale	Konsonanten Sonoranten (Nasale + Liquide)	 Obstruenten (Plosive + Frikative)	Laryngale
konsonantisch	-	+	+	-
sonorant	+	+	-	-

Einen gesonderten Status erhalten nach dieser Klassifizierung die Laryngale [h,ʔ], die weder den Konsonanten noch den Vokalen zugerechnet werden können und eine eigene Oberklasse bilden.

2. Artikulationsortmerkmale zur Beschreibung des Verhaltens der Zunge im Vokaltrakt während der Artikulation eines Lautes:

[+/- hinten] (für Vok. u. Kons.)	Der Zungenrücken ist artikulierendes Organ, d.h. → Velare sind [+hint] → Labiale, Alveolare und Palatale sind [-hint]
[+/- hoch] (für Vok. u. Kons.)	Bezieht sich auf den Gaumen als Artikulationsstelle, d.h. → Palatale, Velare u. alle geschlossenen Vokale sind [+hoch] → Labiale, Alveolare und alle übrigen Vokale sind [-hoch]
[+/- labial] (für Vok. u. Kons.)	Bezieht sich auf die Beteiligung der Lippen, d.h. → Labiale und gerundete Vokale sind [+lab] → Alveolare, Palatale, Velare u. ungerundete Vokale sind [-lab]
[+/- koronal] (nur für Konsonanten)	Der Zungenkranz ist artikulierendes Organ, d.h. → Alveolare sind [+kor] → Labiale, Palatale und Velare sind [-kor]
[+/- tief] (nur für Vokale)	Wie im Vokaltrapez, d.h. → nur die offenen Vokale [a, ɑ] sind [+tief] → alle übrigen Vokale sind [-tief]

Die postalveolaren Laute [ʃ, ʒ] können nach dieser Klassifizierung in Bezug auf ihre Ortsmerkmale [+hoch, -lab, +kor] beschrieben werden und werden so von den Alveolaren – mit [-hoch, -lab, +kor] – und von den Palatalen – mit [+hoch, -lab, -kor] – abgegrenzt.
Uvulare Laute sind im Gegensatz zu velar gebildeten Lauten [-hoch].
Die halb offenen bzw. halb geschlossenen Vokale sind [-tief und -hoch] und werden untereinander durch das Merkmal [+/- gespannt] – wie unten dargestellt – abgegrenzt.

3. Artikulationsartmerkmale beziehen sich auf den Artikulationsmodus, wobei auch der Phonationstyp eingeschlossen wird:

[+/- kontinuierlich] (nur für Konsonanten)	Es existiert kein oraler Verschluss, d.h. → Frikative und Liquide sind [+kont] → Plosive und Nasale sind [-kont]
[+/- lateral] (nur für Konsonanten)	Es liegt eine seitliche Luftstromführung vor, d.h. → /l/ ist [+lat] → alle Übrigen sind [-lat]
[+/- nasal] (nur für Konsonanten)	Die Luft entweicht durch die Nase, d.h. → Nasale sind [+nas] → alle Übrigen sind [-nas]
[+/- stimmhaft] (nur für Konsonanten)	Betrifft die Stimmbeteiligung, d.h. → stimmhafte Laute sind [+sth] → stimmlose Laute sind [-sth]
[+/- gespannt] (nur für Vokale)	Zur Differenzierung der relativen Spannung bzw. Abweichung von der neutralen Zungenlage z.B. /i/ vs. /ɪ/
[+/- lang] (nur für Vokale)	Zur Differenzierung der deutschen Lang- u. Kurzvokale (Quantitätsopposition) z.B. /ɛ:/ vs. /ɛ/

In einer Merkmalsmatrix werden die Sprachlaute/Phoneme in tabellarischer Weise dargestellt, wobei die jeweiligen +/- Werte abgelesen werden können (siehe Tabelle 1.2 für Konsonanten und Tabelle 1.3 für Vokale, in Anlehnung an Rahmers, 1998). Dabei ist entscheidend, dass sich für zwei Sprachlaute keine identische Verteilung der zugewiesenen Werte ergeben darf. Sollte dies der Fall sein, müsste mindestens ein weiteres Merkmal gefunden werden, in dem sich die beiden Sprachlaute komplementär verhalten. Als Folge ergeben sich für verschiedene Lautinventare (bzw. verschiedene Sprachen) unterschiedliche Matrizen, da sich jeweils andere Merkmale als relevant oder geeignet (da sie z.B. mehrere Laute erfassen) erweisen. Ziel ist es jeweils, mit einer möglichst geringen Anzahl an Merkmalen alle Phoneme zu erfassen bzw. zu differenzieren und Redundanz zu vermeiden. In der Regel werden deshalb – auch wegen der besseren Übersicht – die Merkmalsmatrizen für Vokale und Konsonanten getrennt aufgestellt. Affrikaten und Diphthonge werden wegen ihres ohnehin oft ungeklärten Status bzw. der stark unterschiedlichen Auslegung nicht in der Matrix aufgeführt – das Gleiche gilt für die Oberklasse der

Tabelle 1.2 Merkmalsmatrix für die deutschen Konsonanten

	p	b	f	v	t	d	s	z	ʃ	ʒ	ç	x	j	k	g	χ	ʁ	m	n	ŋ	l	r
kons	+	+	+	+	+	+	+	+	+	+	+	+	+	+	+	+	+	+	+	+	+	+
son	-	-	-	-	-	-	-	-	-	-	-	-	-	-	-	-	-	+	+	+	+	+
hint	-	-	-	-	-	-	-	-	-	-	-	-	-	+	+	+	+	-	-	+	-	-
hoch	-	-	-	-	-	-	-	-	+	+	+	+	+	+	+	+	+	-	-	+	-	-
lab	+	+	+	+	-	-	-	-	-	-	-	-	-	-	-	-	-	+	-	-	-	-
kor	-	-	-	-	+	+	+	+	+	+	-	-	-	-	-	-	-	-	+	-	+	+
kont	-	-	+	+	-	-	+	+	+	+	+	+	+	-	-	+	+	-	-	-	+	+
lat	-	-	-	-	-	-	-	-	-	-	-	-	-	-	-	-	-	-	-	-	+	-
nas	-	-	-	-	-	-	-	-	-	-	-	-	-	-	-	-	-	+	+	+	-	-
sth	-	+	-	+	-	+	-	+	-	+	-	+	+	-	+	-	+	+	+	+	+	+

Laryngale, die sich stark von den übrigen Klassen unterscheidet.

Auf der Ebene der Lautklassen unterscheiden sich so beispielsweise Frikative von den jeweils homorgan gebildeten Plosiven (z.B. /s/ vs. /t/) durch das Merkmal [+kont] statt [-kont]. Bezüglich des Artikulationsortes differieren z.B. die velar zu alveolar gebildeten Lauten in den Merkmalen [+hint, +hoch, -kor] statt [-hint, -hoch, +kor] oder vereinfacht gesagt durch den Kontrast ‚hinten – vorne'. Und bei den Vokalen verhält sich beispielsweise /i:/ [-labial] zu /y:/ [+labial] – während alle übrigen Merkmale für beide identisch sind.

Tabelle 1.3 Merkmalsmatrix für die deutschen Vokale

	i:	ɪ	e:	ɛ	ɛ:	y:	ʏ	ø:	œ	a:	a	u:	ʊ	o:	ɔ	ə
kons	-	-	-	-	-	-	-	-	-	-	-	-	-	-	-	-
son	+	+	+	+	+	+	+	+	+	+	+	+	+	+	+	+
hint	-	-	-	-	-	-	-	-	-	+	+	+	+	+	+	+
hoch	+	+	-	-	-	+	+	-	-	-	-	+	+	-	-	-
tief	-	-	-	-	-	-	-	-	-	+	+	-	-	-	-	-
lab	-	-	-	-	-	+	+	+	+	-	-	+	+	+	+	-
gesp	+	-	+	-	-	+	-	+	-	+	-	+	-	+	-	-
lang	+	-	+	-	+	+	-	+	-	+	-	+	-	+	-	-

1.1.2.3 Das Phoneminventar des Deutschen

Das Phoninventar des Deutschen entspricht annähernd dem Phoneminventar, wobei von der Erwachsenen-Phonologie aus betrachtet, einige Laute als Allophone zusammengefasst werden. Da in der kindlichen Phonologie zunächst alle Phoneme als bedeutungsunterscheidend erworben werden müssen, wird auf diese Sichtweise allerdings verzichtet. Tabelle 1.4 bietet eine zusammenfassende Übersicht über das Phonemsystem der deutschen Sprache im Vergleich zum Englischen. Anhand dieser Tabelle soll unter an-

Tabelle 1.4 Die Phonemsysteme des Deutschen und Englischen

	Deutsch	Englisch[1]
Initiale Konsonanten	p b t d k g m n f v z ʃ ʁ h j l ts pf	p b t d k g m n θ ð f v s z ʃ ʒ h w j l r tʃ dʒ
Mediale Konsonanten	p b t d k g m n ŋ f v s z ʃ ç x[2] ʁ l ts pf	p b t d k g m n ŋ θ ð f v s z ʃ ʒ l r tʃ dʒ
Finale Konsonanten	p t k m n ŋ f s ʃ ç x l ts pf	p b t d k g m n ŋ θ ð f v s z ʃ ʒ l r tʃ dʒ
Wortinitiale Konsonantenverbindungen	b p g k f pf + l b p d t g k f + ʁ k + n / v ts + v ʃ + l m n p ʁ v t ʃ + p / t + ʁ	p g k f + l b p d t g k f ʃ θ + r b p d t g k m n f v tʃ θ + j d t g k θ + w s + p t k m f l w j s + p + l s + p t k + r j s + k + w
Vokale	i y e ø o u ɪ ʏ ɛ œ a ɔ ʊ ə	i ɪ ɛ æ ʌ a ɒ ɔ u ʊ ɜ ə
Diphthonge	aɪ au ɔɪ (eɐ ɔɐ uɐ)	eɪ oʊ aɪ aʊ ɔɪ ɪə ɛə ɔə ʊə
Silbenstruktur (Einsilber)	[K[3] 0-3] - V- [K 0-3] Nomen [K 0-3] - V- [K 0-5] Verben	[K 0-3] - V- [K 0-4]

1 Daten aus Modern English Structure nach Strang (1969)

2 Wie zuvor besprochen werden die Laute /ç/ und /x/ der Einfachheit halber nicht als Allophone, sondern als zwei verschiedene Phoneme aufgeführt.

3 K = Konsonant, V = Vokal

derem deutlich gemacht werden, wie sehr sich die phonologischen Systeme zweier Sprachen, die sich an sich sehr ähnlich sind, unterscheiden. Dies ist von großer Bedeutung für die Kinder, die mit zwei oder mehr Muttersprachen aufwachsen, denn sie müssen verschiedene Systeme gleichzeitig erwerben und lernen, diese nicht zu vermischen.

Deutsch gehört zu den germanischen Sprachen und wird von ca. 121 Millionen Muttersprachlern in 15 verschiedenen Ländern gesprochen, wobei die größten Bevölkerungsgruppen in West- und Zentraleuropa leben. Es ist die offizielle Landessprache in Deutschland, Österreich, Teilen der Schweiz, Lichtenstein und Luxemburg (Crystal, 1997; Durell, 1992; Barbour & Stevenson, 1990; Lyovin, 1997). Starke regionale Variationen der offiziellen Standardsprache „Hochdeutsch", die auf der norddeutschen Produktion der Schriftsprache beruht, treten vom Akzent bis zum Dialekt auf (Durell, 1992; Goltz & Walker, 1961; Barbour & Stevenson, 1990). Während der vergangenen Jahrzehnte hat sich der Gebrauch von Dialekten zumindest in Deutschland deutlich reduziert, wobei es bis heute meist möglich ist, aufgrund von Akzenten die Herkunft von Menschen herauszuhören. Die offizielle Sprache in Kindergärten und Schulen und ebenso die Muttersprache der Menschen, die heute in Norddeutschland aufwachsen, ist Standarddeutsch. Bei ihnen können allerdings minimale Akzentvariationen in Richtung des Norddeutschen beobachtet werden. Da die Daten aller Studien, die in diesem Buch präsentiert werden, an Kindern aus Norddeutschland erhoben wurden (Großraum Hamburg und Schleswig-Holstein), soll kurz auf die sprachlichen Variationen eingegangen werden (Abweichungen der Konsonanten des Norddeutschen vom Hochdeutschen nach Goltz & Walker, 1961; Durell, 1992; Barbour & Stevenson, 1990; Kohler, 1995).

- Der Laut /r/ wird immer als [ʁ] realisiert. In allen Positionen außer vor Vokalen wird [ʁ] immer als *vokalischer Ersatzlaut* [ɐ] realisiert. Aus diesem Grund ergeben sich wie berichtet zusätzliche lange und kurze Diphthonge, wie in *Wurst* [vuːɐst] oder *Berg* [beːɐk].
- Das Phonem /ŋ/ kann in wortfinaler Position entweder als [ŋ] oder als [ŋk] realisiert werden.
- Der finale Buchstabe <g> kann entweder als [k] oder als [ç] oder [x] ausgesprochen werden.
- In wortinitialer Position wird die Affrikate /pf/ auf [f] (und entsprechend /pfl/ auf [fl]) reduziert. Des Weiteren kommt es in wortinitialer Position oft zur Deaffrizierung von /ts/ zu [s].

- Die unbetonten Auslautsilben /ən/ und /əl/ können reduziert und assimiliert werden: z.B. [ge:bm] anstatt von [ge:bən] *geben*, [fo:gl] anstatt von [fo:gəl] *Vogel*.

1.2 Aktuelle Daten zum phonologischen Erwerb in der deutschen Sprache

Obwohl detaillierte Literatur über das phonetisch-phonologische System der Erwachsenensprache im Deutschen vielfach existiert, ist dies für die Kindersprache noch nicht der Fall. Ganz im Gegenteil: Einerseits besteht ein Mangel an Daten, und andererseits ist die vorhandene Literatur unvollständig. Zusätzlich wird die Vergleichbarkeit der existierenden Studien durch die Vielzahl der verwendeten Studiendesigns erschwert. Die Studien unterscheiden sich hinsichtlich der Methodik (Langzeit- und Querschnittsstudien), der Anzahl der untersuchten Kinder, der Interpretationskriterien und der untersuchten Bereiche: Phon-/Phoneminventar, phonologische Prozesse.

Die früheste Studie stammt von Ament (1899), der kindliche „Lautgesetze" beschrieb. Darunter verstand er regelhafte Abweichungen zwischen Ziel- und Ersatzlauten, die er bei Kindern gefunden hatte. Leider gab er dabei weder Auskunft über das Alter der Kinder noch über die Anzahl der untersuchten Kinder. Seine Beobachtungen sind in Tabelle 1.5 zusammengefasst.

Aments Studie folgte eine Fallstudie von Stern & Stern (1928), die eher am gesamten Phänomen der Sprachentwicklung als an der Sprechentwicklung im Besonderen interessiert waren. Nichtsdestotrotz beschrieben Stern & Stern einige Prozesse (siehe Tabelle 1.5) und präsentierten einige Informationen über die Lautinventare ihrer eigenen drei Kinder und der einiger befreundeten Kinder. Sie schlossen aus ihren Ergebnissen, dass zunächst Labiale, dann Alveolare, dann Velare und schließlich Frikative erworben werden. Obwohl sie diese Regel ableiteten, zogen sie den Schluss, dass eine individuelle Beschreibung kindlicher Daten aufgrund der großen Variabilität im Spracherwerb unsinnig sei:

> *„Denn bei der ungeheuren Individualisierung der Lautverstümmelungen in der Kindersprache war es wohl möglich, für viele linguistische*

Lautgesetze Belege zu finden – aber andererseits lieferte man auch zahlreiches Material, mit dem das Gegenteil bewiesen werden konnte." (Stern & Stern, 1928, S. 284).

Daher ergibt sich aus ihrer Studie nur ein grober Überblick über die kindliche phonologische Entwicklung.

Möhring (1938) führte die wohl größte Studie zum Thema Erwerb und Störungen des kindlichen Lautsystems durch. Er beschrieb die Fehlerprozentrate für alle Laute und für alle wortinitialen Konsonantenverbindungen des Deutschen in einer Studie an Kindern mit Aussprachestörungen (N[4] = 2102). Er berechnete, welche Laute insgesamt bei allen Kindern am häufigsten fehlgebildet wurden und welche am seltensten. Ausgehend von dieser Berechnung zog er die Schlussfolgerung, dass die Laute, die am seltensten von Fehlbildungen, Auslassungen etc. betroffen waren, die stabilsten Laute des kindlichen Systems sein müssten und damit gleichzeitig die Laute, die zuerst erworben werden. Diese Hierarchie wurde begründet mit einem unterschiedlichen Schwierigkeitsgrad für die Produktion eines jeden Lautes. Auch wenn Möhring selbst keine Erklärung für die unterschiedlichen Schwierigkeitsgrade liefert, so distanziert er sich doch von der Theorie von Schulz (1880), dass jedem Laut eine spezifisch physiologische Anstrengung in seiner Produktion zugrunde liege. Diese physiologische Anstrengung war laut Schulz definiert als

„das Maß der Nerven- und Muskelarbeit, welche nötig ist, um die zur Hervorbringung eines Sprechlautes notwendige Stellung der Stimmwerkzeuge herbeizuführen." (Schulz, 1880 zitiert von Möhring 1938, S. 190).

Die Fehlerprozentwerte aus Möhrings Analyse ergaben drei Gruppen von Lauten in folgender Hierarchie:

I. 1,5 - 11,1% : m n b d p l t f v
II. 17,9 - 28% : x j ʁ ŋ k g
III. 33,5 - 54,5% : ç ʃ s/z

Neben Möhrings Studie zur phonologischen Entwicklung wird in Deutschland am häufigsten die Studie von Grohnfeldt (1980) zitiert. Er untersuchte die Reihenfolge des Phonemerwerbs an 312 sich normal entwickelnden Kindern im

[4] N = Anzahl, hier: der untersuchten Kinder

Alter von 3;0-6;0 Jahren. In seinem 'Lautdiagramm' wurden isolierte Phoneme und Konsonantenverbindungen hinsichtlich ihres Schweregrades präsentiert. Die Idee war, je später ein Laut erworben würde, desto schwieriger sei er zu produzieren. Ein Phonem wurde als erworben betrachtet, wenn es von mindestens 75% oder 90% aller Kinder einer Altersgruppe (6 Monate pro Altersgruppe) korrekt verwendet wurde. Leider wurden einige Phoneme nur innerhalb einer Konsonantenverbindung beschrieben und andere gar nicht. Zusätzlich begann die Untersuchung erst bei dreijährigen Kindern, die damit schon einen Teil des Phonemerwerbs abgeschlossen hatten.

Nur wenige Studien hatten sich bis Ende der 90er-Jahre mit der Untersuchung von kindlichen phonologischen Prozessen befasst. Elsen (1991) beschrieb den Sprecherwerb ihrer eigenen Tochter. Ihre Ergebnisse zeigten, dass der Phonemerwerb ihrer Tochter schon im Alter von 2;11 Jahren abgeschlossen war. Leider liegen keine Informationen über die von ihr verwendeten Kriterien vor, mit deren Hilfe das phonetische oder phonemische Inventar oder die phonologischen Prozesse analysiert wurde.

Fongaro-Leverin (1992) untersuchte 24 deutschsprachige Kinder im Alter von 2;1-5;0 Jahren innerhalb ihrer interlinguistischen Studie für Deutsch und brasilianisches Portugiesisch. Sowohl die phonologischen Inventare als auch die phonologischen Prozesse, die sie für jedes Kind beschrieb, ergeben sehr breite Variationen.

Romonath (1991) untersuchte 34 Kinder im Alter von 5;3-7;2, um die in diesem Alter noch auftretenden phonologischen Prozesse zu beschreiben. Leider machte sie keine Angaben über das Auftreten von spezifischen phonologischen Prozessen für verschiedene Altersstufen, sondern sie stellte ein Gesamtgruppenergebnis vor. Da man im Alter von 5;3 Jahren allerdings davon ausgehen kann, dass das phonemische Inventar eines Kindes erworben ist (siehe Fongaro-Leverin, 1992 und Elsen, 1991), erscheint es unwahrscheinlich, dass die von Romonath beschriebenen Prozesse die reguläre physiologische Entwicklung reflektieren. Die Ergebnisse aller drei Autorinnen werden in Tabelle 1.5 zusammengefasst dargestellt.

Drei weitere Studien sollen nicht unerwähnt bleiben: Lleò & Prinz (1996) untersuchten den Erwerb von Konsonantenverbindungen bei fünf Kindern im Alter von 0;9-2;1 Jahren. Ihre Ergebnisse zeigten, dass in diesem Alter in der Regel

Tabelle 1.5 Phonologische Prozesse laut Ament (1899), Stern & Stern (1928), Elsen (1991), Fongaro-Leverin (1992) und Romonath (1991)

Prozesse	Ament	Stern & Stern	Elsen	Fongaro-Leverin	Romonath
TUB	★	★	★	★	★
Assimilation	★	★	★	★	★
TIK	★	★		★	★
TFK	★	★	★	★	★
CC Reduktion	★	★	★	★	★
CC Tilgung				★	★
VVV	★	★	★	★	★
VVS	★	★	★	★	★
RVS	★			★	★
RV					★
Plosivierung	★	★	★	★	★
Sonorierung	★	★	★	★	★
Entstimmung	★	★		★	★
Nasalierung	★			★	
Denasalierung				★	★
Glottale Ersetzung	★	★		★	
Migration				★	★
Metathese	★		★	★	★
Interdentalität			★	★	★

TUB = Tilgung unbetonter Silben, TIK/ TFK = Tilgung initialer/ finaler Konsonanten,
CC = Konsonantenverbindung, VVV/ S Vorverlagerung von Velaren/ Sibilanten,
RV/S = Rückverlagerung von Sibilanten

eine Vorliebe für das erste Element einer Konsonantenverbindung existiert und dass das zweite Element nicht realisiert wird. Dies kann laut Autoren durch die „Parameterisierung der Silben erklärt werden, die im Deutschen von links nach rechts besteht" (Lleò & Prinz, 1996). Berg (1992) untersuchte frühe Assimilationsprozesse bei seiner Tochter im Alter von 2;7-2;11. Er fand, dass alle Assimilationen bis auf eine regressiver Natur waren, wobei die meisten Bilabiale oder Alveolare betrafen (z.B. /kɔɐp/ → /pɔɐp/). Grijzenhout & Joppen (1989) führten eine Fallstudie zum Thema Wortanlaut durch. Sie stellten die Annahme der Optimalitäts-Theorie in Frage, dass die basalste kindliche Silbenstruktur die Konsonant-Vokal-Silbe (KV-Silbe) sei (Bernhardt

& Stoel-Gammon, 1996). Ihre Ergebnisse bestätigten, dass für das Deutsche sowohl KV-Silben als auch VK-Silben im frühkindlichen Sprechen möglich seien, nämlich in Abhängigkeit von der ursprünglichen Form eines von einem Erwachsenen gesprochenen Wortes (Grijzenhout & Joppen, 1998, S. 26).

Zusammenfassend lässt sich feststellen, dass eine Reihe von Studien die von Jakobson (1941) beschriebene grobe Erwerbsabfolge bestätigen konnten: Labiale > Alveolare > Velare, Frikative, Affrikaten > Konsonantenverbindungen. Es zeigte sich aber auch, dass Erwerbsalter und präzisere Angaben über die Erwerbsabfolge in allen Studien variieren. Ebenso konnte mit Hilfe dieser Studien nicht eindeutig gezeigt werden, welche phonologischen Prozesse in welchem Alter als physiologisch gewertet werden können. Diese fehlenden Angaben machten deutlich, dass Bedarf für eine weitere Studie bestand, die das Ziel hatte, folgende Fragen zu beantworten:

1) In welchem Alter können welche Phone als erworben betrachtet werden?
2) In welchem Alter können welche Phoneme als erworben betrachtet werden?
3) Welche phonologischen Prozesse kennzeichnen die phonologische Entwicklung in der deutschen Sprache und in welchem Alter treten diese für gewöhnlich auf?

1.3 Interlinguistische Studien zum Phonologieerwerb

Die drei noch offen stehenden Fragen hinsichtlich des Phonologieerwerbs in der deutschen Sprache existieren auch für andere Sprachen. Auch wenn in den letzten 10 Jahren die Anzahl an Veröffentlichungen über den Phonologieerwerb in anderen Sprachen zugenommen hat (für einen Überblick siehe McLeod, 2007, und http://www.csu.edu.au/research/multilingual-speech), so ist die Auswahl an Sprachen, über die Wissen zur Verfügung steht, noch immer verhältnismäßig gering. Der interlinguistische Vergleich von Sprachen ist immer noch ein junges Forschungsgebiet. Zusätzlich besteht ein wesentliches Problem darin, dass sich nicht nur Studien innerhalb einer Sprache, sondern auch über verschiedene Sprachen hinweg aufgrund der verschiedenen gewählten Untersuchungsdesigns und Analysekriterien schlecht vergleichen lassen. Nichtsdestotrotz ist der interlinguistische Vergleich von phonologischen Erwerbsdaten hinsichtlich eines erweiterten Verständnisses für den Ablauf des

Sprecherwerbs und auch aus theoretischer Sicht von zentraler Bedeutung. Daten verschiedener Sprachen können Hypothesen über die verschiedenen Faktoren, die für den Sprecherwerb notwendig bzw. verantwortlich sind, und Hypothesen über den generellen Ablauf des Sprecherwerbs evaluieren. Sollten Ergebnisse verschiedener Sprachen zeigen, dass der Sprecherwerb unabhängig vom jeweiligen phonetisch-phonologischen System einer Sprache sehr ähnlich abläuft, dann spricht viel dafür, dass universelle, eventuell biologische, Faktoren von Bedeutung sind. Sollte sich der Sprecherwerb in den verschiedenen Sprachen jedoch deutlich unterscheiden, müssen andere Faktoren, als die generelle Fähigkeit Sprache zu erwerben, wichtig sein.

Wie bereits aufgezeigt, existieren bislang noch nicht sehr viele Informationen über den Phonologieerwerb in verschiedenen Sprachen. Die bisher untersuchten Sprachen entstammen verschiedenen Sprachfamilien, z.B. dem Nord- und Westgermanischen, dem Romanischen, dem Sinitischen, den Turk-Sprachen und dem Semitischen. Die am häufigsten untersuchte Sprache ist das Englische, weswegen diese Daten meist zum Sprachvergleich herangezogen werden. In den folgenden Absätzen werden Forschungsergebnisse verschiedener Studien präsentiert. Zu Beginn werden die Ergebnisse für das Englische im Hinblick auf Alter und Abfolge des Phon- und Phonemerwerbs und der phonologischen Prozesse beschrieben.

- **Englisch:** Mehrere Studien haben sich mit dem phonologischen Erwerb des Englischen befasst (Templin, 1957; Prather, Hendrick & Kern, 1975; Stoel-Gammon & Dunn, 1985; Dodd, 1995, Dodd et al., 2003 – für einen aktuellen Überblick siehe McLeod, 2013). Es zeigte sich eine deutliche Übereinstimmung hinsichtlich der Erwerbsabfolge für Phoneme, aber in Hinsicht auf den Erwerbszeitpunkt bestanden erhebliche Variationen, was durch die unterschiedlichen Untersuchungskriterien erklärt werden kann. Prather et

Tabelle 1.6
Phonem-Erwerb für das Englische nach Prather et al. (1975)

Alter (Jahre)	Englisch
2;0 – 2;5	m n p h
2;6 – 2;11	b f d t w j ŋ k
3;0 – 3;5	l s r g
3;6 – 3;11	ʃ tʃ
4;0 – 4;5	ð ʒ
> 4;6	dʒ θ v z

al. (1975) verwendeten die mit den in Kapitel 2 am ehesten vergleichbaren Kriterien. Daher sollen ihre Ergebnisse hier dargestellt werden (Tabelle 1.6).

Grunwell (1987), Stoel-Gammon & Dunn (1985), Khan & Lewis (1986) und Dodd et al. (2003) beobachteten die phonologischen Prozesse englischsprachiger Kinder. Die am häufigsten auftretenden physiologischen Prozesse waren: Tilgung unbetonter Silben, Tilgung finaler Konsonanten, Reduplikation, Reduktion von Konsonantenverbindungen, Vorverlagerung von Velaren, Assimilation, Prävokalische Sonorierung, Epenthese, Gliding, Plosivierung, Depalatalisierung[5].

- **Putonghua (modernes Hochchinesisch, oft fälschlicherweise Mandarin genannt):** Zhu Hua & Dodd (2000a) konnten feststellen, dass die Kinder die vier möglichen phonologischen Elemente des Putonghua in folgender Reihenfolge erwerben: Töne > Silbenfinale Konsonanten > Vokale > Silbeninitiale Konsonanten. Im Alter von 4;6 Jahren beherrschten 90% aller untersuchten Kinder das phonologische System des Putonghua. Als sprachspezifische Prozesse wurden X-Velarisierung, Aspirierung und Deaspirierung gefunden.

- **Kantonesisch (Hongkong Chinesisch):** So & Dodd (1995) untersuchten kantonesisch sprechende Kinder. 75% der Kinder zeigten im Alter von 3;6 Jahren ein vollständig erworbenes phonologisches System; deutlich früher als im Englischen. Die sprachspezifischen Prozesse waren: Deaspirierung, Affrizierung und eine Art Reduktion von Konsonantenverbindungen, wodurch Aspiration markiert wird.

- **Spanisch:** Eine Studie zum Phonologieerwerb im Spanischen wurde von Goldstein & Iglesias (1996) durchgeführt. Sie ergab folgende sprachspezifische Prozesse: Liquid-Veränderungen, wie z.B. die Substitution des wortinitialen und intervokalischen Trills /r/ durch den uvularen Trill [ʀ] oder den velaren Frikativ [x] und die Rückverlagerung von Alveolaren. Weiterhin erklärten sie, dass die Anzahl der Prozesse, die im Alter von 4;6 Jahren noch zu verzeichnen waren, sehr gering war.

- **Xhosa (Bantu-Sprache Südafrikas):** Mowrer & Burger (1991) fanden, dass Kinder, die mit Xhosa aufwuchsen, schon zu einem früheren Zeitpunkt ein vollständiges phonemisches Inventar zeigen als englischsprachige Kinder.

[5] Ein Begriffsglossar findet sich im Anhang des Buches

- **Arabisch:** Eine Studie befasste sich mit dem Erwerb des phonetischen und phonemischen Inventars im Arabischen. Amayreh & Dyson (1998) zeigten ein noch späteres Phonemerwerbsalter, als es für das Englische beschrieben wurde. Die Kinder hatten ihr phonemisches Inventar sogar im Alter von 6;4 Jahren noch nicht vollständig erworben.

- **Maltesisch:** Grech (1998) untersuchte den phonologischen Erwerb des Maltesischen. Sie berichtete von Lateralisationen von /r/: (/r/ → [l]) und der Vorverlagerung von Sibilanten, insbesondere von /s/ und /z/ → [θ] und [ð] als sehr häufige sprachspezifische Prozesse.

- **Schwedisch:** Nettelbald (1993) fand heraus, dass südschwedische Kinder oft /ʁ/ durch /h/ ersetzten, was mit den Ergebnissen von Magnusen (1983) übereinstimmt. Des Weiteren berichtete sie, dass die Kinder ähnliche Prozesse zeigten wie andere mit westeuropäischen Sprachen aufwachsende Kinder.

- **Türkisch:** Die türkisch sprechenden Kinder der Studie von Topbas & Konrot (1997) beherrschten ihr Phoneminventar im Alter von 3;0 Jahren bis auf folgende Ausnahmen: das /ɾ/, den velaren Frikativ /ɣ/ und einige wenige Konsonantenverbindungen. Das Phonem /k/ wurde ungewöhnlich früh erworben, nämlich im Alter von 1;5 Jahren. Sprachspezifische Prozesse waren: Liquid-Veränderungen und Affrizierungen.

- **Portugiesisch:** Yavaş & Lamprecht (1988) untersuchten die phonologischen Prozesse portugiesischsprachiger Kinder. Ihre Ergebnisse zeigten, dass sich die Prozesse zwar hinsichtlich ihrer Auftretenszeiten, aber nur unwesentlich hinsichtlich der an sich für das Englische beobachteten Prozessarten unterschieden.

- **Italienisch:** Bortolini & Leonard (1991) berichteten, dass italienische Kinder ähnliche phonologische Prozesse wie englischsprachige Kinder zeigten. Ein sprachspezifischer Prozess wurde jedoch gefunden: die Ersetzung von /r/ → [l], was auch für das Maltesische berichtet wurde.

Diese Zusammenfassung der charakteristischen Prozesse verschiedener untersuchter Sprachen zeigt einen Einfluss des zu erwerbenden phonologischen Systems auf den Sprecherwerb. Allerdings können neben den beschriebenen sprachspezifischen Mustern auch physiologische Prozesse genannt werden,

Tabelle 1.7 Sprachenuniverselle physiologische Prozesse

	Englisch	Deutsch	Schwedisch	Spanisch	Italienisch	Portugiesisch	Türkisch	Putonghua	Kantonesisch
TUS	✶	✶	✶	✶	✶	✶	✶	NF	NF
VVV	✶	✶	✶	✶	✶	✶	✶	✶	✶
TFK	✶	✶	✶	✶	✶	✶	✶	✶	✶
Assimilation	✶	✶	✶	✶	✶	✶	✶	✶	✶
Sonorierung	✶	✶	✶	NF	NF	✶	✶	NF	NF
RCC	✶	✶	✶	✶	✶	✶	✶	NA	✶
Gliding	✶	NF	✶	✶	✶	✶	✶	✶	✶
Plosivierung	✶	✶	✶	✶	✶	✶	✶	✶	✶
VVS	✶	✶	✶	✶	✶?	✶	✶	✶	✶

TUS = Tilgung unbetonter Silben, VVV = Vorverlagerung von Velaren, TFK = Tilgung finaler Konsonanten
RCC = Reduktion von Konsonantenverbindungen, VVS = Vorverlagerung von Sibilanten
NA = nicht adäquat aufgrund des phonologischen Systems
NF = Prozess wurde bei den untersuchten Kindern nicht gefunden

die Sprachen übergreifend auftreten (siehe Tabelle 1.7). Die Bezeichnung „NA“ besagt hier, dass dieser Prozess aufgrund des phonologischen Systems einer Sprache nicht adäquat ist, das heißt in dieser Sprache nicht auftreten kann (z.B. können in einer Sprache, in der es keine Konsonantenverbindungen gibt, diese auch nicht reduziert werden).

Unterschiede zwischen Studienergebnissen von verschiedenen Sprachen können einerseits durch die individuellen phonologischen Systeme jeder Sprache zustande kommen, aber auch dadurch, dass verschiedene Studiendesigns zur Datenerhebung verwendet werden, z.B. das Erwerbskriterium für Phoneme. Manche Phänomene, die identisch für mehrere Sprachen sind, können allerdings nicht auf diese Weise erklärt werden, wie z.B. das unterschiedlich berichtete Erwerbsalter für Phoneme, wie der sehr frühe Erwerb von /k/ im Türkischen im Vergleich zum Englischen. Zweitens gibt es Prozesse, die zwar in einer, aber nicht in einer anderen Sprache verwendet werden, obwohl sie theoretisch, vom phonologischen System her, in beiden Sprachen auftreten könnten. So ist zum Beispiel die Rückverlagerung (X-Velarisierung) in Putonghua als physiologischer Prozess beschrieben worden, während im Englischen Rückverlagerungen immer pathologisch sind.

1.4 Phonologische Theorien aus dem Blickwinkel der Erwerbstheorien

> *„Gleichgültig, ob es sich um französische oder skandinavische Kinder handelt, um englische oder slawische, um indianische oder deutsche, um estnische, holländische oder japanische, jede aufmerksame Beschreibung bestätigt uns immer wieder die merkwürdige Tatsache, dass für eine Reihe der lautlichen Erwerbungen die relative Zeitabfolge überall und stets die gleiche bleibt." (Jakobson, 1969, S. 59)*

Theorien der Phonologie unterstehen bis heute einem fortwährenden Wandel. Diesem Wandel unterlagen und unterliegen auch die Ansichten zum Lauterwerb. Die meisten Theorien vertreten die Ansicht, dass es sich beim kindlichen Lauterwerb um ein universelles Muster handelt, also ein Erwerbsmuster, das für alle Sprachen gleichermaßen Gültigkeit besitzt. Begründet wird dieses universelle Erwerbsmuster damit, dass Studien an verschiedenen Sprachen sehr ähnliche Erwerbsreihenfolgen für Laute beschreiben konnten, ebenso wie ähnliche zeitliche Abfolgen des Lauterwerbs. Des Weiteren haben sich einige Studien mit dem Thema „phonologische Prozesse in der kindlichen Sprechentwicklung" befasst und auch dort viele Gemeinsamkeiten zwischen verschiedenen Sprachen feststellen können. Neben diesen Gemeinsamkeiten können aber auch sprachspezifische Muster beschrieben werden, wobei nur wenige Forscher versucht haben, diese Unterschiede zu erklären (z.B. unterschiedliche Lauterwerbshierarchien und zeitliche Abfolgen oder auch die Unterschiede in phonologischen Prozessen, die für die jeweiligen Sprachen beschrieben wurden). Auch wenn die meisten phonologischen Theorien sich darin einig sind, dass es sowohl universelle als auch sprachspezifische Muster im kindlichen Lauterwerb gibt, so unterscheiden sich doch die Ansichten darüber, welche Aspekte universeller Natur sind. Gleichsam existieren auch Unterschiede hinsichtlich der Frage, welche Aspekte angeboren sind. Die Erklärungsansätze für sprachspezifische Muster sind ebenfalls sehr unterschiedlich.

Im Jahre 1941 setzte Roman Jakobson, ein Linguist der Prager Schule, die Grundsteine für alle folgenden Modelle und Studien der Entwicklungsphonologie. Seine Hypothesen waren sehr segmentell orientiert, er nahm an, dass es sich beim Phonologieerwerb um einen angeborenen, universellen Prozess handelt. Dieser Prozess sei bestimmt durch den Erwerb „einfacher, stabiler, phonischer Oppositionen, die sich ins Gedächtnis eingraben lassen und dann willentlich realisieren lassen“ (Jakobson, 1949, S. 369 zitiert nach Vihman, 1996). „Die Entfaltung eines phonologischen Systems ist die fortschreitende Differenzierung einer Sequenz von Oppositionen, die sukzessiv kleinere Lautklassen auf der Basis des maximalen Kontrasts betreffen und die mit den *‘implikatorischen Universalien’* des erwachsenen phonologischen Systems korrespondieren“ wie Vihman (1996, S. 17) zusammenfasste. Er schlug des Weiteren vor, die Erwerbshierarchie für Laute von der Frequenz des Lautvorkommens innerhalb aller Sprachen abzuleiten. Das bedeutet, dass Laute, die in fast allen Sprachen zum Lautinventar gehören, zuerst erworben würden und Laute, die nur zum spezifischen Inventar einer bestimmten oder einiger weniger Sprachen gehören, zum Schluss erworben würden. Nasale, vordere Konsonanten und Plosive (die man in fast allen Sprachen findet) sollten daher vor oralen oder hinteren Konsonanten und Frikativen erworben werden.

> *„Unsere Kinder“, sagt Bühler, „phonieren anfangs weder deutsch noch kaukasisch.“ (Zitat nach Jakobson, 1969, S. 66)*

Ein weiterer Punkt, auf den Jakobson besonderen Wert legte, war die Unabhängigkeit der Lallphasen vom eigentlichen Sprechen. Das Lallen war seiner Meinung nach eine artikulatorische Vorphase, die in keinem Zusammenhang mit dem Erwerb der ersten Wörter stehe. Er begründete dies damit, dass Kinder während der Lallphasen einen sehr großen Schatz an Lauten verwenden, der sich dann in den ersten Wörtern äußerst dezimiert zeige.

Die Lehre der *Natürlichen Phonologie* nahm einen ganz anderen Standpunkt zum Thema Universalität ein. Laut Stampe (1969, 1979) waren es nicht die Laute einer Sprache und ein System von Oppositionen, die als universell anzusehen seien, sondern *phonologische Prozesse*. Stampe prägte diesen Begriff und definierte phonologische Prozesse als etwas, das Kindern natürlich, universell und angeboren zur Verfügung stehe.

> „Ein **Phonologischer Prozess** ist eine mentale Operation, die bedingt, dass beim Sprechen eine Gruppe von Sprachlauten oder Sequenzen von Sprachlauten, die eine spezifische gemeinsame Schwierigkeit der Sprechkapazitäten des Einzelnen teilen, durch eine alternative, identische, aber diese Schwierigkeit vermissen lassende Gruppe ersetzt werden.“ (Stampe 1969, S. 1)

Laut Stampe ersetzen Kinder also Laute oder Lautgruppen durch andere Laute oder Lautgruppen, die diesen sehr ähnlich sind, das heißt, dass Ziel- und Ersatzlaut sich in einem oder zwei Merkmalen voneinander unterscheiden. Diese Prozesse müssen nicht erworben werden, sondern Kinder müssen durch die sie umgebende und dadurch beeinflussende Phonologie einer bestimmten Sprache lernen, die Prozesse zu unterdrücken, zu limitieren und zu ordnen, so wie es von dieser Sprache gefordert wird. Die Universalität der phonologischen Prozesse begründete Stampe mit seiner Feststellung, dass Kinder verschiedener Sprachen ähnliche oder identische Prozesse in ihrer Sprechentwicklung zeigen.
Im Gegensatz zu Jakobson sah Stampe einen klaren Zusammenhang zwischen dem Lallen und den ersten Wörtern:

> *„The first words resemble these post-babbling utterances in structure, and indeed they are often just continuations of these, with semantic impact.“ (Stampe, 1969, S. X).*

Die *Generative Phonologie* wiederum, die etwa zur gleichen Zeit wie die natürliche Phonologie propagiert wurde, stellte sich deutlich gegen das Konzept von phonologischen Prozessen als ein angeborenes, mental operierendes System. Durch die Verwendung des Begriffs *'phonologische Regeln'* statt *'phonologische Prozesse'* machte sie ihren anderen Standpunkt deutlich. Im Gegensatz zur *Natürlichen Phonologie* argumentierte Chomsky (1965), dass dem Kind ein „schweigendes Wissen“ für universelle linguistische Prinzipien der Sprachstruktur angeboren sei. *Phonologische Regeln* seien nur ein Teilaspekt innerhalb eines generellen linguistischen Rahmens (framework), die auf den distinktiven Merkmalen, wie von Chomsky & Halle (1968) in „Sound Pattern of English“ beschrieben, beruhten. *Phonologische Regeln* sollen zwischen den zugrunde liegenden phonologischen Repräsentationen und dem kindlichen Output operieren. Dabei wird davon ausgegangen, dass die phonologischen Repräsentationen von der Phonologie der Erwachsenensprache abgeleitet werden, welche, wie man annimmt, vom Kind zuvor korrekt wahrgenommen und gespeichert wurden. Während des Entwicklungsverlaufs müssen diese Regeln schrittweise verlernt werden, was sich im Erwerb von zunehmend mehr distinktiven Merkmalen äußert, damit sich die kindlichen Outputformen den lexikalischen Repräsentationen zunehmend anpassen.

Die so weit beschriebenen Theorien sahen den Phonologieerwerb als einen linearen Prozess. Ein fundamental anderer Blickwinkel wird von der *Non-linearen Phonologie* vertreten. Deren Fokus liegt auf der hierarchischen Natur der Beziehungen zwischen phonologischen Einheiten wie Silben oder Wörtern im Gegensatz zu einzelnen Segmenten (Lauten) oder Merkmalen. Des Weiteren werden phonologische Prozesse oder Regeln nur als ein beschreibendes Hilfsmittel angesehen, die es ermöglichen, die Unterschiede zwischen dem sich bei Kindern entwickelnden phonologischen System und dem der Erwachsenen darzustellen.
Das zugrunde liegende Konzept aller non-linearen Theorien ist bis heute identisch geblieben: Das Kind ist zu Beginn des Sprecherwerbs mit einem Ordnungssystem phonologischer Repräsentationen (‘phonological representation framework’) und einem Set an universellen Prinzipien bzw. Vorlagen (‘templates’) ausgestattet (Bernhardt & Stoel-Gammon, 1994). Das Ausgesetztsein gegenüber dem Sprachinput wird die universell bestimmten Repräsentationen bestätigen und zulassen, dass weniger universelle und damit mehr markierte Aspekte des phonologischen Systems erworben werden können. Die Informationen, die in diesen Vorlagen festgehalten sind, werden als am geringsten markierte Merkmale oder einfachste segmentelle Silbenstrukturen beschrieben. „Das universell festgelegte Repräsentationen-Ordnungssystem kann als passiver Filter beschrieben werden, in beiderlei Hinsicht: Perzeption und Produktion“ (Bernhardt & Stoel-Gammon, 1994, S. 132). Veränderungen im System werden a) durch die Reifung der perzeptiven und produktiven Systeme verursacht und b) durch das kontinuierliche Ausgesetztsein gegenüber Informationen, die deren Wiedererkennung herausfordern.

Bei der *Optimalitäts-Phonologie* handelt es sich um die aktuell am stärksten vertretene Richtung der phonologischen Erwerbstheorien. Sie folgt der Non-linearen Phonologie in der Annahme, dass ein Kind mit einem angeborenen Satz universeller Markiertheits-Constraints[6] (‘markedness constraints’) ausgestattet ist (Vihman & Vellemann, 2001). Die frühen kindlichen Äußerungen sind unmarkiert, bestehen also nur aus Markiertheits-Constraints. Im Gegensatz dazu beinhaltet die Erwachsenenphonologie auch sprachspezifische Treue-Constraints (‘faithfulness constraints’). Dieser Unterschied bedeutet, dass es verschiedene Constraint-Hierarchien in den unterschiedlichen Lebensaltern gibt. Es wird angenommen, dass unmarkierte Optionen (Markiertheits-Cons-

[6] „Constraints“ ist am ehesten zu übersetzen mit „Beschränkungen, Regeln“

traints) im Gegensatz zu sprachspezifischen Treue-Constraints einen hohen Rang im frühkindlichen Sprechen einnehmen. Im Laufe der Zeit muss sich das kindliche System verändern, um sich den Bedingungen seiner Muttersprache anzupassen. Das bedeutet, es vollzieht sich eine Änderung der Constraint-Hierarchie, wobei die höheren Constraints (weniger unmarkiert) vor den niederen Constraints (mehr markiert) erworben werden (Barlow & Gierut, 1999).

Völlig andere Ansätze hinsichtlich des Sprecherwerbs (und der Sichtweise, was als universell zu betrachten ist und was nicht) finden sich in den folgenden drei Theorien zum Sprecherwerb: der Behaviouristische Ansatz, der Kognitivistische Ansatz und der Biologische Ansatz.

Aus der Sicht der *Behaviouristen*, z.B. Mowrer (1952, 1960) und Olmsted (1966, 1971), spielt die nicht vorhersehbare Verstärkung des Inputs (Art der Sprache, Menge an Input etc.) die wesentliche Rolle für den Sprecherwerb. Die Theorie basiert auf dem Gedanken, dass dem Kind eine generelle Fähigkeit zu lernen angeboren ist, anstelle von irgendeiner Form linguistischen Wissens, welches den Phonologieerwerb provoziert. Mowrer entwickelte eine Lerntheorie (1952, 1960), die vier Schritte von Vokalisation über Aufmerksamkeit auf und Identifikation mit dem kindlichen Betreuer beinhaltet. Auf dieser Grundlage postulierte Olmsted (1966) einen spezifischen, festgelegten Weg des Phonemerwerbs. Er nahm an, dass Phoneme hierarchisch in Abhängigkeit von a) der Auftretenshäufigkeit im Input und b) der Perzeptionsleichtigkeit erworben werden. Daher ist seiner Meinung nach die Universalität des Sprecherwerbs bedingt durch die universelle Fähigkeit der Wahrnehmung, während sprachspezifische Variationen im Sprecherwerb von der Inputfrequenz abhängig sind.

Kognitivistische Modelle stimmen mit den Behaviouristen dahin gehend überein, dass auch sie von angeborenen, perzeptiven Fähigkeiten ausgehen. Vihman (1993) fasst die Auffassungen von Ferguson & Farewell (1975) und Kiparsky & Menn (1977) insofern zusammen, dass er von beiden Theorien den Gedanken übernimmt, „dass das Kind vor dem Spracherwerbsproblem mit einer generellen 'natürlichen' Kapazität für Wahrnehmung und Lautproduktion steht, aber dass es nicht ein spezielles angeborenes Wissen für linguistische Kategorien hat (S. 31)". Dennoch ergibt sich ein wesentlicher Gegensatz zur behaviouristischen Theorie, indem das Kind hier eine aktive Rolle im Sprecherwerbsprozess spielen soll. Es formuliert und testet Hypothesen hinsichtlich der zu erwerbenden Laute. Laut Ferguson & Farewell (1975) resultieren „universelle phonetische Tendenzen" nur aus der universellen Physiologie des menschlichen Vokaltraktes. Lallen wird als Übungsphase für motorische Aktivitäten gesehen, die die Sprechproduktion beeinflusst. Das Ausgesetztsein gegenüber einer bestimmten Sprache rechtfertigt den Erwerb eines sprachspezifischen Phonemsystems.

Biologische Modelle spiegeln schließlich einen ähnlichen Standpunkt hinsichtlich der Kontinuität von Lallen und Sprechen wieder. Locke (1983) argumentiert, dass das phonetische Inventar der prälinguistischen Phase sehr ähnlich dem phonetischen Inventar der frühen linguistischen Phase sei. Seine Ergebnisse aus interlinguistischen Studien führten zu der Annahme, dass Lallmuster universeller Natur sind und dass die phonologische Entwicklung Teil einer Gesamtreifung ist, die von universellen, physiologischen, perzeptiven und kognitiven Fähigkeiten geleitet wird. Sprachspezifische Entwicklungen innerhalb der Sprechentwicklung ergeben sich durch kognitive Anpassungen an gelallte Laute, die durch die wahrgenommenen Phoneme der gehörten Sprache hervorgerufen werden.

Zusammenfassend kann gesagt werden, dass im Wesentlichen vier verschiedene Faktoren vorgeschlagen werden, die universelle phonologische Entwicklungen hervorrufen sollen:
1) Verschiedene Arten von linguistischem/phonologischem Wissen, von dem angenommen wird, dass es angeboren ist.
2) Angeborene kognitive Fähigkeiten, wie z.B. das Lernen
3) Universelle Perzeptions- und Produktionsfähigkeiten
4) Reifung

Alle Theorien versuchten, die großen Ähnlichkeiten des Phonologieerwerbs über verschiedenste Sprachen hinweg zu erklären. Ihre ausführlichen Erklärungsansätze hinsichtlich universeller Faktoren wurden soeben aufgeführt. Im Gegensatz dazu wurden Faktoren, die für sprachspezifische Erwerbsmuster verantwortlich sein könnten, nur wage beschrieben. In den meisten Fällen wird das der Sprache Ausgesetztsein für sprachspezifische Entdeckungen einer zu erwerbenden Sprache verantwortlich gemacht. Nur sehr wenige Theorien haben versucht, dafür eine detailliertere Erklärung zu finden.
Ein Erklärungsansatz liegt in dem *Konzept der Markiertheit*. Leider hat sich die Definition des Terminus Markiertheit im Laufe der Jahre mehrfach ge-

wandelt. Geht man von der Prager Schule aus (z.B. Trubetzkoy, 1939), dann verstand man unter Markiertheit einfach die Berechnung anwesender oder abwesender Merkmale eines jeden Segments. Man nahm an, dass Phoneme mit der geringsten Anzahl an Merkmalen demnach zuerst erworben würden. Die *Generative Phonologie* (Chomsky & Halle, 1968) übernahm das Konzept der Markiertheit, ergänzte es aber um weitere Aspekte wie z.B. die Frequenz, mit der Phoneme in verschiedenen Sprachen auftreten.
Zum jetzigen Zeitpunkt erscheint die Diskussion, welche Merkmale zu einem sprachspezifischen und welche zu einem universellen Set gehören und worin der relative Wert jedes Merkmals besteht, noch lange nicht abgeschlossen. Das Konzept der Markiertheit wurde durch die Verknüpfung mit der ‚*Universal Grammar*' erweitert. Aus dieser Sichtweise heraus existieren für alle Aspekte der Grammatik, einschließlich der Phonologie, markierte und unmarkierte Optionen. Man geht davon aus, dass die unmarkierten Optionen zu den basalsten Optionen gehören und damit angeboren sind, also nicht erlernt werden müssen. Die Vereinfachungen der Kindersprache während der phonologischen Entwicklung ähnelten den am wenigsten markierten Optionen. Durch den schrittweisen Erwerb mehr markierter Optionen, die sich durch den Sprachinput ergeben, würde das System sich erweitern. In der angloamerikanischen Literatur findet sich ein Konsens darüber, dass es sich bei der KV-Silbenstruktur um die am wenigsten markierte Silbenstruktur und bei dem Phonem /t/ um das am wenigsten markierte Segment handele. Hinsichtlich des Artikulationsortes gilt die Position *koronal* als universell unmarkiert oder als 'default place' (Bernhardt & Gilbert, 1992; Bernhardt & Stoel-Gammon, 1996).
Das Konzept der Markiertheit wurde auch benutzt, um physiologische, phonologische Prozesse zu erklären. Die Idee war, dass Kinder zu Beginn ihres Spracherwerbs immer die am wenigsten markierte Option anstreben: Wenn man z.B. davon ausgeht, dass die KV-Struktur die am wenigsten markierte Silbenstruktur ist, dann kann die Tilgung finaler Konsonanten (/bot/ → [bo]) und die Reduktion von Konsonantenverbindungen (/klaɪt/ → [laɪt]) als das Anstreben der bevorzugten unmarkierten KV-Abfolge erklärt werden. Auch die Vorverlagerung von Velaren oder Sibilanten zur Position *alveolar* kann als Bevorzugung des am wenigsten markierten Artikulationsortes angesehen werden.

Andere Autoren wählten einen anderen Ansatz der Erklärung. Sie gingen von der Auftretenshäufigkeit von Phonemen in den verschiedenen Sprachen aus.

Olmsted (1971) ging davon aus, dass sich mit Hilfe der Auftretenshäufigkeit von Phonemen innerhalb der Inputsprache der Phonemerwerb vorhersagen ließe. Damit modifizierte er Jakobsons (1941, 1969) Theorie, laut der die Auftretenshäufigkeit von Phonemen im Vergleich aller Sprachen den Phonemerwerb bestimme. Auch Locke (1983) beobachtete, dass die Phone, die während des Lallens am häufigsten auftraten, diejenigen seien, die auch die ersten erworbenen Phoneme darstellen. Allerdings behauptete er, dass die Auftretenshäufigkeit innerhalb der Inputsprache erst nach dem Erwerb der ersten 50 Wörter von Bedeutung sei. Bis zu diesem Zeitpunkt sei laut Locke der Phonemerwerb vollständig von Reifungsprozessen geleitet.

Pye, Ingram & List (1987) überprüften Lockes Behauptungen mit einem interlinguistischen Experiment. Sie untersuchten den Phonologieerwerb von Quiche[7]. Ihre Ergebnisse zeigten, dass die Phoneme der ersten 50 Wörter der mit Quiche aufwachsenden Kinder andere waren als die, die für das Englische beschrieben worden waren. Außerdem ließen sich unter anderem Phoneme finden, die im Englischen erst relativ spät erworben werden wie z.B. [l] und [ts]. Ihrer Schlussfolgerung nach musste der linguistische Input einen stärkeren Effekt haben als von Locke (1983) angenommen. Aus diesem Grund untersuchten sie die Möglichkeit, Abfolge und Zeitpunkte des Phonemerwerbs mit Hilfe des *functional load* Konzeptes zu erklären (Ingram, 1989). *Functional load* (funktionales Gewicht) wurde definiert als das Ausmaß, in dem konsonantische Phoneme für das phonologische System einer Muttersprache von Bedeutung sind. Ingrams Annahme war, dass die Anzahl der möglichen Oppositionen oder Minimalpaare, die für ein Phonem innerhalb einer bestimmten Sprache existieren, ein günstiger Messwert sei. Da es sich als schwierig herausstellte, *functional load* direkt zu messen, wurde die Auftretenshäufigkeit von Phonemen innerhalb des frühkindlichen Vokabulars als indirekter Messwert verwendet. Leider standen diese Daten für Quiche nicht zur Verfügung und so wurde doch das Erwachsenen-Vokabular herangezogen, ein methodologischer Ansatz (siehe Locke), der von den Autoren zuvor gerade kritisiert worden war.

So & Dodd (1995) kritisierten das Konzept der *functional load* aus weiteren Gründen: Sie argumentierten, dass das Konzept zwar vielleicht die Abfolge des Phonemerwerbs vorhersagen könne, es aber unmöglich sei, etwas

[7] eine der Maya-Sprachen, gesprochen in Guatemala

über die Zeitpunkte/Geschwindigkeit des Phonemerwerbs auszusagen. Des Weiteren sahen sie die Notwendigkeit, das Konzept um weitere Aspekte der Phonologie zu erweitern, z.B. Vokale, Silbenstruktur, Betonung und Töne. Die ausschließliche Betrachtung der Konsonanten würde ein zu einseitiges Bild des Sprecherwerbs abgeben. Eine erweiterte Version des Konzepts der *functional load* wurde von ihnen erfolgreich auf das Kantonesische angewendet und deutlich vertieft auf Putonghua (Standard Chinesisch) von Zhu Hua & Dodd (2000a).

Da das ursprüngliche Konzept der *functional load* sich sehr verändert hatte, präsentierten Zhu Hua & Dodd (2000a) ein Konzept namens *phonological saliency* (saliency = Hervorhebung, Herausragung), das auf Silben basiert und – was hervorgehoben werden muss – sprachspezifisch ausgerichtet ist. Die Abfolge und Geschwindigkeit verschiedener Aspekte des Phonemerwerbs können aufgrund der Kombination dreier Faktoren vorherbestimmt werden:

a) Der Status einer Komponente innerhalb der Silbenstruktur, insbesondere ob sie obligatorisch oder optional ist; obligatorische Komponenten sind herausragender als optionale.
b) Die Kapazität einer Komponente zwischen lexikalischen Bedeutungen einer Silbe zu unterscheiden; eine Komponente, die mehr in der Lage ist lexikalische Informationen zu unterscheiden, ist herausragender als eine Komponente, die weniger Information trägt.
c) Die Anzahl der erlaubten Wahlmöglichkeiten innerhalb einer Silbenstruktur-Komponente; z.B. 21 silbeninitiale Konsonanten werden als weniger herausragend betrachtet als vier Tonkontraste (S. 7).

Zhu Hua & Dodd wendeten das Konzept der *phonological saliency* auf verschiedene Sprachen an (Xhosa: Mowrer & Burger, 1991; Englisch: Prather et al., 1975; Kantonesisch: So & Dodd, 1995) und waren damit in der Lage, Unterschiede in der Abfolge und Geschwindigkeit des Konsonantenerwerbs zu erklären. Sollte es sich bei diesem Konzept um ein valides Konzept handeln, müsste es auch möglich sein, sprachspezifische Unterschiede für andere Sprachen, z.B. des Deutschen zu erklären.

In den Jahren 2013 und 2014 sind drei neue Bücher erschienen, in denen das Emergenz-Modell zum ersten Mal auf den Bereich des Phonologieerwerbs angewendet wird. Interlinguistische Studien werden hier herangezogen (Davis & Bedore, 2013; Vihman & Keren-Portnoy, 2013; Vihman, 2014).

1.5 Ziele weiterer Untersuchungen zum Erwerb des phonologischen Systems im Deutschen

Dieses Kapitel hatte zum Ziel, Hintergrundinformationen über Forschungsergebnisse auf dem Gebiet der Entwicklungsphonologie darzustellen. Das phonologische System der Zielsprache dieses Buchs, Deutsch, wurde ausführlich vorgestellt. Weiterhin wurden bisherige Forschungsergebnisse zum Thema „der Erwerb der Phonologie in der deutschen Sprache" vorgestellt und kritisch betrachtet. Es stellte sich heraus, dass bisherige Ergebnisse für das Deutsche unzureichend sind und sich Forschungsergebnisse teilweise widersprechen. Aus diesem Grund sind weitere Daten notwendig, auf deren Basis es möglich ist, die phonologische Entwicklung eines Kindes zu interpretieren. Das bedeutet, einzuschätzen, ob das Kind eine altersgemäße phonologische Entwicklung hinsichtlich zeitlicher und hierarchischer Aspekte des Phonemerwerbs und seiner phonologischen Prozesse zeigt. Von zusätzlichem Interesse wären Untersuchungen zum Einfluss der Variable *Geschlecht*.

Untersuchungsergebnisse sollten auch mit den Resultaten anderer interlinguistischer Studien verglichen werden, insbesondere mit dem Englischen, für das zurzeit die meisten Ergebnisse vorliegen. Die Daten könnten dann genutzt werden um:

- → neuere Einsichten in den generellen Erwerbsprozess der Sprechentwicklung im Zusammenhang mit universellen phonologischen Aspekten zu erlangen.
- → die Anwendbarkeit gängiger theoretischer Erklärungsmodelle für sprachspezifische Entwicklungsmuster zu überprüfen.
- → eine normative Datengrundlage zu schaffen, mit deren Hilfe die Interpretation der Sprechentwicklung von Kindern mit Ausspracheströrungen möglich wäre.

1.5.1 Hypothesen für eine Studie zur phonologischen Entwicklung im Deutschen

Die Hypothesen für die Studie in Kapitel 2 basieren auf der Annahme, dass die phonologische Entwicklung in verschiedenen Sprachen im Wesentlichen auf universellen Prinzipien beruht, sich aber auch sprachspezifische Erwerbsmuster finden lassen:

- Das Erwerbsmuster der Sprachen Englisch und Deutsch sollte in einem hohen Ausmaß identisch sein, da beide Sprachen ein sehr ähnliches phonologisches System besitzen, wobei angenommen wird, dass sich dies mit ihrem westgermanischen Ursprung erklären lässt.
- Die häufigsten Prozesse, die sich in der deutschen Sprache finden lassen, sollten denen ähneln, die für andere Sprachen am häufigsten beschrieben wurden.
- Sprachspezifische Unterschiede im Vergleich zu anderen Sprachen sollten sich mit Hilfe zweier Faktoren erklären lassen: a) dem sprachspezifischen Lautsystem und b) der Theorie der *phonological saliency*.
- Auf der Grundlage des Konzeptes der *phonological saliency* wird erwartet, dass:
  a) deutschsprachige Kinder keine Vokalfehler machen sollten, da Vokale aufgrund ihres geringen Kontrastspektrums zu anderen Elementen im phonologischen System und ihres zwangsläufigen Auftretens hochgradig hervorhebend sind.
  b) deutschsprachige Kinder ihren phonologischen Erwerb früher abschließen sollten als englischsprachige Kinder, da die Gesamtanzahl der zu erwerbenden Elemente innerhalb des phonologischen Systems kleiner ist als im Englischen (z.B. weniger Diphthonge 3:9 und weniger Konsonanten in allen Wortpositionen 52:65, weniger wortinitiale Konsonantenverbindungen).
  c) deutschsprachige Kinder folgende Phoneme zuerst erwerben sollten, da sie Bestandteil von ersten Wörtern mit hoher kommunikativer Relevanz und hoher Auftretenshäufigkeit (siehe auch Piske, 1998; Krüger 1998) sind:

/m	p	b	d	n/
/mama/	/papa/	/bal/	/da/	/naɪn/
Mama	Papa	Ball	da	nein

  d) deutschsprachige Kinder die Phoneme /v/ und /z/ aus zwei Gründen früher als englischsprachige Kinder erwerben sollten: Zum einen sind Wörter mit initialem /v/ von hoher kommunikativer Bedeutung (Fragewörter, wauwau) und im Gegensatz zum Englischen hochfrequent. Zum anderen ergeben sich für die Laute /z/ und /s/ sprachspezifische Verteilungsmuster (wortinitial nur /z/, wortmedial /z/ und /s/, wortfinal nur /s/). Aufgrund dieser Verteilung sind beide Laute gleichermaßen frequent, was für das Englische nicht der Fall ist, wo /z/ ausschließlich in wortmedialer und wortfinaler Position auftreten kann und zusätzlich in wortinitialer Position jedoch nur in Lehnwörtern aus dem Lateinischen vorkommt, z.B. „zoo".

Kapitel 2 Die phonologische Entwicklung im Deutschen

Das vorliegende Kapitel hat zum Ziel, verschiedene Studien zum Phonologieerwerb im Deutschen vorzustellen. Begonnen wird mit der Studie von Fox & Dodd (1999), bei der 300 Kinder im Alter von 1;6-5;11 Jahren untersucht wurden. Es folgt eine ergänzende Studie aus dem Jahr 2005. Abschließend wird die aktuelle Datenlage aus den Jahren 2011-2013 (für eine ausführliche Beschreibung siehe Fox-Boyer, 2014a und Fox-Boyer & Schäfer, 2015) vorgestellt. Die Ergebnisse der letzten beiden Veröffentlichungen dienen aktuell als Normdatengrundlage zur Bewertung von Kindern mit Verdacht auf Aussprachestörungen.

2.1 Normdatenerhebung Fox & Dodd (1999)

Das Ziel der hier beschriebenen Studie (erstmals erschienen in Fox & Dodd, 1999*) ist, den Erwerb des phonologischen Systems (Phon- und Phoneminventar und phonologische Prozesse) der deutschen Sprache bei Kindern im Alter von 1;6-5;11 Jahren zu beschreiben. Zu diesem Zweck wurde eine Querschnittsstudie durchgeführt, bei der die jeweils einmalig untersuchten Kinder in Altersgruppen von jeweils 6 Monaten eingeteilt wurden. Im Folgenden werden die Ergebnisse der einzelnen Altersgruppen beschrieben.

2.1.1 Methodik

2.1.1.1 Probanden

Es wurden 177 monolingual mit Deutsch als Muttersprache aufwachsende Kinder im Alter von 1;6-5;11 Jahren in ihren Krippen, Kindergärten und Elternhäusern in Hamburg und Schleswig-Holstein untersucht. Die Kinder wurden in neun Altersgruppen eingeteilt, wobei jede Altersgruppe sechs Monate umfasste und möglichst je 10 Jungen und 10 Mädchen (siehe Tabelle 2.1) einschloss. Vonseiten der Eltern und/oder Erzieher war bestätigt worden, dass bei keinem der Kinder Hörstörungen, Sprach- oder Sprechstörungen oder

* Abdruck mit freundlicher Genehmigung des Thieme Verlages

Tabelle 2.1 Probandeninformation

Altersgruppe	Alter	Kinder	Jungen	Mädchen
1	1;6 – 1;11	18	10	8
2	2;0 – 2;5	19	10	9
3	2;6 – 2;11	20	10	10
4	3;0 – 3;5	20	10	10
5	3;6 – 3;11	20	10	10
6	4;0 – 4;5	20	10	10
7	4;6 – 4;11	20	10	10
8	5;0 – 5;5	20	10	10
9	5;6 – 5;11	20	10	10
Insgesamt		177	90	87

Minderungen der Intelligenz bekannt waren. Bei der Auswahl der Untersuchungsorte wurde darauf geachtet, dass der normalen sozio-ökonomischen Bevölkerungsverteilung entsprochen wurde, indem verschiedenste Stadtteile und die Landbevölkerung mit einbezogen wurden.

2.1.1.2 Material

Die Grundlage der Studie bildete ein zu diesem Zeitpunkt nicht standardisiertes Bilderbenennungsverfahren (siehe Anhang I-A; PLAKSS, Fox, 2002). Die 99 Testbilder entsprechen dem Wortschatz kleiner Kinder, sie sind so ausgewählt, dass alle Laute und die wesentlichen Lautverbindungen der deutschen Sprache an Wörtern, die bildlich dargestellt werden können, in allen Wortpositionen untersucht werden können. Bei sehr kleinen Kindern wurden aufgrund des geringen Wortschatzes auch spontane Äußerungen in die Bewertung mit einbezogen.

2.1.1.3 Durchführung

Die Kinder wurden einzeln untersucht und konnten von Vertrauenspersonen begleitet werden. Sie wurden gebeten, die vor ihnen liegenden Bilder zu benennen. Wenn ein Kind dies nicht spontan tat, wurden ihm semantische Hilfen oder Satzergänzungsaufgaben angeboten. Kinder der ersten drei Altersgruppen und Kinder, bei denen durch diese Hilfestellung keine spontane Äußerung provoziert werden konnte, bekamen eine Auswahl von zwei Begriffen genannt, um eine wenigstens semi-spontane Äußerung zu erreichen. Als letzter Schritt wurde Nachsprechen verwendet.

2.1.1.4 Datenanalyse

Alle Äußerungen der Kinder wurden auf Kassette aufgenommen und während der Untersuchung mit Hilfe des Internationalen Phonetischen Alphabets (IPA, überarbeitet 1993) in grober Transkription notiert. Später wurden die Aussagen erneut von Kassette transkribiert und 10% der Daten wurden von einem zweiten Bewerter (Phonetikerin mit Muttersprache Deutsch) kontrolliert. Die Transkriptionsreliabilität zwischen den beiden Bewertern lag bei 96,5%, wenn Unterschiede bei Sibilanten ausgeschlossen wurden und bei 94,8%, wenn diese mit eingeschlossen wurden.

Das Material wurde in verschiedener Hinsicht analysiert, um normative Daten für den Erwerb des phonetischen und phonemischen Inventars sowie Informationen darüber zu erhalten, welche phonologischen Prozesse in welchem Alter physiologischerweise auftreten. Die Auswertungskriterien für die einzelnen Auswertungsschritte werden im Ergebnisteil erläutert. Weitere Auswertungsschritte betrafen die Betrachtung der Prozentwerte inkorrekter Phoneme (PPI) und Konsonanten (PKI) nach Wortpositionen, um ein detaillierteres Bild des Phonemerwerbs innerhalb der Wortpositionen zu erhalten. Diese Werte sollten später auch als Basis (z-Werte) zur Interpretation der Daten von Kindern mit Aussprachestörungen dienen. Des Weiteren wurde der „Prozentwert korrekt“ für jedes einzelne Phonem berechnet, um Vergleichsdaten zu denen von Möhring (1938) zu erhalten, der davon ausging, dass die am seltensten fehlgebildeten Phoneme die frühesten der Sprechentwicklung darstellen. Sollte dies der Fall sein, dann sollten die anfälligsten Phoneme sprachauffälliger Kinder den zuletzt erworbenen Phonemen sprachunauffälliger Kinder gleichen (siehe Kapitel 4).

2.1.2 Ergebnisse

2.1.2.1 Fehleranalyse

2.1.2.1.1 Fehlerhäufigkeit

In Tabelle 2.2 wird die prozentuale Verteilung der inkorrekten Produktion von Phonemen in Abhängigkeit vom Alter dargestellt. Zeile 3 zeigt für unterschiedliche Altersgruppen die prozentualen Mittelwerte der Phonemfehlbildungen ($\bar{x}$) im Verhältnis zu den Bildungsmöglichkeiten (PPI = Prozent Phoneme Inkorrekt).

$$\bar{x}\text{ (Altersgruppe)} = \frac{\text{Anzahl der inkorrekten Phoneme * 100}}{\text{Anzahl der Gesamtphoneme}}$$

Zeile 4 gibt die dazugehörige Standardabweichung an. Eine Varianzanalyse bestätigte einen signifikanten Effekt von Alter auf die PPI ($F\,(8{,}166) = 34.04$ $p < 0.001$). Tukey HSG Post Hoc Tests zeigten, dass sich die Altersgruppen 8 und 9 von den Altersgruppen 1-4, die Altersgruppen 5-7 von den Altersgruppen 1-3 und die Altersgruppen 3 und 4 von den Altersgruppen 1 und 2 signifikant unterschieden.
Die Reihen 5 und 6 zeigen die prozentuale Verteilung der Fehlbildungen bezüglich der wortinitialen (WI) und wortfinalen (WF) Wortposition, wobei die wortfinale Fehlerrate weniger abnimmt als die der wortinitialen Position. Das bedeutet, dass die wortfinale Position die schwächste der beiden Positionen einnimmt.

Tabelle 2.2 Prozentuale Phonemfehlbildungshäufigkeit in Abhängigkeit vom Alter

Gruppe	1	2	3	4	5	6	7	8	9
Alter	1;6-1;11	2;0-2;5	2;6-2;11	3;0-3;5	3;6-3;11	4;0-4;5	4;6-4;11	5;0-5;5	5;6-5;11
PPI	26,05	21,19	12,59	9,011	5,75	4,86	3,80	2,57	1,92
+/- SA	11,1	10,5	8,1	5,1	4,1	3,5	4,0	2,4	2,3
WI	28,05	26,14	15,40	9,93	5,98	5,56	3,85	2,77	2,31
WF	25,71	31,73	14,93	11,39	7,51	10,06	6,55	4,67	4,88

PPI = Prozent Phoneme Inkorrekt; WI / WF = wortinitiale / wortfinale % Fehlbildungen, SA = Standardabweichung

2.1.2.1.2 Prozentwert der korrekten Lautproduktion

Tabelle 2.3 beschreibt die Prozentwerte der korrekten Lautproduktion für jeden einzelnen Laut, berechnet an allen Kindern aller Altersgruppen. Bei den Lauten mit dem höchsten Prozentsatz korrekter Realisation handelte es sich um die Labiale /m p b/ und die Alveolaren /d t n/. Die niedrigsten Prozentwerte korrekter Realisation zeigten die Sibilanten.

Tabelle 2.3 Prozentwert korrekte Produktion pro Phonem

Phone	%	Phone	%	Phone	%	Phone	%
p	99,82	f	98,93	v	96,98	ʃ	85,13
n	99,67	l	98,41	ʁ	95,34	ts	73,09
m	99,65	ŋ	98,03	h	95,29	s/z	69,34
b	99,60	pf	97,91	g	94,75		
d	99,49	x	97,65	j	91,69		
t	99,16	k	97,18	ç	91,65		

2.1.2.2 Erwerb des Phonetischen Inventars

Wie erwähnt, machte die Studie einen Unterschied zwischen dem Erwerb des phonetischen und phonemischen Inventars, da die Fähigkeit, einen Laut isoliert artikulatorisch korrekt zu bilden (phonetisch), nicht identisch ist mit der Fähigkeit, einen Laut korrekt in seinem jeweiligen korrekten phonemischen Umfeld (phonemisch) zu bilden. Um den Erwerb des phonetischen Inventars zu beschreiben, wurden zwei alternative Kriterien verwendet: Ein Phon wurde als erworben betrachtet, wenn (1) 75% und (2) 90% der Kinder einer Altersgruppe diesen Laut mindestens zweimal korrekt produziert hatten[1], unabhängig davon, ob der Laut an korrekter Stelle gebildet wurde. Tabelle 2.4 stellt die Ergebnisse für alle Laute – abgesehen von /s/, /z/ und /ts/ – dar. Es zeigt sich deutlich, dass die Mehrzahl der Konsonanten schon sehr früh im kindlichen phonetischen Inventar enthalten sind. Es wurde kein signifikanter Unterschied zwischen Jungen und Mädchen festgestellt.

1 In der ersten Altersgruppe musste ein Phon aufgrund des geringen Datenmaterials (kleiner Wortschatz und oft nur wenige Äußerungen der Probanden) nur einmal korrekt gebildet werden.

Tabelle 2.4 Phon-Erwerb entsprechend 75%- Kriterium und 90%- Kriterium

Altersgruppen	Alter	75% Kriterium	90% Kriterium
1	1;6 – 1;11	m b p v f d t n l g k h	m b d t n
2	2;0 – 2;5	pf	p f v l
3	2;6 – 2;11	j ŋ ç x ʁ	x g k h ʁ pf
4	3;0 – 3;5		j ŋ
5	3;6 – 3;11	ʃ	
6	4;0 – 4;5		ç
7	4;6 – 4;11		ʃ
8	5;0 – 5;5		

2.1.2.3 Erwerb des Phonemischen Inventars

Auch um den Erwerb des phonemischen Inventars zu beschreiben, wurden erneut die zwei alternativen Kriterien verwendet: Ein Phonem wurde als erworben betrachtet, wenn (1) 75% und (2) 90% der Kinder dieses Phonem mindestens zu 66,7% (zwei von drei Produktionen sind korrekt) korrekt bildeten. Es ließ sich wiederum kein signifikanter Unterschied im Lauterwerb zwischen Jungen und Mädchen feststellen. Tabelle 2.5 zeigt die pro Altersgruppe neu erworbenen Phoneme.

In Tabelle 2.5 sind die Phoneme /s/, /z/ und /ts/ aus folgendem Grund mit einem Stern gekennzeichnet: Es zeigte sich, dass auch in der letzten Altersgruppe dieser Untersuchung 35% der Kinder diese Laute phonetisch nicht korrekt realisieren konnten, und sie somit streng genommen auch

Tabelle 2.5 Phonem-Erwerb entsprechend 75%- Kriterium und 90%- Kriterium

Altersgruppen	Alter	75% Kriterium	90% Kriterium
1	1;6 – 1;11	m b p d t n	m p d
2	2;0 – 2;5	v h s/z*	b n
3	2;6 – 2;11	f l j ŋ x ʁ g k pf	v f l t ŋ x h k s/z*
4	3;0 – 3;5	ç ts*	j ʁ g pf
5	3;6 – 3;11	ʃ	ts*
6	4;0 – 4;5		ç
7	4;6 – 4;11		ʃ
8	5;0 – 5;5		

Abbildung 2.1 Der Erwerb der reinen Phoneme /s/ und /z/ im Vergleich zum Erwerb der Phoneme /s/ und /z/ mit /θ/ und /ð/ als Allophone

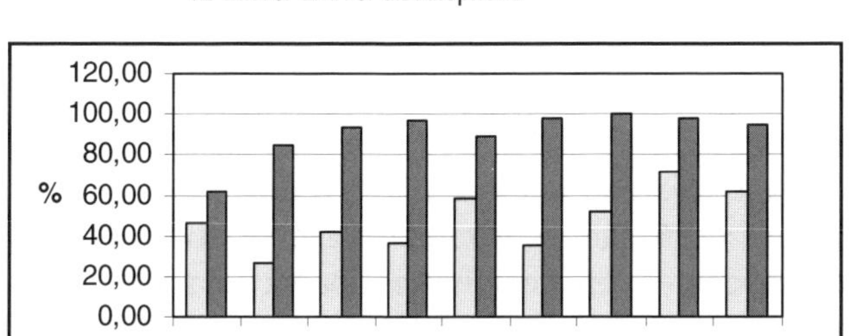

phonemisch nicht erworben hatten (Abbildung 2.1). In der Regel wurden die Laute /s/ und /z/ durch ihre interdentalen Pendants /θ/ und /ð/ ersetzt. Da diese Laute nicht dem Lautsystem der deutschen Sprache angehören und daher keine phonemische Relevanz im Deutschen besitzen, wurden sie als Allophone der Phoneme /s/ und /z/ eingeordnet und nicht als Fehler gewertet. Interessanterweise lässt sich kein Erwerbsmuster für die Laute /s/, /z/ und /ts/ darstellen, jedoch ist dies möglich, sobald man /θ/ und /ð/ und /tθ/ als Allophone akzeptiert.

Eine weitere Studie nur zur Feststellung der Sibilantenproduktion bei Kindern im Alter von 8;0-10;11 zeigte, dass sich dieses Ergebnis nicht wesentlich veränderte (siehe Tabelle 2.6). Die Prozentwerte sanken zwar um ca. 10%, wobei man aber zwei Dinge beachten muss: Zum einen hatte ein Teil der Kinder schon logopädische Therapie (Zeilen 3 und 4 Summe aller Kinder mit und ohne Logopädie), zum anderen verweigerten gerade die Kinder, die Probleme mit den Sibilanten hatten, die Teilnahme in dem Moment, als sie durch andere an der Studie teilnehmende Kinder von den zu benennenden Bildern hörten. Da die Kinder einzeln in einem kurzen Gespräch gefragt wurden, ob sie mitmachen wollten, konnten ihre Fehlbildungen außerhalb der Testsituation festgestellt werden.

Tabelle 2.6 Informationen über die Anzahl der getesteten Kinder und die Auftretenshäufigkeit des Sigmatismus interdentalis

	8;0 – 8;11	**9;0 – 9;11**	**10;0 – 10;11**
N Kinder ohne Logopädie	39	12	15
N + % Sigmatismus	10 = 26%	3 = 25%	3 = 20%
N Kinder + N Logopädie	48	16	15
N + % Sigmatismus	15 = 31%	3 = 19%	3 = 20%

2.1.2.3.1 Vergleich von Phonetischem und Phonemischem Inventar

Phoneme (75% Kriterium) können in vier Gruppen eingeteilt werden:

1) Laute, die in den Altersgruppen 1 und 2, also sehr früh, gleichzeitig phonetisch und phonemisch erworben werden: [m n p b t d]
2) Laute, die erst später (> 2;6 Jahre) erworben werden, aber dennoch gleichzeitig auf phonetischer und phonemischer Ebene: [j ŋ ʁ x ʃ]
3) Laute, die zwei bis drei Altersgruppen vor dem phonemischen Erwerb phonetisch erworben werden: [v f l g k h ç pf]
4) Laute, die phonetisch nicht bis zum Alter von 6;0 Jahren erworben werden, aber phonemisch: [s/z* ts]

2.1.2.3.2 Vokale

Insgesamt wurden mit dem verwendeten Prüfungsmaterial 150-mal einzelne Vokale und 15-mal Diphthonge untersucht, wobei Vokalverbindungen, die sich durch den vokalischen Ersatzlaut /ɐ/ des Phonems /ʁ/ bilden, als zusätzliche Diphthonge gewertet wurden. In den ersten drei Altersgruppen konnte eine Vokalfehlerrate von weniger als 3% verzeichnet werden, in den anderen Altersgruppen sogar nur noch 1%. Im Vergleich traten mehr Fehler bei Diphthongen als bei Monophthongen auf, wobei zwei Drittel der Diphthonge auf ihr erstes Element reduziert wurden.

2.1.2.3.3 Erwerb von wortinitialen Konsonantenverbindungen

Konsonantenverbindungen (CC) bestehend aus einem Plosiv oder /f/ + K2 (2. Element einer CC) wurden in der Regel vor Konsonantenverbindungen bestehend aus /ʃ/ + Kontinuum/ Plosiv/ Nasal (K2) erworben (siehe Tabelle 2.7). Drei Ausnahmen wurden verzeichnet: /kʁ/, /kv/ und /kn/. Diese wurden entweder

Tabelle 2.7 Erwerb der wortinitialen Konsonantenverbindungen

Alter	75% Kriterium	90% Kriterium
3;0 – 3;5	bl bʁ fl fʁ dʁ tʁ gl kl	fʁ kl
3;6 – 3;11	gʁ kʁ kv ʃm ʃn ʃʁ ʃp ʃv	bl bʁ fl gl gʁ
4;0 – 4;5	kn ʃl ʃpʁ ʃtʁ ʃt	dʁ tʁ kʁ kn kv ʃl ʃm ʃn ʃʁ ʃp ʃv ʃt
4;6 – 4;11		ʃpʁ ʃtʁ

parallel zu den als zweite Gruppe genannten Konsonantenverbindungen oder parallel zu den aus drei Elementen bestehenden CC erworben.

2.1.2.4 Physiologische phonologische Prozesse

Die erhobenen Daten wurden ferner auf phonologische Prozesse bei deutschsprachigen Kindern im Sprecherwerb analysiert (siehe Tabelle 2.8). Ein phonologischer Prozess wurde als physiologisch eingestuft, sobald sich dieser bei mehr als 10% der Kinder einer Altersgruppe nachweisen ließ, wobei er pro Kind mindestens 2x auftreten musste. Es stellten sich folgende Prozesse als physiologisch für die deutsche Sprache dar, eingeteilt nach Grunwell (1987) in systemische und strukturelle Vereinfachungen:

Tabelle 2.8 Screening-Tabelle für physiologische phonologische Prozesse

Alter	1;6-1;11	2;0-2;5	2;6-2;11	3;0-3;5	3;6-3;11	4;0-4;5	4;6-4;11
Tilgung unbetonter Silben	—	—	—	—			
Assimilation generell	—	—	—	···	···		
/tʁ/ → kʁ/		···	—	···	···		
Tilgung initialer Konsonanten generell	—	···	···				
/g/		—	—	···	···		
Tilgung finaler Konsonanten generell	—	···					
/l/	—	—	···	···	···		
Tilgung initialer CC	—	···	···				
Tilgung finaler CC	—						
CC Reduktion	—	—	—	···	···	···	
Vorverlagerung von Plosiven	—	—	···	···	···		
von Sibilanten	—	—	—	—	···		
/ŋ/	···	—					
Rückverlagerung von Sibilanten	—	—	···	···			
Plosivierung	—	···	···				
Sonorierung	···	···	···				
CC Entstimmung		···	···	—	—	···	
Nasalisierung	···	···					
Glottale Ersetzung generell	···						
/ʁ/	—	—	···				
Deaffrizierung	···	···	···				
Vokalisation von /l/	···	···					
Interdentalität	—	—	—	—	—	—	—

> 20% der Kinder: — 10% - 20% der Kinder: ···

2.2 Normdatenerhebung 2005

Zwei Gründe sprechen dafür, die hier beschriebenen Daten zu den physiologischen phonologischen Prozessen kritisch zu betrachten. Zum einen muss gesagt werden, dass die Daten der ersten Altersgruppe mit Vorsicht betrachtet werden müssen, da die Art der Datenerhebung (Bilder benennen unter Einschluss von Spontansprache) sicher ungeeignet für diese Altersgruppe ist. Im Alter von 1;6-2;0 Jahren ist eine Langzeitstudie, bei der die Spontansprache eines Kindes in regelmäßigen Abständen aufgenommen wird, das wesentlich probatere Mittel, um verlässliche Daten zu erheben. Hinzu kommt die Feststellung für das Englische (Teitzel & Ozanne, 1999) und für das Deutsche (Schäfer & Fox, 2006), dass Kinder erst im Alter von 20-24 Monaten konsequent in ihrer Aussprache werden und bis dahin so viele Abweichungen in ihrer Wortrealisation zeigen, dass noch nicht eindeutig von phonologischen Prozessen gesprochen werden kann – eine Aussage, die auch von den deutschsprachigen Daten von Krüger (1998) und Piske (1998) unterstützt wird. Daher wurde diese Altersgruppe bei der zweiten Analyse ausgeschlossen.

Der zweite Grund, der schließlich zu einer Wiederholung der Datenauswertung führte, ergab sich aus dem gewählten Analysekriterium. Gerade in der zweiten Altersgruppe zeigte sich eine Anzahl von Prozessen, die sich auch dort nur bei einer sehr kleinen Anzahl von Kindern (ca. 2-3) und nur bei sehr wenigen Items beobachten ließen. Im klinischen Alltag waren es genau diese Prozesse, die sich eher als pathologisch darstellten, da sie mit klassischer Artikulationstherapie nur sehr schwer zu therapieren waren. Dies ist eher untypisch für physiologische, verzögerte Prozesse. Zusätzlich schien es von klinischer Bedeutung zu sein, wie häufig die unterschiedlichen Prozesse in der Regel bei Kindern auftraten.

Für die erneute Auswertung wurde das Kriterium dahin gehend verändert, dass ein Prozess bei einem Kind mindestens dreimal, anstatt zweimal, zu beobachten sein musste, bevor er als Prozess gewertet wurde. Dieses Kriterium entspricht auch eher der Idee, dass es sich bei Prozessen um eine Regelhaftigkeit handelt. Die Ergebnisse der erneuten Auswertung bestätigten die Vermutung, dass das erste Kriterium zu grob gewählt war, da alle eher pathologischen Prozesse wegfielen. Die Ergebnisse der neuen Auswertung wurden im Wesentlichen von den Daten neuer Datenerhebungen mit Hilfe der PLAKSS (Fox, 2002) und der PLAKSS-Screeningversion (Fox, 2005) an insgesamt 423 Kindern im Raum Idstein erhoben und in Süddeutschland bestätigt.

Tabelle 2.9 stellt die Ergebnisse der Re-Analyse der Daten von Fox & Dodd (1999) in Kombination mit den Daten von Fox dar und zeigt zusätzlich, wie oft, d.h. bei wie vielen Items, bestimmte Prozesse in der Regel auftraten (z.B. tritt die Tilgung unbetonter Silben nur bis zum Alter von 2;5 Jahren auf. Wenn sie auftritt, dann höchstens bei ca. 1-5 Items der ca. 100 Wörter der PLAKSS; „unbestimmt" bedeutet, dass die Auftretenshäufigkeit nicht von Relevanz ist).

Tabelle 2.9 Physiologische phonologische Prozesse im Deutschen

Prozess	Anzahl	2;0-2;5	2;6-2;11	3;0-3;5	3;6-3;11	4;0-4;5	4;6-4;11	
TUS	selten (5)							phonologisch
RCC	unbestimmt							phonologisch
TFK vor allem /l/	selten (5)							phonologisch
Assimilation	selten (5)							phonologisch
Vorverlagerung /k/g/	unbestimmt							phonologisch
Vorverlagerung /ŋ/	unbestimmt							phonologisch
Vorverlagerung /ʃ/ç/	unbestimmt							phonologisch
Rückverlagerung /ʃ/	unbestimmt							phonologisch
Plosivierung	selten (5)							phonologisch
Glottale Ersetzung /ʁ/	unbestimmt							phonologisch
Sonorierung/Entstimmung	unbestimmt							phonologisch
Deaffrizierung	selten							phonologisch
Interdentalität	***unbestimmt***							phonetisch
Ausgewähltes Kriterium für diese Analyse: Mindestens 10% der Kinder einer Gruppe mussten den Prozess aufweisen und jedes Kind musste den Prozess mindestens dreimal zeigen.								

2.3 Normdatenerhebung 1999-2012 (Fox-Boyer, 2014a; Fox-Boyer & Schäfer, 2015)

In den Jahren 2011 und 2012 wurden zwei neue Projekte zur Normdatenerhebung durchgeführt. Zum einen wurde mit Hilfe von einer Langzeit- und mehreren Querschnittsstudien die phonologische Entwicklung bei Zweijährigen untersucht (Fox-Boyer & Schäfer, 2015 und in Vorbereitung). Zum anderen wurden mehrere Querschnittsstudien zum Phonologieerwerb bei Kindern im Alter von 3;0-4;11 Jahren mit Hilfe der neuen PLAKSS-II (Fox-Boyer, 2014b) durchgeführt.

Die verschiedenen Datenerhebungen aus den Jahren 1999-2012, die nun zusammengefasst dargestellt werden sollen, wurden mit Hilfe der PLAKSS-I, PLAKSS-II, dem PLAKSS-Screening und einer auf 60 Items reduzierten Form der PLAKSS-I durchgeführt.

Ein zentrales Ziel dieser neuen Auswertung war es, fundierte Normdaten für das Auftreten und das Überwindungsalter von phonologischen Prozessen zu erhalten. Ebenso sollte das Wissen über den Ablauf des Erwerbs der Konsonantenverbindungen (Fox-Boyer, 2014a; Fox-Boyer & Schäfer, in Vorbereitung) erweitert werden. Des Weiteren wurde für die Kinder ab dem Alter von 2;6 Jahren ermittelt, wie viele Prozesstypen Kinder im Durchschnitt zeigen, aber auch wie viele phonologische Abweichungen sich im Durchschnitt finden lassen (siehe Tabelle 2.10). Als Abweichung wurde jede Abweichung von der Erwachsenensprache gewertet, die nicht durch eine Veränderung der Stimmhaftigkeit oder durch einen phonetischen Prozess verursacht wurde (siehe Kapitel 2.4.2.7 und 2.4.3 zur Erläuterung). Die Anzahl aller Abweichungen gibt in gewisser Weise Auskunft über den Entwicklungsstand, d.h. den Abstand zur Perfektionierung der Aussprache. Tabelle 2.10 stellt die Ergebnisse vor und zeigt, dass die Zahl der Abweichungen mit zunehmendem Alter sinkt. Die hohen Werte der Standardabweichungen beschreiben die Variabilität unter den Kindern, obwohl die Kinder bereits klare phonologische Prozesse in geringer Anzahl zeigen.

Tabelle 2.10: Mittelwerte der phonologischen Abweichungen und der Prozesstypen im Alter von 2;0-3;11 Jahren

	N Prozesstypen		N Abweichungen	
Alter	**Mittelwert**	**SD**	**Mittelwert**	**SD**
2;6-2;11 Jahre	2,4	1,9	22,8	15,95
3;0-3;5 Jahre	2,1	1,9	17,5	16,6
3;6-3;11 Jahre	1,1	1,0	7,4	8,2

Hinsichtlich des Erwerbs der Konsonantenverbindungen zeigten die Ergebnisse der zusammengefassten Datenerhebungen ein jüngeres Erwerbsalter. Zur Orientierung sollte daher folgende Tabelle 2.11 genutzt werden und nicht mehr Tabelle 2.7 aus der Studie Fox & Dodd (1999).

Tabelle 2.11: Erwerbsdaten für die initialen CC im Deutschen (75% oder 90% der Kinder der Altersgruppe bilden diese CC korrekt, Fox-Boyer, 2014a)

	75% korrekt	90% korrekt
2;6 - 2;11	bl bʁ gl kl	kl
3;0 - 3,5	fl fʁ dʁ tʁ gʁ kʁ kn kv ʃm ʃn ʃl ʃʁ ʃv ʃt ʃp	fl fʁ dʁ tʁ gl kv ʃm ʃn ʃʁ ʃv
3;6 - 3;11	ʃpʁ ʃtʁ	bl bʁ gʁ ʃl ʃt ʃp
4;0 - 4;5		kʁ kn ʃpʁ ʃtʁ

Die Ergebnisse der verschiedenen neuen Datenerhebungen spiegelten die bereits bekannten Ergebnisse bei den Prozessarten wider. So wurden diese Daten mit den Rohdaten aller vorangegangenen Studien zusammengefasst und gemeinsam neu ausgewertet (Fox-Boyer, 2014a; Fox-Boyer & Schäfer, 2015). Tabelle 2.12 stellt die typischen phonologischen Prozesse, die bei einsprachig mit Deutsch als Muttersprache aufwachsenden Kindern beobachtet werden können, und deren jeweiliges Überwindungsalter dar. Aus dieser Tabelle wird ersichtlich, dass ein Teil der Prozesse nur in einem Alter beobachtet werden kann, in dem die Kinder noch zum Teil hochgradig inkonsequent in ihrer Wortproduktion sind. Auch ab dem Alter, in dem davon auszugehen ist, dass die Inkonsequenzrate deutlich unter 40% liegt (ab 2;6), zeigt sich, dass die meisten Prozesse nur bei einem geringen Prozentsatz von Kindern überhaupt beobachtbar sind. Der Umkehrschluss bedeutet, dass viele Kinder bereits vor dem Alter von 36 Monaten eine weitgehend abgeschlossene phonologische Entwicklung zeigen. Ob die Kinder, die einen Prozess noch in der letzten Altersgruppe, in der er auftritt, zu 100% zeigen, diesen von alleine überwinden, muss in Zukunft untersucht werden.

Tabelle 2.12: Physiologische Phonologische Prozesse im Deutschen

Alter	2;0-2;5	2;6-2;11	3;0-3;5	3;6-3;11	4;0-4;5	4;6-4;11	5;0-5;5	5;6-5;11
Prozess[1] N		86	62	142	106	71	96	83
VV /ʃ/ → [s]	X[4]	48 +/- 10 -	23[2] +/-[3] 23 -	17 +/- 17 -	7 +/- 9 -	10 +/- 10 -		
RCC i	X	29 ++/- 12 +/-	24 ++/- 11 +/-	9 ++/- 3 +/-				
Kont Ass /dʁ tʁ/ → [gʁ kʁ]	X	 12 -	10 +/- 10 -	8 +/- 7 -				
VV /ç/ → [s]	X	 9 -	8 +/- 13 -	5 +/- 9 -				
VV /k g / → [t d]	X	12 +/-	6-10[2] +/-[3] 6-10 -					
RV ʃ/ → [ç]	X	29 +/- 3,5 -						
TFK	X							
TsfK	X							
Glot Er/ʁ/ → [h ʔ]	X							
Deaffr /pf ts/	X							
VV /ŋ/ → [n]	X							
Ass	X	15 (3-5x)						
Tus	X	16 (3-7x)						
Die unbetonte Silbe /gə/gɪ/	X	X	31 davon: 13 TUS 16 VV	35 davon: 14 TUS 17 VV 7 Ass o.a.	19 davon: 7,5 TUS 12 VV	17 davon: 6 TUS 6 VV 5 Ass o.a.		

1 VV = Vorverlagerung, RV = Rückverlagerung, RCC = Reduktion von Konsonantenverbindungen initial, Kont Ass = Kontaktassimilation, ASS = Assimilation, TUS = Tilgung unbetonter Silben
2 alle Zahlen der Tabelle entsprechen Prozentwerten
3 ++/- = mehr als 50% korrekt; +/- = teilweise korrekt = tritt auf; - = tritt immer auf
4 tritt in diesem Alter auf

Im folgenden Kapitel sollen die phonologischen Prozesse vertieft erläutert werden.

2.4 Darstellung und Erläuterung physiologischer phonologischer Prozesse im Deutschen

2.4.1 Strukturelle Vereinfachungen

Unter **strukturellen Vereinfachungen** versteht man eine Veränderung der Wortstruktur durch die phonologischen Prozesse. Das bedeutet, dass sich die Silbenzahl oder die Anzahl der Phoneme des Zielwortes in der kindlichen Realisation verändert hat.

2.4.1.1 Tilgung unbetonter Silben (TUS)

Innerhalb eines mindestens zweisilbigen Wortes, in dem unbetonte Silben vor betonten Silben stehen, z.B. Papier, Krokodil, Banane, wird eine oder werden beide unbetonten Silben ausgelassen.
Die zweite und die dritte Datenauswertung zeigen, dass dieser Prozess nur bis zum Alter von 2;11 Jahren auftreten sollte, wobei das Auftreten auf 1-7 Items auf die 100 Wörter der PLAKSS-II beschränkt sein sollte. Tritt dieser Prozess ungewöhnlich häufig auf, ist er als pathologisch zu werten.
Eine Ausnahme stellt die Tilgung der Vorsilbe /gə/ dar, die sogar vereinzelt noch bei Kindern im Alter von 4 Jahren gelegentlich auftreten kann.

2.4.1.2 Tilgung finaler Konsonanten (TFK)

Bei der Tilgung finaler Konsonanten wird der konsonantische Auslaut eines Wortes nicht realisiert. Dieser Prozess kann nur Wörter betreffen, in deren Coda nur ein Konsonant steht. Der Prozess kann am Wortende oder innerhalb eines Wortes am Silbenende auftreten (FsfK).

Die Tilgung finaler Konsonanten muss als ein sehr früher Prozess (<2;5 Jahre) gewertet werden. Er gliedert sich in zwei Gruppen, die finale Tilgung von /l/ nach dem Schwa-Laut und die Tilgung anderer finaler Konsonanten.

Der zuletzt genannte Prozess tritt auch bei Kindern jünger als 2;5 Jahre nur vereinzelt auf (1-5x pro Kind auf 100 Wörter). Tritt er sehr häufig oder bei fast allen finalen Konsonanten auf, so ist er als pathologischer Prozess zu werten.

2.4.1.3 Reduktion von Konsonantenverbindungen (RCC)

Von einer Reduktion von Konsonantenverbindungen (CC) spricht man, wenn ein Kind ein Element einer CC mit zwei Elementen oder ein bis zwei Elemente einer CC mit drei Elementen nicht realisiert. Reduktionen von Konsonantenverbindungen (CC) können im Wort-, bzw. Silbenonset stehen (RCCi) oder in der Silben- bzw. Wortcoda (RCCf).

Es wurde folgendes Reduktionsmuster für Konsonantenverbindungen im Onset (CCi) gefunden (siehe Tabelle 2.13): Während CC, die aus Plosiven oder /f/ + /ʁ/ bestehen, bis zum Alter von 3;5 Jahren meistens auf ihr erstes Element reduziert wurden, wurden CC, die aus Plosiven oder /f/ + /l/ bestehen, wahlweise auf das erste oder das zweite Element reduziert. Ersteres, aber nicht Letzteres stimmt mit Ergebnissen von Lleò und Prinz (1996) überein, die beschrieben, dass die Kinder ihrer Studie bis zum Alter von 2;1 Jahren alle CC mit großer Signifikanz auf das erste Element reduzierten.
CC bestehend aus /ʃ/ + (K_2) oder /ts/ +/v/ wurden auf ihr zweites Element reduziert, CC bestehend aus /ʃ/ + Plosiv + /ʁ/ wurden auf C_2C_3 oder C_3 reduziert. Insgesamt konnte die Reduktion von CCi bis zum Alter von 3;11 Jahren beobachtet werden. Allerdings sei darauf hinzuweisen, dass bereits Kinder im Alter von 2;0 Jahren initiale Konsonantenverbindungen produzieren und dass Kinder, die im Alter > 3;0 Jahre sehr viele oder alle initialen Konsonantenverbindungen reduzieren, als ungewöhnlich zu betrachten sind.
Konsonantenverbindungen in wortfinaler Position sind nur in einem sehr frühen Alter (<2;5) vulnerabel. Folgendes konnte bis zu diesem Zeitpunkt festgestellt

Tabelle 2.13 Reduktionsmuster für Konsonantenverbindungen

Alter	Plos od. /f/ + /ʁ/ → Plos od. /f/	Plos od. /f/ + /ʁ/ → /ʁ/	Plos od. /f/ + /l/ → Plos oder /f/	Plos od. /f/ + /l/ → /l/
1;6 – 1;11	57,13 %	11,59 %	32,29 %	38,04 %
2;0 – 2;5	58,58 %	20,68 %	31,63 %	21,09 %
2;6 – 2;11	20,21 %	16,69 %	13,67 %	18,64 %

werden: $K_1 + K_2 \rightarrow K_1$ und $K_1 + K_2 + K_3 \rightarrow K_1 + K_2$. Diese Ergebnisse stimmen mit Lleò und Prinz (1996) überein. Ab 2;5 Jahren ist es eher ungewöhnlich, dass Kinder finale CC reduzieren. Wenn es noch vereinzelt auftritt, dann am ehesten bei Wörtern, die auf /st/ oder /çt/ enden: Wurst, Licht. In diesen Fällen ist das /t/ oft nicht genau hörbar. Es ist nicht immer klar, ob dieses vom Kind realisiert wurde.

2.4.2 Systemische Vereinfachungen

Unter systemischen Vereinfachungen versteht man, dass durch die Veränderungen des Kindes Phoneme durch andere ersetzt werden, während die Struktur des Wortes, d.h. die Anzahl der Silben oder Phoneme, erhalten bleibt.

2.4.2.1 Assimilation (Ass)

Bei einer Assimilation kommt es zu einer Angleichung von zwei Lauten oder Silben. Das bedeutet, dass z.B. ein Laut Auswirkungen auf einen anderen Laut hat, sodass dieser zweite Laut dem ersten angepasst wird. Die häufigste Form der Assimilationen ist die regressive Assimilation: Dabei kommt es zu einer Angleichung eines früheren Lautes an einen späteren Laut, z.B. /k/ → [p] in Korb [poɐp]. Dies kann auch Silben übergreifend geschehen (Fernassimilation) z.B.: Schmetterling. /ʃmɛtelɪŋ/ → /ʃmɛtkelɪŋ/, wobei das /ŋ/ am Ende des Wortes das /t/ in der Mitte nach hinten zu /k/ verlagert.

Insgesamt konnten signifikant mehr regressive als progressive Assimilationen beobachtet werden ($p = 0{,}022$) (Fox & Dodd, 1999). Diese Ergebnisse stimmen mit Bergs (1992) Einzelfallstudie überein. Assimilationen treten bis zum Alter von 2;5 sehr häufig auf. Bis zum Alter von 2;11 Jahren treten sie nur noch bei einem geringen Anteil der Kinder mit sehr kleiner Auftretenshäufigkeit auf (1-5x auf 100 Wörter). Treten sie sehr häufig auf, so ist dies als pathologisch zu werten.

Eine Form der Assimilation stellt eine Sonderform dar, die beachtet werden sollte: Werden in den Konsonantenverbindungen /tr/ und /dr/ /t/ und /d/ zu /k/ und /g/ rückverlagert, spricht man von einer Kontaktassimilation. Kinder bis zum Alter von 3;11 Jahren zeigen dies vereinzelt. Tritt die Kontaktassimilation ab dem Alter von 4;0 Jahren konstant auf, so ist dies als pathologisch zu werten. Sie sollte allerdings, wenn sie das einzige Symptom darstellt, erst ab dem Alter von 5;0 Jahren behandelt werden. Die Kontaktassimilation stellt ein Risikosymptom für eine deutlich eingeschränkte phonologische Bewusstheit dar. Daher sollte die phonologische Bewusstheit hier immer mit dem TPB (Fricke & Schäfer, 2011) überprüft und bei Bedarf vor Schuleintritt behandelt werden.

2.4.2.2 Vorverlagerung (VV)

Unter einer Vorverlagerung versteht man, dass ein Phonem einer hinteren Artikulationszone durch ein Phonem einer vorderen Artikulationszone ersetzt wird. Dabei bleibt in der Regel das Merkmal der Stimme (stimmhaft/stimmlos) meist erhalten.

Die Vorverlagerung von velaren Plosiven (z.B.: /k/ → [t]) konnte bis zum Alter von 3;5 Jahren beobachtet werden, wobei die Vorverlagerung des velaren Nasals /ŋ/ zu [n] in wortmedialer und wortfinaler Position nur bis zum Alter von 2;5 Jahren auftrat. Eine Besonderheit scheint die Vorverlagerung von /g/ in den Vorsilben /gə/ oder /gɪ/ bei Nomen, aber auch in Partizipien darzustellen, denn sie konnte bis zum Alter von 4;11 Jahren vereinzelt bei Kindern beobachtet werden, die den Laut /g/ an sich bereits vollständig erworben haben.

Die Vorverlagerung der Sibilanten /ʃ/ und /ç/ zu [s] oder [θ] tritt häufig gemeinsam auf. Es liegen aber zwei Überwindungsalter vor. Während nur eine sehr kleine Anzahl von Kindern den Laut /ç/ noch bis zum Alter von 3;11 Jahren vorverlagert, tritt die Vorverlagerung von /ʃ/ noch bei einer Anzahl von 10% konstant und bei weiteren 10% vereinzelt bis zum Alter von 4;11 Jahren auf.

2.4.2.3 Rückverlagerung (RV)

Unter einer Rückverlagerung versteht man, dass ein Phonem einer vorderen Artikulationszone durch ein Phonem einer hinteren Artikulationszone ersetzt wird. Dabei bleibt in der Regel das Merkmal der Stimme (stimmhaft/stimmlos) meist erhalten.

Die Rückverlagerung des Sibilanten /z s ʃ/ auf den Laut /ç/ wurde bis zum Alter von 2;11 Jahren gefunden. Die Rückverlagerung von /t/, /d/ und /n/ müssen als pathologisch betrachtet werden.

2.4.2.4 Plosivierung (Plos)

Bei einer Plosivierung wird ein Frikativ (oder jeder andere fließende Laut) durch einen Plosiv ersetzt. Dieser Ersatz-Plosiv befindet sich möglichst am gleichen Artikulationsort oder in der Nähe des zu ersetzenden Frikativs.

Es wurde ausschließlich die vereinzelte Plosivierung von Frikativen bis zum Alter von 2;5 Jahren festgestellt. Eine Plosivierung aller Frikative und/oder Affrikate oder eine konstante Plosivierung eines oder mehrerer Frikative ist als pathologisch zu werten.
Im physiologischen Erwerb bleibt beim Plosivieren der Artikulationsort erhalten, sodass ein typisches physiologisches Muster folgendermaßen aussieht:

/f/ → [p] /z/ → [d] /x/ → [k]
/v/ → [b] /s ʃ ç/ → [t]

2.4.2.5 Glottale Ersetzung (Glott Er)

Unter der Glottalen Ersetzung versteht man die Ersetzung eines Phonems durch den glottalen Laut /h/ oder durch den 'Ventilton' /ʔ/.

Glottale Ersetzungen wurden ausschließlich für den Laut /ʁ/ bis zum Alter von 2;5 Jahren beobachtet (/ʁ/ → [h]). Da im Deutschen silbeninitiale Vokale immer von einem glottalen Stopp /ʔ/ begleitet werden, wurde die Ersetzung eines wortinitialen Konsonanten durch /ʔ/ als Auslassung eines initialen Konsonanten gewertet und nicht als Glottale Ersetzung, wie dies für andere Sprachen üblich ist. Glottale Ersetzungen, die nicht bei dem Laut /ʁ/ auftreten, sind immer pathologisch.

2.4.2.6 Deaffrizierung (DeAffr)

Bei einer Deaffrizierung wird der plosive Teil einer Affrikate nicht realisiert (z.B. /ts/ → [s] oder /pf/ → [f]). In vielen Gegenden Deutschlands gibt es auch in der Erwachsenenphonologie kein wortinitiales /pf/ (z.B. <Pfanne>: /pfanə/ → [fanə]), sodass hier keine Deaffrizierung als kindlicher Prozess vorliegt.

Die Deaffrizierung von /ts/ und /pf/ ist ein sehr früher Prozess, der im Alter von 2;5 Jahren überwunden sein sollte. Die Deaffrizierung von /ts/ in wortinitialer Position kann bei Kindern im Raum Schleswig-Holstein als Variation im Norddeutschen gewertet werden und daher bei diesen Kindern nur für die Positionen wortmedial und -final als ein phonologischer Prozess angesehen werden.

2.4.2.7 Sonorierung / Entstimmung (Son, Ent)

Bei einer Sonorierung wird ein stimmloser Laut durch seinen stimmhaften Gegenspieler ersetzt, wobei Artikulationsort und -art erhalten bleiben. Bei einer Entstimmung tritt das Gegenteil ein: Ein stimmhafter Laut wird durch seinen stimmlosen Gegenspieler ersetzt.

Sonorierungen (z.B.: /p/ → [b]) treten bei Kindern ebenso auf wie Entstimmungen. Auch sind Entstimmungen bei Plosiven in Konsonantenverbindungen gefunden worden (z.B.: /blumə/ → [plumə]). Im deutschsprachigen Raum gibt es je nach Region sehr unterschiedliche Regeln, welche Laute stimmhaft oder stimmlos gebildet werden sollen. Daher ist es sehr schwer zu beurteilen, ob Kinder Stimmhaftigkeitsunsicherheiten zeigen, die auf den eventuell sehr heterogenen Input zurückzuführen sind, oder ob diese ein regelgeleitetes Entwicklungsphänomen darstellen. Sowohl in der Diagnostik als auch in der Therapie von Aussprachestörungen können sie weitgehend unbeachtet bleiben.

2.4.3 Phonetische / Artikulatorische Prozesse

Unter artikulatorischen Prozessen versteht man eine phonetische Veränderung eines Zielphones, bei der es nicht zum Verlust eines phonemischen Kontrastes kommt.

Interdentalität (Int)

Interdentalität (oder Addentalität) wurde als die Ersetzung von /s/ und /z/ durch /θ/ und /ð/ definiert. Es handelt sich hierbei um ein artikulatorisches Phänomen, da die Substitutionsphone nicht dem deutschen phonetischen Inventar angehören und daher die phonemische Diskrimination nicht beeinträchtigen. Es folgt nie eine Bedeutungsänderung.

Interdentalität konnte noch bei bis zu 35% der Kinder der letzten Altersgruppe (5;6-5;11 Jahre) beobachtet werden. Eine weitere Studie (siehe Abbildung 2.1, S. 67) zeigte, dass sogar noch ca. 25% der acht- bis zehnjährigen Kinder Interdentalität zeigten.

2.5 Diskussion

Die phonologische Entwicklung von Kindern mit deutscher Muttersprache im Alter von 1;6-5;11 Jahren wurde in Bezug auf allgemeine Fehlerrate, Prozentwert der korrekten Phoneme, Ablauf und Alter des Phon- und Phonemerwerbs und der phonologischen Prozesse beschrieben. Im Rahmen der folgenden Diskussion soll untersucht werden, inwieweit die hier beschriebenen Ergebnisse den Ergebnissen früherer Studien zum Phonologieerwerb im Deutschen entsprechen. Die theoretische Diskussion, die in Kapitel 1 angesprochen wurde, soll zunächst auf Kapitel 6 verschoben werden. Dort sollen die Daten zum physiologischen Phonologieerwerb in Zusammenhang mit den Daten zur Pathologie unter interlinguistischen Aspekten in einem theoretischen Rahmen betrachtet werden.
Das phonologische System des Deutschen wird während der ersten fünf Lebensjahre in einem hierarchischen Prozess erworben. Wie erwartet nahmen die Fehlerprozentwerte stetig durch alle Altersgruppen hindurch ab, bis sie in der letzten untersuchten Altersgruppe nur noch 1,92% betrugen, ein Prozentwert, der mit der häufig auftretenden phonetischen Fehlbildung der

Laute /s/ und /z/ erklärt werden kann. Dieses Muster weist auf den Erwerb von zunehmend mehr Phonemen im Laufe der Zeit hin. Sobald die Kinder das dritte Lebensjahr erreicht hatten, sank die allgemeine Fehlerrate unter 10%. Dem entspricht auch, dass – abgesehen von den Lauten /ts/ /ç/ und /ʃ/ – alle Phoneme im Alter von 3,5 Jahren als erworben gelten können. Im Alter von 4;5-4;11 Jahren kann der Phonemerwerb als abgeschlossen bezeichnet werden, da zu diesem Zeitpunkt auch die Konsonantenverbindungen erworben sind. Als Sonderfall ist der Erwerb der Laute /s/, /z/ und /ts/ zu verzeichnen, wobei aus phonologischer Sicht die Substitution dieser Laute durch /θ/, /ð/ oder /tθ/ als allophonisch und somit als korrekt gewertet wurde. Es stellt sich die Frage, inwieweit und ob der bis hierhin nicht erfolgte Erwerb dieser Phone als Störung anzusehen ist und ob sie zu einem späteren Zeitpunkt noch erworben werden. Weitere Untersuchungen sind nötig.

Hinsichtlich der Erwerbshierarchie entsprechen die Ergebnisse dieser Studie dem von Elsen (1991) beschriebenen Erwerbsmuster:

1) Plosive und Nasale > Frikative
2) Stimmlose Phoneme > Stimmhafte Phoneme
3) Anteriore Phoneme > Velare
4) Einzelkonsonanz > Konsonantenverbindungen

Das Erwerbsmuster von stimmlosen Phonemen vor stimmhaften konnte nur für die Laute /p/ und /k/ bestätigt werden, wogegen /d/ und /v/ vor ihren stimmlosen Gegenstücken erworben werden, ein Phänomen, das in Kapitel 6 diskutiert werden soll. Hinsichtlich des Erwerbsalters lassen sich Abweichungen verzeichnen: Die von Elsen erhobenen Daten ergaben ein erworbenes Phoneminventar im Alter von 2;5-3;0 Jahren. Ab dann traten nur noch minimale phonetische Abweichungen auf. Drei Faktoren könnten für diese Unterschiede verantwortlich sein. Zum einen verwandte sie eine Langzeitstudie, die zu präziseren Ergebnissen führen konnte, da mehr Daten pro Phonem zur Verfügung standen. Zweitens handelt es sich um eine Einzelfallstudie, bei der zwischen Untersucherin und Probandin ein Mutter Tochter Verhältnis bestand. Aus diesem Grund ist es möglich, dass ein viel größerer Schwerpunkt auf Sprache in dieser Beziehung lag, als das normalerweise der Fall ist, zumal die Mutter als Phonetikerin ein besonderes Interesse am Spracherwerb ihrer Tochter hatte. Drittens könnten die unterschiedlichen Ergebnisse auch mit der oft beschriebenen Variabilität bezüglich des Phonologieerwerbs sehr kleiner Kinder in Zusammenhang stehen (siehe auch Vihman & Vellemann, 2000). Die Analyse individueller Kinderdaten konnte zeigen, dass auch einige der hier untersuchten Kinder einen abgeschlossenen Phonemerwerb im Alter von 2;3-2;7 Jahren zeigten.

Im Vergleich mit den Ergebnissen von Fongaro-Leverin (1992) lässt sich eine Übereinstimmung bezüglich des Erwerbsalters und der Hierarchie nur für ein Drittel der Laute finden, was dem Faktum zugeschrieben wird, dass nur sehr wenige Kinder an ihrer Studie teilnahmen und die Grenze zwischen gesunden und aussprachegestörten Kindern nicht genau genug definiert war (siehe Fongaro-Leverin, 1992, S. 129).

Unterschiede lassen sich auch gegenüber Grohnfeldts Studie (1980) feststellen, wobei hier die Laute nicht einzeln, sondern nur in Gruppen zusammengefasst bewertet wurden. Außerdem wurde im Vergleich zu dem Kriterium der vorliegenden Studie ein anderes Kriterium zur Erwerbsbewertung verwendet. Überträgt man aber das 75%-Kriterium dieser Studie, so zeigen sich nur minimale Unterschiede, und da Grohnfeldts Daten in Süddeutschland erhoben wurden, lässt sich hiermit sagen, dass die Daten der vorliegenden Studie aufgrund der Übereinstimmung für ganz Deutschland als gültig angesehen werden können.

Möhrings (1938) Ansatz, die Erwerbshierarchie von der Hierarchie der inkorrekt gebildeten Laute aussprachegestörter Kinder abzuleiten, konnte in Teilen bestätigt werden, wobei viele Laute demnach 6 Monate früher oder später als hier beschrieben erworben werden sollten. Im Falle des 75%-Kriteriums weichen die Hierarchiepositionen für die Laute /pf/ und /ʁ/ und im Falle des 90%-Kriteriums zusätzlich diejenigen für die Laute /h/ und /v/ deutlich ab. Übereinstimmungen lassen sich dadurch erklären, dass es sich bei der Mehrzahl der aussprachegestörten Kinder generell um eine rein zeitliche Lauterwerbsverzögerung (Dodd, 1995) handelt und somit ein grundsätzlich physiologisches Muster zu erwarten ist.

Auch wenn man davon ausgeht, dass ein Phonem ab einem bestimmten Alter als erworben betrachtet werden kann, so heißt das nicht, dass dieses Phonem anschließend auch in jedem Wort korrekt gebildet wird. Im Hinblick auf die so entstehenden phonologischen Prozesse kann festgestellt werden, dass die hier beschriebenen Ergebnisse weitgehend mit denen von Fongaro-Leverin (1992) und Elsen (1991) übereinstimmen. Das Relevanz-Kriterium von mindestens 10% in dieser Studie erklärt wahrscheinlich die etwas unterschiedlichen Ergebnisse im Vergleich zu Studien, die zusätzlich sehr selten auftretende Prozesse und ein längeres Bestehen der einzelnen Prozesse beschrieben haben. Abgesehen von dem Phänomen des interdentalen /s/, konnten nach dem 4. Lebensjahr keine phonologischen Prozesse bei mehr als 10% der Kinder festgestellt werden. Dies bedeutet nicht, dass einige Kinder gelegentlich nicht noch phonologische Prozesse bei vereinzelten Testwörtern oder in der Spontansprache zeigen, welche jedoch eher als Zufallsergebnisse zu werten wären.

Ein kleiner Unterschied im Hinblick auf die phonologischen Prozesse konnte allerdings beobachtet werden und soll daher hier näher betrachtet werden. Er betrifft das Reduktionsmuster von Konsonantenverbindungen (CC). Drei verschiedene Reduktionsmuster konnten beschrieben werden:

- In CC wie /k/ + /v od. n/ und /ʃ/ + X wurde auf das zweite Element reduziert
- In CC wie Plosiv / /f/ + /ʁ/ wurde auf das erste Element reduziert
- In CC wie Plosiv / /f/ + /l/ wurde entweder auf das erste oder das zweite Element reduziert

Ein dem dritten Muster ähnliches Reduktionsmuster wurde auch von Fongaro-Leverin (1992) beschrieben, im Gegensatz zu den Daten von Elsen (1991) und Lleò & Prinz (1996), die nachwiesen, dass deutschsprachige Kinder dem Muster englischsprachiger Kinder folgen, wonach /l r w j/ postkonsonantisch ausgelassen werden. Der Unterschied zwischen den Ergebnissen von Lleò & Prinz (1996) und den hier beschriebenen Daten könnte durch das unterschiedliche Alter der untersuchten Kinder zustande gekommen sein. Die von ihnen untersuchten Kinder waren noch sehr klein (0;9-2;1 Jahre) und somit war das verfügbare Vokabular und dementsprechend der Konsonantenverbindungen enthaltende Wortschatz noch gering. Ein größerer Wortschatz könnte das Bild verändern.

Insbesondere in der angloamerikanischen Literatur, aber auch vermehrt in Deutschland, wird die Aussprache von Kindern mit Aussprachestörungen mit Hilfe der Analyse ihres phonetischen und phonemischen Inventars sowie ihrer phonologischen Prozesse beschrieben (z.B. Grunwell, 1985; Grundy & Harding, 1989; Gierut, 1998; Wagner, 1994; Hacker & Wilgermein, 1999; Fox, 2002). Zum Großteil handelt es sich hierbei um deskriptive Analysen des kindlichen phonologischen Systems. Aber Autoren wie Dodd (1995) sehen in diesen Beschreibungskriterien der Symptomatik die Möglichkeit, verschiedene Untergruppen von Aussprachestörungen zu differenzieren. Dodd (1995) entwickelte ein Klassifikationsmodell, aufbauend auf den Outputmustern von Kindern, insbesondere basierend auf den phonologischen Prozessen, die ein Kind verwendet. So beschrieb sie z.B. den wichtigen Unterschied zwischen Kindern, die physiologische, also der regulären Entwicklung entsprechende, Prozesse verwenden, im Gegensatz zu den Kindern, die auch pathologische Prozesse zeigen. Aus dieser Sichtweise sind normative Daten, wie in diesem Kapitel beschrieben, von besonderer Bedeutung für die Differenzialdiagnostik kindlicher Aussprachestörungen. Aber nicht nur die Symptomatik eines individuellen Kindes ist von Bedeutung, wenn man sich mit kindlichen Aussprachestörungen befasst, sondern auch die Eingruppierung dieses Kindes in verschiedene Klassifikationsmodelle. Teil II dieses Buches hat zum Ziel, derzeit verfügbare Hintergrundinformationen zum Thema Aussprachestörungen zu präsentieren, wobei der Schwerpunkt des folgenden Kapitels 3 auf dem derzeitigen Wissen zur Klassifikation von Aussprachestörungen liegt.

Übungen zum Phonologieerwerb

Frage 2.1 In welchem Alter haben Kinder in der Regel fast alle Laute erworben? In welchem Alter kann man davon ausgehen, dass Kinder ein vollständiges Phoneminventar haben?

Frage 2.2 Bis zu welchem Alter dürfen Vorverlagerungen auftreten?

Frage 2.3 Gehört die Rückverlagerung zu den physiologischen Prozessen? Wenn ja, bei welchen Lauten darf die Rückverlagerung auftreten und bis zu welchem Alter?

Frage 2.4 Ist es physiologisch, wenn ein Kind verschiedene Anlaute durch /h/ ersetzt, sprich eine Glottale Ersetzung von Anlauten zeigt?

Frage 2.5 Ein Kind ersetzt /tʁ/ und /dʁ/ durch /kʁ/ und /gʁ/. Wie ist das zu bewerten?

Frage 2.6 Was versteht man unter einem artikulatorischen Prozess?

Frage 2.7 Was versteht man unter einem systemischen Prozess?

Frage 2.8 Ein Kind im Alter von 3;3 Jahren zeigt in einem Benenntest ca. 3 Assimilationen. Wie ist dies zu bewerten? Wie wäre es zu bewerten, wenn das Kind im gleichen Test ca. 20 Assimilationen zeigt?

Antworten zu den Übungen von Kapitel 2

Zu 2.1 Kinder haben in der Regel im Alter von 3;0-3;6 die meisten Phoneme erworben, bis auf /ts/, /ʃ/ und /ç/. Im Alter von 4;0-4;5 Jahren und spätestens mit 4;11 Jahren müssen alle Phoneme und alle Konsonantenverbindungen erworben sein.

Zu 2.2 Vorverlagerungen der Velare /k g/ bis 3;5 Jahre, von /ŋ/ bis 2;5 Jahre und Vorverlagerung der Sibilanten bis 4;0 Jahre.

Zu 2.3 Nur die Rückverlagerung von Sibilanten /ʃ s z/ ist physiologisch bis zum Alter von 3;0. Die Rückverlagerung anderer Laute ist immer pathologisch.

Zu 2.4 Nein, das ist pathologisch. Die Glottale Ersetzung ist nur für den Laut /ʁ/ physiologisch.

Zu 2.5 Tritt die Ersetzung von /t/ und /d/ durch /k/ und /g/ nur innerhalb dieser Konsonantenverbindungen auf, spricht man von einer Kontaktassimilation, werden diese Substitutionen auch ansonsten bei Wörtern wie Teller etc. beobachtet, dann handelt es sich um eine pathologische Rückverlagerung.

Zu 2.6 Bei einem artikulatorischen Prozess kommt es zu einer rein phonetischen Lautveränderung, wobei keinerlei Phonemkontraste verloren gehen.

Zu 2.7 Bei einem systemischen Prozess bleibt die Wortstruktur (Anzahl an Silben und Lauten) erhalten, aber es kommt zu Lautersetzungen.

Zu 2.8 Zeigt ein Kind nur so wenige Assimilationen, ist dies völlig unbedenklich, aber wenn ein Kind sehr viele Assimilationen (20) zeigt, dann ist dies ein Zeichen von großen Unsicherheiten im phonologischen System und deutet in Richtung Pathologie.

Teil II Aussprachestörungen bei Kindern Differenzialdiagnostik

Kapitel 3 Differenzialdiagnostik bei kindlichen Aussprachestörungen

reihe

eis
zweig
dreist
vieh
füllf
ächz
silben
ach
neu
zink

ernst jandl

Einleitung

Aufgrund der Ergebnisse in Kapitel 2 kann davon ausgegangen werden, dass Kinder, die mit Deutsch als Muttersprache aufwachsen, das phonologische System des Deutschen im Alter von fünf Jahren erworben haben sollten. Circa 3-10% aller Kinder (National Institute on Deafness and other Communication Disorders, 1994; Gierut, 1998) schaffen es allerdings nicht, dem regelrechten Verlauf der Sprechentwicklung zu folgen, weder in zeitlicher Hinsicht noch hinsichtlich der von ihnen verwendeten phonologischen Prozesse. Für das Deutsche wird sogar angenommen, dass bis zu 20% aller 4- bis 6-jährigen Kinder betroffen sind, wobei dabei nicht angegeben wird, worauf diese Zahlen beruhen (Wirth, 1990; Wendler, Seidner, Kittel & Eysholdt, 1997). Kinder mit Aussprachestörungen zeigen eine Anzahl verschiedener Symptomatiken. In der Regel werden sie im Alter von ca. 4 Jahren an Logopäden überwiesen, da leider erst zu diesem Zeitpunkt Eltern, Erzieher oder Ärzte sich beunruhigt über den Sprachentwicklungsstand der Kinder zeigen.
Kinder mit entwicklungsbedingten Aussprachestörungen machen häufig so viele Fehler, dass ihre Aussprache fast unverständlich ist. Ihre Lautveränderungen entsprechen teilweise denen jüngerer sich regelrecht entwickelnder

Kinder, aber oft ist der chronologische Ablauf verändert und es lassen sich zusätzlich pathologische Prozesse (Art der Ersetzungen und Auslassungen) beschreiben, die zu keinem Zeitpunkt Bestandteil der physiologischen Entwicklung sind. Die präzise Analyse der individuellen Fehlbildungen ist für jedes Kind von sehr großer klinischer Relevanz. Darüber hinaus geben uns diese Daten auch die Möglichkeit verschiedene theoretische Fragen zu beantworten:

1) Wie in den Kapiteln 1 und 2 beschrieben wurde, geht man davon aus, dass der Sprecherwerb universellen Grundsätzen folgt, was bedeutet, dass er in den verschiedenen Sprachen sehr ähnlich, wenn auch nicht identisch abläuft. (Stampe, 1969; Jakobson, 1941,1969; Hacker & Weiß, 1986; Tobin, 1997). Viele Forscher hat die Frage beschäftigt, in welchem Ausmaß die phonologische Struktur einer zu erlernenden Sprache Einfluss auf die Sprachentwicklung nimmt, beispielsweise auf die Vereinfachungsprozesse, die Kinder zeigen (Ingram, 1991). Interlinguistischen Studien zu Folge ist es möglich, den Einfluss verschiedener Faktoren zu beschreiben (z.B. Kamhi, 1992). Sollte z.B. der Ablauf der regelrechten Sprechentwicklung universelle Tendenzen aufweisen, so ist dies auch für Aussprachestörungen zu erwarten. Laut So & Dodd (1994) „bieten Vergleichsstudien von Kindern mit Aussprachestörungen, die verschiedene Muttersprachen erwerben, die Möglichkeit, Nachweise über den Einfluss der zu erlernenden Sprache auf eine gestörte Entwicklung zu erbringen (S. 238)".

2) Es existieren eine ganze Anzahl an Hypothesen darüber, welche Defizite Aussprachestörungen zugrunde liegen. Wenn Kinder, die mit verschiedenen Muttersprachen aufwachsen, ähnliche Prozesse/Symptomatiken zeigen, dann können Daten von interlinguistischen Studien Hypothesen über zugrunde liegende Defizite testen. Dies würde erneut den Aspekt der Universalität von Aussprachestörungen unterstützen, da die hypothetischen Defizite sprachenunabhängig sind.

Aus klinischer Sicht möchte Teil II dieses Buches dazu beitragen, das essenzielle Ziel der Sprachtherapie, die effektive Behandlung von Patienten mit Kommunikationsstörungen, zu unterstützen. Es wird davon ausgegangen, dass Behandlungseffektivität massiv vom Wissen über Aussprachestörungen abhängig ist.

Die verschiedenen Fragen, denen in den folgenden Kapiteln nachgegangen werden soll, lauten:

1. Bilden Kinder mit Aussprachestörungen a) eine homogene Gruppe oder b) ist es möglich sie in Untergruppen einzuteilen oder c) präsentiert sich jedes Kind mit einem so individuellen Profil, dass es nicht möglich ist, Kinder zu klassifizieren?
2. Welche Arten von Klassifikationssystemen für kindliche Aussprachestörungen existieren? Informationen welcher Art (z.B. ätiologische, linguistische, psycholinguistische) sind notwendig, um ein Klassifikationssystem anzuwenden? Welche zugrunde liegenden Defizite werden von den verschiedenen Modellen angenommen? Was weiß man über die Anwendbarkeit dieser Modelle auf verschiedene Sprachen?
3. Lassen sich bei allen Kindern mit Aussprachestörungen Risikofaktoren wie prä- und perinatale Komplikationen, Mittelohrerkrankungen, positive Familienanamnesen, psychosoziale Probleme etc. nachweisen? Besteht ein eindeutiger Zusammenhang zwischen diesen Faktoren und Aussprachestörungen?
4. Was weiß man über kindliche Aussprachestörungen in anderen Sprachen außer dem Englischen, der am meisten untersuchten Sprache? Kann dieses Wissen Hypothesen über die Universalität von Aussprachestörungen unterstützen?
5. Was weiß man über deutschsprachige Kinder mit Aussprachestörungen? Welche Klassifikationsmodelle werden hier verwendet?
6. Welche Informationen sind für die Diagnostik von Aussprachestörungen von Bedeutung?
7. Welche Schlussfolgerungen lassen sich aus phonologisch-theoretischer Sicht aus den Daten des Deutschen ableiten?

Diese Fragen geben gleichzeitig einen Überblick über die Struktur der nachfolgenden Kapitel.

„It is generally the case that the less well we understand a condition, the more varied and inconsistent is the terminology that we use to refer to it.“ Bishop (1997, S. 21)

3.1 Terminologie

Die Terminologie, die sich auf Kinder mit Aussprachestörungen bezieht, ist oft schwierig zu durchblicken, sehr zahlreich und hat sich in den vergangenen drei Jahrzehnten oft gewandelt. Diese Wandlungen reflektieren die veränderte Sichtweise über die zugrunde liegende Störung und gleichermaßen die Veränderung hinsichtlich der Sprechverarbeitungsmodelle, aus deren Sichtweise man kindliche Aussprachestörungen betrachtet (Lambert & Waters, 1995, S. 96). In den angloamerikanischen Ländern wurden vor dreißig Jahren vornehmlich die Begriffe *Artikulationsdefekt* (articulation defect) oder *funktionelle Artikulationsstörung* (functional articulation disorder) verwendet und selten der Begriff *Dyslalie;* Termini, die sich bis heute in der deutschsprachigen Literatur und in der Ausbildung deutschsprachiger Sprachtherapeuten finden. Diese Begriffe indizierten die Annahme, dass es sich hier um eine Störung peripherer, artikulatorischer Natur handele. Der zusätzliche Begriff 'funktional' deutet an, dass keine organische Ursache vorliegt. Die Behandlung zielte dementsprechend auf die Erarbeitung jedes fehlgebildeten Lautes ab, wobei Artikulationsort, Artikulationsart und Stimmhaftigkeit individuell behandelt wurden (Elbert, 1997). Allerdings wurde dieser Ansatz mehr und mehr durch Studien, die Kinder mit Phonologischen Störungen aus der Sicht der phonologischen Theorie untersuchten, in Frage gestellt. McReynolds & Hustonas (1971 zitiert von Elbert 1997, S. 45) schlussfolgerten aus ihrer Studie, dass ...

„Artikulationsprobleme nicht nur als Probleme der motorischen Produktion gesehen werden dürften, sondern, dass sie auch aus inadäquaten phonologischen Regeln bestehen. Die unangemessene Anwendung der Artikulationsmerkmale würde wesentlich zu den artikulatorischen Problemen der Kinder beitragen.“

Die stetig neuen Erkenntnisse und Gedanken aus der phonologischen Theorie, insbesondere der Generativen und Natürlichen Phonologie, beeinflussten die weitere Forschung deutlich. Mehr und mehr Wissen über Phonologie wurde in die Analyse kindlicher Aussprachestörungen mit einbezogen, wobei dies nur sehr wenig Einfluss auf den deutschsprachigen Raum hatte.

In den folgenden Jahren begannen Modelle der kognitiven Neuropsychologie und der Psycholinguistik die Terminologie und das Verständnis über die Hintergründe kindlicher Aussprachestörungen deutlich zu verändern. Diese Modelle sehen kindliche Aussprachestörungen als Störungen, die auf den verschiedenen Ebenen der Sprachverarbeitung stattfinden können, das bedeutet auf der Ebene der Inputverarbeitung, der Speicherung und der Outputverarbeitung (Lambert & Waters, 1995, S. 97). Diese Modelle betonen die Möglichkeit, dass die Störungsebenen vielfältig sind und dass auch mehrere Ebenen gleichzeitig betroffen sein könnten. Die Einführung einer neuen Terminologie zeigt die Akzeptanz eines psycholinguistischen Ansatzes für Aussprachestörungen. Mit Beginn der 90er-Jahre wurde der Begriff '*Phonologische Störung*' in den angloamerikanischen Ländern gebräuchlich, ein Terminus, der seit Ende der 90er-Jahre auch in Deutschland mehr und mehr verbreitet ist. Allerdings ist mit diesem Begriff gleichzeitig nicht notwendigerweise eine allgemein gültige Definition verbunden. Wie von Gibbon (1999) berichtet, verwendet Stackhouse (1993) den Begriff *Phonologische Störung* nur in einem deskriptiven Sinne, der ausdrückt, dass es sich um die Neutralisation oder den Verlust von phonologischen Kontrasten handelt, unabhängig von einer bestimmten Ursache. Im Gegensatz dazu wird der gleiche Begriff auch als diagnostische Aussage genutzt, die eine spezifische Störung auf der kognitiven Ebene hinsichtlich linguistischen Wissens und dessen Organisation voraussetzt (z.B. Grunwell, 1990; Dodd, 1995). Aus diesem Grund wird seit ca. 5 Jahren im angloamerikanischen Raum damit begonnen, als Oberbegriff „speech sound disorder" einzuführen. Dieser wird nun in offiziellen Dokumenten und allen aktuellen Lehrbüchern etc. verwendet.

3.1.1 Terminologie zum Thema Aussprachestörungen im Deutschen

Auch wenn der Definition von Stackhouse (1993) viele deutsche Autoren (siehe z.B. Hacker & Wilgermein, 1999; Hacker, 1999; Jahn, 2000) gefolgt sind, so ist die Nomenklatur in Deutschland was Aussprachestörungen betrifft noch immer sehr vielfältig. Die gängigsten Bezeichnungen lauten heute *Aussprachestörung* oder *phonetisch-phonologische Störung*, wobei auch noch weiterhin von *Dyslalie* und *Artikulationsstörung* gesprochen wird. Der Begriff *Stammeln* wird nicht mehr verwendet. Eine Unterscheidung zwischen *Phonetischer* und *Phonologischer Störung* wurde als Erstes von Scholz (1974) vorgenommen, eine Terminologie, die sich zwar in den letzten Jahren in der Literatur durchgesetzt hat, aber in der Regel nicht bei den Praktikern. Hinzukommt das Problem, dass verschiedene deutsche Autoren verschiedene Untergruppen von Phonologischen Störungen beschreiben und auch eine Definition von Phonetischer Störung anbieten, die nicht auf Daten beruht. Dies trägt leider oft eher zur Verwirrung als zur Klärung der undurchsichtigen Terminologie bei.

In diesem Buch wird folgende Terminologie zugrunde gelegt:

Der Terminus *'**Aussprachestörung**'* wird als Oberbegriff für alle Kinder gewählt, deren Aussprache in irgendeiner Weise gestört ist, wobei er sich (solange nicht ausschließlich vermerkt) nur auf nicht organische, sprich funktionelle Störungen bezieht. Dieser Begriff macht keinerlei Aussage über die mögliche Störungsebene.

Der Terminus *'**Phonologische Störung**'* bezieht sich auf zwei spezifische Untergruppen von Kindern mit Aussprachestörungen, weswegen er noch genauer spezifiziert werden muss.
Der Begriff *'**Artikulationsstörung**'* bezieht sich auch auf eine spezifische Untergruppe von Kindern mit Aussprachestörungen. Er wird als Synonym gesehen für den häufig verwendeten Begriff *'**Phonetische Störung**'*.

3.2 Klassifikationsansätze für Kinder mit Aussprachestörungen

Die soeben beschriebene Terminologie impliziert, dass es sich bei Kindern mit Aussprachestörungen nicht um eine homogene Gruppe handelt. Die Kinder unterscheiden sich hinsichtlich ihres Störungsschweregrades, ihrer Ätiologie, ihrer Symptomatologie und ihrer Reaktion auf Therapieansätze. Die Notwendigkeit der Klassifikation kindlicher Aussprachestörungen ist weithin akzeptiert (Stackhouse & Wells, 1997; Dodd, 1995; Shriberg, 1994; Gibbon, 1999). Auch in der deutschsprachigen Literatur werden verschiedene Klassifikationsansätze verwendet (z.B. Wirth, 1990; Böhme, 1997, 2001; Wendler et al. 1997; Hacker, 1999; Jahn, 2000; Grohnfeldt, 2001). Dennoch ist die Diskussion darüber, welcher Ansatz der sinnvollste ist, noch nicht abgeschlossen. Im Wesentlichen existiert eine generelle Differenzierung von organischen und funktionellen Aussprachestörungen, die in der Literatur weitestgehend unumstritten ist. Dieser Unterscheidung schließen sich vier verschiedene Methoden der Klassifikation funktioneller Aussprachestörungen an, die im Folgenden ausführlicher besprochen werden sollen.

3.2.1 Organische versus funktionelle Aussprachestörungen

Die grundlegendste Unterteilung kann mit den Begriffen ***organische*** und ***funktionelle Aussprachestörung*** bezeichnet werden.

3.2.1.1 Organische Aussprachestörungen

> Unter organischen Aussprachestörungen werden die Aussprachestörungen verstanden, deren Ursache in einem eindeutigen Zusammenhang mit einer organischen Störung gesehen werden kann.

Eine ganze Reihe von medizinischen Diagnosen werden in Zusammenhang mit kindlichen Sprech- und Sprachstörungen gesehen: z.B. CP, Hörstörungen, Spaltbildungen und eine Anzahl von Syndromen (Byers-Brown & Edwards, 1989; Rhea, 1995; Gerber, 1998). Die wesentlichen organischen Faktoren werden hier zusammengefasst:

- **Kindliche Dysarthrophonien:** z.B. Zerebralparese, Muskeldystrophien etc.
- **Kraniofaziale Anomalien:** z.B. Spaltbildungen, Pierre-Robin-Syndrom etc.
- **Audiogene Aussprachestörungen:** Aussprachestörung bei angeborener oder im ersten Lebensjahr erworbener hochgradiger Hörstörung bis Gehörlosigkeit
- Aussprachestörung als **Teilsymptomatik bei geistiger Behinderung**

Alle hier genannten organischen Konditionen, die eine Einschränkung der rezeptiven und expressiven Fähigkeiten der Kinder darstellen, haben aufgrund dieser Aussprachestörungen z.T. spezifische typische Symptomatiken zur Folge. Bislang existiert nur relativ wenig Wissen über die phonologische Entwicklung von betroffenen Kindern.

- **Verbale Entwicklungsdyspraxie (VED)**

Die Verbale Entwicklungsdyspraxie stellt hier einen Sonderfall dar. Laut Definition ist die Dyspraxie den neurologischen Störungsbildern zugeordnet, sodass sie den organischen Aussprachestörungen zugehörig ist. Sie wurde zuerst von Hadden (1891), insbesondere aber von Morley (1965) beschrieben. Auch wenn die verbale Entwicklungsdyspraxie bis heute als neurologisch verursacht beschrieben wird, so war es bislang nicht möglich, neurologische Ursachen nachzuweisen. Verschiedene Studien haben dieses versucht, sie kamen aber alle zu dem Ergebnis, dass manche Kinder leichte neurologische Auffälligkeiten im Sinne von einer motorischen Unbeholfenheit „clumsy child" (siehe Zusammenfassung Schulte-Mäter, 1996) zeigen, dass aber auch eine größere Anzahl von Kindern keinerlei neurologische Auffälligkeiten zeigen: „Typically, these children present no overt sign of neurological deficits." (Crary, 1993, S. 98)
Die verbale Entwicklungsdyspraxie (VED) ist bis heute ein in der Literatur sehr umstrittenes Thema. Abgesehen von ein paar wenigen Autoren (z.B. Guyette & Diedrich, 1981; Klein, 1996) sind sich die verschiedenen Autoren in der Regel einig, dass das Störungsbild an sich existiert, wenn auch Uneinigkeit über Ursache, Definition und Terminologie der Störung besteht. Laut Shriberg (1994) sind ca. 3-5% der Kinder mit einer Aussprachestörung von dieser Störung betroffen, was bedeutet, dass ein bis zwei Kinder von Tausend eine verbale Entwicklungsdyspraxie aufweisen, wenn man von ca. 5% Kindern mit Aussprachestörungen in der Gesamtpopulation ausgeht.
Ebenso umstritten wie das Störungsbild an sich, sind auch die diagnostischen Kriterien, die für die Störung kennzeichnend sein sollen. Laut einer Zusammenfassung von McCabe et al. (1998) können die folgenden Kriterien als die am häufigsten genannten Diagnostikkriterien (von mehr als 10 Autoren) für VED beschrieben werden: Artikulatorische Inkonsequenz, Suchbewegungen oder artikulatorische Schwierigkeiten, eingeschränkte/nicht altersgemäße expressive Sprachfähigkeiten, reduzierte DDK- (Diadochokinese) Performance, viele Artikulationsfehler, orale Dyspraxie, wenig oder langsame Reaktion auf Therapie, Probleme beim Silbensequenzieren, ungewöhnliche oder eingeschränkte Prosodie sowie Vokalfehler.

Die meisten Autoren gehen mittlerweile davon aus, dass sich die Verbale Entwicklungsdyspraxie ähnlich wie ein Syndrom durch einen Symptomkomplex charakterisiert. Dieser Symptomkomplex beinhaltet eine Anzahl von Kriterien, die gehäuft bei Kindern mit verbaler Entwicklungsdyspraxie auftreten, wobei diese Kriterien nicht immer bei jedem Kind auftreten müssen. Laut Ozanne (1995) sollte ein Kind nur dann mit VED diagnostiziert werden, wenn es Symptome aus vier verschiedenen Symptomclustern zeigt. Die vier Symptomcluster lauten:

- Inkonsequenz
- Schwierigkeiten bei mund-, zungen- und sprechmotorischen Abläufen
- Kombination aus Suchbewegungen, Konsonantenauslassungen und einem Unterschied zwischen willkürlichen und unwillkürlichen Bewegungen
- Einschränkungen in der Prosodie und keine Lallentwicklung.

Auch wenn man von diesen Kriterien ausgeht, so stellt sich immer wieder das Problem der eindeutigen Diagnostik:

> *„Results of these clinical evaluations suggest that DAS [VED] is often misdiagnosed by professional speech-language pathologists. Resulting treatment programs may be inappropriate and ineffective“ (Davis et al. 1998, S. 42).*

Wie schwierig die Diagnose der verbalen Entwicklungsdyspraxie ist, zeigt sich auch daran, dass immer wieder Studien berichten, dass von den Kindern, die von erfahrenen Klinikern für diese Studie als Kind mit verbaler Entwicklungsdyspraxie ausgewählt wurden, sich in der Regel nur ein kleiner Anteil im Endeffekt als korrekt diagnostiziert herausstellte (z.B.: „Of 22 children referred as apraxic, a diagnosis [of DAS (VED)] had been confirmed in only four“ [Davis et al., 1998]).
Es erscheint daher sinnvoll, bei der so kleinen Anzahl von betroffenen Kindern (siehe z.B. Shriberg, 1994) zunächst einmal davon auszugehen, dass bei einem Kind keine Dyspraxie vorliegt, was aber bedingt, dass eine sehr präzise Differenzialdiagnostik durchgeführt werden sollte. Einen vertiefenden aktuellen Überblick über das Thema findet man z.B. in Fox-Boyer (2014d); in Birner-Janusch, 2013; Birner-Janusch, 2010; Schulte-Mäter, 2010.

3.2.1.2 Funktionelle Aussprachestörungen

Die meisten Kinder, die wegen des Verdachts auf Aussprachestörungen vorgestellt werden, zeigen keinen so eindeutigen organischen Befund, wie oben beschrieben. Diese Kinder werden den funktionellen Aussprachestörungen zugeordnet.

> Unter einer funktionellen Aussprachestörung versteht man eine Aussprachestörung, für die vordergründig keine eindeutige organische Ursache erkennbar ist.

Dieses Buch bezieht sich ausschließlich auf Aussprachestörungen, bei denen keine organische Ursache zugrunde liegt. Die im Folgenden beschriebenen Klassifikationsansätze beziehen sich daher auch ausschließlich auf Kinder mit funktionellen Aussprachestörungen.

Medizinisch-ätiologische Einteilungen

Neben den eindeutigen organischen Faktoren, die nachweislich zu Aussprachestörungen führen, wird von weiteren medizinischen Faktoren angenommen, dass ein kausaler Zusammenhang zwischen ihnen und Aussprachestörungen besteht. Von besonderem Interesse sind hier chronische HNO-Erkrankungen, insbesondere Mittelohrentzündungen (z.B. Shriberg et al., 2000a,b; siehe auch 3.7.2). Aber auch prä- und perinatale Komplikationen (siehe auch 3.7.4) und genetische Faktoren (siehe auch 3.7.1) werden diskutiert. Auch wenn diese medizinischen Faktoren sicherlich eine bedeutende Rolle für die Sprechentwicklung spielen, so gibt es doch eine große Gruppe von Kindern, die keine auffälligen Anamnesen zeigen und andere Kinder, die gleich mehrere Faktoren aufweisen (Dodd, 1995; Stackhouse & Wells, 1997). Damit sind all diese Kinder nicht oder nicht eindeutig klassifizierbar. Gleichzeitig stellt sich auch die Frage, ob alle Kinder mit gleicher Anamnese eine identische Symptomatik entwickeln und ob sich eine Therapiemethode in Abhängigkeit von der Anamnese entwickeln lässt.

Einteilung nach Schweregrad

Nach Van Riper (1963) existiert die Einteilung nach Schweregrad: Es gibt partielle, multiple und universelle Dyslalien. Kinder mit Aussprachestörungen werden laut dieser Klassifikation aufgrund der Anzahl der fehlgebildeten, substituierten oder ausgelassenen Laute gruppiert. Auch hier stellt sich die

Frage, ob sich ausschließlich von der Anzahl der fehlgebildeten Laute eine bestimmte Therapiemethode ableiten lässt.

Linguistisch-deskriptive Ansätze

Linguistisch-deskriptive Klassifikationsansätze sind wesentlich spezifischer als die Einteilung nach Schweregrad. Sie bieten eine Beschreibung der Sprechschwierigkeiten eines Kindes aus linguistischer Sicht. Dabei können zwei Arten unterschieden werden: Zum einen existiert eine segmentelle Einteilung, in ihr werden die Laute benannt, die ein Kind fehlbildet oder auslässt, z.B. Sigmatismus, Kappazismus, Rhotazismus (siehe auch Wildegger-Lack, 2001). Zum anderen existiert in der neueren Literatur (z.B. Böhme, 2001; Jahn, 2000; Hacker, 1999; Hacker & Wilgermein, 2001) die Einteilung in phonetische und phonologische Störungen, die den Sprechentwicklungsstatus eines Kindes anhand einer phonologischen Prozessanalyse und einer Analyse der Laute, die im Sprechen des Kindes gar nicht enthalten sind oder die phonetisch fehlgebildet werden, darstellt. Das Problem der linguistisch-deskriptiven Ansätze liegt darin, dass sie rein beschreibend sind und keine Aussage darüber machen, ob die Ersetzungen oder Fehlbildungen altersgemäß oder gar physiologisch sind, geschweige denn darüber, welche Ursache die Störung hat (Grunwell, 1985, S. 3). Des Weiteren machen sie keinerlei Aussagen darüber, welcher Therapieansatz bei welchem Befund wirksam sein könnte. Ein zusätzliches Problem ergibt sich daraus, dass sich unterschiedliche Definitionen der deskriptiv genutzten Begriffe finden.
An allen hier erwähnten Ansätzen wurde vielfach Kritik geübt, insbesondere da alle bislang beschriebenen Methoden im Hinblick auf ihre differenzialdiagnostische Funktion unzureichend sind.

Psycholinguistischer Ansatz

In den letzten 20-30 Jahren hat sich in den angloamerikanischen Ländern eine psycholinguistische Sichtweise der kindlichen Aussprachestörungen durchgesetzt. Neuropsychologische und psycholinguistische Modelle betrachten wie beschrieben kindliche Aussprachestörungen als Störungen innerhalb der verschiedenen Ebenen der Sprechverarbeitung: Inputverarbeitung, Speicherung und Outputverarbeitung (Lambert & Waters, 1995). Diese Modelle (z.B. Dodd, 1995; Stackhouse & Wells, 1997) sind an Hypothesen geknüpft, die davon ausgehen, dass die Störungsebenen perzeptiver, kognitiv-linguistischer und motorischer Art sein können. Psycholinguistische Modelle haben den Vorteil, dass sie die Störungsebene der Aussprachestörung eines Kindes identifizieren können und damit verbunden Hinweise auf den zu verwendenden Therapieansatz geben. Aus diesem Grund ist es sinnvoll, anhand eines Modells die verschiedenen Ebenen einmal genauer zu betrachten. Der wesentliche Grund für die Verwendung des Modells von Stackhouse & Wells (1997) liegt darin, dass Stackhouse & Wells (1993, 1997) gezielt für die klinische Anwendung einen theoretisch motivierten Untersuchungsrahmen (im Englischen als „psycholinguistic framework" bezeichnet) entwickelt haben, der sich direkt auf ihr Modell bezieht und dessen Konzeption für die in Kapitel 8 beschriebenen Therapieansätze von Bedeutung ist.

Abbildung 3.1 Sprechverarbeitungsmodell (Übersetzung nach Stackhouse und Wells [1997])

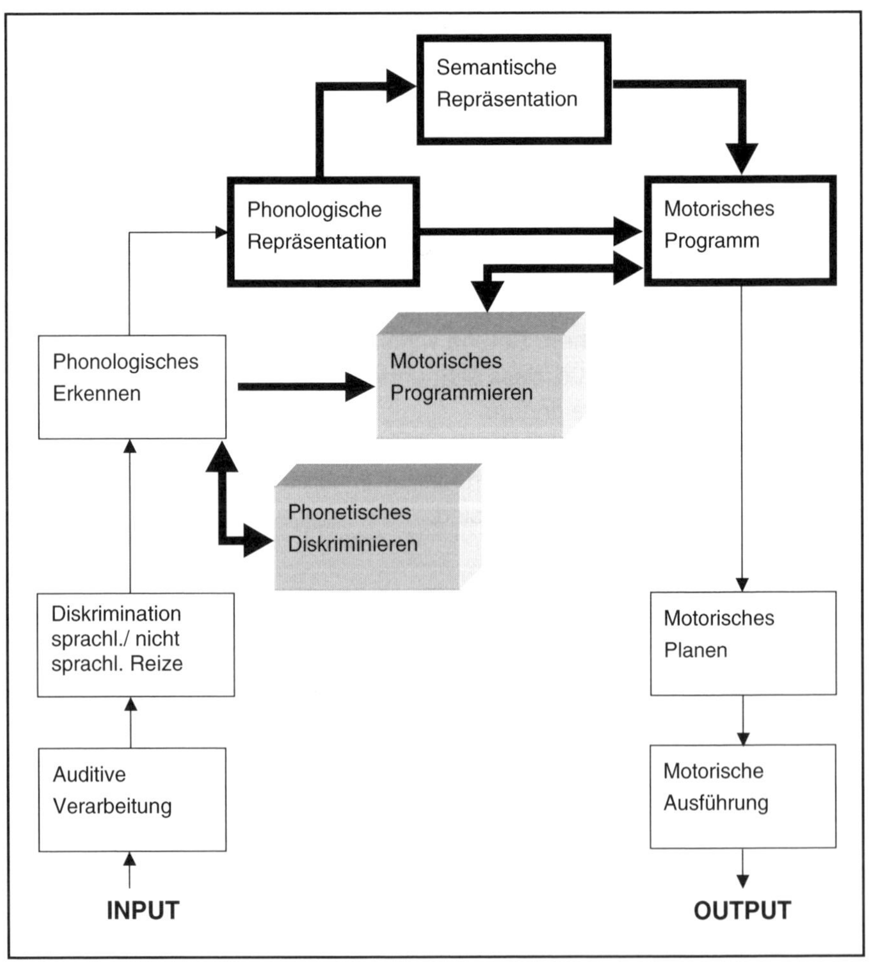

3.3 Das Sprechverarbeitungsmodell von Stackhouse & Wells (1997)

A. Teutsch

Stackhouse & Wells (1997) folgen mit ihrem Modell der phonetisch-phonologischen Verarbeitung der konventionellen Darstellungsweise von Verarbeitungsprozessen: In einem Diagramm werden anhand von Kästchen unterschiedliche Teilprozesse der Sprachverarbeitung sowie anhand von Pfeilen unterschiedliche Verarbeitungswege dargestellt. Zunächst lassen sich drei Gruppen von Verarbeitungsprozessen unterscheiden: Prozesse der Inputverarbeitung, Prozesse der Speicherung (mentale Repräsentationen) und Prozesse der Outputgenerierung (siehe Abbildung 3.1).
Die Verarbeitung phonetisch-phonologischer Informationen verläuft nach diesem Modell wie folgt:

3.3.1 Prozesse der Inputverarbeitung

Zur Sprachwahrnehmung nutzen Kinder primär auditive Informationen. Deren perzeptive Analyse ist Voraussetzung für den Aufbau und Abruf von Einträgen im mentalen Lexikon. An der Verarbeitung des Inputs sind verschiedene Prozesse beteiligt (Stackhouse & Wells, 1997).

Auditive Verarbeitung

Auditive Reize werden zunächst peripher verarbeitet. Reize werden vom Ohr aufgenommen. In welcher Qualität sie für den weiteren Verarbeitungsprozess zur Verfügung stehen, wird dabei maßgeblich vom peripheren Hörvermögen bestimmt (Stackhouse & Wells, 1997). Ein Kind mit einer Schallleitungsschwerhörigkeit wird beispielsweise über einen qualitativ schlechteren auditiven Input verfügen als ein Kind ohne Einschränkungen des peripheren Hörens, unabhängig davon, ob es sich um sprachliche oder nicht sprachliche auditive Reize handelt.

Diskrimination von sprachlichen vs. nicht sprachlichen Reizen

Auf der nächsten Ebene der Verarbeitung wird unterschieden, ob auditive Reize sprachlich oder nicht sprachlich sind. Die Verarbeitung erfolgt hier noch prälinguistisch (Stackhouse & Wells, 1997).

Phonologisches Erkennen
Handelt es sich bei dem wahrgenommenen Reiz um einen sprachlichen Reiz, so wird auf der Ebene des phonologischen Erkennens zunächst entschieden, ob er der Muttersprache zugehört. Dazu muss das Kind in der Lage sein, den Reiz mit vertrauten phonetischen Mustern zu vergleichen. Auf dieser Ebene der Verarbeitung spielt nun auch die Segmentierung des sprachlichen Inputs in kleinere Einheiten wie beispielsweise Silben, Anlaute, Reime oder auch Phoneme eine Rolle. Wie klein die Einheiten sind, in die die sprachlichen Reize segmentiert werden, hängt stark vom Stand der Sprachentwicklung des Kindes ab. Sprachliche Reize (und hierunter scheinen sowohl Phoneme als auch spezifische phonotaktische Strukturen zu fallen), die keiner dem Kind bekannten Sprache zugehören, werden „aussortiert" und nicht mehr weiter verarbeitet (Stackhouse & Wells, 1997). Auch auf dieser Ebene der Verarbeitung erfolgt noch keine Worterkennung!

Phonetisches Diskriminieren
Beim phonetischen Diskriminieren handelt es sich um einen Prozess der Verarbeitung, der nur unter bestimmten Umständen aktiviert wird. Hier werden Phoneme und phonotaktische Strukturen weiter verarbeitet, die nicht der Muttersprache angehören. Dieser Prozess scheint eine Rolle beim Erwerb der Muttersprache, vor allem jedoch beim sekundären Erwerb von Fremdsprachen zu spielen. Inwiefern ein Defizit auf dieser Verarbeitungsebene in Zusammenhang mit Störungen der Ausspracheentwicklung steht, ist bislang noch unklar (Stackhouse & Wells, 1997).

3.3.2 Prozesse der Speicherung

Die Stufe der Speicherung, auch „Stufe der lexikalischen Repräsentationen" genannt, umfasst semantische Repräsentationen, phonologische Repräsentationen und motorische Programme. Diese drei eigenständigen Komponenten sind eng miteinander verknüpft. Natürlich enthalten die lexikalischen Repräsentationen auch Wissen beispielsweise über die Grammatik oder Orthografie (Stackhouse & Wells, 1997). Zum Verständnis kindlicher Aussprachestörungen spielen diese Aspekte jedoch allenfalls eine untergeordnete Rolle und werden im Folgenden nicht näher dargestellt.

Phonologische Repräsentation

Um ein gesprochenes Wort korrekt zu identifizieren, muss zunächst der Zugriff auf die phonologische Repräsentation erfolgen. Hier ist das Wissen über Wortformen gespeichert. Phonologische Repräsentationen sind hierarchisch strukturiert. Ihr Inhalt ist eher abstrakt, sie enthalten Informationen, die notwendig sind, um die betreffende Einheit einer Silbe (wie beispielsweise ihren Kern) von anderen Einheiten zu unterscheiden. Damit enthalten die phonologischen Repräsentationen nicht alle phonetischen Informationen, die dazu benötigt werden, ein Wort korrekt auszusprechen, sondern nur die Informationen, die notwendig sind, um das betreffende Wort von anderen Wörtern zu unterscheiden (Stackhouse & Wells, 1997).

Semantische Repräsentation

Um die Bedeutung eines Wortes zu verstehen, muss der Zugriff auf die semantische Repräsentation erfolgen. Hier ist das Wissen über Bedeutungen gespeichert (Stackhouse & Wells, 1997).

Motorisches Programm

Die phonologische Repräsentation enthält Informationen, die als Basis für die Generierung sprachlichen Outputs zu abstrakt sind. Die Generierung sprachlichen Outputs erfordert eine detailliertere Spezifizierung artikulatorischer Gesten. Daher muss zunächst ein motorisches Programm aktiviert werden, welches so genannte 'gestische Targets' für die Artikulation enthält. Hier sind Informationen über die Stellung und Bewegungen der Artikulationsorgane wie beispielsweise Lippen und Zunge gespeichert. Es wird angenommen, dass bei der Produktion vertrauter Wörter (beim Benennen oder in der Spontansprache) ein direkter Zugriff von der semantischen Repräsentation auf das motorische Programm erfolgt. So ist eine stärker automatisierte Produktion möglich, als wenn von der semantischen Repräsentation zunächst auf die phonologische Repräsentation zugegriffen werden müsste (Stackhouse & Wells, 1997).

3.3.3 Prozesse der Outputgenerierung

Unter die Prozesse der Outputgenerierung werden das motorische Programmieren, das motorische Planen sowie das motorische Ausführen subsumiert.

Motorisches Programmieren

Um neue Wörter oder Pseudowörter aussprechen zu können, bedarf es eines weiteren Prozesses, der ermöglicht, neue motorische Programme spontan erstellt zu können. Dies geschieht auf der Ebene des motorischen Programmierens. Dabei wird auf einen Speicher zugegriffen, in dem phonologische Einheiten (wie Kopf, Kern, Coda einer Silbe) ausgewählt werden. Diese Einheiten werden dann in neuen Kombinationen zusammengesetzt (Stackhouse & Wells, 1997).

Motorisches Planen

Ist beim Benennen oder in der Spontansprache der Abruf eines bereits existierenden motorischen Programms (als Teil der lexikalischen Repräsentation) erfolgt beziehungsweise beim Nachsprechen eines Pseudowortes oder eines noch nicht vertrauten Wortes ein neues Programm erstellt worden, müssen die entsprechenden ‚gestischen Targets' in der korrekten Abfolge zusammengesetzt werden. Dabei gilt es auch, gemäß dem unmittelbaren Kontext, in welchem die Äußerung realisiert wird, über die segmentale Planung hinaus den Rhythmus und die Intonation zu planen. Dies geschieht auf der Ebene des motorischen Planens (Stackhouse & Wells, 1997).

Motorische Ausführung

Erst wenn alle diese Prozesse der Outputgenerierung durchlaufen sind, kann die korrekte Realisierung durch die Artikulatoren erfolgen. Dabei handelt es sich um einen rein peripheren Prozess, der aufgrund von Störungen in der Ausführung artikulatorischer Bewegungen durch die Artikulationsorgane, zu denen es beispielsweise bei einer Lippen-Kiefer-Gaumenspalte oder einer Dysarthrophonie kommt, beeinträchtigt werden kann (Stackhouse & Wells, 1997).

3.4 Das Untersuchungskonzept von Stackhouse & Wells (1997)

A. Teutsch

Die Fähigkeiten eines Kindes auf jeder der hier dargestellten Verarbeitungsebenen können anhand bestimmter Arten von Untersuchungsaufgaben überprüft werden. Die gezielte Diagnostik anhand dieser Untersuchungsaufgaben erlaubt es, beim individuellen Kind spezifische Stärken und Schwächen in der phonetisch-phonologischen Verarbeitung aufzudecken. Stackhouse &

Wells (1997) haben zu diesem Zweck einen Fragenkatalog entworfen, der als „Leitfaden" für die klinische Diagnostik dienen soll. Tabelle 3.1 gibt einen Überblick über die relevanten diagnostischen Fragen sowie Vorschläge für Untersuchungsaufgaben (Stackhouse & Wells, 1997; Rees, 2001).

Tabelle 3.1 Diagnostischer Fragenkatalog nach Stackhouse & Wells (1997)

Fragestellung	Untersuchungsaufgabe	Ebene im Verarbeitungsprozess, die untersucht werden soll
Verfügt das Kind über eine adäquate auditive Wahrnehmung?	Audiometrische Untersuchung, Diskrimination von Geräuschen (nicht sprachlich)	Inputverarbeitung: Auditive Verarbeitung
Kann das Kind zwischen Lauten unterscheiden, wenn kein Zugriff auf lexikalische Repräsentationen möglich ist?	Gleich-Verschieden-Beurteilung von Pseudowörtern, auditive Reimbeurteilung auf Pseudowortebene	Inputverarbeitung: Phonologisches Erkennen
Verfügt das Kind über sprachspezifische Repräsentationen von phonologischen Strukturen?	Beurteilung der Legalität phonotaktischer Strukturen auf Pseudowortebene	Inputverarbeitung: Phonologisches Erkennen
Kann das Kind zwischen Realwörtern unterscheiden?	Auditive Diskrimination von Realwörtern mit Bildauswahl, auditive Reimerkennung auf Realwortebene, auditive Reimbeurteilung auf Realwortebene	Speicherung: Phonologische Repräsentation
Verfügt das Kind über präzise und vollständige phonologische Repräsentationen?	Auditive Diskrimination von Realwörtern, Richtig-Falsch-Beurteilung auditiv vorgegebener Realwörter	Speicherung: Phonologische Repräsentation
Verfügt das Kind über eine Bewusstheit für die interne Struktur seiner phonologischen Repräsentationen?	Stilles Reimerkennen, stilles Codaerkennen, stille Reimbeurteilung	Speicherung: Phonologische Repräsentation
Kann das Kind präzise und vollständige motorische Programme abrufen?	Benenntest	Speicherung: Motorisches Programm
Kann das Kind phonologische Einheiten manipulieren?	Reimproduktion, Onset-/Coda-Produktion, Schüttelreime	Speicherung: Motorisches Programm
Kann das Kind Realwörter korrekt artikulieren?	Nachsprechen von Realwörtern, Nachsprechen von Sätzen, Synthese von Realwörtern	Outputgenerierung: Motorisches Planen
Kann das Kind Lautstrukturen produzieren, ohne dass lexikalische Repräsentationen aktiviert wurden?	Synthese von Pseudowörtern, Nachsprechen von Pseudowörtern	Outputgenerierung: Motorisches Programmieren
Verfügt das Kind über adäquate peripher-artikulatorische Fähigkeiten?	Untersuchung der oralen Strukturen, Nachsprechen von Silben	Outputgenerierung: Motorische Ausführung
Erkennt das Kind seine eigenen Fehlproduktionen als Fehler?	Richtig-Falsch-Beurteilung der eigenen Produktionen, Beobachtung hinsichtlich Korrekturverhalten	Inputverarbeitung: Lexikalische Repräsentationen Außerdem Monitoring der eigenen Produktion

Es ist dabei wichtig, sich darüber im Klaren zu sein, dass das phonetisch-phonologische Verarbeitungssystem bei Kindern noch kein stabiles System ist. Vielmehr verändert es sich mit fortschreitender Entwicklung (Stackhouse & Wells, 1997). Nur die genaue Kenntnis der kindlichen Ausspracheentwicklung erlaubt es, zu beurteilen, in welchem Alter ein Kind welche Untersuchungsaufgaben zu lösen in der Lage sein sollte bzw. welche Fähigkeiten in welchem Alter in der ungestörten Entwicklung bereits ausgebildet sind. Untersuchungsaufgaben sollten dementsprechend immer auf das Alter des Kindes abgestimmt sein!

Stackhouse & Wells (1997) empfehlen, weder bei jedem Kind jede Ebene der phonetisch-phonologischen Verarbeitung zu untersuchen und damit den gesamten Fragenkatalog abzuarbeiten noch geben sie Therapeuten für die Diagnostik vorgefertigte Untersuchungsaufgaben an die Hand. Sie verstehen ihr Untersuchungskonzept vielmehr als einen Untersuchungs*rahmen* (in der englischsprachigen Originalliteratur ist die Rede von einem „psycholinguistic framework"), der die Basis für eine individuelle modellorientierte Diagnostik darstellt.
Die Fähigkeiten eines Kindes im Prozess der phonetisch-phonologischen Verarbeitung werden also anhand einer individuellen Zusammenstellung von Untersuchungsaufgaben erhoben. Welche Teilfähigkeiten genauer untersucht werden, richtet sich nach den spezifischen Auffälligkeiten und Problemen des jeweiligen Kindes. Vor dem Hintergrund des bereits dargestellten Verarbeitungsmodells kann das Leistungsprofil des untersuchten Kindes anschließend psycholinguistisch interpretiert werden. Hierbei ist unbedingt zu berücksichtigen, dass ...

> *... „A single test result in isolation from others will not answer a question about a child's speech processing capabilities. Test results need to be compared within and between levels in order to answer questions about a child's speech processing skills." Stackhouse & Wells, 1997, S. 102*

Dies sei an einem Beispiel kurz erläutert: Angenommen, der Untersucher stellt sich bei einem bestimmten Kind die Frage, ob es Lautstrukturen produzieren kann, ohne dass ein Zugriff auf lexikalische Repräsentationen möglich ist. Damit möchte er die Fähigkeiten des Kindes auf der Ebene des motorischen Programmierens überprüfen. Wie Tabelle 3.1 zu entnehmen ist, kann diese

Ebene anhand des Nachsprechens von Pseudowörtern untersucht werden. Lässt der Untersucher das Kind jedoch allein Pseudowörter nachsprechen, ist tatsächlich keine sichere Aussage bezüglich der Leistungen auf der Ebene des motorischen Programmierens zu treffen. Eine hohe Fehlerquote beim Nachsprechen von Pseudowörtern kann nämlich auch auf ein Defizit auf der Ebene des motorischen Planens zurückgehen. Weiterhin kann es zu der hohen Fehlerquote kommen, weil das Kind bereits auf der Stufe der Inputverarbeitung ein Defizit hat, sodass der vorgegebene Stimulus gar nicht korrekt bis auf die Ebene des motorischen Programmierens gelangt. Ein Defizit auf der Ebene des motorischen Planens kann in diesem Fall nur ausgeschlossen werden, wenn das Kind Realwörter deutlich besser nachsprechen kann als Pseudowörter. Ein Defizit auf der Ebene des motorischen Planens kann in diesem Fall nur ausgeschlossen werden, wenn das Kind Realwörter deutlich besser nachsprechen kann als Pseudowörter (ein Defizit im motorischen Planen würde beide Arten von Stimuli gleichermaßen betreffen), und wenn darüber hinaus Realwörter nicht deutlich besser nachgesprochen als benannt oder spontan produziert werden (was dafür spräche, dass beim Nachsprechen der korrekte phonologische Plan direkt imitiert und damit das dort lokalisierte Defizit kompensiert wird). Ein Defizit in der Inputverarbeitung wiederum kann als Störungsursache erst dann ausgeschlossen werden, wenn das Kind in weiteren Tests auf den verschiedenen Ebenen der Inputverarbeitung keine Auffälligkeiten zeigt. Allein anhand des Nachsprechens von Pseudowörtern ist also eine präzise Lokalisation des Defizits im Verarbeitungsprozess nicht möglich. Vielmehr muss eine Bandbreite unterschiedlicher Untersuchungsaufgaben gezielt eingesetzt werden. Die Leistungen, die das Kind in jeder dieser Aufgaben zeigt, müssen dann in Beziehung zueinander gesetzt werden.

Anhand des diagnostischen Konzeptes von Stackhouse & Wells (1993, 1997) ist es also möglich, einen Rückschluss darauf zu erhalten, wo genau im phonetisch-phonologischen Verarbeitungsprozess die spezifischen Schwächen – aber auch Stärken – eines Kindes lokalisiert sind. Aus diesem Profil der Stärken und Schwächen kann dann wiederum ein individuelles Therapieprogramm abgeleitet werden (Corrin, 2001; Rees, 2001; Stackhouse & Wells, 1993; Stackhouse & Wells, 1997; Waters, 2001). Zusätzlich zu den psycholinguistischen Informationen betonen Stackhouse & Wells (1997) die Notwendigkeit, in der Diagnostik auch ätiologische Informationen zu berücksichtigen sowie eine linguistisch-deskriptive Analyse (phonologische Prozessanalyse) des Sprechens des Kindes durchzuführen, um die Laute/Prozesse zu bestimmen, die sinnvollerweise behandelt werden sollten.

Die Diagnostik entlang des psycholinguistischen Rahmenkonzeptes von Stackhouse & Wells (1993; 1997) bei deutschsprachigen Kindern ist mit Sicherheit in Bezug auf einige Verarbeitungsebenen zum jetzigen Zeitpunkt noch schwierig, da es für viele Aufgabentypen keinerlei Normdaten für die Entwicklung deutschsprachiger Kinder gibt. Im englischsprachigen Raum ist die Anwendbarkeit dieses Konzeptes nicht zuletzt auch im Hinblick auf die individuelle Therapieplanung mittlerweile mehrfach dokumentiert (Stackhouse & Wells, 1993; Nathan & Simpson, 2001; Waters, 2001).

Übungen

... zur Verdeutlichung der unterschiedlichen Anforderungen, die verschiedene Typen von Prüfaufgaben an das phonetisch-phonologische Verarbeitungsmodell stellen:

Frage 3.1 Welche Ebenen der phonetisch-phonologischen Verarbeitungen sind nach dem Verarbeitungsmodell von Stackhouse & Wells (1997) beim Nachsprechen von Pseudowörtern aktiviert?

Frage 3.2 Welche Ebenen der phonetisch-phonologischen Verarbeitung sind nach dem Verarbeitungsmodell von Stackhouse & Wells (1997) beim Benennen von Bildern aktiviert?

Frage 3.3 Welche Ebenen der phonetisch-phonologischen Verarbeitung sind nach dem Verarbeitungsmodell von Stackhouse & Wells (1997) bei der auditiven Diskrimination von Realwörtern aktiviert?

... zum Zusammenstellen einer individuellen Batterie von Prüfaufgaben:

Frage 3.4 Sie haben bei einem Kind bereits sichergestellt, dass es über altersgemäße Fähigkeiten der Inputverarbeitung verfügt. Nun wollen Sie überprüfen, ob das der Aussprachestörung zugrunde liegende Defizit im Bereich des motorischen Planens besteht. Anhand welcher Prüfaufgaben können Sie zu Aussagen bezüglich dieser Ebene der Verarbeitung kommen?

Frage 3.5 Ein Kind hat eine hohe Fehlerquote beim Unterscheiden auditiv vorgegebener Minimalpaare. Wie stellen Sie sicher, dass die Schwierigkeiten auf der Ebene der phonologischen Repräsentationen liegen und nicht auf der Ebene des phonologischen Wiedererkennens?

Frage 3.6 Sie wollen eine erste orientierende Diagnostik durchführen, um sich einen Eindruck zu verschaffen, ob die Schwierigkeiten eines Kindes auf der Stufe der Inputverarbeitung, der Speicherung oder der Outputgenerierung liegen. Nennen Sie drei Prüfaufgaben, die Ihnen die Möglichkeit bieten, zu ersten Aussagen zu kommen.

... zur Lokalisation des Defizits im Prozess der phonetisch-phonologischen Verarbeitung

Frage 3.7 Ein Kind zeigt altersgemäße Leistungen beim auditiven Diskriminieren von Minimalpaaren auf Realwort- und Pseudowortebene, kann bildlich dargebotene Objekte ohne auditive Vorgabe nach ihrem Anlaut sortieren. Ebenfalls altersgemäß sind die Leistungen beim Nachsprechen von Pseudowörtern. Eine hohe Fehlerquote zeigt sich allerdings beim Benennen von Realwörtern. Auf welcher Ebene liegt offenbar das Defizit?

Frage 3.8 Ein Kind hat bei intaktem peripheren Hörvermögen große Schwierigkeiten beim Beurteilen der Legalität auditiv dargebotener Pseudowörter. Geräusche werden sicher von sprachlichen Reizen unterschieden. Auf welcher Ebene liegt vermutlich das Defizit?

→ Lösungen siehe Seite 139f.

3.5 Das Klassifikationsmodell von Dodd (1995)

Andere psycholinguistische Ansätze argumentieren, dass es nicht nur möglich ist, die individuelle Störungsebene eines Kindes zu bestimmen, sondern dass es vielmehr möglich sei, Kinder mit Aussprachestörungen in Untergruppen zusammenzufassen. Diese Ansätze klassifizieren Kinder hinsichtlich ihrer unterschiedlichen phonologischen und artikulatorischen Prozesse, ihres Schweregrades und ihrer Reaktion auf verschiedene Therapieansätze. Mehrere Autoren beschrieben unterschiedliche Untergruppen wie *Verzögerung* (Fletcher, 1990), *konsequente, aber ungewöhnliche (unphysiologische) Prozesse* (Leonard, 1985) und *inkonsequente Fehler* (Dodd & Leahy, 1989). Diesen Beschreibungen folgten diverse Studien, die nachzuweisen versuchten, dass den verschiedenen linguistischen Beschreibungsebenen verschiedene Störungsebenen im Sprechverarbeitungsprozess zugrunde liegen und dass diese verschiedener Therapieansätze bedürfen. Zu den Untersuchungsebenen zählen:

Die phonologischen und artikulatorischen Prozesse eines Kindes
Welcher Art sind die phonologischen/artikulatorischen Prozesse, die ein Kind zeigt? Handelt es sich um physiologische oder unphysiologische, sprich pathologische Prozesse? In der klinischen Literatur finden sich die synonym verwendeten Begriffe *phonologische Prozesse*, *phonologische Regeln* (phonological rules) oder *phonologische Fehlermuster* (phonological error patterns). In diesem Buch wird der Terminus ***phonologische Prozesse*** verwendet, da er der geläufigste Begriff in der bisherigen deutschsprachigen Literatur ist. Dabei soll ausdrücklich darauf hingewiesen werden, dass dieser Terminus eine ausschließlich beschreibende Funktion erfüllt und sich nicht auf das theoretische Konzept von Stampe (1969) bezieht.

Die Konsequenz der Wortproduktion
Mit dieser recht neuen Art des Untersuchungsmaterials wird untersucht, inwieweit ein Kind ein und dasselbe Wort konsequent identisch ausspricht. Für die Untersuchung ist es wichtig, dass ein Kind gebeten wird, vorgegebene 25 Wörter während einer Therapiesitzung dreimal zu benennen. Ausgewertet wird der Prozentsatz der Wörter, die vom Kind identisch realisiert wurden und bei wie viel Prozent das Kind verschiedene Variationen des Zielwortes geboten hat.

Abbildung 3.2 Klassifikationsmodell nach Dodd (1995)

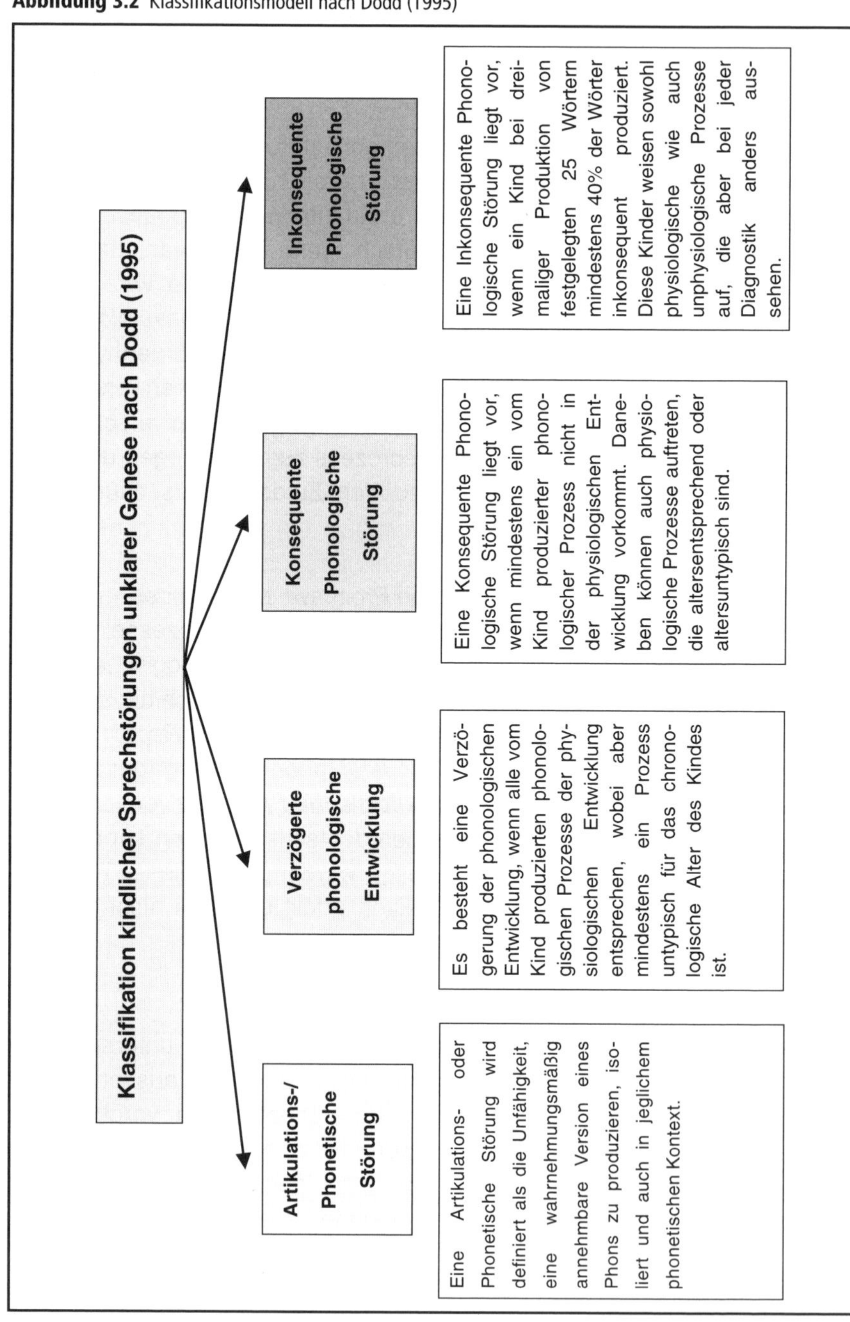

Das phonetische Inventar eines Kindes
Zeigt das Kind ein altersgemäßes phonetisches Inventar? Ist das Kind z.B. in der Lage, alle Laute, die es in seinem Alter produzieren können sollte, zu realisieren?

Das phonemische Inventar eines Kindes
Ist das Kind in der Lage, alle Phone seiner Muttersprache im korrekten phonemischen Umfeld zu verwenden?

Die vom Kind verwendete Silbenstruktur
Ist das Kind in der Lage, alle Silben, die sein Vokabular erfordert, zu realisieren?

Mit Hilfe einer Studie an 50 australischen mit Englisch als Muttersprache aufwachsenden Kindern kombinierten Bradford (1996) und Dodd (1995) einen linguistisch-deskriptiven mit einem psycholinguistischen Ansatz und konnten so vier Untergruppen kindlicher Aussprachestörungen identifizieren. Diese Untergruppen können aufgrund der beschreibbaren oberflächlichen, artikulatorischen und phonologischen Fehlermuster identifiziert und jeweils einer psycholinguistischen Störungsebene zugeordnet werden.
Die vier Untergruppen nach Dodd (1995) lauten (siehe Abbildung 3.2):

- Artikulationsstörung oder Phonetische Störung
- Phonologische Verzögerung
- Konsequente Phonologische Störung
- Inkonsequente Phonologische Störung

3.5.1 Artikulationsstörung/Phonetische Störung

Eine **Artikulations- oder auch Phonetische Störung** wurde definiert als die Unfähigkeit, eine wahrnehmungsmäßig annehmbare Version eines Phons zu produzieren, isoliert oder in jeglichem phonetischen Kontext. Laut Fey (1992) resultiert diese Unfähigkeit aus einer Störung derjenigen „Prozesse, die in der Planung und Ausführung von gleichmäßigen, fließenden („smooth“) Sequenzen von sich hochgradig überlappenden Gesten der Sprechorgane“ involviert sind. Es handelt sich dabei also um ein peripher motorisches Problem.

Wichtig für die differenzialdiagnostische Frage, ob es sich bei einer Lautveränderung um eine Artikulations-/Phonetische Störung handelt, ist, ob es durch diese Lautveränderung zu einer Aufhebung eines phonemischen Kontrastes kommt. Ersetzt z.B. ein Kind im Deutschen ausschließlich die Laute /s/ und /z/ durch [θ] und [ð], dann kommt es zu einer phonetischen Fehlbildung, die aber keine Auswirkung auf die bedeutungsunterscheidende Funktion der Ziellaute hat.

Ersetzt hingegen ein Kind sowohl den Laut /s/ als auch den Laut /ʃ/ durch [θ], kann der Untersucher nicht mehr mit Sicherheit sagen, ob es sich um ein rein phonetisches oder um ein phonetisch-phonologisches Problem handelt, denn das Kind markiert in keiner Weise, dass es eine bedeutungsunterscheidende Funktion von /ʃ/ und /s/ wahrnimmt (Tasche und Tasse werden als [taθe] realisiert). **Ebenso ist es falsch anzunehmen, dass ein Kind, das einen Laut konstant durch einen anderen Laut ersetzt und diesen Laut auch nicht isoliert bilden kann, eine Phonetische Störung hat (alle /k/ und /g/ werden zu [t] und [d]), wie in der Literatur so oft angenommen wird** (siehe z.B. Wildeggger-Lack, 2001). Ein Laut, der von einem Kind nicht als unterschiedlich zu seinem Ersatzlaut wahrgenommen wird, wird auch von diesem nicht als solcher korrekt imitiert werden können. Gerade die Arbeit mit Kindern, die eine Konsequente Phonologische Störung zeigen, hat dies sehr deutlich gemacht. Rein rezeptive Arbeit (siehe Kapitel 7) kann bei den meisten dieser Kinder bewirken, dass ein Laut, der bislang nicht isoliert produzierbar war, plötzlich produzierbar wird.

Eine Artikulations- oder Phonetische Störung liegt also nur dann vor, wenn alle phonemischen Kontraste erhalten bleiben, es aber zu einer rein phonetischen Fehlbildung kommt. Eine Artikulationsstörung liegt für die deutsche Sprache in der Regel nur dann vor, wenn ein Kind

a) einen Schetismus lateralis,
b) einen isolierten Sigmatismus oder
c) eine Kombination von beiden

zeigt, wobei jeder Ziellaut einen eigenen, eindeutig zu identifizierenden Ersatzlaut aufweist. Des Weiteren kann es zu einer interdentalen Realisation aller Alveolaren kommen, was als multiple Interdentalität bezeichnet wird. In allen anderen Fällen liegt eine phonologische Symptomatik vor. Eine Artikulationsstörung kann parallel zu einer phonologischen Symptomatik auftreten.

3.5.2 Phonologische Verzögerung

Bei einer **Phonologischen Verzögerung** zeigt ein Kind ausschließlich physiologische Prozesse, wobei mindestens ein Prozess untypisch für das chronologische Alter des Kindes ist, das heißt den Prozessen eines jüngeren Kindes entspricht (Dodd, 1995). Eine Verzögerung von sechs Monaten wird als signifikant angesehen (Crystal, Fletcher & Garman, 1989).

Die häufigsten verzögerten Prozesse des Deutschen sind: Vorverlagerung von Velaren, Vorverlagerung von Sibilanten und Reduktion von Konsonantenverbindungen.

3.5.3 Konsequente Phonologische Störung

Eine **Konsequente Phonologische Störung** ist dann zu diagnostizieren, wenn mindestens ein phonologischer Prozess, den ein Kind zeigt, den pathologischen Prozessen zugeordnet werden muss.

Das bedeutet, dass ein Kind mindestens einen Prozess zeigt, der in dieser Form nicht in der regulären Entwicklung von Kindern der gleichen Muttersprache vorkommt. Es werden **drei Formen von pathologischen, sprich unphysiologischen, Prozessen** beschrieben:

1) Ein phonologischer Prozess gilt als pathologisch, wenn er an sich nicht in der physiologischen Entwicklung vorkommt (z.B. alle Frikative werden zu /h/).
2) Ein phonologischer Prozess gilt als pathologisch, wenn er bei einem Phonem auftritt, bei dem er in der physiologischen Entwicklung nicht auftritt (z.B. sind Rückverlagerungen nur physiologisch bei /ʃ/ und /ç/; die Rückverlagerungen der Alveolaren ist immer pathologisch.)
3) Ein phonologischer Prozess gilt als pathologisch, wenn er in einer ungewöhnlichen Häufigkeit auftritt (z.B. Plosivierungen sind physiologisch, wenn sie sehr vereinzelt auftreten, wenn aber ein Kind alle Frikative plosiviert, so ist dies pathologisch).

Die meisten Kinder, die idiosynkratische (d.h. pathologische) Prozesse verwenden, zeigen auch physiologische Prozesse, die sowohl altersentsprechend als auch verzögert auftreten können. Sie sollten aber nichtsdestotrotz der Gruppe „Konsequente Phonologische Störung" zugeordnet werden, da auch nur ein pathologischer Prozess einen Hinweis auf ein gestörtes Verständnis für das muttersprachliche phonologische System bietet (Dodd, 1995, S. 56).

3.5.4 Inkonsequente Phonologische Störung

In die Gruppe der Kinder mit einer **Inkonsequenten Phonologischen Störung** fallen die Kinder, die identische lexikalische Items eines Benenntests nicht immer auf die gleiche Weise realisieren. Kinder können als dieser Gruppe angehörig angesehen werden, wenn sie mindestes 40% der Wörter eines aus 25 Wörtern bestehenden Benenntests inkonsequent realisieren, nachdem sie diese in drei unterschiedlichen Durchgängen innerhalb einer Sitzung benannt haben (Dodd, 1995).

Bei diesen 40% handelt es sich um ein willkürliches Kriterium, das ausgewählt wurde, weil es sich herausgestellt hat, dass schon Kinder, die sich normal entwickeln, bei einem Wortschatz von um die 50 Wörter nur eine Inkonsequenzrate von 10% zeigen und dass Kinder mit einer Phonologischen Verzögerung oder einer Konsequenten Phonologischen Störung eine Inkonsequenzrate von weniger als 30% zeigen (Daten für das Englische: McCormack & Dodd, 1998).

Bei dem Modell von Dodd (1995) scheint es sich vordergründig nur um ein weiteres linguistisch-deskriptives Modell zu handeln. Dem wäre auch so, hätten nicht groß angelegte Studien untersucht, ob sich die vier Untergruppen nicht nur hinsichtlich ihrer oberflächlichen Beschreibungskriterien (Symptomatik), sondern auch hinsichtlich ihrer Ursache unterscheiden. Zu diesem Zweck wurden experimentelle Aufgaben zusammengestellt, die die verschiedenen Ebenen des Sprechverarbeitungsprozesses bei Kindern der unterschiedlichen Untergruppen und einer Kontrollgruppe untersuchen sollten (Dodd, Hambly & Leahy, 1989; Dodd & McCormack, 1995). Kinder mit einer Artikulationsstörung

nahmen nicht an den Untersuchungen teil, da man hier per Definition von einem peripher-artikulatorischen Defizit ausging.
Die Kinder mit einer Phonologischen Verzögerung verhielten sich bei allen Aufgaben genauso wie die Kontrollgruppe, sodass kein spezifisches Defizit für diese Gruppe festgestellt werden konnte.
Für die Kinder mit einer Konsequenten Phonologischen Störung nimmt man an, dass ihr Problem in der Abstraktion von Wissen über das phonologische System der zu erwerbenden Muttersprache liegt. Kinder mit unphysiologischen Prozessen schnitten schlechter als die anderen Gruppen bei Aufgaben der phonologischen Bewusstheit ab, z.B. Reim- und Alliterationswahrnehmung, Wahrnehmung phonologischer Legalität und auch bei Aufgaben zum Lese-Rechtschreiberwerb. Man nimmt daher an, dass es sich hier um ein kognitives Defizit im Bereich der Organisationsebene der Sprechverarbeitung (Inputverarbeitung) handelt (Grundy, 1989). Des Weiteren konnten Leitão, Hogben & Fletcher (1997) für englischsprachige Kinder nachweisen, dass gerade diese Gruppe besonders anfällig für spätere Lese-Rechtschreibschwierigkeiten ist.

Im Gegensatz zu der gerade beschriebenen Untergruppe scheinen Kinder mit einer Inkonsequenten Phonologischen Störung ein intaktes phonologisches System zu haben. Eine Reihe von Experimenten lassen darauf schließen, dass die Kinder dieser Untergruppe Aufgaben zur phonologischen Bewusstheit genauso gut bewältigen wie altersentsprechende sprachunauffällige Kontrollkinder. Sie erzielen allerdings wesentlich schlechtere Ergebnisse bei Aufgaben zum phonologischen Arbeitsgedächtnis, bei lexikalischen Aufgaben (Dodd & McCormack, 1995) und insbesondere der motorischen Planung (Bradford, 1996). Man spricht von einem gemischten Defizit des phonologischen Arbeitsgedächtnisses und des Motorischen Programms (siehe Modell Stackhouse & Wells, 1997).

Übungen zum Klassifikationsmodell nach Dodd (1995)

Frage 3.9 Ein Kind ersetzt die Laute /ʃ ç s z/ durch /θ/ und /ð/. Wie ist dies zu interpretieren?

Frage 3.10 Ein Kind zeigt im Alter von 3;11 Jahren folgende Prozesse: Vorverlagerung der Velare /k g ŋ/; Plosivierung aller Frikative; Reduktion von Konsonantenverbindungen. In welche Untergruppe wird das Kind bei einer Inkonsequenzrate von 22% eingestuft?

Frage 3.11 Ein Kind im Alter von 3;5 Jahren kann bis auf die Laute /ʃ/ und /ç/ alle Phone des Deutschen korrekt imitieren. Im spontanen Sprechen macht es allerdings so viele Lautveränderungen und Auslassungen, dass es kaum verständlich ist. Auch Vokale werden substituiert. Ein Inkonsequenztest zeigte, dass die Inkonsequenzrate bei 67% lag. Ist es sinnvoll, eine Prozessanalyse durchzuführen?

Frage 3.12 Ein Kind ist 3;6 Jahre alt. Es zeigt die Vorverlagerung der Velare /k g ŋ/, reduziert noch viele Konsonantenverbindungen, zeigt eine Vorverlagerung von /ʃ/ und ca. vier Assimilationen innerhalb des Benenntests. Was raten Sie den Eltern? Was würden Sie den Eltern raten, wenn das Kind 6;4 Jahre alt wäre?

Frage 3.13 Wenn man davon ausgeht, dass einer Artikulationsstörung ein peripheres Outputdefizit zugrunde liegt, wo würden Sie dieses Problem innerhalb des Modells von Stackhouse & Wells (S. 102) einordnen?

Frage 3.14 Kinder mit einer Konsequenten Phonologischen Störung haben deutliche Probleme im Bereich der phonologischen Bewusstheit. An welcher Stelle des Modells von Stackhouse & Wells (S. 102) würden Sie diese Problematik einordnen und welchen Schwerpunkt müsste dann die Therapie beinhalten?

→ Lösungen siehe Seite 141f.

3.6 Das ätiologische Klassifikationsmodell von Shriberg

Neben der Frage, ob den unterschiedlichen Untergruppen nach Dodd (1995) spezifische Störungsebenen zugeordnet werden können, ist eine weitere Frage interessant: Ausgehend von der Sichtweise, dass Logopädie eine medizinische Disziplin ist, ist insbesondere zu überlegen, inwieweit ätiologische Faktoren eine Rolle spielen. Es stellen sich die Fragen, ob 1) ätiologische Faktoren Kinder mit Aussprachestörungen von sprachunauffälligen Kindern differenzieren und 2) ob Kinder der vier Untergruppen spezifische ätiologische Faktoren zeigen, die sie von den anderen Untergruppen differenzieren.
Insbesondere Shriberg vertritt die Auffassung, dass sich Kinder mit Aussprachestörungen tatsächlich am sinnvollsten durch ätiologische Faktoren klassifizieren lassen. Sein Klassifikationsmodell ist das nach Dodd am häufigsten beschriebene Modell in der Literatur (Shriberg & Kwiatkowsky, 1982; Shriberg, 1993; Shriberg, 1994; Shriberg & Kwiatkowsky, 1994; Shriberg, Austin, Lewis, McSweeny & Wilson, 1997a). Shriberg argumentiert folgendermaßen für sein ätiologisches Modell:

> *„Ergebnisse kürzlicher Untersuchungen lassen darauf schließen, daß das traditionelle Konzept von kindlichen phonologischen Störungen als funktionelle Störungen unklarer Genese inkorrekt ist. Eine Reihe von unabhängigen Studien unterstützen die Hypothese familiärer [genetischer] Belastungen, was bedeutet, daß die Ursache in einem gemeinsamen Genotyp oder gemeinsamer Umwelt, wobei Ersteres wahrscheinlicher ist, zu suchen ist, betrachtet man die gewichtigen Nachweise für genetische Faktoren im Spektrum anderer Kindheitsprobleme (Legasthenie, psycho-soziale Probleme)“ (Shriberg, 1994, S. 44).*

Er nimmt an, dass verschiedene Faktoren (nicht nur genetische) eine kausale Rolle für Aussprachestörungen spielen. Fünf Untergruppen wurden von ihm definiert:

Sprechverzögerung, SD = speech delay (wahrscheinlich genetisch)
Die größte Anzahl von Kindern, die wegen des Verdachts auf eine Aussprachestörung unklarer Genese überwiesen wird, fällt in die Gruppe der Sprechverzögerung. Elternangaben aus Studien von Shriberg und seinen Kollegen lassen darauf schließen, dass ca. 60% aller Kinder mit Sprechverzögerung

mindestens ein enges Familienmitglied (Eltern und Geschwister) haben, das auch eine Aussprachestörung aufweist.

Sprechverzögerung in Assoziation mit Otitis media mit Erguss (SD + OME)

Kinder dieser Untergruppe müssen mindestens sechs Episoden von wieder auftretender Mittelohrentzündung mit Erguss während der ersten drei Lebensjahre aufweisen. Des Weiteren zeigen die meisten Kinder einen Nachweis von fluktuierendem Hörverlust. Diese Kinder präsentieren angeblich ein spezifisches Ausssprachefehlermuster-Profil, das „die phonologischen Konsequenzen des Alters aufweist, in dem der fluktuierende Hörverlust stattgefunden hat" (Shriberg, 1994, S. 46). Ca. 30% aller überwiesenen Kinder fallen in diese Untergruppe.

Sprechverzögerung in Assoziation mit verbaler Entwicklungsdyspraxie (SD + DAS)

„Zusätzlich zu den entwicklungsbedingten Aussprachefehlern, die denen der SD-Kinder ähneln, scheinen diese Kinder Probleme mit der Auswahl und der Sequenzierung von Lauten zu zeigen und präsentieren gleichzeitig andere Prosodie-Muster" (Shriberg, 1994, S. 47). Es wird erwartet, dass ca. 3-5% aller Kinder mit entwicklungsbedingten phonologischen Störungen eine Sprechverzögerung mit verbaler Entwicklungsdyspraxie zeigen.

Sprechverzögerung in Assoziation mit psychosozialer Entwicklungsstörung (SD + DPI)

Die Annahme für diese Untergruppe lautet, dass distinktive Sprech- und Stimm-Prosodie Fehler gefunden werden können, die sich von den Kindern mit einer reinen Sprechverzögerung unterscheiden. Es wird angenommen, dass ca. 5-7% der Kinder dieses Kriterium erfüllen und dass es sich um eine vorübergehende Störung handelt, die eine Antwort auf umweltbedingten Stress darstellt.

Zurückbleibende Artikulationsfehler (RE)

Diese Untergruppe beinhaltet Artikulationsstörungen, die nach dem Alter von 6 Jahren (dann sollten diese Fehler als fragwürdig gewertet werden) oder nach dem Alter von 9 Jahren noch auftreten. Ca. 5% aller Kinder zeigen zurückbleibende Artikulationsfehler.

Laut Shriberg (1994) liegt ein zentraler Faktor für alle Kinder mit Aussprachestörungen in einer vorübergehenden oder persistierenden Beeinträchtigung der kognitiv-linguistischen Funktionen. Je nach Untergruppe der Aussprachestörung sollte das Ergebnis im Verlaufe der Zeit und nach Intervention unterschiedlich sein. Das Klassifikationsmodell basiert auf einer Reihe von Studien, die die Risikofaktoren an Kindern mit Verdacht auf Aussprachestörungen untersuchten. Die Risikofaktoren, die für die fünf Untergruppen genannt wurden, waren die fünf am häufigsten auftretenden Faktoren innerhalb der Probandengruppen. Unglücklicherweise existieren bis heute keinerlei Daten (Kontrollgruppen), die nachweisen, dass diese Faktoren Kinder mit Aussprachestörungen eindeutig von sprachunauffälligen Kindern unterscheiden (Shriberg, 1993). Daher sollen die folgenden Abschnitte darstellen, inwieweit es verlässliche Ergebnisse hinsichtlich dieser Frage gibt.

3.7 Risikofaktoren und Aussprachestörungen – Ein Literaturüberblick

Die Risikofaktoren genetische Disposition, Otitis media und – seltener – psychosoziale Komponenten, wie von Shriberg erwähnt, wurden schon häufig untersucht.

3.7.1 Genetische Disposition

In vielen Falldarstellungen findet man die Bestätigung einer positiven Familienanamnese, d.h. andere Familienmitglieder, die auch kindliche Sprachauffälligkeiten zeigen oder zeigten. Laut verschiedener Autoren liegt der Prozentsatz von Kindern mit Geschwistern und/oder Eltern, die auch Sprachauffälligkeiten zeig(t)en, bei 28 bis 60% (z.B. Bishop & Edmundson, 1986; Lewis, 1992; Tallal, Ross & Curtis, 1989; Whitehurst, Arnold, Smith, Fischel, Lonigan, Valdez-Menchaca, 1991). Diese Auftretenshäufigkeit ist signifikant höher als in der Normalpopulation. Männliche Familienmitglieder sind häufiger betroffen als weibliche. Zu beachten ist jedoch, dass die meisten Daten an Kindern mit allgemeinen Sprachentwicklungsstörungen (SES) erhoben wurden und nicht spezifisch von Kindern mit Aussprachestörungen stammen. Lewis & Freebairn (1997) stellten die Hypothese auf, dass Kinder mit einer positiven Familienanamnese eine Sondergruppe der aussprachegestörten Kinder sein würden. Allerdings konnten ihre Untersuchungen diese Hypothese nicht bestätigen. Sie untersuchten Ebenen wie Artikulation, Phonologie, Sprache, mundmotorische Fähigkeiten und Lese-Rechtschreiberwerb. Es konnten keine signifikanten Unterschiede zwischen Kindern mit und Kindern ohne betroffene Familienmitglieder gefunden werden. Nichtsdestotrotz kamen sie zu der Aussage, dass eine positive Familienanamnese als „Risikofaktor zur frühen Identifikation und Intervention von Kindern dienen könne" (Lewis & Freebairn, 1997, S. 398).

3.7.2 Otitis media

Ca. 80% aller Kinder der Niederlande durchlaufen eine oder mehrere Episoden von akuter Otitis media oder Otitis media mit Erguss während ihrer ersten sechs Lebensjahre (Grievink, Peters, van Bon & Schilder, 1993). Es gibt keinen Grund zur Annahme, dass diese Ergebnisse in anderen westlichen Ländern anders sein sollten. Während dieser Episoden zeigen die Kinder mögliche Hörverluste von 20-50dB (siehe Überblick Gravel & Nozza, 1997), was die Qualität und die Menge an wahrgenommener Sprache beeinträchtigt. Eine Vielzahl von Studien berichtet von einem möglichen Zusammenhang zwischen Otitis media mit oder ohne Erguss und Sprachentwicklung. Fünf Publikationen hatten zum Ziel, diese Studien zusammenzufassen (Pagel-Paden, 1994; Roberts & Clarke-Klein, 1994; Roberts, Burchinal & Davis, 1991; Roberts, Wallace & Henderson, 1997; Schwarz, Mody & Petinou, 1997). Zusammenfassend kann den Literaturüberblicken entnommen werden, dass:

- Manche, aber nicht alle Kinder, die Mittelohrentzündungen hatten, Sprach- und/oder Aussprachestörungen entwickelten.
- Nicht alle Kinder mit Sprach- und/oder Aussprachestörungen Mittelohrentzündungen hatten.
- Bislang keine Messwerte festgelegt werden konnten, die eindeutig einen negativen Einfluss auf die Sprachentwicklung vorhersagen könnten, weder hinsichtlich des Auftretenszeitpunktes (z.B. während des ersten Lebensjahres), der Auftretenshäufigkeit (1-2x versus mindestens 6x) oder der Auftretenslänge.
- Eine Anzahl von Otitiden „schweigend" ablaufen, sodass das Auftreten unbemerkt bleibt.
- Eltern, die normalerweise die Auskunftsquelle für solche Angaben sind, eindeutig keine verlässlichen, objektiven Quellen darstellen. Ihre An-

gaben hinsichtlich der Termini „lang“, „viele“ oder „schwer“ variieren deutlich.

Zusammenfassend muss festgestellt werden, dass es bislang nicht eindeutig möglich war, nachzuweisen, inwieweit ein negativer Effekt von Mittelohrentzündungen auf den Spracherwerb besteht. Es bleibt daher fragwürdig, ob das von Shriberg und Kollegen gesetzte Kriterium wirklich als Prädiktor für Aussprachestörungen valide ist und ob ihre Daten verlässlich sind, da es sich auch hier um Elternangaben handelt.

3.7.3 Psychosoziale Komponenten

Oft ist es schwer, bei Kindern mit Kommunikationsstörungen zwischen ursächlichen und sekundären psychologischen Faktoren zu unterscheiden. Nur wenige Studien haben sich bislang mit dem Thema beschäftigt und die Ergebnisse müssen eher als „Annahmen“ („suggestive“ Shriberg, 1994, S. 48) denn als eindeutig gewertet werden. Sogar über die Faktoren Kindesmisshandlung oder Missbrauch existiert nur wenig Literatur, obwohl der schwerwiegende Einfluss auf die Sprachentwicklung bekannt ist (z.B. Allen & Oliver, 1982; Culp, Watkins, Lawrence, Letts, Kelly & Rice, 1991; Egeland, Sroufe & Erickson, 1993; Law & Convay, 1992). Bisher hat sich keine Studie ausschließlich mit Kindern mit Aussprachestörungen befasst. Das sehr häufige Phänomen eines Störungsbewusstseins, das zu aggressivem Verhalten oder auch zu Schweigen führen kann, muss eher als ein sekundäres Symptom auf das Nichtverstanden werden durch die Umwelt gesehen werden. Bislang ist daher der Einfluss von psychosozialen Faktoren auf die Ausspracheentwicklung nicht geklärt und bedarf weiterer Untersuchungen.

3.7.4 Prä- und perinatale Probleme

Ein weiterer Risikofaktor, der sich in der Literatur häufig findet und oft untersucht wurde, ist der Zusammenhang zwischen Sprachentwicklung und prä- bzw. perinatalen Komplikationen, insbesondere auch Frühgeburten und zu geringes Geburtsgewicht. Auch wenn diese Faktoren in Shribergs ätiologischem Modell keine Rolle spielen, sollen sie hier betrachtet werden, da sie in der allgemeinen Literatur von Bedeutung sind.

Einen eindeutigen kausalen Zusammenhang zwischen prä-/perinatalen Problemen und Sprech- und Sprachstörungen konnte noch nicht bestätigt werden. Infektionen während der Schwangerschaft, Frühgeburten und zu geringes Geburtsgewicht wurden als negative Faktoren für die Sprachentwicklung genannt (Byers-Brown & Edwards, 1989; Gerber, 1998; Peters, Grievink, van Bon, van der Bercken & Schilder, 1997; Tomblin, Hardy & Hein, 1991; Tomblin, Smith & Zhang, 1997). Im Gegensatz dazu fanden Bax & Stevenson (1982) und Menyuk, Liebergott & Schultz (1986) keine signifikanten Unterschiede zwischen Kindern, die zu früh geboren wurden und/oder die ein zu geringes Geburtsgewicht hatten, und einer Kontrollgruppe. Während sich die meisten Studien auf Kinder mit allgemeinen Sprachentwicklungsstörungen bezogen, berichteten Byers-Brown, Bendersky & Chapman (1986) von einer signifikanten Verzögerung der Ausspracheentwicklung bei Frühgeburten. Weitere Studien sind notwendig, die ausschließlich Kinder mit Aussprachestörungen untersuchen.

3.7.5 Saug- und Lutschgewohnheiten

Aussprachestörungen werden teilweise in Zusammenhang mit den Sauggewohnheiten von Kindern gesehen. Es wird angenommen, dass exzessives Daumenlutschen, Schnullern oder der ständige Gebrauch von Nuckelflaschen zur Beruhigung zu einer myofunktionellen Störung, zu reduzierter orofazialer Wahrnehmung und sogar zu eingeschränkten mundmotorischen Fähigkeiten führen kann (Garliner, 1971; Hahn, 1988; Hensel & Splieth, 1998). Gerade myofunktionelle Störungen werden oft als kausale Faktoren für Aussprachestörungen angesehen. Allerdings scheint es – abgesehen von dem festgestellten Zusammenhang von /s/-Fehlbindungen und myofunktionellen Störungen (z.B. Hahn, 1988; Hensel & Splieth, 1998) – keinerlei Nachweise für die Verbindung von Sauggewohnheiten, mundmotorischen Fähigkeiten und Aussprachestörungen zu geben.

Zusammenfassend muss gesagt werden, dass ein kausaler Zusammenhang zwischen Risikofaktoren und Sprachentwicklung bis heute nicht eindeutig bestätigt werden konnte. Des Weiteren lag der Schwerpunkt der meisten Untersuchungen auf Kindern mit allgemeinen Sprachentwicklungsstörungen und nicht spezifisch auf Kindern mit isolierten Aussprachestörungen, sodass bisherige Ergebnisse wahrscheinlich nicht repräsentativ für diese Gruppe von

Kindern sind. Auch die Studien von Shriberg (1993, 1994) und Shriberg et al. (1994, 1997a) können einen Zusammenhang nicht eindeutig bestätigen, da sie keinerlei Kontrolldaten beinhalten. Ohne Kontrollgruppenuntersuchungen bleibt die Frage ungeklärt.

Ein weiteres Problem des Themas Aussprachestörungen liegt darin, dass die meisten Daten zum regelrechten Erwerb des Lautsystems, aber vor allem zu Kindern mit Aussprachestörungen, aus angloamerikanischen Ländern stammen, weswegen die meisten Daten an Kindern mit Muttersprache Englisch erhoben wurden. Man weiß bislang recht wenig über das Auftreten von Risikofaktoren bei Kindern mit Aussprachestörungen in anderen Ländern. Da die sozio-kulturellen Unterschiede zwischen dem angloamerikanischen Sprachraum und anderen westlichen Ländern als klein angesehen werden können (zumindest was den Grundstandard der medizinischen Versorgung in diesem Bereich betrifft), sollten Risikofaktoren in der Art wie Shriberg (1993, 1994) sie beschrieben hat, auch bei deutschsprachigen Kindern zu finden sein. Sollte es sich bei seinem Klassifikationsmodell um ein valides Modell handeln, so sollten sich auch Kinder, die in Deutschland mit Aussprachestörungen aufwachsen, in diese Untergruppen einteilen lassen. In den Kapiteln 4 und 5 werden Untersuchungen beschrieben, die die Übertragbarkeit von psycholinguistischen Modellen wie dem von Dodd (1995) und dem ätiologischen Modell von Shriberg (1993) untersucht haben.

3.8 Interlinguistische Vergleiche: Aussprachestörungen in verschiedenen Sprachen

Wie soeben beschrieben, handelt es sich bei den meisten Untersuchungen zum Thema Aussprachestörungen um Untersuchungen an englischsprachigen Kindern. Es gibt bislang nur wenige Daten von Kindern, die mit anderen Sprachen als Englisch aufwachsen. Es existieren vereinzelte Studien über Kinder, die mit Italienisch (Bortolini & Leonard, 1991), mit Portugiesisch (Yavaş & Lamprecht, 1988), mit Schwedisch (Nettelbladt, 1983), Kantonesisch (Hongkongchinesisch, So & Dodd, 1994), mit Türkisch (Topbas & Konrot, 1996), mit Spanisch (Goldstein, 1996) und mit Putonghua (bei uns fälschlicherweise Mandarin genannt, Zhu Hua & Dodd, 2000b) aufwachsen. Einige Fallstudien zum Thema *bilinguale Kinder mit Aussprachestörungen* wurden von Holm (1998) durchgeführt. Die meisten dieser Studien untersuchten nur eine kleine

Anzahl von Kindern (4-20). Nichtsdestotrotz zeigt sich auch hier bereits, dass die phonologischen Prozesse, die als die am häufigsten in den verschiedenen Sprachen auftretenden beschrieben wurden, sich über die verschiedenen Sprachen hinweg ähneln. Des Weiteren können genau diese Prozesse auch bei sich normal entwickelnden Kindern derselben Sprachen gefunden werden (Yavaş, 1998, S. 219 und siehe Kapitel 1, S. 48).

Diese Ergebnisse sprechen aus zwei verschiedenen Gesichtspunkten für die Universalität (Sprachenunabhängigkeit) von Aussprachestörungen: zum einen aufgrund der Ähnlichkeit der phonologischen Prozesse bei Kindern mit und ohne Aussprachestörung und zum anderen aufgrund der Ähnlichkeit der phonologischen Prozesse im Vergleich der verschiedenen Sprachen. Phonologische Theoretiker versuchen Ähnlichkeiten im phonologischen Erwerb der verschiedenen Sprachen zu erklären, indem sie argumentieren, dass es sprachenunabhängige, universelle und angeborene Voraussetzungen geben muss, die für die phonologische Entwicklung an sich verantwortlich sind (siehe auch Kapitel 1). So behaupten z.B. Murai (1963) und Mowrer (1960), dass es die generelle Lernfähigkeit von Kindern ist, die den Prozess der phonologischen Entwicklung vorantreibt. Vertreter der Kognitivistischen Modelle dagegen behaupten, dass es die natürlichen Voraussetzungen für Wahrnehmung und Produktion von Sprachlauten sind, die die Entwicklung bestimmen, während z.B. Locke (1983) von kindlichen Reifungsprozessen ausgeht. Weitere Autoren wie z.B. Jakobson (1941, 1969), Stampe (1979) und Non-lineare Phonologen argumentieren für ein angeborenes universelles linguistisches Wissen. Die Ähnlichkeiten der phonologischen Prozesse bei sprachauffälligen und sprachunauffälligen Kindern könnten als bedingt durch identische, universelle Voraussetzungen, die in beiden Kindergruppen existieren, interpretiert werden. Wenn man diese Annahme akzeptiert, dann können Aussprachestörungen durch einen Defekt dieser Voraussetzungen ausgelöst (gestörte Perzeptions- oder Produktionsfähigkeiten, genetische Defekte etc.) oder durch postnatale Faktoren gestört werden, die die normale Entwicklung und die Ausdehnung des angeborenen Systems behindern (eingeschränkte Perzeptions- oder Produktionsfähigkeiten, schlechtes Lernumfeld, Störung der Reifung). In beiden Fällen wären die Störungen nicht an die jeweilige Sprache eines Kindes gebunden. Daher sollten die Defekte zu einem universellen Muster von Aussprachestörungen führen.
Die Feststellung, dass sich die phonologischen Prozesse von Kindern unabhängig von der Sprache, die sie erwerben, ähneln, unterstützt diese Hypothese.

Tabelle 3.2 Verteilungsmuster der Untergruppen von Dodd in verschiedenen Sprachen

	Englisch	Kantonesisch	Putonghua	Spanisch
Anzahl der Kinder	55	17	33	20
Artikulation	14%	12%	3%	10%
Verzögerung	58%	47%	55%	65%
Konsequente Störung	12%	29%	24%	25%
Inkonsequente Störung	16%	12%	18%	n.a.

Sollte diese Hypothese stimmen, dann sollten auch Klassifikationssysteme, die auf den zugrunde liegenden Defiziten von Aussprachestörungen beruhen, universell anwendbar sein.
Insgesamt vier Studien haben bislang versucht, das Klassifikationsmodell von Dodd (1995), das für das Englische konzipiert war, auf andere Sprachen anzuwenden: Kantonesisch (So & Dodd, 1994), Türkisch (Topbas & Konrot, 1996), Spanisch (Goldstein, 1996) und Putonghua (Zhu Hua & Dodd, 2000b). Im Wesentlichen unterstützen diese Studien das Klassifikationssystem. Goldstein fand keine Kinder mit inkonsequenter Wortrealisation, aber er hat auch keine Kinder dahin gehend getestet. Wie Tabelle 3.2 zeigt, findet sich ein Sprachen übergreifendes Verteilungsmuster (Auftretenshäufigkeit der einzelnen Untergruppen in %). Für das Türkische wurden allerdings zu wenige Kinder getestet, um Verteilungsmuster zu beschreiben.

Ein wesentliches Ziel der in Kapitel 4 beschriebenen Studie ist es zu untersuchen, ob das Klassifikationsmodell mit einem ähnlichen Verteilungsmuster auch für die deutsche Sprache anwendbar ist.

3.9 Studien zur Untersuchung der Phon-/Phonem-inventare und phonologischen Prozesse bei Kindern mit Aussprachestörungen im Deutschen

Zwei Studien haben sich mit dem Auftreten phonologischer Prozesse bei deutschsprachigen Kindern mit Aussprachestörungen befasst: Hacker & Weiß (1986) haben die Prozesse von 15 aussprachegestörten Kindern im Alter von 5-7 Jahren untersucht (siehe Tabelle 3.3). Ihre Ergebnisse zeigten, dass es sich bei 90% aller Fehler um Substitutionen handelte, während Auslassungen nur in 8,11% der Fälle und Assimilation nur in 3,8% der Fälle auftraten. Zu den am häufigsten auftretenden Prozessen zählten die Reduktion oder Ver-

Tabelle 3.3 Phonologische Prozesse beschrieben von Romonath (1991) und Hacker & Weiß (1986)

Prozess	Romonath*	Hacker & Weiß
Tilgung initialer Konsonanten	★	⌑
Tilgung finaler Konsonanten	★	★
Tilgung medialer Konsonanten	★	
Vokal Tilgung	★	
Tilgung unbetonter Silben	★	★
Tilgung von Konsonantenverbindungen	⌑	⌑
Reduktion von Konsonantenverbindungen	★	★
Assimilation	★	⌑
Intrusive Konsonanten		★
Metathese	★	⌑
Reduplikation	Sehr selten	★
Migration	Sehr selten	★
Epenthese	★	★
Vorverlagerung	★	★
Rückverlagerung	★	★
Plosivierung	★	★
Nasalisierung	★	★
Denasalisation	★	⌑
Gliding		⌑
Glottale Ersetzung /ʁ/		★
Vorverlagerung /ʁ/ -> /j/		★
Affrizierung	★	★
Sonorierung	★	★
Entstimmung	★	★
Lateralisation	★	
Palatalisierung	★	

*Prozesse beschrieben von Romonath werden nur aufgeführt, wenn sie bei mehr als 2,0% der untersuchten Wörter auftraten
⌑ = seltener Prozess ✶ = häufiger Prozess

änderung von Konsonantenverbindungen, Vorverlagerungen, Plosivierungen und Rückverlagerungen. Ein Ziel ihrer Studie war auch, die Prozesse zu identifizieren, die regelrechte aber verzögerte Entwicklungen im Gegensatz zu pathologischen Entwicklungen markieren würden. Aufgrund mangelnder Normdaten konnte dieses Ziel leider nicht erreicht werden.
Romonath (1991) untersuchte 35 Kinder im Alter von 5;3-7;2 Jahren mit Aussprachestörungen und verglich die Anzahl und Art der phonologischen Prozesse innerhalb von Spontansprachaufnahmen dieser Kinder mit den Prozessen von gleichaltrigen sprachunauffälligen Kindern. Sie konnte nachweisen, dass die Kinder mit Aussprachestörungen eine größere Anzahl an phonologischen Prozessen zeigten und dass sich ca. ein Viertel der Prozesse (25,9%) bei der Kontrollgruppe nicht finden ließen. Die häufigsten von ihr gefundenen Prozesse waren: Vorverlagerung von Velaren, Rückverlagerung von Konsonanten, Prävokalische Sonorierung, Alveolare Assimilation, Plosivierung von Liquiden, Entstimmung von Obstruenten, Reduktion von Konsonantenverbindungen und Auslassung finaler Konsonanten. Eine vollständige Liste der Prozesse ist in Tabelle 3.3 aufgeführt.

Die in Kapitel 1 beschriebene Studie von Möhring (1938) soll hier noch einmal erwähnt werden. Er untersuchte die Fehleranfälligkeit der Laute im Deutschen bei ca. 2000 Kindern mit Sprachauffälligkeiten und beschrieb daraufhin eine Hierarchie der Bildungsschwierigkeitsgrade, begründet auf der Prozentrate der inkorrekten Produktionen. Seine drei Gruppen an Schwierigkeitsgraden finden sich in Kapitel 1, S. 41.

Keine dieser drei Studien hatte zum primären Ziel, Kinder mit Aussprachestörungen in Untergruppen zu klassifizieren. Die Studie von Romonath (1991) sollte ursprünglich herausfinden, ob eine klare Differenzierung zwischen aussprachegestörten Kindern und sprachunauffälligen Kindern mit Hilfe von phonologischen Prozessen möglich sei. Da es sich bei der Kontrollgruppe um altersparallelisierte Kontrollkinder handelte, standen keine Daten von Kindern zur Verfügung, die jünger waren als 5;3 Jahre. Nur so wäre es möglich gewesen zu untersuchen, ob die Prozesse der sprachauffälligen Kinder denen jüngerer Kinder ähnelten. Die Studie von Hacker & Weiß (1986) beinhaltete überhaupt keine Kontrollgruppe. Aufgrund von nicht existierenden Normdaten für das Deutsche war es demnach nicht möglich zu entscheiden, ob die getesteten Kinder sich aufgrund ihrer Prozesse in Untergruppen einteilen ließen.

3.10 Differenzialdiagnostische Maßnahmen

3.10.1 Anamnestische Daten

Die Differenzialdiagnostik kindlicher Aussprachestörungen bedingt die Existenz von verschiedenen Untersuchungsmaterialien. Geht man von Differenzialdiagnostikkriterien aus ätiologischer Sicht aus, so sind im Wesentlichen (neben dem sprachlichen Befund) ein ausführlicher Elternfragebogen und eventuell sogar Akteneinsicht in medizinische Voruntersuchungen notwendig. Eine Abklärung des Hörvermögens und des Mittelohrzustands ist in jeglicher Hinsicht unabdingbare Voraussetzung für eine beginnende Behandlung. Ein Anamnesebogen, der sich als tauglich für den logopädischen Praxisalltag zur Erhebung der Anamnese von kindlichen Sprech- und Sprachstörungen erwiesen hat, findet sich in Anhang II. Er beinhaltet folgende Unterpunkte:

- Grund der Anmeldung
- Schwangerschafts- und Geburtsverlauf
- Orofaziale Entwicklung
- Motorische Entwicklung
- Sprachliche Entwicklung
- Spielentwicklung/Spielverhalten
- Sprache in der Familie
- HNO-/sonstige Erkrankungen
- Psychosoziale Situation des Kindes
- Zusammenfassung des Befunds und vorgesehene Maßnahme

Das Buch „Anamnese in der Sprachtherapie“ (Korntheuer, Gumpert, Vogt, 2014) enthält eine auf der Grundlage dieses Anamnesebogens erweiterte ICF-geleitete Version des Anamnesebogens mit ausführlichen Erläuterungen.

3.10.2 Traditionelle Diagnostikverfahren

Zum Erfassen des sprachlichen Standes eines Kindes, das mit Verdacht auf eine Aussprachestörung an einen Logopäden überwiesen wird, existieren in Deutschland eine ganze Anzahl von nicht standardisierten Befundmitteln, die sich in zwei Kategorien einteilen lassen. Zur ersten Kategorie gehören diejenigen Materialien, die darauf abzielen, mit je einem Zielwort einen Konsonanten oder eine Konsonantenverbindung in einer bestimmten Wortposition zu überprüfen. Das Kind benennt dazu ein Bild und der Untersucher notiert die Realisation des Ziellautes. Diese Materialien sind *segmentorientiert*, das bedeutet, es ist allein von Interesse, was mit einem bestimmten Laut in einer Position passiert, unabhängig vom Wortkontext. Oft ist dabei auch unerheblich, was mit diesem Segment passiert, sondern es zählt nur, ob eine Fehlrealisation an sich auf einem spezifischen Segment auftritt. Bekannt sind solche nicht standardisierten Prüfmaterialien unter Begriffen wie *Lautbefund*, *Lautstatus*, *Lautprüftreppe*, *Artikulationstest*, etc. (siehe Teumer, 1988). Sie sind als Bestandteil der logopädischen Diagnostik sehr beliebt, unter anderem deshalb, weil sie schnell und einfach durchzuführen und auszuwerten sind. In den meisten Fällen verwenden Therapeuten ihre eigenen, privaten Bögen. Obwohl in den letzten 10-20 Jahren deutliche Kritik an diesen Verfahren geäußert wurde (Rösel, 1983, 1984; Teumer, 1988; Romonath, 1993), sind sie bis heute am häufigsten im Einsatz.

3.10.3 Aktuelle Verfahren zur Ermittlung phonologischer Prozesse

Zur zweiten Kategorie zählen die Untersuchungsmaterialien, deren primäres Ziel es ist, die phonologischen Prozesse eines Kindes darzustellen. In den letzten Jahren sind verschiedene *prozessorientierte* Materialien entwickelt worden:

- PAPP – Pyrmonter Analyse Phonologischer Prozesse (Babbe, 1993),
- Logo-Ausspracheprüfung (Wagner, 1994),
- ADD – Aachener Dyslalie Diagnostik (Stiller, 1994; Stiller & Tockuss, 1998),
- AVAK – Analyseverfahren zu Aussprachestörungen bei Kindern (Hacker & Wilgermein, 1998),
- Patholinguistische Diagnostik von Sprachentwicklungsstörungen (Kauschke & Siegmüller, 2002).

Diese Verfahren unterscheiden sich in ihrer Durchführung nicht wesentlich von den traditionellen Prüfverfahren. Bis auf das Verfahren von Babbe (1994), bei dem Situationsbilder mit zu benennenden Prüfitems verwendet werden, werden in allen anderen Verfahren Einzelbilder verwendet, die das Kind benennen soll. Dabei sind in der Regel die Zielitems so ausgewählt, dass jedes Phonem des Deutschen in jeder möglichen Wortposition mindestens 1-2x überprüft wird. Zusätzlich untersuchen alle Verfahren zumindest die wortinitialen Konsonantenverbindungen.

Der wesentliche Unterschied zu den traditionellen Verfahren beginnt bei der Datennotierung: Die vollständige Äußerung des Kindes wird schriftlich festgehalten, bei einigen Verfahren wird ausdrücklich die phonetische Transkription verwendet (z.B. Fox, 2002). Zur Analyse der Daten werden alle phonologischen Prozesse, die das Kind zeigt, notiert, wobei sich die Verfahren besonders in ihrer Detailiertheit bei der Beschreibung der phonologischen Prozesse unterscheiden. Die meisten Verfahren bieten eine Anzahl zusätzlicher Analysebögen, die z.B. genutzt werden können, um genau zu bestimmen, bei welchen Phonemen welche Prozesse auftreten. Je nach Autor sind die zusätzlichen Analysen notwendig oder fakultativ.

Da schon eine Prozessanalyse für die meisten Praktiker aufwendiger ist, als einen Lautprüfbogen durchzuführen, blieb es meistens bei einem einmaligen Versuch und man kehrte zu seinen alten Diagnostikmaterialien zurück. Neben dem Zeitaufwand ergibt sich ein zusätzliches Problem. Die Autoren der Materialien erklärten, dass sich aus den Analysen ein Therapieansatz ableiten ließe, beschrieben aber diesen Vorgang in der Regel nicht. Somit bot sich für den Kliniker eine aufwendige Datenanalyse, der aber keine Interpretation folgte, sodass die Therapieplanung so willkürlich blieb wie bei den herkömmlichen Materialien.
Um diesem Problem Abhilfe zu schaffen, wurde die ***PLAKSS – Psycholinguistische Analyse Kindlicher Sprechstörungen*** (Fox, 2002; vollständig überabeitet PLAKSS II, Fox-Boyer, 2014b) entwickelt. Auch wenn es sich hier erneut um ein Bilderbenennverfahren handelt, so bietet PLAKSS II folgende Vorteile:

- Sie orientiert sich (auf allen Analysebögen) an Normdaten, sodass bei der Auswertung sofort deutlich wird, ob ein Kind physiologische Prozesse zeigt, ob diese altersgemäß sind oder ob das Kind pathologische Prozesse verwendet.
- Sie bietet Altersangaben für Phon- und Phoneminventarentwicklung und für das Auftreten phonologischer Prozesse, die mit dem gleichen Material erhoben wurden (Fox & Dodd, 1999; nach 1999: Fox-Boyer, 2014a; Fox-Boyer & Schäfer, 2015, siehe Kapitel 2).
- Die Normdaten zeigen deutlich, dass eine sehr ins Detail gehende Analyse der phonologischen Prozesse nicht notwendig ist (es ist z.B. nicht erforderlich, die Art der Assimilation zu beschreiben, sondern nur, dass es sich um eine Assimilation an sich handelt).

- Sie orientiert sich an dem Klassifikationsmodell von Dodd (1995) und bietet damit eine sofortige Interpretation der Daten und infolgedessen ausgewiesene Hinweise auf die anzuwendende Therapie.
- Sie bietet einen 25-Wörter-Test zur Abklärung einer eventuellen Inkonsequenz.
- Alle weiteren Analysebögen sind fakultativ.

3.10.4 Der Konflikt von Benenntests und Spontansprach-erhebung

Wie bereits beschrieben, verwenden die meisten Verfahren zu benennende Bilditems. In der Literatur besteht zurzeit kein Konsens darüber, ob Bildbenennverfahren einer Spontanspracherhebung vorzuziehen sind oder umgekehrt. Ein wesentlicher Vorwurf mancher Autoren ist, dass Benennaufgaben keiner natürlichen Kommunikationssituation entsprechen und nicht motivierend seien (vgl. Rösel, 1983, S. 51; Romonath, 1993, S. 188). Aus klinischer Sicht kann hingegen argumentiert werden, dass eine Untersuchungssituation nie den Anspruch hat, eine natürliche Kommunikationssituation zu sein und dass es gerade für Kinder, die auch syntaktische Schwierigkeiten haben, einfacher und motivierender ist, nur einzelne Wörter sagen zu müssen. Des Weiteren kann nach der Durchführung von Hunderten von Benenntests berichtet werden, dass die Kinder diese Tests oft nutzen, um stolz zu zeigen, was sie alles wissen. Die Frage ist, ob solche pädagogischen Gesichtspunkte von Bedeutung sind und ob es linguistische Gründe (z.B. Fehlerqualität) gibt, die es sinnvoller erscheinen lassen, eine aufwendigere Spontanspracherhebung dem Benennen vorzuziehen.

Ein wesentlicher Kritikpunkt an Spontansprachanalysen liegt darin, dass sie für den klinischen Alltag zu zeit- und arbeitsaufwendig sind und einen Einfluss auf das Datenmaterial haben, d.h. darauf, ob wirklich alle Phoneme einer Sprache in allen möglichen Wortpositionen und Verbindungen untersucht werden können. Dennoch sehen einige Autoren in ihnen einen Vorteil, denn sie berichten von unterschiedlichen Ergebnissen bei Kindern, mit denen sowohl Spontanspracherhebungen als auch Benennverfahren durchgeführt wurden. Laut ihrer Aussage fanden sich in der Spontansprache eine Anzahl von Prozessen häufiger als im Benennen. Andere Autoren widerlegten dies und zeigten, dass die Art der Prozesse identisch war (Zusammenfassung der Studien siehe Wolk & Meisler, 1998). Laut Fox & Dodd (2001) trifft dies

auch für Erhebungen bei deutschsprachigen Kindern zu, solange ein Kind keine Inkonsequente Phonologische Störung oder eine verbale Entwicklungsdyspraxie zeigt. Es konnte gezeigt werden, dass zwar die Fehleranzahl bei Spontanspracherhebungen steigt, sich aber die Fehlerqualität nicht ändert. Das bedeutet, dass ein Kind die gleichen phonologischen Prozesse wie beim Benenntest verwendet, diese aber eventuell häufiger auftreten.
Ein weiterer Nachteil von Spontanspracherhebungen liegt laut Wolk & Meisler (1998) darin, dass sehr unverständliche Kinder zu gut bewertet werden: Da dem Zuhörer nicht bekannt ist, wovon das Kind erzählt, kann es passieren, dass besonders veränderte Wörter nicht gewertet werden, da der Zuhörer das Zielwort nicht identifizieren konnte.

Nach Durchsicht aller Studien, die sich mit diesem Thema befasst haben, und nach Auswertung eigener Ergebnisse aus einer Studie an 13 Kindern schlussfolgerten Wolk & Meisler (1998), dass die Spontanspracherhebung möglicherweise eine ideale Methode der Sprachanalyse für Aussprachestörungen darstellt, dass „aber eventuell ein sorgfältig konstruierter Benenntest das kindliche phonologische System noch genauer untersuche und dem Untersucher die Möglichkeit gäbe, einen maximalen Umfang an Kontrolle über das Transkript und damit die Ausführlichkeit des Datenmaterials zu bieten“ (S. 306).

Zusammenfassend kann zur Primärdiagnostik von Aussprachestörungen Folgendes gesagt werden:

- Es ist nicht nötig, zu diagnostischen Zwecken eine Spontanspracherhebung zu machen.
- Ein Benenntest sollte so konstruiert sein, dass alle Phoneme einer Muttersprache in allen Wortpositionen mindestens 1-2x überprüft werden können.
- Das Material sollte alle darstellbaren wortinitialen und einige wortfinale Konsonantenverbindungen beinhalten.
- Das Material sollte einen 25-Wörter-Test enthalten, der 1-5-silbige Wörter auflistet, die Kinder häufig falsch aussprechen, mit dem eine eventuelle Inkonsequenz in der Wortrealisation festgestellt werden kann.
- Die vollständigen Äußerungen des Kindes müssen notiert und analysiert werden.
- Eine Notierung der Daten mit Hilfe von phonetischer Transkription erscheint äußerst sinnvoll.

- Eine Prozessanalyse ist nicht nötig (erübrigt sich), wenn ein Kind zu mehr als 40% inkonsequent in seiner Wortrealisation ist (Ergebnis 25-Wörter-Test). In diesem Fall ist das Kind inkonsequent, was bedeutet, dass bei Wiederholung des Benenntests bedingt durch die Inkonsequenz andere Prozesse auftreten würden. **Inkonsequente Kinder zeigen keine regelhaften Prozesse!**
- Bei einer Interpretation nach Dodd (1995) ermöglicht die Prozessanalyse zusammen mit dem 25-Wörter-Test eine individuell auf das Kind zugeschnittene Therapieplanung (siehe Kapitel 7).
- Ausgehend davon, dass jeder Untergruppe von Aussprachestörung nach Dodd ein spezifisches bekanntes Defizit zugrunde liegt, erübrigt es sich, eine tiefer gehende Diagnostik der Aussprachestörung mittels mundmotorischer Untersuchungen oder Untersuchungen zur phonologischen Bewusstheit oder Phonemdiskrimination durchzuführen.

3.11 Zusammenfassung

Dieses Kapitel hatte zum Ziel, grundlegende Fragestellungen zum Thema Terminologie, Klassifikation und damit verbunden zur Diagnostik kindlicher Aussprachestörungen zu evaluieren. Es zeigte sich, dass die Terminologie nicht nur innerhalb Deutschlands, sondern auch innerhalb der vornehmlich angloamerikanischen Literatur nicht einheitlich ist, d.h. eine Vielzahl von Termini und dazugehöriger Definitionen besteht. Dies ist zum einen Ausdruck der verschiedenen Sichtweisen der Aussprachestörungen zu verschiedenen Zeitpunkten der Forschung und Therapie, aber vor allem auch ein Ausdruck der Heterogenität der Gruppe aussprachegestörter Kinder. Es besteht ein Konsens darüber, dass Kinder mit Aussprachestörungen keine homogene Gruppe bilden. Des Weiteren geht man heute davon aus, dass die Heterogenität der Gruppe durch die Möglichkeit verschiedenster Störungsstellen im Sprechverarbeitungsprozess zustande kommt. Aus diesem Grund wurde ein Modell zur Sprechverarbeitung ausführlich vorgestellt. Über die sinnvollste Art der Klassifikation und die Fragestellung, ob Kinder mit Aussprachestörungen in Untergruppen klassifiziert werden können, besteht allerdings große Uneinigkeit. Die verschiedenen Gedanken und Ansätze zu diesem Thema wurden vorgestellt und ihre Vor- und Nachteile erläutert. Insbesondere wurde untersucht, inwieweit sich Hypothesen über Klassifikationsansätze empirisch belegen lassen. In der Literatur werden vornehmlich zwei Klassifikationsmodelle

diskutiert, zum einen ein psycholinguistisches Modell nach Dodd (1995) und zum anderen ein ätiologisches Modell nach Shriberg (1994). Beide Modelle wurden vorgestellt und die verfügbaren empirischen Studien zu ihrem Beleg aufgezeigt, wobei beide sprachenunabhängig sein sollten und sich daher ihre Validität durch interlinguistische Studien nachweisen lassen sollte. Ein Versuch, dieses nachzuweisen, soll in den folgenden Kapiteln 4 und 5 geschehen.
Zum Abschluss des Kapitels wurden Betrachtungen über die für eine Diagnostik von Aussprachestörungen notwendigen Informationen und Instrumentarien angestellt. Es wurde dargelegt, dass Diagnostikmaterialien, die auf eine Prozessanalyse abzielen und sich an Normdaten zur Sprechentwicklung sowie an einem Klassifikationsmodell wie dem von Dodd (1995) orientieren, für die Therapieplanung am effektivsten sind. Darüber hinaus wurde ebenfalls die Notwendigkeit einer genauen Anamnese betont.

Antworten zu den Übungen in Kapitel 3

Zu 3.1 Auditive Verarbeitung, Diskrimination Sprechen/Nichtsprechen, phonologisches Wiedererkennen, motorisches Programmieren, motorisches Programm, motorisches Planen, motorische Ausführung.

Zu 3.2 Semantische Repräsentation, motorisches Programm, motorisches Planen, motorische Ausführung.

Zu 3.3 Auditive Verarbeitung, Diskrimination Sprechen/Nichtsprechen, phonologisches Wiedererkennen, phonologische Repräsentation, ggf. auch die semantischen Repräsentationen.

Zu 3.4 Die Fähigkeiten des motorischen Planens können beispielsweise mittels Nachsprechen von Realwörtern, Nachsprechen von Sätzen oder der Synthese silbisch vorgegebener Realwörter überprüft werden. Sinnvoll ist darüber hinaus, das Kind auch Pseudowörter nachsprechen zu lassen. Sind seine Leistungen hier deutlich schlechter als beim Nachsprechen von Realwörtern, gibt dies Hinweis darauf, dass das Defizit auf der Ebene des motorischen Programmierens und nicht auf der des motorischen Planens lokalisiert ist. Natürlich ist es auch wichtig, die oralen Strukturen zu untersuchen, um auszuschließen, dass beispielsweise eine Dysarthrophonie oder eine Lippen-Kiefer-Gaumenspalte Ursache der Störung ist.

Zu 3.5 Ein Zugriff auf die phonologischen Repräsentationen ist bei der auditiven Diskrimination von Realwörtern notwendig, nicht jedoch bei der auditiven Diskrimination von Pseudowörtern. Sinnvoll wäre es demnach zur Beantwortung dieser Frage, sowohl Minimalpaare auf Realwortebene als auch auf Pseudowortebene auditiv diskriminieren zu lassen. Sollte das Kind keine Schwierigkeiten bei der Diskrimination von Pseudowörtern zeigen, so kann davon ausgegangen werden, dass die phonologische Wiedererkennung intakt ist.

Zu 3.6 Hier gibt es verschiedene Möglichkeiten, die im Einzelnen nicht alle aufgeführt werden können. Die folgenden Möglichkeiten werden daher nur exemplarisch vorgestellt. Eine erste Orientierung bezüglich der Fähigkeiten der Inputverarbeitung ist möglich, indem dem Kind Pseudowortpaare auditiv vorgegeben werden und es entscheiden soll, ob diese gleich oder verschieden sind (zum Beispiel [kabil] versus [tabil]. Wenn das Kind hierzu auch bei komplexen Pseudowörtern in der Lage ist, ist es relativ unwahrscheinlich, dass gravierende Defizite in der Inputverarbeitung bestehen. Macht es dagegen viele Fehler, muss in der weiterführenden Diagnostik genauer untersucht werden, auf welcher Ebene der Inputverarbeitung das Defizit lokalisiert ist. Eine Aufgabe, anhand der die Leistungen im Bereich der phonologischen Repräsentationen untersucht werden können, wäre beispielsweise die Richtig-Falsch-Beurteilung auditiv vorgegebener Realwörter. Im Falle einer hohen Fehlerquote bei dieser Aufgabe müsste dann in der weiteren Diagnostik sichergestellt werden, dass diese Schwierigkeiten nicht bereits aus Defiziten auf einer früheren Ebene der Inputverarbeitung resultieren. Die Fähigkeiten der Outputgenerierung schließlich können beispielsweise im Rahmen eines Benenntests untersucht werden. Können Input- und Speicherdefizite anhand der vorausgegangenen Tests ausgeschlossen werden, spricht ein hoher Prozentsatz inkorrekter Phoneme beim Benennen dafür, dass das Defizit im Bereich der Outputgenerierung besteht. In der weiteren Diagnostik müsste nun untersucht werden, in welchem Teilprozess der Outputgenerierung die Ursache für die Schwierigkeiten liegt.

Zu 3.7 Die guten Leistungen bei der auditiven Diskrimination und der stillen Anlautzuordnung sprechen dafür, dass die Störungsebene weder im Bereich der Inputverarbeitung noch in der phonologischen Repräsentation zu suchen ist. Weiterhin spricht gegen ein Defizit auf der Ebene des motorischen Programmierens, des motorischen Planens und der motorischen Ausführung, dass das Nachsprechen von Pseudowörtern gelingt. Angesichts der isolierten Schwierigkeiten dieses Kindes bei der Produktion von Realwörtern liegt die Vermutung nahe, dass das kausale Defizit im Bereich der motorischen Programme im mentalen Lexikon lokalisiert ist.

Zu 3.8 Das Defizit liegt vermutlich auf der Ebene des phonologischen Wiedererkennens. Hier werden sprachliche Reize mit vertrauten phonologischen Mustern verglichen und entschieden, ob sie der Muttersprache angehören oder nicht. Da Geräusche sicher von sprachlichen Reizen unterschieden werden und auch das periphere Hören intakt ist, liegt das Defizit sicher nicht auf der Ebene der peripheren Verarbeitung oder der Ebene der Diskrimination von Sprechen und Nichtsprechen. Möglicherweise hat das Kind das phonologische Regelsystem der Muttersprache nicht präzise und vollständig abstrahiert, sodass der Abgleich des Inputs mit zielsprachgemäßen phonologischen Mustern nicht möglich ist.

Zu 3.9 Das Kind zeigt den physiologischen phonologischen Prozess der Vorverlagerung der Sibilanten /ʃ/ und /ç/, gekoppelt mit einer Artikulationsstörung, die sich durch die Interdentalität von /s/ und /z/ äußert. Je nach Alter des Kindes muss der phonologische Prozess der Vorverlagerung als altersgemäß oder als verzögert (Phonologische Verzögerung) eingeordnet werden.

Zu 3.10 Das Kind zeigt physiologische Prozesse (Vorverlagerung, Reduktion von CC), aber auch einen pathologischen Prozess (die Plosivierung aller Frikative ist pathologisch). Aufgrund der Inkonsequenzrate von nur 22% liegt also eine Konsequente Phonologische Störung vor.

Zu 3.11 Die hohe Inkonsequenzrate spricht dafür, dass bei diesem Kind eine Inkonsequente Phonologische Störung vorliegt. Eine phonologische Prozessanalyse ist in diesem Fall nicht notwendig, da das Kind aufgrund seiner Inkonsequenz jedes Mal ein anderes Ergebnis im Benenntest zeigen wird. Sein Problem ist gerade, Wörter immer anders auszusprechen, sodass es nicht zu einem phonologischen Regelsystem im Output kommen kann.

Zu 3.12 Im Alter von 3;6 Jahren sind zumindest zwei Prozesse noch altersgemäß, der Prozess der Vorverlagerung der Velare ist aber gerade nicht mehr altersgemäß. Da es immer zu kleinen zeitlichen Variationen im Sprecherwerb kommen kann, ist es ratsam, das Kind in einem halben Jahr wieder anzuschauen und dann zu gucken, ob die Prozesse sich von alleine gegeben haben oder ob eine Therapie notwendig wäre (beginnend mit dem Prozess der Vorverlagerung). Ist das Kind allerdings schon 6;4 Jahre alt, dann liegt eine eindeutige Phonologische Verzögerung vor, die der Behandlung (aufgrund des Alters so schnell wie möglich) bedarf.

Zu 3.13 Im Bereich der motorischen Ausführung.

Zu 3.14 Im Bereich der phonologischen Wiedererkennung und damit gekoppelt im Bereich der phonologischen Speicherung. Die phonologische Wiedererkennung ist für die genaue Analyse von Sprachlauten zuständig, eine Fähigkeit, die der phonologischen Bewusstheit zugrunde liegt. Aufgrund der unzureichenden Analyse kommt es zu falschen Speicherungsmustern im Bereich der phonologischen Speicherung.

Kapitel 4 Das Klassifikationsmodell von Dodd im Deutschen

Wie bereits im letzten Kapitel beschrieben, existieren verschiedene Ansätze zur Klassifikation kindlicher Aussprachestörungen. In den folgenden Kapiteln (4 + 5) soll untersucht werden, ob sich die beiden am häufigsten erwähnten Modelle auf deutschsprachige Kinder anwenden lassen, was unter anderem die Universalität der Modelle unterstützen würde.

4.1 Untersuchung zur Übertragbarkeit des Modells von Dodd (1995)

Mit Hilfe von 110 Kindern, die mit Verdacht auf Aussprachestörungen an Logopäden überwiesen wurden, wurde untersucht, ob das Klassifikationsmodell von Dodd (1995) in der deutschen Sprache sinnvolle Anwendung finden kann (Fox & Dodd, 2001*). Folgende Hypothesen wurden zu Beginn der Untersuchung aufgestellt:

- Deutschsprachige Kinder mit Aussprachestörungen lassen sich in die von Dodd (1995) beschriebenen Untergruppen: Artikulations-/Phonetische Störung, Phonologische Verzögerung, Konsequente Phonologische Störung, Inkonsequente Phonologische Störung entsprechend der festgelegten Kriterien (siehe Kapitel 3, S. 114ff.) einteilen.
- Die Verteilungsraten innerhalb der Untergruppen sollten denen aus anderen Studien entsprechen.

4.2 Methodik

4.2.1 Probanden

Die Kinder, die an dieser Studie teilnahmen, waren 2;7-7;7 Jahre alt und wuchsen alle in Hamburg oder Schleswig-Holstein auf. Die meisten Kinder (N = 79) wurden innerhalb von einem achtmonatigen Zeitraum an zwei logopädische Praxen überwiesen oder wurden im Rahmen der Normdatenstudie (Fox & Dodd, 1999, siehe Kapitel 2) von den Kindergärten (N = 31) an die Versuchsleiterin überwiesen. Alle erfüllten folgende Auswahlkriterien:

- Überweisung wegen des Verdachts auf Aussprachestörung
- Monolingual mit Deutsch aufwachsend
- Keine bisherige logopädische Behandlung
- Keine sensorischen, organisch-motorischen, kraniofazial anatomischen Auffälligkeiten, die Aussprachestörungen bedingen und keine Intelligenzminderungen
- Keine Hörstörung zum Zeitpunkt der Untersuchung

Einhundert Kinder nahmen schließlich an der Studie teil. Zehn mussten aus folgenden Gründen ausgeschlossen werden: Ein Kind wollte nicht sprechen; zwei Kinder hatten ein zu geringes Vokabular für eine ausreichende Sprachprobe; sieben Kinder zeigten eine unauffällige Sprachentwicklung. Die Untersuchungsgruppe bestand aus 63 Jungen und 37 Mädchen, ein Verhältnis von 2:1, wie es meist in der Literatur beschrieben wird (Romonath, 1991).

4.2.2 Versuchsaufbau

Alle Kinder wurden innerhalb einer Sitzung einzeln in Begleitung der Eltern in einem ruhigen Raum getestet, wobei die Testsituation vier Teile beinhaltete: Anamnese, Untersuchungsaufgaben, Freispiel und Elternberatung. Die Untersuchungsaufgaben bestanden aus zwei Teilen: einem Bilderbenenntest und dem 25-Wörter-Test.

Bilderbenenntest

Der Bilderbenenntest (PLAKSS, 2002) hatte zum Ziel, genügend Sprachmaterial zu erhalten, um eine Prozessanalyse zu ermöglichen. Er bestand aus 99 Testitems, die alle Phoneme der deutschen Sprache in allen Wortpositionen und zusätzlich alle wortinitialen Konsonantenverbindungen bis auf /pl/ und /pʁ/ mindestens einmal überprüften.

25-Wörter-Test

Eine deutsche Version des 25-Wörter-Tests nach Dodd (1995) wurde entwickelt und diente zur Überprüfung der Wortrealisationskonsequenz. Dieser Test ist von differenzialdiagnostischer Relevanz bei der Differenzierung von

Konsequenten und Inkonsequenten Phonologischen Störungen. Er besteht aus 25 Wörtern, die für Kinder oft Ausspracheschwierigkeiten beinhalten. Die Wörter waren alle im Bilderbenennverfahren enthalten und mussten von den Kindern innerhalb der Sitzung noch zweimal benannt werden.

Spontansprachaufnahme
Am Ende der Stunde wurde eine Spontansprachaufnahme während einer Freispielsituation erstellt.

Die Sitzungen wurden mit Hilfe eines Sony Professional Micro Stereo Recorders aufgenommen. Alle Äußerungen des Kindes wurden online, das bedeutet während der Untersuchung, und im Nachhinein noch einmal vom Band mit Hilfe des Internationalen Phonetischen Alphabets transkribiert.
Die Eltern wurden gebeten, einen Fragebogen über die Entwicklung ihres Kindes auszufüllen und ihr Einverständnis zur anonymen Verwendung der Daten zu geben.

4.2.3 Analyse der Ergebnisse

Die Ergebnisse der Kinder wurden in zweifacher Hinsicht ausgewertet. Zum einen wurde untersucht, ob diese Kinder sich nach den Kriterien des Klassifikationsmodells (Dodd, 1995) in die vier Untergruppen einteilen ließen und ob dies in ähnlicher prozentualer Verteilung geschehen würde, die man für andere Sprachen festgestellt hatte. Die Klassifikationskriterien waren: Die Zuordnung zur Gruppe *Phonologische Verzögerung* erfolgte, wenn ein Kind nur physiologische Prozesse (siehe Kapitel 2) zeigte, wovon mindestens ein Prozess nicht mehr altersgemäß war. Ein Kind wurde der Gruppe *Artikulationsstörung* zugeordnet, wenn es ausschließlich phonetische Veränderungen zeigte, die phonemische Kontraste nicht berührten. Die *Konsequente Phonologische Störung* bedingt das Auftreten von mindestens einem pathologischen (nicht in der physiologischen Entwicklung vorkommend, siehe Kapitel 3, S. 117) Prozess. Für die Zuordnung zur *Inkonsequenten Phonologischen Störung* mussten mindestens 40% der Wörter des 25-Wörter-Tests unterschiedlich realisiert worden sein (pro Item mussten mindestens 2 von 3 Äußerungen unterschiedlich sein).
Zum anderen wurde eine linguistische Analyse der einzelnen Kinder vorgenommen, wobei folgende Faktoren untersucht wurden:

Die Anzahl der phonologischen und artikulatorischen Prozesse: Ein Prozess wurde bei einem Kind als bestehend gewertet, wenn er öfter als zweimal bei zwei verschiedenen lexikalischen Items im Bilderbenennverfahren auftrat.

Die Wortrealisationskonsequenzrate: Es wurde ein Prozentwert ermittelt, der die Anzahl der unterschiedlich realisierten Wörter innerhalb des 25-Wörter-Tests im Verhältnis zu der Gesamtzahl der Testwörter (25) bestimmte (Items des 25-Wörter-Tests siehe Anhang I-B).

Das Phonetische Inventar: Die Art und Anzahl der mindestens zweimal vom Kind korrekt verwendeten Phone innerhalb des Bilderbenennverfahrens wurden ermittelt.

Das Phonemische Inventar: Ein Phonem wurde als vom Kind erworben gewertet, wenn es während des Bilderbenennverfahrens zumindest zu 66,7% (d.h. in zwei Drittel aller Fälle) korrekt realisiert wurde.

Der Prozentwert der inkorrekt gebildeten Phoneme und Konsonanten (PPI, PPK): Es wurde die Anzahl der inkorrekt gebildeten Konsonanten und Phoneme im Verhältnis zur Gesamtanzahl der Konsonanten/Phoneme innerhalb des Bilderbenennverfahrens ermittelt.

Die Kinder wurden mit Referenz auf die Daten von 177 sprachunauffälligen Kindern im Alter von 1;6-5;11 Jahren (siehe Kapitel 2) klassifiziert.

Zehn Prozent der Daten wurden von einer Phonetikerin mit Muttersprache Deutsch erneut mit Hilfe der Kassettenaufnahme transkribiert. Die Transkriptionsübereinstimmung mit der Versuchsleiterin betrug 96,2%. Des Weiteren wurde die Klassifikationsreliabilität überprüft, indem zwei unabhängige Personen gebeten wurden, 10% des Datenmaterials erneut den Untergruppen für Aussprachestörungen nach Dodd zuzuordnen: eine deutsche Logopädin, wenig vertraut mit dem Klassifikationsmodell und eine australische Logopädin, die sehr vertraut mit dem Vorgang war. Die Klassifikationsreliabilität mit der Versuchsleiterin betrug 94,7%.

4.3 Ergebnisse

4.3.1 Klassifikationsanalyse

Die Daten wurden dahin gehend analysiert, dass basierend auf den Kriterien für das Klassifikationsmodell nach Dodd (1995) versucht wurde, die Kinder in die beschriebenen vier Untergruppen einzuteilen. Es zeigte sich, dass 20 Kinder (20%) eine Artikulations-/Phonetische Störung aufwiesen, 51 Kinder (51%) eine Phonologische Verzögerung zeigten, 17 Kinder (17%) der Gruppe Konsequente Phonologische Störung und 12 Kinder (12%) der Gruppe Inkonsequente Phonologische Störung zugeordnet werden konnten (siehe Tabelle 4.1). Die individuellen Daten hinsichtlich des Auftretens der Prozesse bei jedem Kind finden sich in den Anhängen III A-C.

Verschiedene Studien haben bisher untersucht, ob sich das Klassifikationsmodell von Dodd auf andere Sprachen als das Englische anwenden lässt. Insgesamt konnten die Ergebnisse bestätigen, dass sich die Klassifikationskriterien anwenden ließen, wenn man davon absieht, dass Goldstein (1996) die Kinder nicht auf Inkonsequenz testete. Zusätzlich zeigte sich, dass sich die Verteilungsverhältnisse (Prozent pro Untergruppe) Sprachen übergreifend ähneln, wie aus Tabelle 4.2 ersehen werden kann. Da nur sehr wenige Kinder im Türkischen getestet wurden (N = 10), kann hier keine Verteilung präsentiert

Tabelle 4.1 Probandeninformation

	Artikulation	Verzögerung	Konsequent	Inkonsequent	Total
Anzahl und % Kinder	20	51	17	12	100
Anzahl und % Kinder wenn ein isolierter Sigmatismus interdentalis ausgeschlossen wird *	4 = 4,8%	51 = 61%	17 = 20,2%	12 =14.3%	84 =100%
Anzahl der Kinder mit zusätzlicher Artikulationsstörung	NA	23	10	3	
Jungen	13	31	12	7	63
Mädchen	7	20	5	5	37
x̄ Alter	5;9	5;1	4;9	4;2	5;0

NA = nicht adäquat

* Es wurde schon in Kapitel 2 die Frage gestellt, ob der isolierte Sigmatismus interdentalis als Aussprachestörung oder eher als eine Variation der Norm zu werten ist. Aus diesem Grund wurde einmal die Anzahl der Kinder mit und einmal ohne isoliertem Sigmatismus gewertet.

werden. Für das Deutsche werden in Tabelle 4.2 zwei Säulen an Daten präsentiert, einmal die Verteilung unter Einschluss und einmal unter Ausschluss der Kinder, die einen isolierten Sigmatismus aufwiesen.

Tabelle 4.2 Interlinguistischer Vergleich des Verteilungsmusters der Untergruppen laut Dodd (1995)

	Englisch	Kantonesisch	Putonghua	Spanisch	Deutsch	
Anzahl Kinder	55	17	33	20	100	84
Artikulation	14%	12%	3%	10%	20%	5%
Verzögerung	58%	47%	55%	65%	51%	61%
Konsequent	12%	29%	24%	25%	17%	20%
Inkonsequent	16%	12%	18%	n.a.	12%	14%

Englisch (Dodd, 1995); Kantonesisch (So & Dodd, 1994);
Putonghua (Zhu Hua & Dodd, 2000b); Spanisch (Goldstein, 1996)

4.3.2 Linguistische Analyse

Hinsichtlich der linguistischen Analyse konnte festgestellt werden, dass deutliche Unterschiede zwischen allen vier Gruppen für die untersuchten Ebenen existieren. Tabelle 4.3 gibt einen Überblick über die Kinder pro Untergruppe, ihre phonologischen Prozesse, den Mittelwert der Inkonsequenzrate, die Anzahl der inkorrekten Phoneme und Konsonanten und der am häufigsten fehlgebildeten Phone und Phoneme.

Nur zwei Kinder zeigten einen Unterschied im Auftreten von phonologischen Prozessen im Vergleich von Spontansprache und Benennen. In beiden Fällen zeigte sich eine Vorverlagerung der Velare nur im spontanen Sprechen bei der Bildung der Partizipien ([dəlaufən] statt /gəlaufən/).

Aufgrund der Definitionen für die Untergruppen – wie in Tabelle 4.3 in den obersten Zeilen dargestellt – schließen sich die drei Gruppen Phonologische Verzögerung, Konsequente und Inkonsequente Phonologische Störung gegenseitig aus, wobei alle drei Störungen mit einer Artikulationsstörung einhergehen können.

Tabelle 4.3 Informationen über die Ergebnisse der Untergruppen

	Artikulation	Verzögerung	Konsequent	Inkonsequent
Artikulatorische Prozesse	*	*	*	*
Physiologische Prozesse		*	*	NA
Pathologische Prozesse			*	NA
x̄ Inkonsequenz	0%	13%	19%	59%
x̄ Anzahl der Prozesse	1,15	2,55	5,06	NA
x̄ PPI	7%	9%	19%	22%
x̄ z-Wert PPI	1,89	0.74	3.98	3.97
x̄ PKI	10%	14%	29%	35%
Häufigste fehlende Phone	s/z ts ʃ	s/z ts ʃ g k ŋ	s/z ts ʃ ç ʁ t d n pf	s/z ts ʃ ʁ pf v x
Häufigste fehlende Phoneme		ʃ g k ŋ	ʃ ts s/z ç f v pf d t n k g ʁ	alle außer m n ŋ p b ç

x̄ = Mittelwert, PPI = Prozentwert Inkorrekter Phoneme, PKI = Prozentwert Inkorrekter Konsonanten, NA = nicht adäquat, z-Wert = Normmittelwert sprachunauffälliger Kinder

Tabelle 4.3 zeigt, dass eine Art Schweregradhierarchie innerhalb der vier Gruppen festgestellt werden kann. Die Gruppe der ***Artikulations-/Phonetischen Störungen*** kann als die am leichtesten betroffene Gruppe gelten. Ihr gehörten 7 Mädchen und 13 Jungen im Alter von 4;8-7;8 Jahren an (Mittelwert des Alters 5;9 Jahre), die ausschließlich ein oder mehrere Phone fehlbildeten. Das bedeutet, dass nur ein bis zwei artikulatorische Prozesse (Sigmatismus interdentalis, addentalis oder lateralis, Schetismus lateralis) auftraten. Dabei kam es nicht zu phonemischen, sondern nur zu phonetischen Fehlbildungen, die die Laute /s/, /z/, /ts/ und /ʃ/ betrafen. Betrachtet man den Prozentwert der inkorrekten Phoneme (wertet man also alle phonetischen Fehlbildungen), dann zeigten sich ein bis zwei Standardabweichungen vom Mittelwert altersgleicher Kontrollkinder (z-Wert; siehe Abbildung 4.1). Die Inkonsequenzrate der Kinder betrug 0%.

Abbildung 4.1 Prozentwert inkorrekter Phoneme (PPI) für Artikulationsstörung

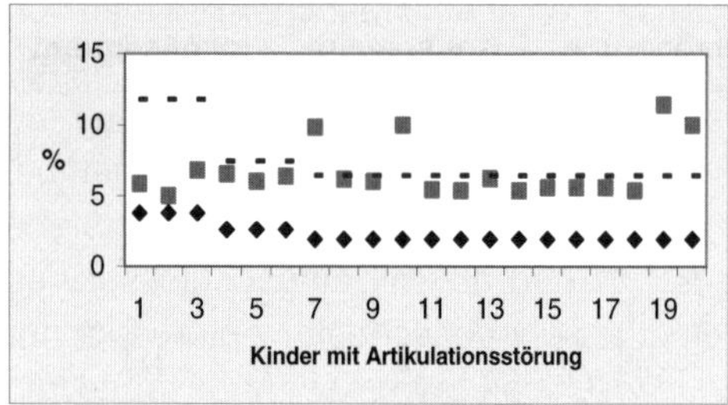

Abbildung 4.2 Prozentwert inkorrekter Phoneme (PPI) für Phonologische Verzögerung

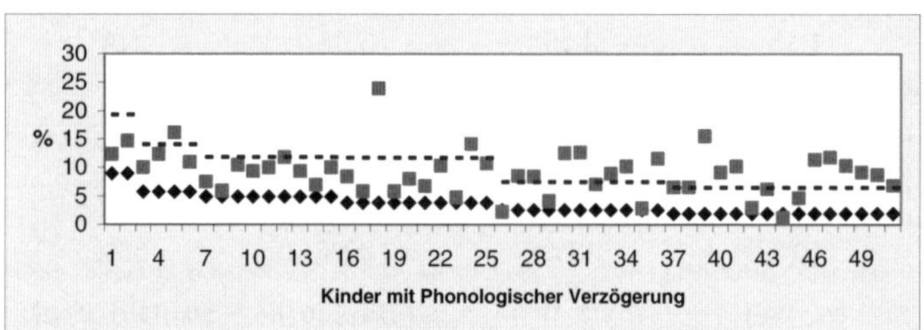

Abbildung 4.3 Prozentwert inkorrekter Phoneme (PPI) für Konsequente Phonologische Störung

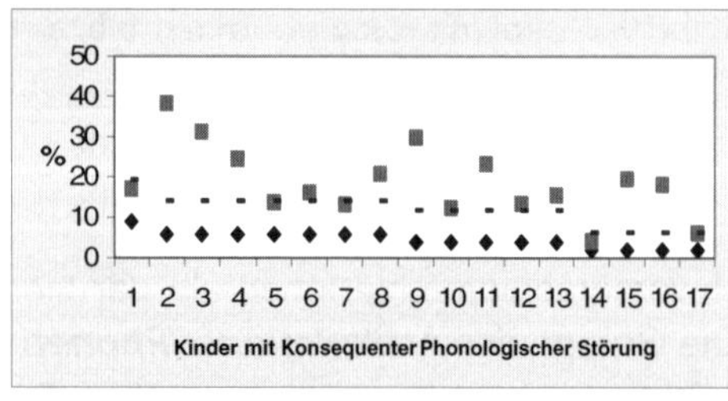

Abbildung 4.4 Prozentwert inkorrekter Phoneme (PPI) für Inkonsequente Phonologische Störung

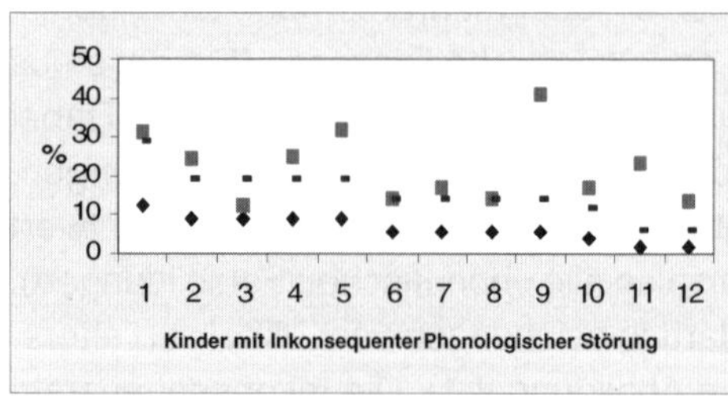

■ = PPI pro Proband ◆ = PPI altersgleicher Kontrollkinder ▬ = PPI Norm + 2x SA

Phonologische Verzögerungen machten den größten Anteil der Aussprachestörungen aus. Insgesamt 51 Kinder (31 Jungen und 20 Mädchen) im Alter von 3;3-7;9 Jahren (Mittelwert 5;1 Jahre) fielen in diese Untergruppe. Der Mittelwert inkorrekter Phoneme lag ein bis zwei Standardabweichungen unterhalb der von altersgleichen Kontrollkindern, wobei die Standardabweichungen bei Kindern älter als 5;3 Jahre bis auf 2-4 Standardabweichungen stiegen (siehe Abbildung 4.2). Wurden die Phone /s/, /z/ und /ts/ mit eingeschlossen, so zeigten 37 Kinder (73%) ein unvollständiges phonetisches Inventar, aber nur noch 26 (51%), sobald diese Phone ausgeschlossen wurden. Abgesehen von diesen drei Phonen waren die am häufigsten fehlenden Phone identisch mit den häufigsten fehlenden Phonemen / k g ŋ ʃ ç/. Der Inkonsequenzmittelwert lag bei 13%.
Die häufigsten phonologischen Prozesse waren Reduktion von Konsonantenverbindungen, Vorverlagerungen von Velaren und Sibilanten und zusätzlich trat der artikulatorische Prozess interdentale Realisation von /s z ts/ auf.

Insgesamt 17 Kinder (12 Jungen und 5 Mädchen) im Alter von 3;5-6;11 Jahren (Mittelwert 4;9 Jahre) wurden der Gruppe ***Konsequente Phonologische Störung*** zugeordnet. Der Inkonsequenzmittelwert der Gruppe lag bei 19%, der Mittelwert der inkorrekten Phoneme ebenfalls. Auch wenn dieser Mittelwert an sich hoch ist, so muss doch die große individuelle Variation hier beachtet werden: Einige Kinder lagen 1-2 Standardabweichungen über der Norm, während andere Standardabweichungen von 6-8 Einheiten zeigten (siehe Abbildung 4.3). Vierzehn Kinder (82%) hatten ein unvollständiges phonetisches und 15 Kinder (88%) ein unvollständiges phonemisches Inventar. Im Gegensatz zu der Gruppe der Kinder mit Phonologischen Verzögerungen muss gesagt werden, dass es keine bevorzugten Phoneme gab, die am häufigsten fehlgebildet wurden. Allerdings kann festgestellt werden, dass insbesondere alle Frikative und auch die Alveolare /d t n/ sehr anfällig waren.
Alle Kinder zeigten sowohl physiologische als auch pathologische phonologische Prozesse: Ein paar Kinder zeigten sehr ungewöhnliche Konsonantenverbindungsveränderungen und wurden daher auch als pathologisch eingestuft. Die häufigsten physiologischen und pathologischen Prozesse waren: Rückverlagerung der Alveolare /d t n/, Vorverlagerung der Velare, /f/ → [s] oder [θ] und Reduktion von Konsonantenverbindungen. Der artikulatorische Prozess Interdentalität trat ebenfalls oft auf.

Zwölf Kinder, 7 Jungen und 5 Mädchen, im Alter von 2;7-5;8 Jahren (Mittelwert 4;2) wurden der Gruppe ***Inkonsequente Phonologische Störung*** zugeordnet. Der Inkonsequenzmittelwert der Gruppe lag bei 59%. Eine Varianzanalyse, die die Inkonsequenzraten der vier Untergruppen miteinander verglich, ergab signifikante Unterschiede: $F(3,96) = 52{,}336$, $p < 0{,}001$. Post-hoc Analysen mit dem Student-Neuman-Keuls Test ergaben, dass die inkonsequente Gruppe sich signifikant von allen anderen Gruppen unterschied. Das gleiche Ergebnis zeigte sich für die Artikulationsstörung, die hochgradig konsequent war. Keine signifikanten Unterschiede konnten zwischen den Gruppen Phonologische Verzögerung und Konsequente Phonologische Störung festgestellt werden. Der Mittelwert der inkorrekten Phoneme in dieser Gruppe betrug 22%, was den höchsten Wert aller Gruppen bedeutet (siehe Abbildung 4.4). Neun Kinder zeigten ein unvollständiges phonetisches und 10 Kinder ein unvollständiges phonemisches Inventar. Wurden allerdings die Phone /s/, /z/ und /ts/ wieder ausgeschlossen, dann zeigten nur sieben Kinder (58%) unvollständige Inven-

Abbildung 4.5 Phonem-Realisationsmuster eines Kindes mit Inkonsequenter Phonologischer Störung

Zielphoneme

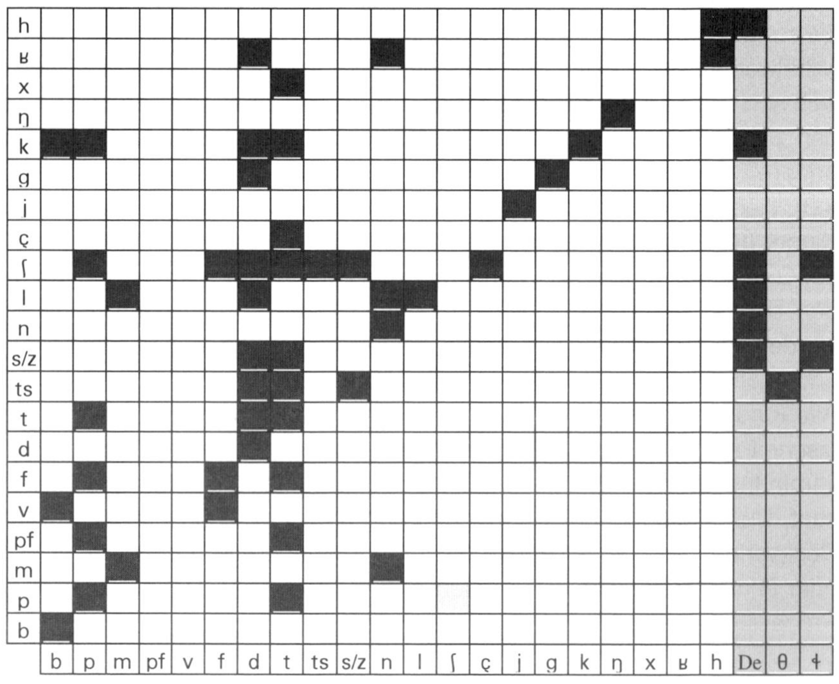

Bilabial/Anterior **Realisationsphoneme** *Glottal/Posterior*

tare. Die am häufigsten fehlenden Phone waren /k ʁ f v x pf/. Alle Phoneme waren bis auf die Nasale, bilabiale Plosive und /ç/ gleichermaßen betroffen. Aufgrund der Inkonsequenz der Kinder fällt ein Benennbefund bei jeder Testung anders aus. Daher erübrigt sich hier die phonologische Prozessanalyse (Ball, 1994) als probates Analyseinstrument. Abbildung 4.5 verdeutlicht dieses Argument, indem die Variabilität der Ersetzungsmuster für die verschiedenen Laute bei einem inkonsequenten Kind dargestellt wird.

Die vertikale Achse repräsentiert die Zielphoneme, während die horizontale Achse die Realisationsphoneme für jedes Zielphonem darstellt. Das graue Feld beschreibt die Phonemrealisationen, die das Kind verwendete, die aber nicht Bestandteil des deutschen phonetischen oder phonemischen Inventars sind, wie Auslassungen (De), /θ/ und /ɬ/. Das optimale Muster wäre eine diagonale Linie von unten links nach oben rechts, wobei einem Zielphonem immer nur ein Realisationsphonem zugeordnet werden würde.

4.3.3 Gruppenvergleiche

Die Abbildungen 4.1-4 stellen die Werte der inkorrekten Phoneme (PPI) für jedes einzelne Kind einer jeden Untergruppe dar. Der PPI-Wert von jedem Kind wird verglichen mit dem PPI-Mittelwert (z-Wert aus der Studie Fox & Dodd [1999, siehe Kapitel 2]), was bedeutet, dass der PPI-Wert jedes Kindes mit dem PPI z-Wert altersgleicher Kinder verglichen wurde. Die Abbildungen zeigen immer zwei Vergleichswerte: den Kontroll-z-Wert und diesen Punkt mit zusätzlichen zwei Standardabweichungen.
Mit Hilfe einer Einweg-Varianzanalyse wurden die PPI-Werte der vier Gruppen miteinander verglichen und folgende signifikante Unterschiede gefunden: $F(3,96) = 31{,}772$, $p < 0{,}001$. Post-hoc Analysen mit Hilfe des Student-Neuman-Keuls-Tests zeigten keine signifikanten Unterschiede zwischen den Gruppen *Artikulationsstörung* und *Phonologische Verzögerung* oder zwischen den Gruppen *Konsequente* und *Inkonsequente Phonologische Störung.* Allerdings unterschieden sich die Gruppen *Artikulationsstörung* und *Phonologische Verzögerung* signifikant von den Gruppen *Konsequente* und *Inkonsequente Phonologische Störung.*

4.3.4 Vergleiche mit früheren Forschungsergebnissen für das Deutsche

Insgesamt kann eine Übereinstimmung mit den Ergebnissen der Studien von Hacker & Weiss (1986) und Romonath (1991) festgestellt werden. Die häufigsten phonologischen Prozesse waren: Auslassung initialer und finaler Konsonanten, Auslassung unbetonter Silben, Reduktion von Konsonantenverbindungen, Assimilationen, Metathese, Vor- und Rückverlagerungen, Plosivierung, Sonorierung und Entstimmung. Weitere phonologische Prozesse wurden als weniger häufig und pathologisch beschrieben.
Die Hierarchie der Phon-/Phonemschwierigkeit nach Möhring (1938) wurde auch weitgehend bestätigt, abgesehen von den Positionen der Frikative /ç/ und /x/ und dem Approximanten /j/, die in dieser Studie weniger anfällig schienen, und dem Frikativ /f/, der in dieser Studie anfälliger war (siehe Tabelle 4.4).

Tabelle 4.4 Vergleich der Hierarchie des Prozentwertes korrekt aller Phone

	Häufigst korrekt		Seltenst korrekt
Möhring	m n h b d p l t f v	x j ʁ ŋ k g	ç ʃ s/z
Diese Studie	m p b l j h f x v n t d pf	k ç ŋ ʁ g	ʃ ts s/z

Möhring (1938) präsentiert keine Daten für /ts/ und /pf/

4.3.5 Interlinguistischer Vergleich

Wie zuvor beschrieben, konnten ähnliche Verteilungsprinzipien für die einzelnen Untergruppen festgestellt werden, wie dies bereits für Studien an verschiedenen Sprachen festgestellt wurde. Tabelle 4.5 vergleicht nun die phonologischen Prozesse, die in den untersuchten Sprachen Deutsch, Englisch, Kantonesisch und Putonghua beschrieben wurden. Auch wenn die am häufigsten pro Sprache auftretenden phonologischen Prozesse abhängig sind vom phonologischen System der jeweiligen Sprache, zeigen sich dennoch deutliche Ähnlichkeiten. Die am häufigsten beschriebenen verzögerten phonologischen Prozesse lauten: Reduktion von Konsonantenverbindungen, Vorverlagerung der Velare und Plosivierung, während zu den am häufigsten erwähnten pathologischen Prozessen Rückverlagerungen und intrusive Konsonanten zählen. Die Daten von allen vier Sprachen zeigen eine Schweregradhierarchie über die vier Untergruppen hinweg auf: Artikulations-/Phonetische Störung < Phonologische Verzögerung < Konsequente Phonologische Störung < Inkonsequente Phonologische Störung.

Tabelle 4.5 Interlinguistischer Vergleich der Untergruppen

	Deutsch	Englisch	Kantonesisch	Putonghua
Häufigste physiologische phonologische Prozesse	Interdentalität Vorverlagerung Plosive Vorverlagerung Sibilanten Reduktion von CC Vorverlagerung von /ŋ/ CC Assimilation	Ausl. finaler Konsonanten Reduktion von CC Ausl. unbetonter Silben Reduplikation Vorverlagerung Velare Plosivierung	Plosivierung Deaspiration Ausl. finaler Konsonanten Ausl. finaler Glides Reduktion von CC	Plosivierung Gliding Vorverlagerung von Sibilanten Affrizierung
Häufigste pathologische phonologische Prozesse	Rückverlagerung von Alveol. /f/ → /s/ oder /θ/ Metathese Intrusive Konsonanten Auslassung v. Konsonanten Allophonische Frikative bevorzugter Laut CC Veränderungen	Rückverlagerung Ausl. initialer Konsonanten Ausl. medialer Konsonanten Intrusive Konsonanten Med. Konsonanten Substitution Denasalisierung bevorzugter Laut	Rückverlagerung Vokal Regel	Rückverlagerung + Plosivierung Add. finaler Konsonanten Vokal Veränderungen
$\bar{x}$ N fehlende Phone: **Artikulation**	2	keine Angaben	1	1
$\bar{x}$ N fehlende Phone: **Verzögerung**	1,9	keine Angaben	3,5	1,6
$\bar{x}$ N fehlende Phone: **Konsequent**	3,6	keine Angaben	2,4	2
$\bar{x}$ N fehlende Phone: **Inkonsequent**	2,25	keine Angaben	1	6,3
$\bar{x}$ N fehlende Phoneme: **Artikulation**	0	keine Angaben	0	0
$\bar{x}$ N fehlende Phoneme: **Verzögerung**	1,72	keine Angaben	5	3,3
$\bar{x}$ N fehlende Phoneme: **Konsequent**	4,29	keine Angaben	3	3,8
$\bar{x}$ N fehlende Phoneme: **Inkonsequent**	4,75	keine Angaben	6	10,7
$\bar{x}$ PKI **Artikulation**	10%	keine Angaben	10%	7%
$\bar{x}$ PKI **Verzögerung**	14%	23%	22%	15%
$\bar{x}$ PKI **Konsequent**	29%	46%	24%	26%
$\bar{x}$ PKI **Inkonsequent**	35%	69%	29%	39%
$\bar{x}$ N physiologische Prozesse: **Verzögerung**	2,55	2,7	3	1,6
$\bar{x}$ N pathologische Prozesse: **Verzögerung**	0	0	0	0
$\bar{x}$ N physiologische Prozesse: **Konsequent**	1,6	3,5	0,4	1,25
$\bar{x}$ N pathologische Prozesse: **Konsequent**	2,2	1,9	2,8	1,5
$\bar{x}$ Inkonsequenzrate: **Artikulation**	0%	keine Angaben	keine Angaben	14%
$\bar{x}$ Inkonsequenzrate: **Verzögerung**	13%	20%	keine Angaben	23%
$\bar{x}$ Inkonsequenzrate: **Konsequent**	19%	24%	keine Angaben	25%
$\bar{x}$ Inkonsequenzrate: **Inkonsequent**	59%	62%	keine Angaben	58%

4.4 Diskussion der Ergebnisse

Interlinguistische Studien können Nachweise über die Validität von Klassifikationsmodellen für Aussprachestörungen bieten. Wie auch schon frühere Studien zum Kantonesischen, Türkischen, Spanischen und an Putonghua konnte auch diese Studie für die deutsche Sprache die universelle Anwendbarkeit des Klassifikationssystems für Aussprachestörungen von Dodd (1995) bestätigen, das für englischsprachige Kinder konzipiert wurde. Die vier Untergruppen *Artikulationsstörung, Phonologische Verzögerung, Konsequente Phonologische Störung und Inkonsequente Phonologische Störung* konnten ebenfalls an 100 deutschsprachigen Kindern, die wegen Verdachts auf Aussprachestörungen an Logopäden überwiesen wurden, nachgewiesen werden.
Zwanzig Kinder zeigten eine reine *Artikulations-/Phonetische Störung*, was ungewöhnlich hoch ist, wenn man diesen Prozentsatz mit anderen Sprachen vergleicht. Zwei Erklärungsmöglichkeiten können für dieses Phänomen herangezogen werden: Zum einen wurden die Daten der Studie in privaten Praxen und in Kindergärten gesammelt. Kinder mit Artikulationsstörungen werden in der Regel wegen der Milde der Problematik nicht in Kliniken oder Sprachzentren vorgestellt, Orte an denen die Kinder der anderen Studien getestet wurden. Das bedeutet, dass die unterschiedlichen Probandengruppen aufgrund von unterschiedlichen Testorten zustande gekommen sein könnten. Zum anderen könnte ein Grund darin liegen, dass in Deutschland mehr Eltern eine Behandlung ihres Kindes wegen eines Sigmatismus wünschen als in anderen Ländern.
Die interdentale Realisation der Sibilanten /s/ und /z/ findet sich auch zu einem hohen Prozentsatz (bis zu 35% bei 6- und ca. 25% bei bis zu 10-Jährigen) bei sich normal entwickelnden Kindern (siehe Kapitel 2). Bei so hohen Zahlen muss die Frage gestellt werden, ob ein isolierter Sigmatismus als Artikulationsstörung zu werten ist oder ob er sich mittlerweile zu einer Variation der Norm im Deutschen entwickelt hat. Schließt man diese Kinder mit einem isolierten Sigmatismus (N = 16) aus letzterem Grund von der Studie aus, so ergibt sich eine Auftretenshäufigkeit der Artikulationsstörung von 5%, was den Zahlen aus anderen Sprachen eher entspricht: Englisch (14%), Putonghua (3%), Kantonesisch (12%) und Spanisch (10%).
Einundfünfzig Kinder (61% nach Ausschluss der 16 Kinder mit isoliertem Sigmatismus) zeigten eine *Phonologische Verzögerung*. Diese Prozentzahl ist vergleichbar mit den Ergebnissen, die aus anderen Sprachen berichtet wurden. Die Kinder verwendeten phonologische Prozesse, die man normalerweise bei

jüngeren Kindern findet. Die meisten Kinder zeigten eine Verzögerung von 6-9 Monaten, wobei einige Kinder eine Verzögerung von mehr als 18 Monaten aufwiesen. Aufgrund dieser Ergebnisse stellt sich die Frage, inwieweit das zeitliche Ausmaß der Verzögerungen klinische Auswirkungen insbesondere für die Behandlung der Kinder hat. Wenn man bedenkt, dass die Gruppe der Phonologischen Verzögerung die größte Untergruppe darstellt, sind weitere Untersuchungen zu dieser Frage notwendig.

Siebzehn Kinder (20,2% nach Ausschluss der 16 Kinder mit isoliertem Sigmatismus) wurden der Gruppe *Konsequente Phonologische Störung* zugeordnet, ein ähnlicher Prozentwert im Vergleich zu den Ergebnissen anderer Sprachen. Wie erwartet, zeigten die Kinder alle drei Arten an Prozessen: physiologische phonologische Prozesse, pathologische phonologische Prozesse und artikulatorische Prozesse (Tabelle 4.5). Auch wenn die Verwendung von physiologischen Prozessen positiv gewertet werden muss, so ist das Auftreten von pathologischen Prozessen ein deutliches Zeichen für ein ungenügendes Verständnis für die Systematik der muttersprachlichen Phonologie.

Zwölf Kinder (14,3% nach Ausschluss) wurden als eine *Inkonsequente Phonologische Störung* zeigend klassifiziert, wiederum vergleichbar mit den Ergebnissen anderer Sprachen. Diese Kinder stellen die jüngste Altersgruppe dar, was auch schon für Putonghua (Zhu Hua & Dodd, 2000) berichtet wurde. Zwei Interpretationsmöglichkeiten bieten sich hierfür. Ingram (1989) argumentiert, dass sehr kleine Kinder (mit einem Vokabular von ca. 50 Wörtern) inkonsequente Wortrealisationen zeigen, sodass Inkonsequenz ein normaler Anteil der regelrechten Sprachentwicklung ist. Da die hier untersuchten Kinder die jüngsten Kinder darstellen, könnte es sich also um eine reine Verzögerung der Entwicklung handeln. Andererseits sollten die Kinder dann auch das kleine phonetische Inventar der sehr kleinen Kinder zeigen, was eindeutig nicht der Fall war. Außerdem konnten Teitzel & Ozanne (1999) und Schäfer & Fox (2006) nachweisen, dass Kinder zwischen 20 und 29 Monaten schon eine sehr konsequente Wortrealisation zeigen.
Ein alternativer Erklärungsansatz wäre das Argument, dass diese Kinder aufgrund ihrer großen Unverständlichkeit früher als andere Kinder an Logopäden überwiesen werden. Diese Kinder sind selbst für ihre Eltern nicht verständlich, da sie ihre Aussprachemuster ständig variieren. Es könnte daher sein, dass der Druck der Eltern größer ist und sie sich am wenigsten mit dem Satz „das verwächst sich" vertrösten lassen. Die Daten der anderen

Altersgruppen unterstützen diese Hypothese in gewisser Weise: Kinder mit einer reinen Artikulationsstörung, deren Verständlichkeit nicht eingeschränkt ist, stellen die älteste Gruppe, Kinder mit einer Phonologischen Verzögerung, die oft nur etwas in ihrer Verständlichkeit eingeschränkt sind, stellen die zweitälteste Gruppe, gefolgt von den Kindern mit einer Konsequenten Phonologischen Störung, deren Verständlichkeit stark eingeschränkt ist, die aber ein „übersetzbares" Regelsystem verwenden, in das sich zumindest die Bezugspersonen oft einhören können. Kinder mit einer Inkonsequenten Phonologischen Störung kann man nicht „dolmetschen".

Wie auch schon in früheren Studien berichtet wurde, gibt es Kinder, die neben einer Phonologischen Verzögerung oder Störung zusätzlich eine Artikulationsstörung aufweisen (Dodd & Bradford, 2000). Auch So & Dodd (1994) beschrieben zwei Kinder mit einer Konsequenten Phonologischen Störung, die zusätzlich eine Artikulationsstörung aufwiesen. In dieser Studie fanden sich fünf Kinder mit einer Phonologischen Verzögerung und ein Kind mit einer Konsequenten Phonologischen Störung, die eine zusätzliche Artikulationsstörung zeigten (schließt man den Sigmatismus als Artikulationsstörung aus), indem sie die Phone /s/ und /z/ konsequent als /ɬ/ realisierten. Diese Ergebnisse überraschen nicht, da die Koexistenz von phonetischen und phonologischen Problemen weitreichend bekannt ist (Fey, 1992; Kamhi, 1992).
In allen drei phonologischen Untergruppen zeigten ca. die Hälfte aller Kinder einen zusätzlichen Sigmatismus. Die drei phonologischen Gruppen an sich schließen eine gleichzeitige Koexistenz per Definition aus.

Die Klassifikation der meisten Kinder in eine der vier Untergruppen war eindeutig. Nur in ganz wenigen Fällen traten Prozesse auf, die zweifelhaft waren. Zwei Kinder aus der Gruppe Phonologische Verzögerung zeigten bis zu drei Vokalfehler, die an sich als pathologisch gewertet werden mussten. Sechs Kinder zeigten bis zu sechs Fehler bei für die physiologische Entwicklung ungewöhnlichen lexikalischen Items. Da es sich bei diesen Fehlern um die einzigen minimalen Anzeichen für eine Pathologie handelte, wurden diese Kinder dennoch der Gruppe Phonologische Verzögerung zugeordnet. Im klinischen Alltag müsste bei Auftreten derartiger Fehler eine Klassifikation durch weitere Sprachaufnahmen gesichert werden, um eine korrekte Diagnose zu garantieren.

Die Klassifikation kindlicher Aussprachestörungen ist ein kontrovers diskutiertes Thema. Es existieren verschiedene Ansatzrichtungen. Ein weiteres häufig angewendetes System ist das Modell von Shriberg (1994). Wie in Kapitel 3 beschrieben, basiert dieses System auf ätiologischen Faktoren und bedarf daher anderer, nicht linguistischer Informationen. Shriberg kritisiert psycholinguistische Systeme dafür, dass sie kein nosologisches (an der Pathologie orientiertes) System anbieten, mit dessen Hilfe Kinder mit Aussprachestörungen identifiziert und diagnostiziert würden. Des Weiteren kritisiert er die Trends Klassifikations-„label" zu vermeiden und die kindliche Symptomatologie hervorzuheben (Shriberg, 1993). In Kapitel 5 soll untersucht werden, inwieweit Risikofaktoren, und damit nosologische Faktoren, einen Einfluss auf Aussprachestörungen zeigen und ob sich Shribergs Klassifikationssystem auf die in diesem Kapitel beschriebene Gruppe von Kindern anwenden lässt.

Kapitel 5 Das Klassifikationsmodell von Shriberg

Einleitung

Risikofaktoren spielen oft eine wichtige Rolle, wenn es um die Erklärung von Aussprachestörungen geht. Gerade Kliniker verwenden Risikofaktoren gerne als festen Bestandteil ihrer Differenzialdiagnostik und als Checkliste für mögliche zusätzliche Untersuchungen durch Spezialisten (Audiologe, HNO-Arzt, Psychologe, etc.). Laut Shriberg (1994) wurde der differenzialdiagnostische Wert der Risikofaktoren immer unterschätzt. Seine Studien hatten daher zum Ziel, Untergruppen von Aussprachestörungen mit Hilfe klinisch-inferenzieller Typologien zu identifizieren, da „nur diese die zentral phonologische Information der Störung, den kausalen Zusammenhang, den Hinweis auf Normalisierungschance und den derzeitigen Status vermitteln" (S. 41). Seiner Meinung nach bieten sie die größte klinische Validität. Gleichzeitig kritisiert er deutlich Klassifikationsansätze, die auf phonologischen Daten beruhen, denn diese ...

> *„... lack real-world correspondence to the clinical presentation of children with speech disorders. Particularly from the perspective of potential genetic antecedents, where gene regulation issues require a thorough profile of speech development as a behavioural trait, classification based solely on descriptive linguistics may be inadequate for an eventual explanation of the onset and normalisation of disorders" (p. 40).*

Es bleibt allerdings zu bedenken, dass – wie schon in Kapitel 3 erwähnt wurde – eine ganze Anzahl von Kindern mit Aussprachestörungen keine organischen, medizinischen oder umweltbedingten Faktoren zeigen. Im Gegensatz dazu gibt es ebenso eine Reihe von Kindern, die gleich mehrere Faktoren auf einmal präsentieren. Drittens ist es nicht immer möglich, objektive anamnestische Informationen gerade über vergangene Jahre zu erhalten, z.B. den genauen Zeitpunkt oder die Dauer eines Hörverlustes durch Otitis media. Viertens stellt sich die Frage, inwieweit ein genaues anamnestisches Wissen für die konkrete Interventionsplanung von Nutzen sein kann.

Welches Klassifikationsmodell man auch vorzieht, so ist es sehr wichtig, dieses auf seine Validität und insbesondere auf seine interlinguistische Anwendbarkeit hin zu überprüfen. Wie in Kapitel 4 beschrieben wurde, ist es möglich, Dodds Psycholinguistisches Klassifikationssystem auf das Deutsche und andere Sprachen zu übertragen. Interventionsstudien haben zusätzlich die klinische Validität des Modells unterstützt (Dodd & Iacono, 1989; Dodd & Bradford, 2000; Holm, 1998, siehe auch Kapitel 7). Shribergs Modell hingegen wurde bisher noch nie in einer anderen Sprache oder einem anderen Land als den USA angewandt. Sollte sein Ansatz allerdings valide sein, so müssten seine sprachenunabhängigen Kriterien auf eine andere Sprache übertragbar sein, solange die kulturellen Faktoren weitgehend übereinstimmen, wie das bei den USA und Deutschland der Fall sein sollte. Es sollte daher möglich sein, eine Gruppe von deutschsprachigen Kindern mit Hilfe seiner ätiologischen Faktoren zu klassifizieren. Im folgenden Kapitel sollen drei Fragestellungen untersucht werden:

- Kann dieselbe Gruppe von Kindern, die mit Hilfe eines psycholinguistischen Ansatzes klassifiziert werden konnte, nach einem ätiologischen Ansatz klassifiziert werden? Die notwendigen Daten für eine solche Untersuchung wurden mit Hilfe eines Fragebogens erhoben.
- Ist es möglich, einen kausalen Zusammenhang von ursächlichen psycholinguistischen Defiziten und Risikofaktoren bei den untersuchten Kindern festzustellen? Wenn dies der Fall sein sollte, dann wird die Hypothese aufgestellt, dass für die Untergruppe *Phonologische Verzögerung* der Faktor Otitis media von Bedeutung sein könnte (Faktor der Entwicklungsstörung) und dass ein hoher Grad an positiver Familienanamnese (genetische Disposition) für die Gruppe *Konsequent Phonologische Störung* von Relevanz sein müsste.
- Drittens wurde derselbe Fragebogen an eine Gruppe von fünfzig sprachunauffälligen Kindern ausgeteilt. Das Ziel war herauszufinden, ob Risikofaktoren, die verwendet werden, um Kinder mit Aussprachestörungen zu klassifizieren, in der Lage sind, diese Kinder definitiv von sprachunauffälligen Kindern zu unterscheiden.

5.1 Methodik der Risikofaktoren Studie (Fox, Dodd & Howard, 2002)*

5.1.1 Probanden

Die Daten für diese Studie wurden mit Hilfe eines Fragebogens an zwei Gruppen von Kindern (siehe Tabelle 5.1) erhoben:

1. Kinder, bei denen eine Phonologische Verzögerung oder Störung festgestellt wurde: 65 Kinder im Alter von 2;7-7;2 Jahren mit einem mittleren Alter von 4;11 Jahren (siehe Kapitel 4).
2. Kontrollgruppe: 48 sprachunauffällige Kinder, die der Hauptaltersspanne (3;11-6;1 Jahre) der aussprachegestörten Kinder entsprachen, mit einem Altersmittelwert von 4;10 Jahren.

Alle Kinder wuchsen wiederum monolingual mit Deutsch als Muttersprache in Hamburg oder Schleswig-Holstein auf. Die Ausschlusskriterien entsprachen denen der Studie aus Kapitel 4.
Von den 100 Kindern der in Kapitel 4 beschriebenen Studie wurden die 20 Kinder mit einer isolierten Artikulationsstörung ausgeschlossen, um Shribergs Kriterien für „Speech delay“ zu entsprechen. Zusätzlich wurden weitere 15 Kinder ausgeschlossen, von denen kein vollständig ausgefüllter Fragebogen vorlag. So kam es zu einer endgültigen Gruppe von 65 sprachauffälligen Kindern. Die ausführlichen Daten hinsichtlich der Aussprachestörungen der einzelnen Kinder können Kapitel 4 entnommen werden.

Die Kontrollgruppe entstammte verschiedenen Regelkindergärten, um der sozio-ökonomischen Bevölkerungsverteilung gerecht zu werden. Die Erzieherinnen waren gebeten worden, die Fragebögen nur an die Kinder auszuteilen, bei denen sie sicher sein konnten, dass keine Sprachprobleme vorlagen oder vorgelegen hatten oder dass die Kinder jemals in logopädischer Behandlung gewesen waren. Die Eltern wurden ebenfalls gebeten, dies zu bestätigen. Fünfzig Fragebögen wurden ausgeteilt, wovon 48 vollständig ausgefüllt zurückgegeben wurden. Alle Eltern waren schriftlich um ihr Einverständnis zur Teilnahme an der Studie und zur anonymen Verwendung der Daten zu Studienzwecken gebeten worden.

* Abdruck mit freundlicher Genehmigung – http://www.tandf.co.uk

Tabelle 5.1 Informationen über die Probanden

	Verzögerung	Konsequent	Inkonsequent	Total	Kontrollgruppe
Anzahl der Kinder	41	15	9	65	48
$\bar{x}$ Alter in Monaten	59	59	45	57	56
Alter in Monaten (SA)	10.48	11.92	10.65	11.72	9.37
N der Mädchen	15	5	4	24	23
N der Jungen	26	10	5	41	25

N = Anzahl, $\bar{x}$ = Mittelwert

5.1.2 Durchführung

Wie ausgeführt, waren alle Eltern der sprachauffälligen Kinder gebeten worden, einen Fragebogen hinsichtlich der Entwicklung ihres Kindes auszufüllen, während die Kinder von einer Logopädin untersucht wurden. Derselbe Fragebogen wurde an Kindergärten weitergegeben, wo er von den Erziehern an Kinder, die die Teilnahmekriterien erfüllten, ausgeteilt wurde. Weder den Eltern noch den Erziehern waren die Hypothesen der Studien bekannt. Der Fragebogen war so konzipiert worden, dass wesentliche, in der Literatur beschriebene Risikofaktoren für Sprachentwicklungsstörungen abgedeckt waren. Er kann in Anhang IV eingesehen werden.

5.1.3 Datenanalyse

Der Fragebogen beinhaltete 12 geschlossene und eine offene Frage. Der Faktor „Sprechbeginn“ musste von der Analyse ausgeschlossen werden, da die Eltern offensichtlich nicht genau wussten, was mit der Frage gemeint war (erste Wörter bis hin zu Sätzen). Die Faktoren *Position des Kindes in der Geschwisterreihe* und *Händigkeit* wurden für beide Gruppen ausgewertet. Da aber schon die Rohdaten (Prozentrechnung) für beide Faktoren keinerlei Gruppenunterschiede im Vergleich Kinder mit Aussprachestörungen und Kontrollkinder und Untergruppen von Aussprachestörungen gegeneinander zeigten, wurde auf eine weiterführende Analyse verzichtet. Alle Kommentare der offenen Frage, ob die Entwicklung des Kindes irgendwelche Besonderheiten aufwies, wurden pro Kind notiert.

Die neun noch verbleibenden Faktoren wurden in vier Kategorien unterteilt:

- **Prä- und perinatale Probleme**: Folgende Auffälligkeiten wurden als Risikofaktoren gewertet. *Pränatale Faktoren:* extremer Stress (sehr schlechte psychische Verfassung der Mutter), Infektionen der Mutter, Fötus schädigende Medikamente während der Schwangerschaft. *Perinatale Faktoren*: Saugglocken- oder Zangengeburt, eingeleitete Geburt wegen Übertragen, Nabelschnur-Komplikationen verbunden mit eindeutigem Sauerstoffmangel oder großem Risiko dafür, Infektionen, Frühgeburt, postnatale Wiederbelebung. Kaiserschnitte wurden nicht als Risikofaktor gewertet.
- **Hörprobleme** verursacht durch *fluktuierendes Hören* (z.B. Paukenergüsse), *akute Otitiden* (mehr als zwei Infektionen), besonders hohe Anfälligkeit für weitere *HNO-Erkrankungen.*
- **Sauggewohnheiten** (Gewohnheit > 24 Monate), einschließlich *Daumenlutschen*, *Schnullern*, ständiger Gebrauch von *Nuckelflaschen* (zur Beruhigung, nicht zum Füttern)
- **Positive Familienanamnese** für Aussprache- oder Sprachentwicklungsstörungen

Da die ersten drei Risikofaktorenkategorien mehrere Faktoren enthielten, wurden alle Ergebnisse auf zweifache Weise bewertet: nach dem Mittelwert aller Faktoren einer Kategorie und dem Ergebnis eines jeden individuellen Risikofaktors. Die Analyse der Daten sollte zwei Fragen beantworten. Zum einen wurde mit Hilfe von logistischer Regression der Effekt eines jeden einzelnen Faktors untersucht, wobei die Effekte von Geschlecht und Alter zunächst ausgeschlossen wurden, sodass die beiden Gruppen, Kinder mit Aussprachestörungen und Kontrollkinder, verglichen werden konnten. Die gleiche Analyse wurde für die Risikofaktorenkategorien vorgenommen. Anschließend wurde mit Hilfe von logistischer Regression unter simultaner Eingabe der Risikofaktoren untersucht, welche der Faktoren einen unabhängigen signifikanten Effekt zeigten. Zum anderen wurde untersucht, ob signifikante Unterschiede zwischen den drei Untergruppen von Aussprachestörungen hinsichtlich der untersuchten Risikofaktoren zu finden waren.

Die Antworten der Fragebögen wurden codiert und für jedes Kind ausgewertet. Die Codierung geschah folgendermaßen:

- Pränatale Probleme: ja = 1, nein = 0, Notierung des Problems
- Perinatale Probleme: ja = 1, nein = 0, Notierung des Problems
- Akute Otitiden: mehr als zwei = 1, weniger als 2 = 0

- Fluktuierendes Hören: Paukenergüsse, weitere Hörprobleme, Paukenröhrchen ohne Otitis media = 1
- Weitere häufige HNO-Erkrankungen: ja = 1, nein = 0
- Sauggewohnheiten: > 24 Monate = 1, < 24 Monate = 0 (die Eltern machten sehr genaue Angaben und notierten z.B., wenn der Schnuller nur zum Einschlafen benutzt wurde. In diesem Fall wurde mit 0 gewertet.)
- Positive Familienanamnese: ja = 1, nein = 0, Notierung, wer inwiefern betroffen war/ist.

Die Ergebnisse werden im Folgenden für die Gruppen Aussprachestörungen versus Kontrollkinder und die Untergruppen von Aussprachestörungen nach Dodd dargestellt.

5.2 Ergebnisse

Insgesamt fanden sich 16 fehlende Datenangaben bei 113 Fragebögen, was 1,57% der Datenpunkte ausmacht. Dies betraf sechs der 113 Probanden: drei der Gruppe Phonologische Verzögerung und einen jeder anderen Gruppe.

5.2.1 Ergebnisse des Gruppenvergleiches sprachauffälliger versus sprachunauffälliger Kontrollkinder

Die Daten wurden dahin gehend untersucht, ob bestimmte Risikofaktoren identifiziert werden könnten, die in der Lage wären, die Gruppe der sprachauffälligen Kinder eindeutig von der Gruppe der sprachunauffälligen Kinder zu unterscheiden, ob bestimmte Faktoren spezifisch für einzelne Untergruppen von Aussprachestörungen sein könnten (siehe Seiten 170f. und 172 für die Angaben zu den Fragen Familienanamnese und perinatale Probleme). Tabelle 5.2 vermittelt einen Überblick über alle Ergebnisse: die Proportionen der einzelnen Risikofaktoren für Kinder mit Aussprachestörungen und die Kontrollgruppe, einschließlich der Angaben zu statistisch signifikanten Unterschieden, den Odds ratios und dem 90% Konfidenzintervall für die jeweilige Odds ratio.

Logistische Regressionsanalysen, die den Effekt von Alter und Geschlecht kontrollierten, zeigten signifikante Effekte für die folgenden Risikofaktoren: Prä- und perinatale Probleme, positive Familienanamnese, Hörprobleme und die Verwendung von Nuckelflaschen. Zu bemerken ist allerdings, dass neun

Tabelle 5.2 Die proportionale Verteilung der sprachauffälligen und der sprachunauffälligen Kontrollkinder für jeden berichteten Risikofaktor werden angegeben. Für die Kategorien berichtet die Tabelle die mittlere Anzahl der Risikofaktoren pro Kind. Des Weiteren werden die Odds ratio (OR), ihre 90% Konfidenzintervalle (CI) und die einseitigen p-Werte präsentiert.

Prädiktor	Aussprache-störungen	Kontroll-gruppe	Odds Ratio	90% CI für OR	p (einseitig)
Pränatale Risiken	0,109	0,000		0,00 - ∞	0,003
Perinatale Risiken	0,156	0,021	9,35	1,59 – 55,11	0,004
Geburtsrisikofaktoren	0,266	0,021	13,13	2,34 – 73,70	<0,001
Fluktuierendes Hören	0,313	0,229	1,65	0,78 – 3,49	0,134
Akute Otitis media	0,313	0,188	2,33	1,05 – 5,14	0,036
HNO-Probleme	0,234	0,146	1,84	0,79 – 4,26	0,111
Hör-Risikofaktoren	0,859	0,563	1,48	1,03 – 2,11	0,033
Familienanamnese	0,281	0,063	6,18	2,04 – 18,66	0,001
Schnuller	0,484	0,468	1,05	0,55 – 2,01	0,452
Nuckelflasche	0,419	0,167	3,56	1,65 – 7,65	0,002
Daumen	0,081	0,021	5,00	0,78 – 32,00	0,051
Sauggewohnheiten	0,984	0,062	2,49	1,43 – 4,33	0,002

verschiedene statistische Tests für diese Risikofaktoren durchgeführt wurden und dass es sich bei dem kleinen Effekt bei akuter Otitis media um einen Alpha-Fehler handeln könnte.

Die Ergebnisse der simultan eingegebenen logistischen Regressionsanalyse – nachdem die Effekte durch Alter und Geschlecht auspartialisiert wurden – können in Tabelle 5.3 eingesehen werden. Es traten signifikante Effekte für positive Familienanamnese ($p = 0{,}020$), perinatale Probleme ($p = 0{,}020$), Sauggewohnheiten ($p = 0{,}007$), aber nicht für die HNO-Erkrankungen ($p =$

Tabelle 5.3 Ergebnisse der logistischen Regression mit folgenden Risikofaktoren als Prädiktoren: Familienanamnese, prä- und perinatale Faktoren (Geburt), Hörprobleme (Ohr) und die Verwendung von Flaschen, Daumenlutschen und Schnullern/Saugen (die Effekte von Alter und Geschlecht auspartialisiert).

Prädiktor	Wald	P (einseitig)	Odds ratio (90% CI)
Familie	4,22	0,020	4,38 (1,34-14,27)
Geburt	4,11	0,022	8,86 (1,51-52,02)
Ohr	0,01	0,510	0,98 (0,62-1,53)
Saugen	6,02	0,007	2,42 (1,38-4,37)

0,54) auf. In keiner Analyse ließen sich signifikante Effekte für Alter und Geschlecht nachweisen.

5.2.2 Unterschiede zwischen verschiedenen Untergruppen von Ausspracheströrungen

Tabelle 5.4 zeigt die Auftretenshäufigkeit der verschiedenen Risikofaktoren in den drei Untergruppen nach Dodd (1995) und die Ergebnisse eines exakten Pearsons c^2Tests, der Unterschiede zwischen den Untergruppen bestimmte.

Signifikante Unterschiede zwischen den drei Untergruppen bestanden nur für den Risikofaktor perinatale Komplikationen und die gesamte Kategorie Geburtsfaktoren. Der Effekt der pränatalen Risikofaktoren reichte nur marginal an eine Signifikanz.

Paarweise Unterschiede zwischen den Untergruppen, einschließlich der Kontrollgruppe, wurden mit Hilfe des Holm-Bonferroni Post-hoc Tests durchgeführt. Im Vergleich mit den anderen Gruppen konnte ein signifikant häufigeres Auftreten von perinatalen Risikofaktoren für die Untergruppe Inkonsequente Phonologische Störung festgestellt werden (p = 0,008). Allerdings wurden keine weiteren signifikanten Ergebnisse gefunden. Für die Risikofaktoren-

Tabelle 5.4 Unterschiede der drei Gruppen mit Aussprachestörungen. Die Daten, die für jede Gruppe angezeigt werden, betreffen die Proportion der Kinder mit dem entsprechenden Risikofaktor. Die Werte der Risikokategorien stellen die mittlere Anzahl der Risikofaktoren der Kinder jeder Gruppe dar.

Prädiktor	Verzögerung	Konsequent	Inkonsequent	$\chi^2(2)$	Exakt p
Pränatale Risiken	0,075	0,067	0,333	5,40	0,083
Perinatale Risiken	0,125	0,000	0,556	13,96	0,002
Geburtsrisikofaktoren	0,200	0,067	0,889	17,66	<0,001
Fluktuierendes Hören	0,341	0,333	0,125	1,50	0,572
Akute Otitis media	0,390	0,200	0,125	3,35	0,206
HNO-Probleme	0,244	0,267	0,125	0,64	0,827
Hör-Risikofaktoren	0,976	0,800	0,375	2,38	0,306
Familienanamnese	0,250	0,333	0,333	0,52	0,781
Schnuller	0,410	0,643	0,556	2,49	0,327
Nuckelflasche	0,462	0,357	0,333	0,78	0,706
Daumen	0,077	0,143	0,000	1,53	0,550
Sauggewohnheiten	0,949	1,143	0,889	1,18	0,573

kategorien ergab sich das gleiche Bild: Wiederum zeigte sich ein signifikant häufigeres Auftreten von prä- und perinatalen Risikofaktoren bei der Gruppe Inkonsequente Phonologische Störung im Vergleich mit den anderen drei Gruppen ($p = 0{,}001$), aber weitere Signifikanzen konnten nicht festgestellt werden. Es muss allerdings beachtet werden, dass die Gruppe der Kinder, die als inkonsequent klassifiziert waren, sehr klein war (N = 9). Daher bedarf es einer Validierung der Ergebnisse durch Untersuchungen an einer größeren Anzahl von Kindern mit gleicher Symptomatik.

5.2.3 Die Anwendung von Shribergs Klassifikationsmodell

In diesem Abschnitt soll die Frage untersucht werden, ob es sinnvoller wäre, Kinder mit Aussprachestörungen nach den Kriterien von Shriberg (1994) und Shriberg & Kwiatkowski (1994) zu klassifizieren als nach psycholinguistischen Kriterien wie denen Dodds (1995). Shriberg (1994) schlägt vier ätiologische Kategorien vor (ungewisse Ursache: wahrscheinlich genetisch; Otitis media mit Erguss; verbale Entwicklungsdyspraxie und psychosoziale Probleme). Tabelle 5.5 zeigt die prozentuale Verteilung der Kinder mit Aussprachestörungen auf die vier ätiologischen Kategorien. Die Daten für diese Art der Reklassifikation wurden folgenden Teilen des Fragebogens entnommen: Familienanamnese, Auftreten von Otitis media kombiniert mit fluktuierendem Hören und der offenen Frage, ob die Entwicklung des Kindes Besonderheiten aufweise/aufwies. Zwei Eltern berichteten hier, dass ihr Kind an einer Spieltherapie teilgenommen habe, was als psychosozialer Faktor gewertet wurde. Ein weiteres Elternpaar berichtete, dass ihr Kind als generell entwicklungsdyspraktisch diagnostiziert worden sei. Bei einer Kontrolldiagnostik der Symptome dieses Kindes konnte eine eventuelle, äußerst milde Form der verbalen Dyspraxie festgestellt wer-

Tabelle 5.5 Verteilung der Risikofaktoren (RF) innerhalb der ätiologischen Kategorien für Aussprachestörungen nach Shriberg (1994)

	Risikofaktoren (RF)				N und % der RF Pro Kind		
	Genetisch	OME	VED	PE	0 RF	1 RF	2 RF
Kinder	18	25	1	2	29	28	8
%	28	38	2	3	47	43	12

Genetisch = positive Familienanamnese; OME = Otitis Media mit Erguss; VED = Verbale Entwicklungsdyspraxie; PE = Psychologischer Einfluss

den. Allerdings waren die Symptome so minimal, dass von einer eindeutigen Diagnose der verbalen Entwicklungsdyspraxie nicht mit Sicherheit ausgegangen werden konnte.

Betrachtet man Tabelle 5.5, dann kann man erkennen, dass bei 47% der Kinder keiner der Faktoren auftrat, während bei 12% der Kinder zwei Faktoren parallel auftraten. Ausgehend von dieser Analyse muss festgestellt werden, dass damit 59% der Kinder dieser Studie nach den Kriterien von Shriberg (1994) nicht oder nicht eindeutig klassifizierbar waren (nur ein Risikofaktor pro Kind).

5.3 Diskussion der Ergebnisse

Ziel dieser Studie war es, den Zusammenhang von Risikofaktoren und kindlichen Aussprachestörungen zu untersuchen. Einhundertunddreizehn Fragebögen (65 von sprachauffälligen und 48 von sprachunauffälligen Kindern) wurden ausgewertet. Es stellte sich heraus, dass bestimmte Risikofaktoren zwischen Kindern mit Aussprachestörungen und der Kontrollgruppe unterscheiden konnten, diese waren: positive Familienanamnese, prä- und perinatale Probleme, generelle HNO-Probleme, Sauggewohnheiten. Allerdings zeigte eine logistische Regressionsanalyse, dass HNO-Probleme keinen unabhängigen, signifikanten Effekt besaßen. Effekte dieser Risikofaktorenkategorien wurden schon in früheren Studien an weniger homogenen Gruppen von Kindern mit Sprachstörungen beschrieben. Die Analyse der Effekte der einzelnen Risikofaktoren zeigte keine Effekte, außer für die Faktoren prä- und perinatale Probleme, positive Familienanamnese, akute Otitis media und die Verwendung der Nuckelflasche als Beruhigungsmittel.

5.3.1 Generelle Ergebnisse: Kontrollgruppe versus Aussprachestörungen

28% der Kinder mit Aussprachestörungen zeigten eine positive Familienanamnese, wobei meist ein Mitglied der Kernfamilie betroffen war (siehe Tabelle 5.6). Damit ergab sich ein vergleichbares Ergebnis zu den in der Literatur existierenden Studien, die ebenfalls einen relativ kleinen Prozentsatz von mit Sprachstörungen betroffenen Familienmitgliedern nachweisen konnten. Die größere Anzahl von betroffenen männlichen Familienmitgliedern im Gegensatz

Tabelle 5.6 Verteilung der betroffenen Familienmitglieder und die Art ihrer Problematik pro Untergruppe

Untergruppe	Familie	Sigmatismus	Verzögerung	Konsequent	SES /+AS	andere
Verzögerung	Geschwister		****		*	
	Eltern	***			*	
	andere				**	
Konsequent	Geschwister	*	*	*		
	Eltern			*	***	
	andere					
Inkonsequent	Geschwister				*	LKG
	Eltern				**	
	andere					

SES /+ AS = SES möglicherweise kombiniert mit Aussprachestörung (AS) oder nur AS. Es war oft nicht möglich, die genauen Probleme, die Familienangehörige hatten, zu identifizieren.
* = jeder * markiert eine betroffene Person

zu weiblichen Mitgliedern, die von Lewis & Freebairn (1997) und Tallal et al. (1989) berichtet wurde, konnte nicht bestätigt werden. Die Zahl der betroffenen weiblichen Familienmitglieder war nahezu identisch (N = 12) mit der der männlichen Mitglieder (N = 11). Bei der Spezifizierung der Sprachstörung kam eine Bandbreite der Störungsarten zutage (z.B. Sigmatismus, SES, Stottern). Dabei zeigten die betroffenen Angehörigen nicht notwendigerweise dieselbe Sprachstörung wie das untersuchte Kind. Dieses Ergebnis spricht gegen die Ergebnisse von Shriberg & Kwiatkowski (1994), die berichteten, dass die Art der Sprachstörung identisch sei. Der signifikante Unterschied zwischen der Kontrollgruppe und der Gruppe der sprachauffälligen Kinder hinsichtlich der positiven Familienanamnese kann wahrscheinlich einer genetischen Komponente zugeschrieben werden, die eine Prädisposition für Sprachauffälligkeiten darstellt.

Annähernd 30% der untersuchten Kinder zeigten HNO-Auffälligkeiten in irgendeiner Form. Obwohl der Mittelwert der Hör-Kategorie – zusammengesetzt aus *außergewöhnlich anfällig für HNO-Erkrankungen*, *Auftreten von akuten Otitiden* und *fluktuierendes Hören* – die beiden Probandengruppen signifikant voneinander unterschied, so war dies bei der Einzelanalyse der Risikofaktoren nur für den Faktor *akute Otitis media* der Fall. Simultane logistische Regressionen konnten jedoch überhaupt keine unabhängigen Effekte für diese Risikofaktoren feststellen. Es könnte daher sein, dass die früheren berichteten Ergebnisse signifikanter Effekte dadurch entstanden sind, dass die Studien nicht in der Lage waren, andere konfundierende Faktoren in ihre Betrachtung mit einzubeziehen. In dieser Studie war fluktuierendes Hören signifikant mit pränatalen Faktoren verbunden (Übereinstimmung = 0,209, p = 0,045). Mittelohrentzündungen waren verbunden mit Daumennuckeln (Übereinstimmung = 0,228, p = 0,032) und HNO-Probleme waren verbunden mit positiver Familienanamnese (Übereinstimmung = 0,319, p = 0,001). Gerade diese Ergebnisse stellen die ätiologische Signifikanz dieser Art von Hörstörungen für kindliche Aussprachestörungen deutlich in Frage.

In der Gruppe der Kinder mit Aussprachestörungen wurden für 11% Komplikationen während der Schwangerschaft und für 15% Geburtskomplikationen berichtet (siehe Tabelle 5.7).

Im Vergleich dazu wurden für die Kontrollgruppe keinerlei pränatale Komplikationen und nur für 3% der Kinder Geburtskomplikationen berichtet. Beide Risikofaktoren waren in der Lage, die beiden Gruppen signifikant voneinander zu unterscheiden. Die in früheren Studien am häufigsten zitierten Geburtskomplikationen waren Frühgeburten und Sauerstoffmangel, obwohl auch hier keine übereinstimmenden Ergebnisse vorliegen (Byers-Brown et al., 1986; Menyuk et al., 1986). Bisher scheint nur eine Studie die Komplikationen Saugglocken- und Zangengeburt untersucht zu haben, die die häufigsten Komplikationen dieser Studie ausmachten (siehe Tabelle 5.7). Tomblin et al. (1997) fanden keine signifikanten Unterschiede für diese Faktoren im Vergleich von einer Gruppe von Kindern mit SES und einer Kontrollgruppe. Nichtsdestotrotz erscheint es sinnvoll, prä- und perinatale Komplikationen als mögliche Risikofaktoren genauer zu untersuchen. Da in der Kontrollgruppe keine pränatalen Komplikationen gefunden wurden, ist die Schätzung des damit verbundenen Erfolgsquotienten sehr unsicher. Dennoch zeigen die Daten eine eindeutige Beziehung von Aussprachestörungen und prä- und perinatalen Komplikationen.

Tabelle 5.7 Verteilung der perinatalen Komplikationen für die verschiedenen Untergruppen

Untergruppe	Zangengeburt	Saugglockengeburt	Frühgeburt	Sauerstoffmangel	andere
Verzögerung			✶✶	✶✶	✶
Konsequent					
Inkonsequent	✶	✶✶		✶	✶

✶ = jeder ✶ symbolisiert eine betroffene Person

Ein weiterer Untersuchungsfaktor betraf die Sauggewohnheiten der Kinder. Die Gruppe der Kinder mit Aussprachestörungen zeigte eine höhere Wahrscheinlichkeit, Daumen zu lutschen, zu „schnullern" oder eine Flasche zur Beruhigung länger als 24 Monate zu verwenden (Tabelle 5.2). Nur die Nuckelflaschenverwendung ergab einen signifikanten Unterschied zwischen den beiden Probandengruppen. Bislang haben nur wenige Studien den eventuellen kausalen Zusammenhang zwischen Saugverhalten und Aussprachestörungen untersucht (Arditti, 1999), obwohl dieser von einigen Autoren angenommen wird (z.B. Garliner, 1971; Hahn, 1988; Hensel & Splieth, 1998), sodass weitere Forschung notwendig ist, um diese Beziehung genauer zu untersuchen und zu bestätigen.

5.3.1.1 Alter und Geschlecht

Die Angaben zu den verschiedenen Risikofaktoren schienen in keiner Weise von Alter oder Geschlecht beeinflusst zu sein, denn weder Alter noch Geschlecht hatten in irgendeiner Weise signifikante voraussagende Kraft, auch dann nicht, wenn sie zuerst in die Analyse eingegeben wurden.

5.3.2 Die Anwendung von zwei Klassifikationsmodellen

Eine Frage dieser Studie betraf die Anwendbarkeit der für das Englische konzipierten Klassifikationsmodelle für kindliche Aussprachestörungen im Deutschen bzw. inwieweit die hier gewonnenen Daten zu Risikofaktoren zumindest ein ätiologisches Modell bestätigen könnten. Das vielfach veröffentlichte Klassifikationsmodell von Shriberg (1994) basiert auf vier ätiologischen Faktoren. Es wurde daher der Versuch unternommen, die Kinder dieser Studie mit Hilfe ihrer ätiologischen Daten hinsichtlich der Kriterien nach Shriberg zu klassifizieren. Dabei stellte sich heraus, dass ca. die Hälfte aller Kinder nicht klassifizierbar waren, da für sie entweder keine ätiologischen Faktoren berichtet wurden oder gleich mehrere Faktoren vorlagen, die eine eindeutige Klassifikation unmöglich machten. Man kann argumentieren, dass dieses Ergebnis eventuell anders ausgesehen hätte, hätte man die Angaben durch objektive Testverfahren oder Einsicht medizinischer Akten erlangt, anstatt sie durch subjektive Elternangaben zu erheben. Dann wäre es vielleicht möglich gewesen, einen engeren Zusammenhang von ätiologischen Daten und Shribergs (1994) Klassifikationssystem herzustellen. Bei allem bleiben dennoch vier nicht unerhebliche Punkte zu beachten:

- Zwei Risikofaktoren, die in Shribergs Klassifikationssystem nicht enthalten sind, spielten in dieser Studie eine bedeutende Rolle (Saugverhalten und prä- und perinatale Komplikationen).
- Zusätzlich zeigten die audiogenen Faktoren keine signifikante unabhängige prädiktive Kraft.
- Des Weiteren ist es für Kliniker, die eine logopädische Intervention planen und durchführen müssen, oft nicht möglich, präzise ätiologische Informationen zu erhalten, sodass sie konsequenterweise ihre Behandlung eher auf der Symptomatologie als auf der Ätiologie aufbauen müssen.
- Schließlich gibt es bislang auch keinen Hinweis darauf, dass Kinder mit unterschiedlicher Ätiologie von unterschiedlichen Behandlungsansätzen profitieren.

5.3.3 Die Interaktion von Risikofaktoren und Untergruppen von Aussprachestörungen (nach Dodd, 1995)

Die Ergebnisse dieser Studie lassen darauf schließen, dass es nicht möglich ist, spezifische Risikofaktoren einzelnen psycholinguistisch begründeten Untergruppen von Aussprachestörungen (Dodd, 1995) zuzuordnen. Ein interessantes Ergebnis ist allerdings, dass sich die Untergruppen in einem einzigen Faktor, nämlich den prä- und perinatalen Komplikationen, unterscheiden. Die für die Gruppe der Inkonsequenten Phonologischen Störung beobachtete 56-prozentige Auftretenshäufigkeit von prä- und perinatalen Komplikationen war relativ hoch im Vergleich zu allen anderen Untergruppen. Daraus lässt sich die Hypothese ableiten, dass Komplikationen im Fötusstadium eine mögliche Ursache für Aussprachestörungen sein könnten. Keine weiteren Faktoren konnten die Untergruppen voneinander unterscheiden.

Die Ergebnisse der vorliegenden Studie konnten nachweisen, dass Kinder mit Aussprachestörungen im Vergleich zu einer sprachunauffälligen Kontrollgruppe ein signifikant häufigeres Auftreten der Risikofaktoren *prä- und perinatale Komplikationen*, *positive Familienanamnese* und *Saugverhalten*, insbesondere des ständigen Gebrauchs von Nuckelflaschen, zeigen. Aufgrund dessen kann von einer engen Beziehung von Risikofaktoren und Aussprachestörungen ausgegangen werden. Allerdings muss beachtet werden, dass logistische

Regressionen nicht in der Lage waren, spezifische ätiologische Faktoren mit Untergruppen verschiedener Symptomatiken in Verbindung zu bringen, abgesehen von prä- und perinatalen Komplikationen und der Gruppe Inkonsequente Phonologische Störung. Des Weiteren konnten keinerlei Nachweise für die Nützlichkeit eines ätiologischen Klassifikationssystems wie das von Shriberg, das ausschließlich auf Risikofaktoren basiert, gefunden werden.

Diese Studie war retrospektiv angelegt und war abhängig von den subjektiven Angaben der Eltern. Daher muss man bei der Interpretation der Ergebnisse vorsichtig sein. Auf objektiven Messverfahren basierende prospektive Studien sind notwendig, um die Ergebnisse zu bestätigen. Bei aller Wichtigkeit der ätiologischen Informationen bleibt die erfolgreiche Planung einer Intervention zurzeit dennoch abhängig von der genauen Analyse der Symptomatik und nicht der Risikofaktoren.

5.4 Zusammenfassung

Die Ergebnisse der beiden in Kapitel 4 und 5 präsentierten Studien lassen darauf schließen, dass eine psycholinguistische Betrachtung von Aussprachestörungen zum jetzigen Zeitpunkt sinnvoller ist als ätiologische Betrachtungen. Dies erscheint besonders für die Planung und Durchführung von effektiver Intervention von Bedeutung zu sein. Kapitel 7 hat daher zum Ziel, bisherige Ergebnisse zusammenzufassen und weiteres klinisches Wissen (Symptomatik, Therapieansätze und ihre Effektivität, Notwendigkeit von Therapie etc.) über Aussprachestörungen zu präsentieren, auf dessen Grundlage in Kapitel 8 verschiedene Therapieansätze für die einzelnen Untergruppen nach Dodd (1995) beschrieben werden sollen. Zunächst jedoch soll Kapitel 6 einige theoretische Überlegungen, die sich aus den Ergebnissen der bisher präsentierten Studien ergeben, darstellen.

Kapitel 6 Theoretische Betrachtungen der Studienergebnisse der Kapitel 2-5

Einleitung

Dieses Kapitel fasst die wesentlichen Ergebnisse der beiden in Kapitel 4 und 5 dargestellten Studien unter Berücksichtigung der aufgestellten Hypothesen und Ziele zusammen. Innerhalb dieses Kapitels werden die Ergebnisse in den Kontext der theoretischen Phonologie gestellt. Die verschiedenen Theorien werden dahin gehend untersucht, inwieweit die Studienergebnisse die Annahmen/Erklärungen hinsichtlich der Universalität und der sprachspezifischen Muster unterstützen oder widerlegen.

6.1 Physiologische Sprechentwicklung

Ziel des zweiten Kapitels war, normative Daten für die phonologische Entwicklung im Deutschen zu beschreiben. Mit Hilfe einer Querschnittsstudie an 177 Kindern konnten Daten für den Phon- und Phonemerwerb in Bezug auf Erwerbsabfolge und Alter dargestellt werden, ebenso wie die physiologischen phonologischen Prozesse. Die wesentlichen Hypothesen der Studie lauteten:

1. Die phonologische Entwicklung im Deutschen wird ähnliche Charakteristika zeigen wie die anderer Sprachen. Daher sollten sich die phonologischen Prozesse der verschiedenen untersuchten Sprachen gleichen.
2. Der Vergleich der Daten zur phonologischen Entwicklung im Deutschen und im Englischen sollte eine große Übereinstimmung ergeben, da die beiden Sprachen ein sehr ähnliches phonologisches System haben und der gleichen Sprachherkunft entstammen – den westgermanischen Sprachen.
3. Sprachspezifische Ergebnisse, die sich im Vergleich mit anderen Sprachen ergeben, sollten sich mit Hilfe von zwei Faktoren erklären lassen: a) den sprachspezifischen Eigenheiten des phonologischen Systems und b) dem Konzept der *phonological saliency* (siehe Kapitel 1).

Die Ergebnisse der Studie zeigten eine generelle Übereinstimmung hinsichtlich der Phonemerwerbsabfolge und der phonologischen Prozesse mit früheren Studien zur phonologischen Entwicklung im Deutschen. Unterschiede bezüglich des Erwerbsalters und einiger phonologischer Prozesse wurden mit den verschiedenen Methoden der einzelnen Studien erklärt (Querschnitts- versus Langzeitstudien, unterschiedliche Erwerbskriterien etc., siehe Kapitel 3).

6.1.1 Universalität der phonologischen Entwicklung: Hinweise aufgrund physiologischer phonologischer Prozesse

Methodische Unterschiede stellen ein wesentliches Problem für den interlinguistischen Vergleich von Daten zur phonologischen Entwicklung dar. Nichtsdestotrotz stimmen die physiologischen phonologischen Prozesse, die am häufigsten für andere Sprachen beschrieben wurden, mit denen dieser Studie überein: Tilgung unbetonter Silben und finaler Konsonanten, Assimilation, Reduktion von Konsonantenverbindungen, Vorverlagerung von Velaren und Sibilanten, Plosivierungen und Sonorierungen (siehe Tabelle 1.5 Kapitel 1). Diese Übereinstimmung unterstützt das Konzept der Universalität, insbesondere da die verschiedenen Sprachen unterschiedlichen Sprachfamilien angehören: Deutsch und Englisch den westgermanischen, Schwedisch der nordgermanischen, Spanisch, Portugiesisch und Italienisch den romanischen, Türkisch den Turk Sprachen und Kantonesisch und Putonghua den sinitischen Sprachen (Crystal, 1997).

Im Gegensatz dazu konnten allerdings einige Prozesse für das Deutsche beobachtet werden, die für andere Sprachen nicht als physiologisch beschrieben wurden und damit gegen das Konzept der Universalität sprechen. Zum Beispiel wurde die Rückverlagerung der Sibilanten zu /ç/ beschrieben. Rückverlagerungen wurden auch für Putonghua als ein physiologischer Prozess beschrieben (X-Velarisierung) (Zhu Hua & Dodd, 2000a). In anderen Sprachen allerdings (z.B. Englisch) müssen Rückverlagerungen generell als pathologisch angesehen werden. Ein anderer sprachspezifischer Prozess ist die Glottale Ersetzung von /ʁ/ zu /h/, ein Prozess, der auch, aber nur für südschwedische Kinder beschrieben wurde (Nettelbladt, 1983).

Auch wenn diese Ergebnisse den Nachweis interlinguistischer Unterschiede erbringen, so erlauben sie dennoch nicht die vollständige Negation des Universalitäts-Konzepts. Die meisten phonologischen Theorien bestätigen den Einfluss der zu erwerbenden Sprache auf den Spracherwerb (z.B. Natürliche Phonologie, Generative Phonologie, Non-lineare Phonologie, biologische, kognitivistische und behaviouristische Ansätze). Die Ergebnisse fordern jedoch Stampes Theorie (1979) heraus, dass phonologische Prozesse angeboren, universell und natürlich seien, da die Prozesse „eine natürliche Antwort auf phonetische Kräfte der menschlichen Fähigkeit zu sprechen, repräsentieren“ [sollen] (Donegan & Stampe, 1979, S. 130). Wäre dies tatsächlich der Fall, müssten sich weltweit unabhängig von jeder zu erwerbenden Sprache die identischen phonologischen Prozesse bei Kindern finden lassen.

6.1.2 Der Vergleich des Phonemerwerbs bei deutsch- und englischsprachigen Kindern

Eine weitere Frage beschäftigte sich mit der Vergleichbarkeit des Phonemerwerbs bei deutsch- und englischsprachigen Kindern. Es wurde eine große Übereinstimmung erwartet, da sich die phonologischen Systeme der beiden Sprachen sehr ähnlich sind, was mit der gleichen Sprachherkunft begründet wurde.

Die Ergebnisse dieser Studie wurden mit denen von Prather et al. (1975) verglichen, denn das von Prather et al. verwendete Erwerbskriterium ähnelte dem hier verwendeten am meisten. Es wurden Übereinstimmungen in der Erwerbsabfolge und in einem größeren Ausmaß hinsichtlich des Erwerbsalters gefunden. Die Erwerbsmuster stimmen auch mit dem von Jakobson (1941) geprägten Gesetz der irreversiblen Solidarität überein, wonach nasale Laute vor oralen Lauten erworben werden sollen, vordere Konsonanten vor hinteren Konsonanten und Plosive vor Frikativen. Dieses Ergebnis ist wenig überraschend, da Jakobsons Theorie stark von Daten westgermanischer Sprachen geprägt war.
Obwohl insgesamt eine hohe Übereinstimmung der Erwerbsmuster zu verzeichnen ist, konnten einige sprachspezifische Phänomene gefunden werden, die auch bei Phonemen auftraten, die den Inventaren beider Sprachen angehören. Zum Beispiel werden /d/, /v/ und /z/ im Deutschen früher als im Englischen erworben (siehe Tabelle 6.1). Diese Ergebnisse widersprechen den Theorien eines universellen, angeborenen Prozesses der Sprechentwicklung (Jakobson, 1941, 1969) oder eines sprachenunabhängigen Reifungsprozesses (Locke, 1983). Alternative Erklärungsmodelle werden benötigt.

Tabelle 6.1 Vergleich des Phonemerwerbs im Englischen (Prather et al., 1975) und Deutschen (siehe Kapitel 2)

Alter	Deutsch		Englisch	
1;6 – 1;11	m b p d t n		Keine Daten	
2;0 – 2;5	v h s/z		m n p h	
2;6 – 2;11	f l j ŋ g k	*x ʁ pf*	b f d t j ŋ k	*w*
3;0 – 3;5		*ç ts*	l s g	*r*
3;6 – 3;11	ʃ		ʃ	*tʃ*
4;0 – 4;5				*ð ʒ*
> 4.6			v z	*dʒ θ*

• Phoneme beider Sprachen • Sprachspezifische Phoneme
• Phoneme beider Sprachen, die in sehr unterschiedlichen Altersstufen erworben werden

6.1.3 Erklärungen für sprachspezifische Ergebnisse

Die dritte Hypothese der Studie sagte voraus, dass es möglich sein würde, sprachspezifische Unterschiede mit Hilfe von linguistischen Theorien zu erklären. Der am häufigsten in der Literatur zitierte linguistische Erklärungsansatz ist das Konzept der Markiertheit. Dieses Konzept besagt, dass die Optionen innerhalb der universellen Grammatik, die als default Optionen (Pflichtoption) gewertet werden können, zuerst erworben werden, gefolgt von anderen Optionen in der Abfolge von: am wenigsten markiert – zu am meisten markiert. Laut Bernhardt & Gilbert (1992) kann man davon ausgehen, dass „das generelle Ordnungssystem (framework) und das Set der markierten und unmarkierten Merkmale als universell gültig angesehen werden können, während spezifische (markierte) Repräsentationen des individuellen Merkmalsystems von Sprache zu Sprache unterschiedlich sein werden, da sich die Sprachen in ihren Lautsystemen unterscheiden“ (S. 129). Dennoch sollten Phoneme, die zwei verschiedenen Sprachen angehören, denselben Wert an Markiertheit besitzen und daher sollte ihre Erwerbsabfolge von denselben Regeln bestimmt werden. Des Weiteren wird angenommen, dass sich physiologische phonologische Prozesse mit Hilfe des Konzepts der Markiertheit erklären lassen (Yavaş, 1998) und dass auf diese Weise Voraussagen über das Auftreten dieser Prozesse gemacht werden können. In Tabelle 6.2 wird untersucht, ob die default Optionen, die von Bernhardt & Stoel-Gammon (1996) für das Englische aufgestellt wurden, ebenso für das Deutsche als gültig erachtet werden können.

Tabelle 6.2 Erwerbsvorhersagen aus der Sicht der Markiertheit

Vorhersage	Ergebnis
1) Default Merkmal für Plosive: [- continuant] und [- nasal]	✶
2) Frühe Spezifizierung von [+ nasal]	✶
3) A) Spezifizierung von Frikativen nach Plosiven und Nasalen	0
B) Spezifizierung von Liquiden nach Frikativen	0
4) Default Merkmal [- Stimme] und [- gespreizte Glottis]	0
5) Default Ortsmerkmal Koronal [+ anterior]	✶
6) Default Silbenstruktur: KV	✶

✶ = Daten unterstützen Vorhersage; 0 = Daten unterstützen Vorhersage nicht

Die ersten beiden Vorhersagen konnten durch die Daten aus dem Deutschen unterstützt werden. Vorhersage 3A wurde nur teilweise unterstützt, da die velaren Plosive und der velare Nasal /ŋ/ entweder gleichzeitig mit (90% Kriterium) oder später als die Frikative (75% Kriterium) erworben wurden. Das Gleiche gilt für die Vorhersage 3B: Das default Merkmal [- Stimme] konnte nur für /p/ und /k/ als gültig erklärt werden, da die Laute /v/ und /d/ vor ihren stimmlosen Gegenspielern erworben wurden. Vorhersage 5 konnte bestätigt werden. Zwei sehr häufige phonologische Prozesse, die Reduktion von Konsonantenverbindungen und die Tilgung finaler Konsonanten, unterstützten die Vorhersage 6 (default Silbenstruktur KV). Diese Ergebnisse zeigen, dass das Konzept der Markiertheit nicht ausreicht, um sprachspezifische Phänomene im Vergleich des Sprecherwerbs von Deutsch und Englisch zu erklären.

Ein anderer auf der Auftretenshäufigkeit von Phonemen basierender Ansatz sieht einen engen Zusammenhang zwischen dem Phonemerwerb und der Phonemfrequenz des Erwachsenenspracheninputs (Jakobson, 1941; Olmsted, 1971). Pye, Ingram & List (1987) sprachen sich gegen diesen Zusammenhang aus, da das kindliche Vokabular nicht notwendigerweise dem Erwachsenenvokabular entspräche und es somit zu einer Frequenzverschiebung käme. Sie argumentierten dafür, die Phonemfrequenz des kindlichen Vokabulars einer Sprache als Bemessungsgrundlage zu verwenden und führten ihr Konzept der *functional load* ein. Dieses Konzept hat zum Ziel, die sprachspezifische Phonemerwerbsabfolge ausgehend von der Wichtigkeit eines Phonems innerhalb einer Sprache zu erklären. Diese Wichtigkeit wird mit Hilfe der Anzahl an möglichen Kontrasten jedes Phonems bestimmt. Laut eines Beispiels nach Ingram (1989) hat ein Phonem, das in mehr Wortpositionen auftreten kann als andere, eine höhere *functional load*. Davon ausgehend sollten die Phoneme

/d/ und /v/ eine geringere *functional load* haben als /t/ und /f/ und damit später als diese erworben werden, wie dies für das Englische der Fall ist. Da dies aber für das Deutsche nicht zutrifft, ist auch das Konzept der *functional load* nicht ausreichend, um die sprachspezifischen Phänomene des Deutschen zu erklären.

Das neueste Erklärungsmodell stammt von So & Dodd (1995), wurde von Zhu Hua & Dodd (2000a) erweitert und ist das Konzept der *phonological saliency*. Hierbei wird davon ausgegangen, dass die Rolle, die ein spezifisches Phonem innerhalb einer Sprache spielt, von Bedeutung ist, wobei drei Faktoren zu beachten sind: a) der Status der Komponente innerhalb der Silbenstruktur, b) die Fähigkeit der Komponente die lexikalische Bedeutung innerhalb von Silben zu verändern und c) die Anzahl der möglichen Bedingungen (Choices) innerhalb der Silbenstruktur. Der wesentliche Unterschied zwischen diesem und anderen Modellen (abgesehen von der *functional load*) ist der, dass das Konzept auf dem sprachspezifischen phonologischen System einer Sprache beruht und im Gegensatz zur *functional load* auch andere Aspekte als die Konsonanten des phonologischen Systems beachtet. Die folgenden Hypothesen wurden für das Deutsche aufgestellt:

- Deutschsprachige Kinder sollten keine Vokalfehler während ihrer Entwicklung machen, da Vokale sehr herausragend (salient) sind.
- Deutschsprachige Kinder sollten ihren phonologischen Erwerb früher abschließen als englischsprachige Kinder, da die Gesamtanzahl der zu erwerbenden Phoneme und Konsonantenverbindungen kleiner ist.
- Deutschsprachige Kinder sollten die Phoneme /m n b d n/ zuerst erwerben, da sie Bestandteil von ersten Wörtern mit hoher kommunikativer Relevanz und hoher Auftretenshäufigkeit sind.
- Deutschsprachige Kinder sollten die Phoneme /v/ und /z/ aufgrund der hohen kommunikativen Relevanz der Wörter mit /v/ und aufgrund des sprachspezifischen Verteilungsmusters von /z/ und /s/ im Deutschen früher als englischsprachige Kinder erwerben.

Alle vier Hypothesen konnten durch die Daten unterstützt werden. Vokale wurden sehr frühzeitig erworben und Vokalfehler gehörten nicht zu den physiologischen Prozessen deutschsprachiger Kinder. Deutschsprachige Kinder schlossen ihren Phonemerwerb tatsächlich früher als englischsprachige Kinder ab, aber wiederum später als Kinder, die mit Putonghua oder Kantonesisch aufwuchsen, deren Anzahl an zu erlernenden Optionen kleiner ist als die des

Deutschen. Tyler & Langsdale (1996) gehen davon aus, dass zu einem sehr frühen Zeitpunkt (10-18 Monate) eine Interaktion zwischen der Erwerbsgeschwindigkeit und dem Erwerb des Artikulationsortes von Vokalen und Konsonanten besteht. Zusätzlich soll angenommen werden, dass weitere Komponenten z.B. Konsonantenverbindungen in ähnlicher Weise interagieren. Die Anzahl der zu erwerbenden Optionen ist im Englischen größer als im Deutschen. Die Anzahl der zu erwerbenden Komponenten im Kantonesischen ist wiederum kleiner als die Anzahl im Deutschen. Sollte die Erwerbsgeschwindigkeit des phonologischen Systems tatsächlich abhängig von der Anzahl an zu erwerbenden Komponenten sein, dann sollten Kinder, die mit Kantonesisch aufwachsen, ihr phonologisches System schneller erwerben als deutschsprachige Kinder, die wiederum schneller sein sollten als englischsprachige Kinder. Die Ergebnisse der verschiedenen Studien konnten dies bestätigen: Kantonesisch sprechende Kinder zeigten einen vollständigen Erwerb ihres phonologischen Systems im Alter von 3;6 Jahren, deutschsprachige Kinder im Alter von 3;11 Jahren und englischsprachige Kinder im Alter von 4;6 Jahren (alle Angaben basieren auf dem 75% Kriterium des Konsonantenerwerbs) (So & Dodd, 1995; Prather et al., 1975; Fox & Dodd, 1999).

Die ersten drei erworbenen Phoneme (90% Kriterium) waren /m p d/ gefolgt von /b n/. Diese Ergebnisse entsprechen der aufgestellten Hypothese. Die Hypothese basierte auf der zweiten Annahme des Konzeptes der *phonological saliency*, der „Kapazität einer Komponente lexikalische Bedeutungen von Silben zu unterscheiden“ (Zhu Hua & Dodd, 2000a) und dem kommunikativen Gewicht. Ausgehend von dieser Hypothese kann das ungewöhnliche Phänomen des frühen Erwerbs von /d/ im Deutschen erklärt werden: /d/ wird benötigt, um eines der ersten Wörter des Deutschen zu bilden: <da>. Seine kommunikative Relevanz ist sehr hoch, da es als Fragewort (da? Meinst du das Ding oder die Person da?), zum Zeigen (da! Das da meine ich.), zur Bestätigung (da? Reden wir über dieses Ding, diese Person da) oder als Ausdruck eines Wunsches (da!, Das da will ich) verwendet wird.

Zwei weitere Phoneme wurden von deutschsprachigen Kindern früher als von englischsprachigen Kindern erworben (/v/ und /z/). Wiederum kann das Konzept der *phonological saliency* zur Erklärung herangezogen werden. Die Erklärung des frühen Erwerbs von /v/ ähnelt der Erklärung für den Laut /d/. Das Phonem /v/ tritt wortinitial bei den meisten Fragewörtern auf. Des Weiteren ist es das silbeninitiale Phonem des kindlichen Wortes für Hund (wauwau),

Tabelle 6.3 Verteilung der Auftretensmöglichkeiten von /z/ und /s/ im Deutschen und Englischen

Position	wortinitial	wortmedial	wortfinal	WI-CC
Deutsch	z	zs	s	/
Englisch	z s	z s	s z	s

eines der frühest erworbenen Wörter im Deutschen (Piske, 1998). Daher ist die Bedeutung des Phonems /v/ im Deutschen für Kinder viel größer als im Englischen.

Die Erklärung für den frühen Erwerb von /z/ wird in Zusammenhang mit dem für das Deutsche spezifische Distributionsmuster und der damit verbundenen Auftretenshäufigkeit von /z/ und /s/ gesehen. Die Anwendung von /z/ und /s/ im Deutschen ist gleichmäßig verteilt, sodass für beide Phoneme eine identische Auftretenshäufigkeit existiert. Dieses Distributionsmuster verleiht dem /z/ im Deutschen eine große Wichtigkeit und könnte auch der Grund dafür sein, dass Kinder hier keine Sonorierungs- oder Entstimmungsfehler machen. Für das Englische ist das /s/ das wesentlich häufiger auftretende Phonem, auch wenn oberflächlich die Auftretensmöglichkeiten gleich verteilt wirken (siehe Tabelle 6.3). Obwohl das /z/ in allen Wortpositionen auftreten kann (mit der Ausnahme von Konsonantenverbindungen), ist seine Auftretensfrequenz sehr niedrig. In wortinitialer Position kann es z.B. nur in einer sehr geringen Anzahl von Wörtern auftreten, von denen die meisten nicht dem kindlichen Wortschatz entsprechen. Konsequenterweise ist /z/ im Deutschen wesentlich mehr salient als im Englischen und so kann das Konzept der *phonological saliency* die sprachspezifischen Unterschiede erklären.

Zusammenfassend kann gesagt werden, dass die Ziele, die in Kapitel 1 gesetzt wurden, erfüllt worden sind. Normative Daten für den kindlichen Sprecherwerb im Deutschen konnten aufgestellt werden. Mit Hilfe dieser Daten ist es möglich, die Daten von Kindern mit Aussprachestörungen hinsichtlich psycholinguistischer Modelle zu klassifizieren. Zweitens konnte die Hypothese von Universalien innerhalb des Sprecherwerbs durch diese Daten bestätigt werden. Eine große Übereinstimmung für den Sprecherwerbsablauf konnte im Vergleich von Deutsch und Englisch (zwei verwandten Sprachen) und auch im Vergleich mit Ergebnissen von anderen Sprachen festgestellt werden. Abschließend konnten mit Hilfe des Konzeptes der *phonological saliency* sprachspezifische Besonderheiten im phonologischen Erwerb des

Deutschen erklärt werden, während dies mit Hilfe anderer theoretischer Konzepte nicht möglich war.

6.2 Aussprachestörungen bei deutschsprachigen Kindern

Die Erforschung von Kindern mit Aussprachestörungen ist aus theoretischer und klinischer Sicht von wesentlicher Bedeutung. Ein theoretischer Aspekt von Bedeutung ist die Frage nach der Universalität von Aussprachestörungen. Sollten dieselben Defizite innerhalb des Sprechverarbeitungsprozesses, von denen man annimmt, dass sie Aussprachestörungen zugrunde liegen, unabhängig von der zu erlernenden Sprache existieren, dann sollten auch dieselben phonologischen Prozessarten beobachtbar sein.
Ein klinischer Aspekt, der sich aus den Studien ergibt, ist die Möglichkeit, mit Hilfe von Studien zur Übertragbarkeit von Klassifikationsmodellen aus der angloamerikanischen Literatur in verschiedenen Sprachen deren Validität zu überprüfen. Die klinische Bedeutung von Studien zur Klassifikation von kindlichen Aussprachestörungen liegt in ihrem direkten Einfluss auf Diagnostik und Therapie im sprachtherapeutischen Alltag. Die Daten der Studien aus Kapiteln 4 und 5 werden unter den folgenden Gesichtspunkten betrachtet:

- Ist es möglich, deutschsprachige Kinder mit Aussprachestörungen nach dem psycholinguistischen Modell von Dodd in die vier beschriebenen Untergruppen zu klassifizieren?
- Ist es möglich, die gleiche Gruppe von Kindern, Kinder mit Artikulationsstörungen ausgenommen, nach dem ätiologischen Modell von Shriberg (1994) zu klassifizieren?
- Besteht eine Beziehung zwischen Risikofaktoren und kindlichen Aussprachestörungen?
- Können die Ergebnisse dieser Studien das Konzept der Universalität von kindlichen Aussprachestörungen bestätigen?

6.2.1 Die Anwendung des Dodd'schen Klassifikationsmodells

Wie vorhergesagt war es möglich, 100 deutschsprachige Kinder mit Verdacht auf Aussprachestörungen nach dem Dodd'schen Modell zu klassifizieren. Die vier Untergruppen konnten mit der für sie jeweils spezifischen Symptomatik identifiziert werden:

Artikulationsstörung:	Artikulatorische Prozesse
Phonologische Verzögerung:	Physiologische phonologische Prozesse mit eventuellen artikulatorischen Prozessen
Konsequente Phonologische Störung:	Pathologische, physiologische und eventuelle artikulatorische Prozesse
Inkonsequente Phonologische Störung:	Inkonsequenz in der Wortrealisation von > 40%

Die Klassifikation der Kinder in die einzelnen Untergruppen war eindeutig, abgesehen von sehr wenigen Fällen (N = 8). In diesen Fällen zeigten die Kinder entweder einen Prozess dreimal, sodass er kriteriumsbedingt als Prozess gewertet werden musste (2x = Prozess), oder sie machten Fehler bei drei spezifischen lexikalischen Items. Insgesamt kann man davon ausgehen, dass die Studie das Klassifikationssystem validieren konnte, wobei zwei Aspekte zu betrachten bleiben.

Der erste Aspekt betrifft die Kinder mit Phonologischen Verzögerungen. Diese Kinder machten die größte Gruppe aus. Eine Verzögerung von mindestens sechs Monaten wurde als signifikantes Kriterium angenommen. Bislang gibt es allerdings keine Angaben darüber, ob die Länge einer Verzögerung eine besondere Rolle spielt, z.B. hinsichtlich der Therapie und des Therapieerfolgs. Kinder mit „eingefrorener" Phonologie (Dodd, 1995) werden laut den Kriterien von Dodd auch der Gruppe der Verzögerungen zugeordnet. Andere Autoren allerdings gehen hier eher von einer Phonologischen Störung als von einer Phonologischen Verzögerung aus (Stackhouse & Wells, 1997). Es ist daher weitere Forschung vonnöten, die untersucht, inwieweit die Verzögerungslänge eine Rolle spielt. Sollten sich keinerlei therapeutische Konsequenzen erweisen, so bliebe die Klassifikation eines Kindes mit einer Verzögerung von 2 Jahren in diese Gruppe gerechtfertigt.
Der zweite Aspekt ergibt sich daraus, dass allein die Übertragbarkeit eines Klassifikationsmodells aufgrund von Symptomatologie nicht ausreicht, um ein Modell zu validieren. Weitere Forschung muss überprüfen, ob sich die für das Englische angenommenen Defizite der einzelnen Untergruppen auch bei deutschsprachigen Kindern finden lassen, um eine vollständige Validierung zu erreichen.

6.2.2 Die Übertragung von Shribergs ätiologischem Klassifikationsmodell

Wie angenommen war es nicht möglich, 65 deutschsprachige Kinder mit Aussprachestörungen (Kinder der Studie Kapitel 4, ausgenommen der Kinder mit isolierten Artikulationsstörungen und derer, deren Eltern den Fragebogen nicht vollständig ausgefüllt hatten) mit Hilfe des ätiologischen Modells nach Shriberg (1994) zu klassifizieren. Nur eine bestimmte Anzahl von Kindern zeigte die vorgegebenen ätiologischen Faktoren, wobei auch eine Gruppe von Kindern mehr als einen Faktor aufwies, während eine andere Gruppe von Kindern keinen der vorgegebenen Faktoren zeigte. Diese Kinder waren somit nicht eindeutig klassifizierbar.
Auch wenn die Anwendung eines medizinischen Modells (z.B. Shriberg, 1994, 1997) wichtige Informationen über eventuelle, ursächlich beeinflussende und störungserhaltende Faktoren bietet, so beinhaltet es nur sehr eingeschränkte therapeutische Anwendbarkeit und Nutzen. Zum Zeitpunkt der Überweisung eines Kindes können verschiedene Faktoren parallel auftreten (z.B. genetische Disposition, Otitiden), wobei es nicht immer möglich ist, zu bestimmen, welche Faktoren als ursächlich oder als sekundär anzusehen sind. Bedenkt man, dass ein Therapeut die Aufgabe hat, die Aussprachestörung zu beheben, so bieten sich aufgrund der symptomatologischen Betrachtungen klarere Indikationen zur Behandlung als aufgrund der anamnestischen Daten.

6.2.3 Die Beziehung von Risikofaktoren und Aussprachestörungen

In der Literatur existiert eine große Anzahl von Studien, mit dem Ziel, eine kausale Beziehung zwischen unterschiedlichen Risikofaktoren und Aussprachestörungen nachzuweisen. Leider variieren alle diese Studien sehr deutlich in ihrem Design, ihrer Methodik und damit in ihren Ergebnissen. Die Studie aus Kapitel 5 konnte zeigen, dass sich aussprachegestörte Kinder von sprachunauffälligen Kindern im Auftreten bestimmter Risikofaktoren unterscheiden. Sie zeigte aber auch, dass das Bestehen eines Risikofaktors nicht notwendigerweise zu einer Aussprachestörung führen muss (z.B. bei den Kontrollkindern). Des Weiteren zeigte sie deutlich, dass bei einem Großteil der sprachauffälligen Kinder keine Risikofaktoren bestanden. Dennoch können uns bestehende Risikofaktoren „zur frühen Identifikation und der damit verbundenen frühzeitigen Intervention dienen“ (Lewis & Freebairn, 1997, S. 398).

Ein zweites Ziel der Studie aus Kapitel 5 lag in der Untersuchung einer eventuellen Beziehung von spezifischen Risikofaktoren mit spezifischen Untergruppen von Aussprachestörungen, wie sie von Dodd (1995) vorgeschlagen wurden. Es zeigte sich, dass sich mit Hilfe der vorhandenen Daten nur eine signifikante Beziehung der Inkonsequenten Phonologischen Störung und der Risikofaktoren prä- und perinatale Komplikationen feststellen ließ.

Die Ergebnisse müssen mit Vorsicht und als vorläufig betrachtet werden. Erstens muss bedacht werden, dass alle Angaben subjektive Angaben der Eltern waren, insofern besitzen diese Angaben nur eine eingeschränkte Verlässlichkeit. Zweitens muss bedacht werden, dass bis heute keine standardisierten Bemessungskriterien für Risikofaktoren entwickelt wurden, mit deren Hilfe eine definitive Aussage darüber gemacht werden könnte, ob ein Risikofaktor an sich vorliegt (z.B. wie viel Otitiden in welchem Alter sind verantwortlich für Aussprachestörungen?). Drittens war die Gruppe der Kinder mit einer Inkonsequenten Phonologischen Störung sehr klein. Bei aller Signifikanz kann es sich hier immer noch um ein Zufallsergebnis handeln. Viertens wurde innerhalb des Fragebogens zwar nach einer positiven Familienanamnese für Sprachstörungen gefragt, aber nicht nach einer positiven Anamnese für Legasthenien. Der Zusammenhang von Legasthenien und Aussprachestörungen konnte eindeutig nachgewiesen werden und sollte damit beachtet werden (z.B. Leitão et al., 1997; Kreuz, 2000; Hartmann, 2002). Außerdem sind Schwierigkeiten beim Lesen und Schreiben etwas, was man bei Erwachsenen deutlicher erinnert als frühkindliche Sprachprobleme. Eine Studie (siehe Kapitel 7.2.3) konnte zeigen, dass sich bei Einschluss der Frage nach Legasthenien in der Familie der Prozentsatz der Kinder mit positiver Familienanamnese bei Kindern mit einer Konsequenten Phonologischen Störung auf fast 50% hob. Dies galt für die anderen untersuchten Untergruppen nicht. Das lässt eventuell doch auf eine genetische Komponente für diese Untergruppe schließen. Unter Beachtung dieser Punkte kann gesagt werden, dass es derzeitig nicht eindeutig möglich ist, einen direkten kausalen Zusammenhang von Aussprachestörungen und Risikofaktoren zu ziehen, wobei die Ergebnisse darauf hinweisen, dass das Bestehen von Risikofaktoren tatsächlich eine größere Neigung zu Aussprachestörungen bewirkt.

6.2.4 Die Bestätigung der Universalität von Aussprachestörungen

Ein Diskussionspunkt dieses Kapitels ist die Annahme, dass phonologische Theorien durch klinische Daten von Kindern mit Aussprachestörungen bestätigt werden können. Eine zentrale Behauptung phonologischer Theorien ist, dass die phonologische Entwicklung nach universellen Mustern erfolgt. Aufgrund der großen Ähnlichkeit der phonologischen Entwicklung innerhalb verschiedener Sprachen geht man davon aus, dass es sprachenunabhängige Faktoren sein müssen, die für den phonologischen Erwerb verantwortlich sind, wie z.B. universelle kognitive Fähigkeiten, allgemeine Perzeptions- und Produktionsbedingungen oder Reifung. Daher könnte man möglicherweise bei Kindern mit auffälliger phonologischer Entwicklung Rückschlüsse auf diese zugrunde liegenden Fähigkeiten ziehen und damit theoretische Hypothesen bestätigen oder widerlegen.

Wie schon in Kapitel 1 und 3 erwähnt, gehen eine Anzahl von Phonologen davon aus, dass die phonologische Entwicklung auf nicht linguistischen Fähigkeiten beruht (Locke, 1983; Olmsted, 1966/1971; Mowrer, 1952/1960). Diese Fähigkeiten lauten: Reifung, Lernfähigkeit, generelle Perzeptions- und Produktionsbedingungen. Die Kinder, die an den beschriebenen Studien teilnahmen, zeigten alle keine Intelligenzminderungen, kraniofaziale Anomalien oder sensorische Einschränkungen wie Hör- oder Sehminderungen. Zusätzlich waren Kinder mit einer allgemeinen Entwicklungsverzögerung ausgeschlossen (eingeschränkte Reifung). Die Kinder wurden als Kinder mit funktionellen Aussprachestörungen unklarer Genese beschrieben und man kann daher davon ausgehen, dass die angenommenen Fähigkeiten für phonologische Entwicklung intakt waren. Einige Kinder allerdings zeigten prä- und perinatale Komplikationen, was auf einen minimalen Hirnschaden hinweisen könnte, was wiederum einen negativen Einfluss auf die allgemeine Reifung und damit auf die phonologische Entwicklung hätte haben können. Auch in der Literatur finden sich derartige Hinweise (Byers-Brown & Edwards, 1989; Rhea, 1995; Gerber, 1998).

Andere Phonologen allerdings gehen von einem angeborenen, universellen linguistischen Wissen aus, wobei sie sich nicht notwendigerweise über dessen Art einig sind (z.B. Jakobson, 1941; Chomsky & Halle, 1968; non-lineare Phonologen). Sollte ihre Annahme korrekt sein, dann müsste dieses Wissen in irgendeiner Weise genetisch veranlagt sein. Das bedeutet, dass Aussprachestörungen durch genetische Defekte ausgelöst würden. Die sehr große Anzahl von Kindern mit positiver Familienanamnese, die in dieser Studie, aber auch in der Literatur beschrieben wurden, weisen in diese Richtung.

Alle Linguisten weisen auf den großen Einfluss der zu erlernenden Sprache auf die Sprachentwicklung hin. Laut Mowrer (1960), Ferguson & Farewell (1975) und Locke (1983) spielt der regelmäßige und wiederholte Input von Sprache durch die Umgebung des Kindes eine wesentliche Rolle für den phonologischen Erwerb. Des Weiteren wird das Training der Artikulationsorgane als bedeutend eingeschätzt (z.B. Ferguson & Farewell, 1975; Locke, 1983). Die Sprechentwicklung könnte also entweder durch mangelnden oder unzureichend wahrgenommenen Sprachinput negativ beeinflusst werden, oder auch dann, wenn Kinder nicht ausreichend in der Lage sind, ihre orofazialen Sprechorgane zu trainieren. Berichte von Kindern mit Aussprachestörungen und wiederholt auftretenden HNO-Erkrankungen, insbesondere häufigen Mittelohrentzündungen oder Paukenergüssen, indizieren, dass diese den Sprecherwerb verzögern können. Auch der sehr häufige und langjährige Gebrauch von Schnullern, Daumen und Nuckelflaschen unterschied Kinder mit Aussprachestörungen von sprachunauffälligen Kontrollkindern. Diese Sauggewohnheiten könnten einen negativen Einfluss auf das Training der orofazialen Organe und damit auf den Sprecherwerb haben.

Zusammenfassend kann gesagt werden, dass anhand der Ergebnisse der Studien alle Hypothesen über die grundlegenden Fähigkeiten zum Sprecherwerb, wie sie von Phonologen hypothetisch angenommen wurden, bestätigt werden können. Keine dieser Fähigkeiten ist an eine bestimmte Sprache gebunden. Somit kann von universellen Störungsebenen der Sprechentwicklung ausgegangen werden.

Eine weitere Bestätigung der Universalität kann aus den phonologischen Prozessen, die für Kinder mit Aussprachestörungen beschrieben wurden, abgeleitet werden. Die phonologischen Prozesse von deutschsprachigen Kindern mit Aussprachestörungen ähnelten denen von sprachunauffälligen Kindern. Damit wird die bestehende Literatur unterstützt.

Zusätzliche Unterstützung für das Konzept der Universalität ergibt sich aus der interlinguistischen Übertragbarkeit von Klassifikationsmodellen. Die von

Dodd (1995) angenommenen Untergruppen ihres psycholinguistischen Modells werden in Zusammenhang mit spezifischen Störungsebenen gesehen. Diese Defizitebenen sind erneut unabhängig von der zu erlernenden Sprache und können mit Hilfe von interlinguistischen Daten getestet werden:

a) mit der interlinguistischen Anwendung eines Klassifikationsmodells: Zuordnung von Kindern zu verschiedenen Untergruppen
b) mit einem ähnlichen prozentualen Verteilungsmuster innerhalb der Untergruppen
c) mit Interventionsstudien, die die Effektivität von störungsspezifischen Therapieansätzen nachweisen können.

Die Daten der deutschsprachigen Kinder konnten die Anwendbarkeit (Untergruppen, Verteilungsmuster, Therapie – siehe Kapitel 3 + 7) des Dodd'schen Klassifikationsmodells nachweisen und damit die bestehenden interlinguistischen Studien ergänzen (Goldstein, 1996; Topbas & Konrat, 1996; So & Dodd, 1994; Zhu Hua & Dodd, 2000b; Holm, 1998; Dodd & Bradford, 2000; Teutsch & Fox, 2004; Fox, Kapitel 7). Die Universalität von Aussprachestörungen und der ihnen zugrunde liegenden Defizite wird unter anderem darin noch gestärkt, dass alle erwähnten Studien an Sprachen sehr unterschiedlicher Herkunft durchgeführt wurden.

Teil III Therapie von Aussprachestörungen

Dennis und das Spielzeugtelefon

Dennis: Hallo hier is das Hehuneheuer

Therapeutin: Guten Tag, Herr Seeungeheuer, was kann ich für Sie tun?

Dennis: Is mein hohn bei dir?

Therapeutin: Nein, Ihr Sohn ist nicht bei mir. Warum sollte er denn bei mir sein?

Dennis: Mein hohn tann nich hichtig hechen.

Therapeutin: Ach so, er kann nicht richtig sprechen. Ja, also er ist nicht hier, aber ich rufe Sie an, wenn er bei mir angekommen ist, o.k.?

Dennis: Ha, o.t., aber du? Herhichs du mir, dass hu ihm hilfs, henn er tommt?

Therapeutin: Ja, das verspreche ich, wenn er kommt, dann kann ich ihm helfen.

Dennis lässt ein Gebrüll los und wirft das Telefon in die Ecke.

Kapitel 7 Hintergrundinformationen zu klinischen Aspekten der Untergruppen nach Dodd (1995)

Einleitung

Klassifikationssysteme können validiert werden, indem man sie auf ihre Anwendbarkeit in anderen Sprachen hin testet und die Klassifikationskriterien (z.B. Symptomatik) in den einzelnen Sprachen überprüft. Kapitel 4 und 5 haben dies für zwei Ansätze, einen psycholinguistischen und einen medizinisch-ätiologischen Ansatz, versucht. Aufgrund der Ergebnisse erscheint es zurzeit sinnvoller, das psycholinguistische Modell von Dodd (1995) zur Klassifikation kindlicher Aussprachestörungen im Deutschen heranzuziehen. Die in Kapitel 4 beschriebene Studie bietet allerdings nur die Möglichkeit zu zeigen, dass die Klassifikationskriterien an sich auf das Deutsche anwendbar sind. Sie gibt einen ersten Einblick in das linguistische Erscheinungsbild der einzelnen Untergruppen. Eine genauere Untersuchung der einzelnen Symptomatologien bleibt noch erforderlich.

Um ein Klassifikationsmodell wirklich zu validieren, ist es sinnvoll zu untersuchen, ob die hypothetisch zugrunde liegenden Defizite der beschriebenen Untergruppen in anderen Sprachen nachweisbar sind. Zum jetzigen Zeitpunkt liegen für das Deutsche nur indirekte Ergebnisse vor, wobei eine groß angelegte Studie zur Überprüfung der Defizitebenen bei allen Untergruppen begonnen hat. Somit muss zurzeit auf Ergebnisse aus dem Englischen zurückgegriffen werden. Die indirekten Hinweise auf die hypothetischen Defizitebenen ergeben sich aus Interventionsstudien aus dem Englischen und Deutschen. Im Rahmen dieser Studien werden z.B. Ansätze, die auf verschiedene Defizite abzielen, bei verschiedenen Untergruppen angewendet, um die Effektivität der Methoden zu überprüfen. Sollte ein angenommenes Defizit korrekt sein, so müsste ausschließlich ein Ansatz erfolgreich sein, der auf dieses Defizit abzielt.

Von unterschiedlichen zugrunde liegenden Defiziten ausgehend, könnte man annehmen, dass sich Aussprachestörungen in Abhängigkeit vom Defizit unterschiedlich verhalten, wenn keine Therapie verfügbar ist. So könnte es sein, dass einige Kinder von alleine in der Lage sind, ihre Defizite aufzuholen, während sich bei anderen Kindern keine Veränderung ohne Behandlung zeigt. Dies ist insbesondere dann für die therapeutische Planung von Bedeutung, wenn es lange Wartezeiten auf Therapieplätze gibt. Des Weiteren ist es von therapeutischem Interesse, Informationen darüber zu erhalten, wie sich die Therapieverläufe (inhaltlich und zeitlich) von Kindern unterschiedlicher Untergruppen gestalten. Schließlich stellt sich die Frage, ob eine logopädische Behandlung der Aussprachestörung bei den Kindern aller Untergruppen wirklich in der Lage ist, das ursächliche Problem zu beheben oder ob zwar die Symptomatik behoben werden kann, das ursprüngliche Defizit aber bestehen bleibt und somit ein Risiko für weitere Probleme bleibt.

Das folgende Kapitel hat zum Ziel, die zurzeit verfügbaren Hintergrundinformationen zum Thema Aussprachestörungen aus der Sicht des Dodd'schen Modells darzustellen und, wenn möglich, empirisch zu belegen, um ein tiefer gehendes Verständnis für die Problematiken zu wecken und insbesondere Hinweise für die erfolgreiche Therapie eines Kindes zu bieten. Dazu sollen folgende Themen behandelt werden:

- Wissen über anamnestische Hinweise und die Störungsebenen der einzelnen Untergruppen (7.1)
- Detaillierte Beschreibung der Symptomatologien der einzelnen Untergruppen (7.2)
- Informationen über Therapiemethoden, Studien zur Effizienz im Allgemeinen und im Hinblick auf die einzelnen Untergruppen (7.3)
- Informationen über Kinder, die auf einen Therapieplatz warten (7.4)
- Therapieverläufe (7.5)
- Risiko durch zugrunde liegende Defizite (7.6)

7.1 Zusammenfassung des Wissens über anamnestische Konditionen und die Störungsebenen der einzelnen Untergruppen

In Kapitel 5 konnte gezeigt werden, dass Risikofaktoren nur bedingt eine Erklärung für das Auftreten von Aussprachestörungen geben können. Hinweise ergaben sich nur für einen Zusammenhang zwischen prä- und perinatalen Komplikationen für die Inkonsequente Phonologische Störung. Für alle anderen Störungen können bislang nur Hypothesen aufgestellt werden. Auch existieren bislang für das Deutsche nur indirekte Hinweise (siehe 7.3) auf die

Tabelle 7.1 Differenzialdiagnostisches Wissen über Untergruppen nach Dodd (1995)

	Artikulationsstörung	Phonologische Verzögerung	Konsequente Phonologische Störung	Inkonsequente Phonologische Störung
Anamnese	Andere betroffene Familienmitglieder mit Artikulationsstörung	Hypothese: „Entwicklungsbremsen“ wie z.B. schwere psychische Belastung oder Phasen der Hörstörungen (z.B. Otitis media)	Hypothese: Familiärer Sprachschwächetyp	Signifikant häufig auffällige prä- und perinatale Komplikationen
Symptom (Dodd, 1995)	Artikulatorische Prozesse	Nicht altersgemäße physiologische phonologische Prozesse	Pathologische und physiologische phonologische Prozesse	Inkonsequenz
Störungsebene (Dodd & McCormack, 1995)	Peripher-motorisch oder einfach falsch erlerntes Lautbildungsmuster	Wenn getestet, verhalten sich die Kinder wie sich normal entwickelnde Kinder auf jeder Ebene des Sprechverarbeitungs-prozesses	Kognitiv-linguistisches Defizit auf der Ebene der phonologischen Inputverarbeitung und Speicherung	Störung der "phonological assembly" = der Zuordnung und Abfolge der Phoneme im zentralen motorischen Speicher

für das Englische angenommenen Störungsebenen, die in mehreren Studien von Bradford (1996) und Dodd (1995) bestätigt werden konnten. Im Folgenden sollen diese Ergebnisse zunächst tabellarisch (siehe Tabelle 7.1) und anschließend ausführlich für jede Untergruppe zusammengefasst werden.

7.1.1 Artikulationsstörungen/Phonetische Störung

Anamnese

Diese Gruppe wurde von der Studie zum Thema Risikofaktoren ausgeschlossen, um den Kriterien für „Speech delay“ nach Shriberg (1994) zu entsprechen. Anamnestisch findet man aber häufig gerade bei dieser Gruppe andere Familienmitglieder, die auch eine Artikulationsstörung zeigen, d.h. einen Sigmatismus oder einen Schetismus lateralis.

Mögliche Störungsursachen

Betrachtet man das Sprechverarbeitungsmodell nach Stackhouse & Wells (1997), so kann man davon ausgehen, dass die Störung in der motorischen Ausführung liegt und somit wie von Fey (1992) beschrieben ein ***peripher-motorisches Problem*** vorliegt. Sollte dies der Fall sein, so würde man zusätz-

Tabelle 7.2 Symptomatik der Kinder, die für eine myofunktionelle Therapie oder eine Sigmatismustherapie in einem Zeitraum von 13 Monaten in einer logopädischen Praxis angemeldet wurden.

	Nur myofunktionelle Störung	Myofunktionelle Störung + Sigmatismus	Sigmatismus ohne myofunktionelle Störung
MFS 5-7-jährige	1	7	
MFS 8-13-jährige	19	31	
Sigmatismus 5-7-jährige	0	5	62
Sigmatismus 8-13-jährige	0	0	8

lich neben der Artikulationsstörung auch Defizite im Bereich der orofazialen Muskulatur finden. Dies ist aber nicht unbedingt der Fall. Nur ein Anteil von 7% der Kinder, die wegen eines Sigmatismus überwiesen werden, zeigt auch eine myofunktionelle Störung und nicht alle Kinder mit einer myofunktionellen Störung haben einen Sigmatismus (siehe Tabelle 7.2).

Dies kann in zweifacher Hinsicht interpretiert werden: Zum einen könnte dies bedeuten, dass Artikulationsmotorik und Mund- und Zungenmotorik zwei verschiedene Ebenen an Motorik darstellen, etwas was in der Literatur bereits ausführlich diskutiert wird (z.B. Ziegler, 2002). Es könnte sein, dass diese zwei Ebenen bis zu einem gewissen Grad unabhängig voneinander operieren. Der zweite Punkt, der zu diskutieren ist, ergibt sich aus dem sehr hohen Anteil an Kindern mit einem isolierten Sigmatismus (siehe Kapitel 2). Läge dem Sigmatismus wirklich eine motorische Problematik zugrunde, so müssten 30-40% der Kinder in Deutschland eingeschränkte motorische Fähigkeiten im orofazialen Bereich zeigen. Dies erscheint eher unwahrscheinlich, sodass man nicht von einer motorischen Ursache ausgehen sollte, sondern von einem falsch erworbenen Artikulationsmuster. Für Letzteres spricht die große Anzahl der Kinder mit Sigmatismus, die keine mundmotorischen Auffälligkeiten zeigen (93%) und die sogar oft in der Lage sind, den isolierten Laut korrekt zu bilden. Es bleibt dennoch ein peripheres Problem.

7.1.2 Phonologische Verzögerung

Anamnese

Anamnestisch konnte dieser Untergruppe im Rahmen der Risikofaktorenstudie kein spezifischer Risikofaktor zugeordnet werden. Dodd (1995) geht davon aus, dass diese Kinder zu irgendeinem Zeitpunkt eine „Entwicklungsbremse“ erfahren, weswegen die physiologische Entwicklung ins Stocken gerät. Dies können z.B. audiogene oder psychische Faktoren sein. Des Weiteren geht sie davon aus, dass sobald die „Entwicklungsbremse“ behoben ist, eine Weiterentwicklung erfolgt, wobei das Defizit aufgeholt werden kann. Hier stellt sich die Frage, ob Kinder, deren Entwicklung als „eingefroren“ (mehr als 6-9 Monate verzögert) beschrieben wird, eventuell eine Sondergruppe darstellen. Dies muss noch untersucht werden.

Mögliche linguistische Störungsstelle und Störungsbeschreibung

Liegt eine isolierte Phonologische Verzögerung vor, so zeigen die Kinder in der Regel keine wesentlichen mundmotorischen Auffälligkeiten, wie Ozanne (1992) bei Untersuchungen von Einzelbewegungen von Lippen und Zungen und Diadochokineseaufgaben feststellen konnte.

Laut Dodd (1995) zeigen diese Kinder bei Untersuchungen zu verschiedenen Ebenen des Sprechverarbeitungsprozesses keine signifikant schlechteren Ergebnisse als eine Gruppe von sprachunauffälligen Kontrollkindern: Die Kinder zeigen ein akkurates und stabiles Erlernen von Pseudowörtern und sind in der Lage, Pseudowörter korrekt zu wiederholen. Sie bevorzugen legale gegenüber illegalen Pseudowörtern. Sie haben kein Problem, inkorrekt vorgesprochene Wörter zu erkennen (Fremdhören) und in der Regel haben sie keine Schwierigkeiten mit Aufgaben zur phonologischen Bewusstheit. Dodds Schlussfolgerung aus diesen Ergebnissen war, dass die Kinder ein stabiles, physiologisches Wissen über das muttersprachliche phonologische System haben. Damit kann für die Gruppe der Phonologischen Verzögerung kein spezifisches Defizit innerhalb des Sprechverarbeitungsprozesses definiert werden.

7.1.3 Konsequente Phonologische Störung

A. Fox und A. Teutsch

Anamnese

Anamnestisch konnte auch dieser Gruppe innerhalb der Risikofaktorenstudie kein spezifischer Risikofaktor zugeordnet werden. Nimmt man aber die bestehenden Lese-Rechtschreibschwierigkeiten mit in die Kategorie positiver Familienanamnesen auf, so zeigt sich bei 48,6% (N = 18) von 37 untersuchten Kindern eine familiäre Belastung für Sprachstörungen (siehe Studie in 7.2). Auch wenn eine genetische Belastung bisher nicht nachgewiesen werden konnte, scheint gerade bei dieser Gruppe das Risiko am größten zu sein.

Mögliche linguistische Störungsstelle und Störungsbeschreibung

Untersuchungen von Ozanne (1992) sowie Bradford & Dodd (1996) konnten zeigen, dass auch im Fall der isolierten Konsequenten Phonologischen Störung in der Regel keine mundmotorischen Auffälligkeiten bestehen.

In der peripher auditiven Verarbeitung zeigen Kinder mit dieser Form der Aussprachestörung ebenfalls altersgemäße Leistungen (Dodd & McCormack, 1995). Eine quantitative Fehleranalyse von Dodd, Leahy & Hambly (1989) ergab, dass Kinder mit einer Konsequenten Phonologischen Störung beim Nachsprechen signifikant weniger Fehler machen als beim Benennen und beim Benennen wiederum signifikant weniger Fehler als in der Spontansprache. Experimentelle Untersuchungen zu den Fähigkeiten auf verschiedenen Ebenen der Sprechverarbeitung weisen außerdem darauf hin, dass diese Kinder Pseudowörter ohne Schwierigkeiten erlernen und nachsprechen können, dass sie aber im Gegensatz zu Kindern mit einer Phonologischen Verzögerung keine Präferenz von legalen gegenüber illegalen Pseudowörtern zeigen (Dodd, Leahy & Hambly, 1989). Werden darüber hinaus Wörter nach dem vom Kind produzierten Fehlermuster fehlerhaft auditiv vorgegeben und soll das Kind dem Wort eine bildliche Darstellung zuordnen, zeigen sich deutliche Unsicherheiten (Dodd, Leahy & Hambly, 1989). Und schließlich weisen die Ergebnisse einer Studie von Leitão, Hogben & Fletcher (1997) darauf hin, dass diese Kinder mehr Schwierigkeiten bei der Synthese und Segmentierung sowie der Manipulation von Realwörtern haben als Kinder mit anderen Formen der Aussprachestörung.

Nach Dodd et al. (Dodd, Leahy & Hambly, 1989; Dodd & McCormack, 1995; Bradford & Dodd, 1996) geht die Konsequente Phonologische Störung auf ein kognitiv-linguistisches Defizit beim Abstrahieren von Wissen über das dem

phonologischen System der Muttersprache zugrunde liegende Regelwerk zurück. Die Kinder sollen demnach über intakte phonologische Repräsentationen im mentalen Lexikon verfügen. Dafür spräche, dass diese Kinder auditiv vorgegebene Wortrealisationen, die ihren eigenen Aussprachemustern folgen, nicht erkennen. Dodd, Leahy & Hambly (1989) argumentieren, dass, wenn die entsprechenden Wortformen bereits fehlerhaft im Lexikon repräsentiert wären, entsprechend fehlerhaft vorgegebene Formen auch erkannt werden müssten. Dass Kinder mit einer Konsequenten Phonologischen Störung die phonotaktische Legalität von Pseudowörtern nicht beurteilen können, spricht nach Dodd, Leahy & Hambly (1989) dafür, dass diese Kinder auf der Basis ihrer intakten lexikalischen Repräsentationen bizarre Realisationsregeln abstrahieren, welche die Konstruktion eines phonologischen Plans leiten, anhand dessen wiederum das sprechmotorische Programm konstruiert wird.
Betrachtet man die oben dargestellten Untersuchungsergebnisse aus der Sicht des Verarbeitungsmodells von Stackhouse & Wells (1997), erscheinen auch andere Schlussfolgerungen plausibel. Zunächst sprechen die Schwierigkeiten der betroffenen Kinder bei der Beurteilung der phonotaktischen Legalität von Pseudowörtern dafür, dass ein Defizit im phonologischen Erkennen besteht. Offenbar haben diese Kinder die sprachspezifischen Merkmale phonologischer Strukturen noch nicht vollständig (beziehungsweise fehlerhaft) abstrahiert. Hier stellt sich nun unweigerlich die Frage, ob es überhaupt möglich ist, präzise und vollständige mentale Repräsentationen aufzubauen, wenn auf der Ebene des phonologischen Erkennens Schwierigkeiten bestehen. Die alternative Hypothese wäre, dass im Fall der Konsequenten Phonologischen Störung aufgrund der unzureichenden oder fehlerhaften Abstraktion phonologischer Einheiten, die vom Kind von der Zielform abweichend realisierten Merkmale bereits in den phonologischen Repräsentationen im mentalen Lexikon nicht präzise codiert sind. Dabei wäre es denkbar, dass die phonologischen Repräsentationen im Lexikon immerhin so viele Informationen über die entsprechenden Wortformen enthalten, dass die Worterkennung gelingt. Es ist schwierig, mit dieser Hypothese zu erklären, warum Kinder mit einer Konsequenten Phonologischen Störung Schwierigkeiten haben, die ihren eigenen Outputmustern folgenden fehlerhaften Realisationen von Wörtern zu erkennen. Denkbar wäre es, dass diese Kinder aufgrund ihrer Schwierigkeiten mit Analyse und Abstraktion phonologischer Einheiten dazu gezwungen sind, Wortformen eher ganzheitlich abzuspeichern, ähnlich den noch nicht analysierten Repräsentationen in frühen Stadien des Spracherwerbs, wenn erst wenige Wörter im Lexikon repräsentiert sind. Schwierigkeiten beim Erkennen und Unterscheiden

spezifischer phonologischer Einheiten oder Merkmale treten dann erst bei komplexeren Anforderungen als der Diskrimination auf Realwortebene zutage, beispielsweise bei der Differenzierung von Pseudowörtern.
Nach dem Verarbeitungsmodell von Stackhouse & Wells (1997) ist die Spezifizierung des motorischen Programms davon abhängig, was in den phonologischen Repräsentationen codiert ist. Enthalten nun die phonologischen Repräsentationen tatsächlich keine präzisen und detaillierten Informationen über ein bestimmtes Merkmal, werden auch die für dessen Realisierung notwendigen artikulatorischen Gesten im motorischen Programm nicht codiert. In der Folge werden dann auch nicht der Zielform entsprechende Outputformen realisiert.
Es spricht demnach einiges dafür, dass der Konsequenten Phonologischen Störung ein Defizit im Bereich der Inputverarbeitung zugrunde liegt. Zur Absicherung dieser Hypothese bedarf es allerdings weiterer experimenteller Untersuchungen. Ein entsprechendes Projekt wird derzeit durchgeführt.

7.1.4 Inkonsequente Phonologische Störung

A. Fox und A. Teutsch

Anamnese

Anamnestisch unterschied sich diese Gruppe in der Risikofaktorenstudie von allen anderen Untergruppen signifikant durch den Faktor prä-/ perinatale Komplikationen. Da allerdings die Anzahl der untersuchten Kinder sehr klein war, sind diese Ergebnisse mit Vorsicht zu betrachten und müssen durch größere Studien belegt werden.

Mögliche linguistische Störungsstelle und Störungsbeschreibung

Auch Kinder mit einer Inkonsequenten Phonologischen Störung zeigen keine Auffälligkeiten in der audiologischen Untersuchung (Dodd & McCormack, 1995). Untersuchungen zu den mundmotorischen Fähigkeiten von Kindern mit einer Inkonsequenten Phonologischen Störung (Ozanne 1992; Bradford & Dodd, 1996) zeigen, dass hier ebenfalls keine wesentlichen Probleme bestehen. Im Gegensatz zu Kindern mit einer Konsequenten Phonologischen Störung weisen Kinder mit einer Inkonsequenten Phonologischen Störung phonotaktisch illegale Pseudowörter bei auditiver Vorgabe sicher zurück (Dodd, Leahy & Hambly, 1989), was darauf schließen lässt, dass sie ein an sich stabiles Wissen über ihr muttersprachliches phonologisches System

haben. Damit erscheint ein Defizit auf der Ebene der phonologischen Erkennung unwahrscheinlich. Kinder mit einer Inkonsequenten Phonologischen Störung machen beim Nachsprechen weniger Fehler als beim Benennen oder in der Spontansprache (Dodd, Leahy & Hambly, 1989; Dodd & McCormack, 1995). Auditiver Input dient ihnen offenbar als eine Hilfestellung bei der Wortproduktion. Im Vergleich zu Kindern mit anderen Formen der Aussprachestörung zeigen sich jedoch signifikant schwächere Leistungen in gängigen Wortschatztests (Dodd & McCormack, 1995). Im Fall der Inkonsequenten Phonologischen Störung scheint demnach das grundlegende Problem im Bereich des Erzeugens von phonologischem Output zu liegen (phonologisches Planungsdefizit). In dem Modell von Stackhouse & Wells (1997) wäre das Defizit im Motorischen Programm zu lokalisieren. Offenbar ist es diesen Kindern nicht möglich, einerseits die richtigen Lautgesten für ein Wort abzurufen, andererseits diese in die richtige Reihenfolge zu bringen. So können keine motorischen Programme für Wörter gespeichert werden. Jeder Versuch der Wortproduktion verlangt daher ein erneutes phonologisches Programmieren, was die Inkonsequenz in den Realisationen erklärt. Es handelt sich hierbei nicht wie im Fall der Dyspraxie um ein Problem der Verbindung zwischen dem Plan und der Ausführung (Ozanne, 1995), sondern um ein Planungsproblem auf höherer Ebene im Verarbeitungsprozess.
Eine klinische Beobachtung, die von Dodd in vielen Gesprächen bestätigt wurde, ist ein deutlich reduziertes Arbeitsgedächtnis der Kinder. So brechen die an sich intakten Diskriminationsfähigkeiten der Kinder zum Beispiel dann zusammen, wenn die zu analysierende Phrase zu lang wird. Ebenso ist ein Wortlängeneffekt zu verzeichnen: Je länger die Wörter sind, desto inkorrekter werden sie ausgesprochen. Eine weitere klinische Beobachtung ist, dass die Kinder sowohl auf Phonem- als auch auf Wortebene nicht in der Lage sind, sich mehr als 1-2 Items zu merken. Sollten sie sich drei Items merken können, geht spätestens dann die korrekte Reihenfolge verloren. Man könnte annehmen, dass die Kinder aufgrund des eingeschränkten Arbeitsgedächtnisses nicht in der Lage sind, das Material ihrer korrekten phonologischen Repräsentation lange genug in ihrem Arbeitsspeicher zu halten, um daraus ein korrektes phonologisches Programm abzuleiten. Dies würde auch erklären, warum es den Kindern so extrem schwer fällt, sich selbst zu kontrollieren (Eigenhören). Die beschriebenen klinischen Beobachtungen und diese Hypothese müssen allerdings noch überprüft werden.

7.2 Symptomatik: Sprachspezifische Muster der einzelnen Untergruppen

Im folgenden Kapitel werden verschiedene symptomatologische Phänomene der einzelnen Untergruppen für die deutsche Sprache beschrieben. Grundlage hierfür bieten alle Kinder mit Aussprachestörungen, die im Verlauf der Jahre 2000-2002 in eine logopädische Praxis im Norden von Hamburg wegen Aussprachestörungen überwiesen wurden.

7.2.1 Symptomatik: Artikulations-/Phonetische Störung

Wie bereits in Kapitel 4 erläutert, kommen nur sehr wenige phonetische Veränderungen von Zielphonemen im Deutschen vor. **Bei phonetischen Veränderungen darf es nie zum Verlust eines phonemischen Kontrastes kommen**. Sobald dies der Fall ist, muss von einer kombinierten phonetisch-phonologischen Problematik gesprochen werden. Es darf nur ein Zielphon durch ein Ersatzphon ersetzt werden.
Die häufigsten Veränderungen finden sich in Form eines Sigmatismus addentalis, interdentalis /s z/ → [θ ð] oder lateralis oder in Form eines Schetismus lateralis /ʃ/ → [ɬ]. Berichtet wurde von einem Kind, das statt des deutschen /ʁ/ stets einen Ersatzlaut verwendete, der am ehesten dem englischen [ɹ] ([r]) ähnelte (Schmitz, persönliches Gespräch). Manchmal trifft man auch auf eine phonetische Variation von /l/, welches in einer leicht rückverlagerten Version [!] gebildet wird. Dies wird öfters, aber nicht nur, bei bilingualen Kindern, die mit Türkisch und Deutsch aufwachsen, beobachtet. Eine weitere phonetische Variation ist die interdentale Realisation aller Alveolare /d t n s z ts l/ → [d̪ t̪ n̪ θ ð t̪θ l̪] (multiple Interdentalität). Sie ist oft bei Kindern mit myofunktionellen Störungen zu beobachten.

7.2.2 Symptomatik: Phonologische Verzögerung

In Kapitel 4 wurden bereits die am häufigsten auftretenden physiologischen phonologischen Prozesse erwähnt (siehe auch Tabelle 2.12, S. 74). Dazu zählen die:

- Reduktion von Konsonantenverbindungen (wobei es für die Behandlung unerheblich ist, ob der erste oder zweite Konsonant ausgelassen wird, weswegen diese Analyse ignoriert werden kann),
- Vorverlagerung der Velare /k g ŋ/ zu [t d n],
- Vorverlagerung von /ʃ ç/ zu [s] oder [θ] (phonologisch + phonetisch),
- Glottale Ersetzung von /ʁ/ zu [h] und
- Auslassung des finalen Konsonanten /l/ nach Schwa-Laut, z.B. Vogel.

7.2.3 Symptomatik: Konsequente Phonologische Störung

Kinder mit einer Konsequenten Phonologischen Störung zeigen als wichtigstes Symptom mindestens einen pathologischen Prozess, d.h. einen Prozess, der nicht in der regulären Entwicklung vorkommt (siehe Kapitel 3, S. 117). Die Liste der Möglichkeiten pathologischer Prozesse ist so unendlich, wie es Kinder gibt. Es gibt Prozesse, die man als charakteristisch für ein spezielles Kind beschreiben muss, da man sie nur bei diesem Kind bisher beobachtet hat. Ein Kind der Studie (Fox & Dodd, 2001) zeigte z.B. folgendes Muster: /ŋ/ vor /k/ muss immer ausgelassen werden (sinken: /zɪŋkən/ → [zɪkən]). Die meisten Kinder mit einer Konsequenten Phonologischen Störung verhalten sich aber auch hier wieder regelhaft und zeigen meist einen der folgenden Kernprozesse (Ergebnisse einer Studie an 52 Kindern, klassifiziert als Konsequente Phonologische Störung

Tabelle 7.3 Häufigste Prozesse von Kindern mit Konsequenter Phonologischer Störung

	Prozess	Definition	Anzahl an Kindern
1.	Rückverlagerung der Alveolare	/d t n/ ➔ /k g ŋ/.	25% der Kinder (N = 13)
2.	Substitution der Frikative	a) Plosivierungen oder b) Ersetzen aller Frikative oder c) aller Anlautfrikative durch /h/, /s/, /θ/ oder einen undefinierbaren Laut	63% der Kinder (N = 33)
3.	Onsetprozess	In der Regel Ersetzen aller Onsets bis auf /m n b p d t/ entweder durch /d/ oder durch /h/	19% der Kinder (N = 10)
4.	Kombination von 2 der obigen Prozesse		11,5% der Kinder (N = 6)

Tabelle 7.3). In einer neueren Studie von 2011 über die Symptomatik von 276 Kindern mit Aussprachestörungen konnten die häufigsten Prozesstypen bestätigt werden (Fox-Boyer, 2014d). Zusätzlich zu den hier bereits beschriebenen Typen muss das ebenso häufige Auftreten von strukturellen Prozessen erwähnt werden (siehe 7.2.3.4). Ebenfalls sollte erwähnt werden, dass sich die in Tabelle 7.3 beschriebene Auftretenshäufigkeit veränderte. Die Rückverlagerung der Alveolare und der Onsetprozess treten – wenn man eine größere Gruppe von Kindern untersucht – nur bei 7-12% aller Kinder auf. Im Folgenden soll näher auf die drei Prozesstypen eingegangen werden.

7.2.3.1 Rückverlagerung von Alveolaren

Kinder, die die Alveolare /t d n/ durch /k g ŋ/ ersetzen, tun dies in der Regel 100% konstant, was bedeutet, dass die Ersetzung dieser Alveolare immer auftritt. Die Therapie erweist sich meist als schwieriger als die Therapie anderer pathologischer Prozesse, was man damit begründen könnte, dass drei der allerersten Konsonanten („Primärkonsonanten“: /m n b p d t/ [Fox & Dodd, 1999]) des Phonemerwerbs von der Velarisierung betroffen sind. Von familiären Videoaufnahmen weiß man, dass Kinder nicht in eine Phonologische Störung „reinwachsen“, sondern dass diese von Beginn an besteht. Das bedeutet, dass Kinder, die diese Rückverlagerungen zeigen, von Beginn des Phonemerwerbs an und wahrscheinlich schon in ihrem Lallverhalten diese drei Alveolare nicht zeigten. Es handelt sich hier daher um ein besonders stabiles Muster, das schon eine lange Einübungszeit hatte.

7.2.3.2 Ersetzung von Frikativen

Die Gruppe der Frikative scheint besonders anfällig für Ersetzungen zu sein. Insgesamt 63% aller hier untersuchten Kinder mit einer Konsequenten Phonologischen Störung zeigten entweder eine vollständige Plosivierung aller Frikative (N = 16; 31%) oder die Ersetzung von Frikativen durch einen der folgenden Laute: /s θ h/. Es kommt auch vor, dass drittens alle Frikative durch einen Ersatzlaut, der nicht notwendigerweise zum phonetischen Inventar des Deutschen gehört, ersetzt werden oder viertens, dass nur die vorderen Frikative (s z ʃ ç f v) von einer Ersetzung betroffen sind oder fünftens, dass Frikative nur im Silbenanlaut ersetzt werden. Für eine ausführliche Darstellung weiterer Veränderungen siehe Fox-Boyer (2014d). Aufgrund der Häufigkeit der Frikativveränderungen widmet sich ihnen auch das Therapiebuch P.O.P.T. (Fox-Boyer, 2014e) am ausführlichsten.

7.2.3.3 Onsetprozess

19% der in dieser Studie untersuchten Kinder (N = 10) zeigten die Ersetzung des Wortonsets durch /h/ oder /d/. Auffallend bei allen Kindern ist, dass nur die „Primärkonsonanten" /m n b p d t/ davon nicht betroffen sind. Alle anderen Laute werden im Wortonset durch /h/ oder /d/ ersetzt. Bei einigen Kindern bedeutet das, dass alle Konsonantenverbindungen (CC) komplett durch die Ersatzlaute /d/ und /h/ markiert werden,

Brille /brɪlə/ → [hɪlə] und nicht [bɪlə]
Blume /blumə/ → [humə] und nicht [bumə]

obwohl man bei den Konsonantenverbindungen, die auch einen der stabilen Laute enthalten, erwarten könnte, dass nicht die ganze CC ersetzt wird, sondern dass sie auf das stabile Element reduziert wird:

Blume /blumə/ → [bumə] und nicht [humə].

Manche Kinder zeigen parallel zum Onsetprozess eine Vorverlagerung der Velare /k g ŋ/ zu /t d n/, sodass in diesem Fall die Velare vorverlagert werden und nicht dem Onsetprozess zum Opfer fallen:

Kanne /kanə/ → [tanə] und nicht [hanə].

Allen Kindern sind zwei weitere Phänomene gemein: Der Onsetprozess tritt auch jedes Mal dann in Kraft, wenn in einem Wort die Wortbetonung nicht an erster Stelle liegt,

Elefant /eləfant/ → [eləhant]
Telefon /teləfon/ → [teləhon]
Krokodil /kʁokodil/ → [hokohil]

oder wenn eine zweite Wortbetonung innerhalb des Wortes auftritt, wie bei Komposita möglich:

Marienkäfer /maʁinkefɐ/ → [mahinhefɐ]
Vogelfeder /foglfedɐ/ → [hoglhedɐ].

Man könnte daher sagen, dass der Prozess nicht notwendigerweise ein Prozess des Wortonsets ist, sondern ein Wortbetonungsprozess.

Das zweite Phänomen ist, dass die Kinder in der Regel alle Phoneme des deutschen Phoneminventars in allen Wortpositionen abgesehen vom Anlaut oder vor Wortbetonung beherrschen und korrekt verwenden. Nur bei einigen Kindern findet man, wie zuvor erwähnt, zusätzlich physiologische Prozesse wie die Vorverlagerung von Velaren oder der Sibilanten /ʃ/ und /ç/ oder die Glottale Ersetzung von /ʁ/.

7.2.3.4 Weitere häufige pathologische Prozesse

Zusätzlich zu den soeben beschriebenen Prozessen treten öfters noch folgende pathologische Prozesse auf:

- Konsequente Kontaktassimilation von /tʁ dʁ/ → [kʁ gʁ], gerade bei älteren Kindern.
- Vokalisation von /l/ → [i] oder [j], wobei es schwer ist, mit Sicherheit zu entscheiden, um welches Phon von beiden es sich dabei handelt. Einige Kinder ersetzen nicht nur /l/ → [i] oder [j], sondern auch den Laut /ʁ/.
- Assimilationen, die sehr häufig, das heißt bei deutlich mehr als ca. 5 Items auf 100 Wörter, auftreten.
- Veränderungen von Konsonantenverbindungen. Hierbei bleibt die Struktur (die Anzahl der Elemente) erhalten, aber die Phoneme werden unerklärbar ersetzt.
- Strukturelle Prozesse wie sehr häufige Tilgungen von initialen oder finalen Konsonanten oder Konsonantenverbindungen (CC)
- Nasale werden gegeneinander ausgetauscht.

7.2.4 Symptomatik: Inkonsequente Phonologische Störung

Die Inkonsequente Phonologische Störung kann nicht mit Hilfe einer phonologischen Prozessanalyse diagnostiziert werden, sondern nur mit einem Testmaterial (25-Wörter-Test), das die Kinder auf ihre inkonsequente Wortrealisation hin prüft. Hier können zwei Gruppen von Kindern beschrieben werden. Kinder der ersten Gruppe zeigen ein (fast) altersgemäßes Phoneminventar, das heißt, dass sie alle Phone isoliert produzieren können. Diese Kinder zeigen ein gutes altersgemäßes Sprachverständnis, einen altersgemäßen Wortschatz und altersgemäße Syntax. Morphologische Unsicherheiten sind eher durch die phonologische Inkonsequenz begründet.

Die zweite Gruppe ist nicht so leicht und eindeutig zu diagnostizieren. Sie beinhaltet Kinder, die nur sehr wenige, einzelne Wörter sprechen, ein extrem gutes Sprach- und Grammatikverständnis zeigen und einen altersgemäßen rezeptiven Wortschatz haben. Sie kommunizieren meist mit Hilfe einer ausgefeilten Gestik. Sie können in der Regel alle Laute altersgemäß imitieren und haben keine Hemmung dies zu tun. Aufgrund der sehr guten rezeptiven Fähigkeiten und der produktiven Leichtigkeit für Phone entstand die Hypothese, dass diese Kinder nicht sprechen, weil sie keine Kontrolle über ihren Output haben. Die Idee entstand, dass die Kinder sich ihrer Inkonsequenz unbewusst bewusst sind. Die Hypothese konnte mit Hilfe von Interventionsversuchen bestätigt werden, bei denen ein spezifisch für die Gruppe der Inkonsequenten Phonologischen Störung konzipierter Ansatz zum Einsatz kam. Alle Kinder (6 innerhalb von 1,5 Jahren) zeigten eine deutliche Steigerung ihrer Sprachproduktion, ein starkes Anwachsen ihres expressiven Wortschatzes und binnen kurzer Zeit die ersten stetig komplexer werdenden Mehrwortsätze.

7.3 Therapieansätze für Aussprachestörungen und Studien zu ihrer Effektivität

A. Teutsch

Es gibt eine Vielzahl unterschiedlicher Konzepte für die Behandlung kindlicher Aussprachestörungen. Dabei sind zwei wesentliche Richtungen therapeutischer Ansätze zu unterscheiden: Traditionelle *artikulatorisch* orientierte Ansätze auf der einen Seite und neuere phonologisch orientierte – oft auch ‚*kognitiv-linguistisch*' genannte – Ansätze auf der anderen Seite (siehe auch Fox-Boyer, Hild & Schulte-Mäter, 2014).

7.3.1 Motorisch orientierte Ansätze

Die traditionelle Artikulationstherapie hat ihre Wurzeln in der bis in die siebziger Jahre hinein vertretenen Annahme, kindliche Aussprachestörungen seien in erster Linie Störungen der Artikulation (Elbert, 1997). Nach damaliger Auffassung handelte es sich um ein eher peripheres Problem. Man vermutete, der Aussprachestörung lägen entweder eine sprechmotorische Ungeschicklichkeit, welche letztlich auf eine verzögerte neuronale Reifung zurückgeführt wurde (Van Riper & Irwin, 1958; Hacker, 1999), oder Defizite in der auditiven Verarbeitung zugrunde (Van Riper & Irwin, 1958; Bird & Bishop, 1992; Dannenbauer, 1998).

Die Behandlung gliedert sich in drei Bereiche: Zunächst werden mundmotorische Übungen als vorbereitendes Training durchgeführt (Führing & Lettmayer, 1978). Dabei sollen die für den anzubahnenden Laut notwendigen mundmotorischen Muster sowie die Grundbedürfnisse des Kindes berücksichtigt werden (Franke, 1990).
Weiterer Bestandteil der Therapie ist ein Hörtraining. Ziel dieses Hörtrainings ist die Bewusstmachung des Zielphons. Nach Van Riper & Irwin (1958) muss das Hören als Kontrollmechanismus für das Sprechen bewusst erarbeitet werden, da das falsche Lautmuster über die taktil-kinästhetische Wahrnehmung gesteuert wird. Im Rahmen des Hörtrainings soll das Kind lernen, das Zielphon zu identifizieren, um dessen Höreindruck mit dem der Fehlbildung vergleichen zu können. Dies wird als Voraussetzung für die Korrektur angesehen. Es wird folgendermaßen vorgegangen: Zunächst wird das Fremdhören geübt, wobei die Übungen systematisch nach ihrem Schweregrad gesteigert werden. Die Übungen reichen von der Laut- über die Silben- zur Wort- und Satzebene. Das Zielphon wird von der großen phonetischen Opposition über die kleine phonetische Opposition bis hin zur Opposition zur Fehlbildung dargeboten (Van Riper & Irwin, 1958). Schließlich werden Übungen zur Lokalisation des Zielphons durchgeführt (Franke, 1990). Gelingt das Fremdhören sicher, wird das Eigenhören geübt, wobei es ebenfalls eine Hierarchie nach dem Schweregrad gibt: Vom verzögerten Feedback (das Kind hört sich auf dem Tonband) über das simultane Feedback (das Kind muss sich direkt beim Sprechen kontrollieren) hin zum antizipatorischen Feedback (das Kind soll eine Erwartungshaltung entwickeln) (Van Riper & Irwin, 1958).
Der Schwerpunkt der Artikulationstherapie liegt jedoch auf dem expressiven Training. Hierbei wird das fehlgebildete Phon zunächst korrekt angebahnt. Dabei werden aktive und passive Methoden der Anbahnung unterschieden (Führing & Lettmayer, 1978): Bei passiven Methoden bringt der Therapeut beispielsweise die Zunge mittels einer Sonde in die korrekte Position. Bei aktiven Methoden wird der Bewegungsablauf beschrieben, es werden Vorstellungsbilder eingesetzt, der Laut wird von einem benachbarten Laut aus abgeleitet oder es werden grob- oder feinmotorische Bewegungen unterstützend eingesetzt (Franke, 1990). Ist der Laut angebahnt, wird er isoliert, auf Silben-, Wort- und Satzebene in allen Wortpositionen gefestigt und schließlich wird der Transfer in die Spontansprache unterstützt (Van Riper & Irwin, 1958; Führing & Lettmayer, 1978; Franke, 1990).
In der klassischen Artikulationstherapie wird sowohl bei den Hörübungen als auch beim Artikulationstraining immer nur ein Laut zur gleichen Zeit erarbeitet.

Eine gezielte Kontrastierung von Phonemen bzw. spezifischen Merkmalen wird im Rahmen dieses Therapieansatzes nicht angestrebt.

Ein weiterer motorisch orientierter Ansatz, auf den man in der Literatur immer wieder stößt, ist das PROMPT-System. PROMPT steht für „**P**rompts for **R**e-structuring **O**ral **M**uscular **P**honetic **T**argets" (Chumpelik, 1984). Es handelt sich um ein Therapiekonzept, das speziell für Kinder mit Entwicklungsdyspraxie entwickelt wurde (Schulte-Mäter, 1996). Im Rahmen dieses Therapieansatzes werden taktile Hinweisreize (so genannte „Prompts") eingesetzt, anhand derer dem Kind artikulatorische Positionen und Bewegungsabläufe verdeutlicht werden. Für jedes Phon gibt es einen Prompt, der extern vom Therapeuten gegeben wird. Das PROMPT-System wurde 1999 von Birner-Janusch ins Deutsche übertragen und trägt hier den Namen „TAKTKIN".

7.3.2 Phonologisch orientierte Ansätze

Erste phonologische Ansätze wurden in den achtziger Jahren entwickelt, als linguistische Theorien im Verständnis kindlicher Aussprachestörungen zunehmend an Einfluss gewannen und phonologische Aspekte gegenüber phonetischen immer stärker in den Vordergrund rückten (Hoffmann & Daniloff, 1990; Elbert, 1997; Stoel-Gammon, Stone-Goldman & Glaspey, 2002). Das Ziel dieser Therapieansätze ist im Gegensatz zu den motorisch orientierten Ansätzen nicht die Verbesserung artikulatorischer Fähigkeiten, sondern vielmehr die Restrukturierung des kindlichen phonologischen Systems. Im Rahmen Phonologischer Therapie müssen Kinder demnach lernen, dass sich Phoneme aus bestimmten akustischen Merkmalen zusammensetzen, welche sie wiederum von anderen Phonemen unterscheiden bzw. welche sie mit anderen Phonemen gemein haben, sodass letztlich Phoneme anhand dieser Merkmale gruppiert und charakterisiert werden können (Grunwell, 1987). Um dies zu erreichen, werden in verschiedenen Behandlungsansätzen unterschiedliche Wege beschritten. Im Gegensatz zur segmentorientierten Arbeitsweise bei der Artikulationstherapie werden im Rahmen der phonologischen Therapie nicht einzelne Phone oder Phoneme erarbeitet, sondern es geht um die Veränderung von *Fehlermustern* (Stoel-Gammon, Stone Goldman & Glaspey, 2002). Allen unterschiedlichen Behandlungsansätzen liegen drei von Grunwell (1987) formulierte Basisprinzipien zugrunde:

- Die Therapie wird vom Outputmuster des Kindes ausgehend systematisch geplant.
- Ziel der Behandlung ist die Erweiterung des Spektrums der Lautkontraste innerhalb eines bedeutungstragenden Kontextes.
- Der Schwerpunkt liegt auf der Veränderung von Regelmustern, nicht auf der Vermittlung und dem Training von neuen Lauten.

Die bekanntesten phonologischen Ansätze werden im Folgenden kurz skizziert. Die meisten dieser Ansätze wurden im angloamerikanischen Raum entwickelt und sind bislang nur teilweise ins Deutsche übertragen worden.

Minimalpaaransatz

Der Minimalpaaransatz (siehe auch Kapitel 8.5.5.2, S. 274) hat unter allen kognitiv-linguistischen Ansätzen die längste Tradition. Ziel dieses Ansatzes ist, dass das Kind die Notwendigkeit erkennt, den eigenen Output zum Zweck der besseren Verständlichkeit zu verändern (Saben & Ingham, 1991). Durch die Arbeit mit Minimalpaaren (d.h. Wortpaaren, die sich nur in einem Phonem unterscheiden, wie beispielsweise *Tasse* /tasə/ vs. *Kasse* /kasə/) wird das Kind damit konfrontiert, dass es bestimmte Phonemkontraste neutralisiert. Es werden gezielt Missverstehenssituationen konstruiert, die dazu führen sollen, dass das Kind die bedeutungsunterscheidende Funktion von Phonemen versteht und in der eigenen Produktion umsetzt. Zumeist wird mit Wortpaaren gearbeitet, bei denen sich die kontrastierenden Phoneme lediglich in einem Merkmal unterscheiden. In diesem Fall spricht man von „minimalen Kontrasten“. Hierzu gehören beispielsweise Paare wie /tanə/ vs. /kanə/ oder /fanə/ vs. /zanə/, bei denen sich die entsprechenden Phoneme lediglich im Merkmal des Artikulationsortes unterscheiden. Von verschiedenen Autoren wird jedoch auch der Einsatz von Wortpaaren empfohlen, bei denen sich die zu kontrastierenden Phoneme in möglichst vielen Merkmalen unterscheiden (Gierut, 1990). Beispiele für diese so genannten „maximalen Kontraste“ sind Wortpaare wie /hasə/ vs. /nasə/ oder /baum/ vs. /tsaun/, die sich sowohl hinsichtlich des Artikulationsortes als auch hinsichtlich der Artikulationsart unterscheiden. Der konventionelle Minimalpaaransatz sieht vor, dass in der Therapie das fehlgebildete Phonem dem vom Kind verwendeten Ersatzphonem gegenübergestellt wird. Mittlerweile gibt es jedoch eine Reihe von Modifikationen des Minimalpaaransatzes, im Rahmen derer die zu kontrastierenden Phoneme unter anderen Gesichtspunkten ausgewählt werden (Barlow & Gierut, 2002). Der Minimalpaaransatz findet auch im deutschsprachigen

Raum vielfach Anwendung (Babbe, 1993; Dannenbauer, 1998). Meist wird er kombiniert mit Techniken des Modellierens (Hacker, 1999). Es gibt für das Deutsche mittlerweile systematische Materialsammlungen für die Arbeit mit Minimalpaaren (z.B. Babbe, 1993; Hasselmann & Hellrung, 1997).

Metaphon

Nach Ansicht verschiedener Wissenschaftler reicht die Konfrontation mit der Homonymie aufgrund neutralisierter Phonemkontraste bei Kindern, deren Aussprachestörung auf kognitiv-linguistische Defizite zurückgeht, allein nicht aus, um Veränderungen in der Aussprache zu bewirken (Saben & Ingham, 1991; Waters et al., 1995). Es bedarf demnach eines um ein spezifisch metaphonologisches Training erweiterten Behandlungsansatzes. Hier setzt das Metaphon-Konzept an, welches Howell & Dean Ende der achtziger Jahre entwickelten (Dean & Howell, 1986). Die Therapie nach diesem Konzept gliedert sich in zwei Phasen. Ziel der ersten Phase ist, dem Kind explizite Informationen über die Natur bestimmter Phonemkontraste zu vermitteln, also das Kind zunächst gezielt im Bereich der metaphonologischen Bewusstheit zu fördern (Dean et al., 1995). Die Merkmalskontraste werden zunächst auf der Konzeptebene erarbeitet. Um sich mit dem Kind über spezifische Merkmale von Sprache unterhalten zu können, wird ein gemeinsames Vokabular erarbeitet. Schließlich werden die Kontraste auf Phonem-, Silben- und Wortebene rezeptiv gefestigt. In der zweiten Phase der Therapie wird auch expressiv gearbeitet, dies dann unmittelbar auf der Ebene von Minimalpaaren. Das Kind soll auf der Basis seiner verbesserten metaphonologischen Fähigkeiten Rückmeldung über die Effektivität seiner verbalen Kommunikation erhalten (Howell & Dean, 1995). Das Metaphon-Konzept integriert also einen Ansatz zur Förderung der metaphonologischen Fähigkeiten und den Minimalpaaransatz (Grundy, 1995). Metaphon (siehe auch Kapitel 8.5.5.1, S. 269) ist 2000 von Jahn ins Deutsche übertragen worden.

Zyklischer Ansatz

Der zyklische Ansatz wurde bereits in den achtziger Jahren von Hodson & Paden (1983) entwickelt. Im Zentrum der Therapie steht das so genannte „auditory bombardment“. In dessen Rahmen werden dem Kind bestimmte kontrastierende Phoneme rezeptiv dargeboten. Die Eltern werden gezielt zu häuslichem Üben angeleitet. Jeder phonologische Prozess, den das Kind zeigt, wird in einem begrenzten Zeitraum behandelt, unabhängig vom Ausmaß der Fortschritte in diesem Zeitraum. Mit Ende des Zeitraums wird zu einem neuen

Prozess übergegangen. Nach Durchlaufen aller Prozesse wird gegebenenfalls ein neuer Kreislauf gestartet. Für dieses zyklische Vorgehen spricht, dass der Erwerb der Phonologie sukzessive verläuft und der Erwerb eines Phonems in der ungestörten Entwicklung nicht abgeschlossen ist, bevor das nächste Phonem erworben wird (Hodson, 1997).

„Whole-language"-Ansatz

Der „whole-language"-Ansatz trägt der Beobachtung Rechnung, dass Kinder mit Aussprachestörungen oft in weiteren Bereichen der Sprachentwicklung Auffälligkeiten zeigen. Bei diesem Ansatz wird nicht auf die Phonologie fokussiert, sondern es werden die gesamten sprachlichen Leistungen behandelt. Es wird davon ausgegangen, dass allgemeine sprachliche Verbesserungen auch positive Effekte im Bereich der Phonologie haben (Alcorn et al., 1995).

PACT

PACT steht für „parents and children together" („Eltern und Kinder gemeinsam"). Es ist der jüngste Ansatz für die Behandlung Phonologischer Störungen bei Kindern. Neu dabei ist, dass die Eltern durch eine Kombination von Beobachten und Teilnehmen während Diagnostik und Therapie sowie durch gezielte Information und Instruktion aktiv an der Therapie beteiligt werden. In der Therapie liegt der Schwerpunkt auf der rezeptiven Arbeit, ein phonetisch ausgerichtetes Produktionstraining wird integriert (Bowen & Cupples, 1999).

Psycholinguistisches Konzept („psycholinguistic framework") nach Stackhouse & Wells

Stackhouse & Wells (1993; 1997) haben ein psycholinguistisches Konzept entwickelt, anhand dessen Therapeuten Erkenntnisse über spezifische Stärken und Schwächen im phonetisch-phonologischen Verarbeitungsprozess bei Kindern gewinnen können. Es handelt sich nicht um ein vollständiges Diagnostik- und Therapieprogramm. Vielmehr liegt der psycholinguistischen Diagnostik und Therapie als Rahmen (= „psycholinguistic framework") ein spezifisches Sprachverarbeitungsmodell zugrunde. Für jede Ebene dieses Modells werden bestimmte Aufgabentypen vorgeschlagen, anhand derer mögliche Stärken und Schwächen bei Kindern aufgedeckt werden können. So lässt sich für jedes Kind ein individuelles Profil erstellen. Aus diesem Profil wiederum lässt sich ein individuelles Therapieprogramm ableiten, bei dem nach Bedarf auf der Ebene des Inputs, der zentralen Repräsentationen oder des

Outputs spezifische Fördermaßnahmen in die Wege geleitet werden können (Corrin, 2001 a/b). In der Behandlung werden individuelle Stärken gezielt zur Überwindung der Defizite genutzt (Waters, 2001).

Psycholinguistisch orientierte Phonologie Therapie (P.O.P.T.)

Vor dem Hintergrund des Konzeptes von Stackhouse & Wells (1997) wurde ein Ansatz für die Behandlung von Kindern, deren Aussprachestörung auf ein kognitiv-linguistisches Defizit zurückgeht, ausgearbeitet (Fox, 2001; eine Übersicht über den Ansatz findet sich in Kapitel 8.5.3, eine sehr ausführliche Darstellung auch im Therapie-Handbuch P.O.P.T, Fox-Boyer, 2014e). Das Konzept besteht aus drei Phasen: In der ersten, rein rezeptiven Therapiephase werden die vom zu therapierenden phonologischen Prozess betroffenen Phoneme sowie die vom Kind verwendeten Ersatzlaute mit Symbolen belegt. Auf Silbenebene und auf Pseudowortebene werden Identifikationsübungen isoliert durchgeführt. Erst wenn das Kind die zu erarbeitenden Phoneme auch auf der Ebene komplexer Pseudowörter sicher identifizieren kann, wird wieder mit Realwörtern gearbeitet. Aufgrund der vorausgegangenen intensiven Arbeit mit ausschließlich sinnfreiem Material verfügt das Kind nun über so gute Fähigkeiten der Merkmalsunterscheidung, dass es rasch lernt, auch auf Realwortebene von der Semantik Abstand zu nehmen und sich bewusst auf die phonologische Struktur zu konzentrieren. Parallel zu den rezeptiven Übungen bei Realwörtern beginnt die zweite Phase der Behandlung: ein expressives Training der rezeptiv erarbeiteten Ziel- und Ersatzphoneme. Hierbei geht es nicht um die Verbesserung der artikulatorischen Fähigkeiten des Kindes, sondern darum, bewusst die fehlerhaft gespeicherten motorischen Programme im mentalen Lexikon zu verändern. Beginnt das Kind in diesem Stadium der Therapie nicht bereits von selbst, das neu erworbene Wissen über spezifische Merkmalskontraste in seinem Output spontan zu realisieren, schließen sich als dritte Phase der Therapie Übungen an, bei denen das Kind ohne auditive Vorgabe des Stimulus durch den Therapeuten selbst entscheiden soll, ob der von ihm verwendete Laut in einem Realwort-Stimulus korrekt war und ob es diesen eventuell korrigieren soll.

7.3.3 Kernvokabular-Therapie

Die Kernvokabular-Therapie (siehe auch Kapitel 8) zielt auf die Reduzierung der Inkonsequenz in der Produktion ab. Gemeinsam mit den Eltern und dem Kind wird ein so genannter „Kernwortschatz" von zehn Wörtern, die im Alltag des Kindes eine wichtige Rolle spielen, erarbeitet. Das Kind muss in der Lage sein, diese Wörter zu imitieren, entwicklungsgemäße Abweichungen in der Aussprache sind dabei zulässig. Im Rahmen der Therapie (und außerhalb des therapeutischen Settings durch das Monitoring durch die Eltern) wird auf eine konsequente Produktion dieser Wörter in allen denkbaren Kontexten bestanden. Dieser Kernwortschatz wird mit zunehmender Konsequenz in der Produktion systematisch erweitert (Dodd & Iacono, 1989; Dodd, 1995).

7.3.4 Therapiestudien

Die Wissenschaft hat sich nicht nur mit der Entwicklung spezifischer Therapieansätze für kindliche Aussprachestörungen befasst, sondern auch mit der Evaluation dieser Ansätze. So sind insbesondere im angloamerikanischen Raum in den letzten dreißig Jahren zahlreiche Studien zur Effektivität von Therapie bei kindlichen Aussprachestörungen entstanden. In den meisten dieser Studien wurde nur mit einem geringen Stichprobenumfang gearbeitet und nur bei wenigen Studien wurden die Verbesserungen therapierter Kinder mit denen einer nicht therapierten Kontrollgruppe verglichen. Durch die Anwendung spezifischer Untersuchungsdesigns (z.B. Multiple Baselines) konnte dennoch die Kontrolle, ob Veränderungen reifungsbedingt oder spezifische Effekte der Intervention sind, gewährleistet werden.
Im Rahmen einer Vielzahl von Effektivitätsstudien wurde der Nachweis der Wirksamkeit von Therapie bei englischsprachigen Kindern mit Aussprachestörungen erbracht (für Übersichtsartikel dazu siehe: Cochrane Report von Law, Garret & Nye, 2010; Baker & McLeod, 2011). Dabei wurde unter anderem der Frage nachgegangen, ob einzelne Behandlungsansätze effektiv sind, so zum Beispiel der Minimalpaaransatz (Weiner, 1981; Saben & Ingham, 1991; Gierut, 1998), das Metaphon-Konzept (Howell & Dean, 1995), PACT (Bowen & Cupples, 1999), der zyklische Ansatz (Stoel-Gammon, Stone-Goldman & Glaspey, 2002) oder Kombinationen verschiedener Ansätze (Almost & Rosenbaum, 1998). Im Rahmen all dieser Studien konnte die Effektivität der jeweils untersuchten Methode belegt werden. Auch anhand einiger weniger

Studien mit deutschsprachigen Kindern konnte die Effektivität bestimmter Therapieansätze nachgewiesen werden. So veröffentlichte Hacker (1996, 1999) mehrere deskriptive Einzelfalldarstellungen, welche die Verbesserungen unter Anwendung des Minimalpaaransatzes dokumentieren. Jahn (2000) konnte in der Therapie eines Zwillingspaares die Effektivität des Metaphon-Konzeptes nachweisen. Eine aktuelle Übersicht darüber, welche Ansätze welche Effektivitätsnachweise liefern, bieten Fox-Boyer, Hild & Schulte-Mäter, 2014).
Sowohl in den angloamerikanischen als auch in den deutschen Effektivitätsstudien wurden die Probanden nach ganz unterschiedlichen Kriterien als „phonologisch auffällig" klassifiziert. Eine Untersuchung von Alcorn et al. (1995) machte jedoch deutlich, dass es nicht ausreicht, Kinder allein als „aussprachegestört" zu klassifizieren. Vielmehr ist es wichtig, differenziert zwischen verschiedenen Untergruppen aussprachegestörter Kinder zu unterscheiden. Im Rahmen ihrer Studie zur Effektivität des „whole-language"-Ansatzes bei drei Untergruppen aussprachegestörter Kinder nach den Klassifikationskriterien von Dodd (1995) stellte sich nämlich heraus, dass dieser Ansatz lediglich bei Kindern mit einer phonologischen Entwicklungsverzögerung effektiv ist, während es andere Untergruppen von Kindern mit Aussprachestörungen gibt, die von diesem Ansatz nicht profitieren.
Leahy & Dodd (1995) versuchten daraufhin nicht mehr, eine Aussage über die Effektivität eines spezifischen Behandlungsansatzes für die gesamte Gruppe von Kindern mit funktionellen Aussprachestörungen (bzw. mit regelgeleiteten phonologischen Auffälligkeiten) zu treffen. Sie untersuchten stattdessen die Effektivität Phonologischer Therapie in der Behandlung lediglich *einer* spezifischen Untergruppe kindlicher Aussprachestörungen, und zwar der Konsequenten Phonologischen Störung nach den Klassifikationskriterien von Dodd (1995). Mit ihrer Studie und einer weiteren Untersuchung von Dodd & Iacono (1989) konnte nicht nur die Effektivität der Phonologischen Therapie in der Behandlung dieser Untergruppe der Aussprachestörung nachgewiesen werden, sondern es zeigte sich darüber hinaus, dass eine Therapie mit dem Ziel der Eliminierung pathologischer phonologischer Prozesse zu Verbesserungen im Rahmen der therapierten pathologischen Prozesse führt. Es stellten sich hingegen nur minimale Transfereffekte auf nicht behandelte verzögerte phonologische Prozesse ein.
Ebenfalls vor dem Hintergrund des Dodd'schen Klassifikationsmodells (1995) entstand eine deskriptive Einzelfallstudie von Fox (2000), im Rahmen derer der Erfolg des Kernvokabular-Ansatzes in der Behandlung eines deutschsprachigen Kindes mit Inkonsequenter Phonologischer Störung aufgezeigt werden konnte.

Über die Frage nach der Effektivität einzelner Behandlungsansätze hinaus interessiert man sich seit einigen Jahren auch dafür, ob bestimmte Behandlungsansätze effektiver sind als andere. Zur Klärung dieser Frage werden vergleichende Therapiestudien durchgeführt. Im angloamerikanischen Raum geht man schon sehr viel länger als im deutschsprachigen Raum davon aus, dass in der Therapie von Kindern mit Phonologischen Störungen artikulationstherapeutische Ansätze wenig Erfolg versprechend sind. Dies wird damit begründet, dass die Defizite der Kinder nicht im Artikulatorischen liegen. Daher wurden im Rahmen angloamerikanischer Studien hauptsächlich unterschiedliche phonologische Behandlungsansätze hinsichtlich ihrer Effektivität miteinander verglichen. Ein Beispiel hierfür ist die Studie von Tyler, Edwards & Saxman (1987), mit der gezeigt werden konnte, dass der Minimalpaaransatz genauso effektiv ist wie eine Modifikation des zyklischen Ansatzes von Hodson & Paden (1983). Gierut (1990) wies in einer Untersuchung mit drei Kindern eine größere Effektivität der Arbeit mit maximalen Kontrasten gegenüber der Arbeit mit minimalen Kontrasten im Rahmen des Minimalpaaransatzes nach.

Natürlich hatten die vor allem ab den neunziger Jahren gewonnenen Erkenntnisse hinsichtlich der Notwendigkeit, verschiedene Untergruppen kindlicher Aussprachestörungen zu unterscheiden, auf die Methodik der vergleichenden Therapiestudien Einfluss. So verglichen Dodd & Bradford (2000) ganz gezielt die Effektivität verschiedener Therapieansätze (Metaphon, Kernvokabular-Ansatz und PROMPT) in der Behandlung von Kindern mit unterschiedlichen Untergruppen der Aussprachestörungen nach den Klassifikationskriterien von Dodd (1995). In dieser Studie profitierten die Kinder mit einer Konsequenten Phonologischen Störung am meisten von metaphonologischer Therapie, während sich die Kinder mit einer Inkonsequenten Phonologischen Störung zunächst am meisten durch die Kernvokabular-Therapie verbesserten. Der motorisch orientierte PROMPT-Ansatz führte dagegen bei keiner dieser Untergruppen der Aussprachestörungen zu Verbesserungen. Dodd & Bradford konnten so ihre Hypothese bestätigen, dass ...

> *„(...) different parts of the speech processing chain may respond to various types of treatment that target different links in the chain: articulation of phones, contrastive use of phonemes, and consistent production of words. Just as no single treatment approach is appropriate for all children with disordered phonology (Winitz, 1989), management of some children with speech disorder may not simply involve choosing one appropriate intervention approach, but selecting and sequencing*

a range of approaches to address different underlying deficits (Elbert, 1992)." (Dodd & Bradford, 2000, S. 208)

Es gibt jedoch auch im angloamerikanischen Raum einige wenige Untersuchungen, die nicht die unterschiedlichen *phonologischen* Ansätze in Bezug auf ihre Effektivität miteinander vergleichen, sondern die Artikulationstherapie und Phonologische Therapie. So untersuchten Powell et al. (1998) die Effektivität der klassischen Artikulationstherapie im Vergleich zur Effektivität eines phonologischen Ansatzes in der Therapie des fehlgebildeten Phonems /s/. In dieser Studie erwies sich die Artikulationstherapie als effektiver. In einer Untersuchung von Hesketh et al. (2000) wurde die Effektivität von phonologischer Bewusstheitstherapie mit der Effektivität von Artikulationstherapie verglichen. Hier stellten sich unter beiden Therapieansätzen sowohl in den rezeptiven als auch in den expressiven Leistungen vergleichbare Fortschritte ein.
Die Ergebnisse der Therapiestudien zur Effektivität von Artikulationstherapie im Vergleich zur Phonologischen Therapie sind damit alles andere als eindeutig. Ein Grund dafür liegt mit Sicherheit in der bereits mehrfach dargestellten Heterogenität innerhalb der Gruppe aller Kinder mit Aussprachestörungen (Dodd, Leahy & Hambly, 1989; Dodd & McCormack, 1995; Elbert, 1997; Gibbon, 1999; Fox & Dodd, 2001). Weder in der Studie von Powell et al. (1998) noch in der von Hesketh et al. (2000) wurde zwischen spezifischen Untergruppen der Aussprachestörungen differenziert. Beiden Publikationen sind keine detaillierten Informationen über die individuellen Outputmuster der untersuchten Kinder zu entnehmen. Insofern kann nachträglich nicht entschieden werden, welcher Untergruppe nach dem Klassifikationsmodell von Dodd (1995) die Kinder zuzuordnen sind. Rückschlüsse auf die den Störungen zugrunde liegenden Defizite sind somit nicht möglich (siehe zur Kritik an der Studie von Hesketh et al. auch Dodd & Gillon, 2001). Es ist daher nicht auszuschließen, dass die Stichproben dieser Studien nicht vergleichbar sind. Dass in beiden Studien nicht zwischen verschiedenen Untergruppen der Aussprachestörungen differenziert wurde, hat möglicherweise zu einer Verzerrung der Ergebnisse geführt, sodass diese letztlich wenig aussagekräftig sind.

Genau diesem Problem haben zwei vergleichende Therapiestudien mit deutschsprachigen Kindern versucht Rechnung zu tragen: Eine Studie von Fox (2000) sowie eine Studie von Teutsch & Fox (2004). Beide Studien vergleichen die Effektivität von artikulatorischer und Phonologischer Therapie in der Behandlung der Konsequenten Phonologischen Störung nach den

Klassifikationskriterien von Dodd (1995). Bei Fox (2000) handelt es sich um eine deskriptive Einzelfallstudie. Das untersuchte Kind erhielt zunächst traditionelle Artikulationstherapie. Diese zeigte nur geringe Erfolge. Anschließend wurde eine Phonologische Therapie nach dem Behandlungskonzept von Fox (2001) durchgeführt. Hier zeigten sich deutlich größere Verbesserungen in den expressiven Leistungen des Kindes. Im Rahmen der Studie von Teutsch & Fox (2004) wurden die Verbesserungen zweier Kinder, die über einen Zeitraum von acht Wochen artikulatorisch therapiert wurden, mit denen zweier Kinder, die über den gleichen Zeitraum phonologisch nach dem P.O.P.T.-Konzept (Fox, 2001) behandelt wurden, miteinander verglichen. Bei den phonologisch therapierten Kindern zeigten sich tatsächlich deutlich größere Verbesserungen hinsichtlich des Erwerbs neuer Phoneme, des Prozentwertes korrekter Konsonanten sowie der Abnahme der Auftretenshäufigkeit phonologischer Prozesse.

Zusammenfassend ist festzuhalten: Die Effektivität der Therapie kindlicher Aussprachestörungen kann unter anderem durch die hier dargestellten Effektivitätsstudien als belegt angesehen werden. Die Studien mit englischsprachigen Kindern von Dodd und Iacono (1989), Alcorn et al. (1995), Leahy & Dodd (1995), Dodd & Bradford (2000) sowie die Studien mit deutschsprachigen Kindern von Fox (2000) und Teutsch & Fox (2004) unterstreichen dabei jedoch die Notwendigkeit der Differenzierung zwischen verschiedenen Untergruppen der kindlichen Aussprachestörungen im Hinblick auf die Wahl des passenden therapeutischen Ansatzes. Psycholinguistische Klassifikationsmodelle geben Hinweise darauf, dass unterschiedlichen Untergruppen der Aussprachestörungen unterschiedliche Defizite im Prozess der phonetisch-phonologischen Verarbeitung zugrunde liegen (Dodd, 1995). Die Ergebnisse der hier vorgestellten Studien sprechen einerseits dafür, dass in der Therapie die Ansätze, die auf das jeweils zugrunde liegende Defizit abzielen, besonders effektiv sind. Andererseits unterstützen sie die Annahme, dass der Prozess der Sprachverarbeitung tatsächlich universell (also nicht sprachspezifisch) ist, denn offensichtlich sind in der Therapie deutschsprachiger Kinder die gleichen defizitorientierten Behandlungsansätze besonders effektiv wie in der Therapie englischsprachiger Kinder. Mit Hilfe der Interventionsstudien konnte daher eine vorläufige Bestätigung der hypothetischen Defizite in den einzelnen Untergruppen erlangt werden.

7.4 Kinder mit Aussprachestörungen ohne Behandlung

A. Fox und D. Brodbeck

Aufgrund der noch immer nicht ausreichenden logopädischen Versorgungssituation in den meisten Gegenden Deutschlands existieren zum Teil einjährige Wartezeiten auf einen logopädischen Therapieplatz für Kinder. Es ist daher sinnvoll, Kinder nicht ausschließlich nach dem Datum ihrer Anmeldung auf die Warteliste aufzunehmen, sondern sie unter anderem nach Dringlichkeit zu behandeln. So sollte **ein Kind mit einer rezeptiven Sprachstörung, z.B. einer schweren Sprachverständnisstörung, immer Vorrang haben vor einer Artikulationsstörung oder Phonologischen Verzögerung**. Es stellt sich die Frage, ob eine Hierarchie der Dringlichkeit auch bei den verschiedenen Untergruppen von Aussprachestörungen besteht. Dies kann einmal anhand der Symptomatik beurteilt werden (z.B. der Unverständlichkeitsrate, zusammengesetzt aus dem Prozentwert inkorrekter Phoneme und der Wortrealisationskonsequenz), wie dies in Kapitel 4 getan wurde. Eine Hierarchie von einer Artikulationsstörung < Phonologische Störung < Konsequente Phonologische Störung < Inkonsequente Phonologische Störung wurde beschrieben. Ein weiteres Kriterium könnte aus einer Studie abgeleitet werden, bei der untersucht wird, ob und inwieweit Kinder spontane Veränderungen ihrer Aussprachesymptomatik zeigen, während sie auf einen Therapieplatz warten.

Zu diesem Zweck wurde eine Studie mit 49 Kindern mit einer Konsequenten Phonologischen Störung oder einer Phonologischen Verzögerung durchgeführt, die auf der Warteliste für eine logopädische Behandlung standen. Kinder mit einer reinen Artikulationsstörung wurden nicht untersucht, da bislang noch kein Kind, der in den letzten vier Jahren in der Untersuchungspraxis angemeldeten Kinder dieser Gruppe jemals eine spontane Veränderung der Symptomatik gezeigt hat und sich somit eine Untersuchung erübrigt. Kinder mit einer Inkonsequenten Phonologischen Störung konnten leider nicht untersucht werden, da zu wenige Kinder mit dieser Störung angemeldet wurden (N = 2), um eine statistische Auswertung durchzuführen. Die Hypothesen der vorliegenden Studie waren:

1) Kinder mit rein physiologischen Prozessen (Phonologische Verzögerung) können spontane Veränderungen während der Wartezeit machen. Begründet wird diese Annahme damit, dass von einem unspezifischen Defizit als Ursache ausgegangen wird, einer Art „Entwicklungsbremse". Durch die Behebung der „Entwicklungsbremse" könnte sich theoretisch die reguläre

Entwicklung weiter fortsetzen und somit der sprachliche Rückstand aufgeholt werden.

2) Kinder mit einer Konsequenten Phonologischen Störung zeigen keine Veränderung ihrer Symptomatik. Die Begründung für diese Hypothese geht erneut von dem angenommenen Defizit der Störung aus. Sollte ihr wirklich ein kognitiv-linguistisches Defizit zugrunde liegen, ist nicht zu erwarten, dass sich die Ursache und das damit verbundene Problem ohne Intervention lösen. Das Hauptmerkmal der Konsequenten Phonologischen Störung, die pathologischen Prozesse, sollten unverändert bleiben.

7.4.1 Methodik

7.4.1.1 Probanden

49 Kinder, die wegen Verdacht auf eine Aussprachestörung an eine logopädische Praxis überwiesen worden waren, nahmen an der Studie teil. Alle Kinder wurden bei ihrer Anmeldung diagnostiziert, nach dem Klassifikationsmodell von Dodd (1995) klassifiziert und mussten aufgrund der mangelnden Versorgungslage auf einen Therapieplatz warten. Siebenundzwanzig Kinder wurden der Gruppe Phonologische Verzögerung und zweiundzwanzig Kinder der Gruppe Konsequente Phonologische Störung zugeordnet.

7.4.1.2 Untersuchungsmaterial

Es wurde mit allen Kindern zum Zeitpunkt der Anmeldung die PLAKSS durchgeführt. Diese Untersuchung wurde in dem Moment wiederholt, als die Therapie beginnen konnte, sodass pro Kind zwei phonologische Analysen zu zwei verschiedenen Testzeitpunkten vorlagen.

7.4.1.3 Analyse der Daten

Um zu entscheiden, ob bei einem Kind eine spontane Veränderung eingetreten war, wurden die Prozessanalysen miteinander verglichen. Zur Beurteilung der Prozesse wurden folgende Kriterien angewendet:

1) Es wurden alle Phänomene, die mindestens dreimal auftraten als Prozess gewertet. Dabei wurden artikulatorische, physiologisch und pathologisch phonologische Prozesse unterschieden.
2) Als Veränderung wurde gewertet, wenn ein Prozess, der häufig (mindestens 5x) auftrat, zum Zeitpunkt der zweiten Diagnostik nicht mehr feststellbar war. Hiermit sollte vermieden werden, dass zufällige, an sich wahrscheinlich eher nicht regelhafte Veränderungen überbewertet wurden.

Die Daten der Kinder wurden anschließend unter verschiedenen Gesichtspunkten analysiert, wobei drei Faktoren eine Rolle spielten: a) das Defizit der Aussprachestörung (Definition einer Untergruppe), b) das Alter des Kindes zum Zeitpunkt der ersten Diagnostik und c) die Länge der Wartezeit.
Zum einen wurde überprüft, wie viele der untersuchten Kinder einer Untergruppe spontane Veränderungen während der Wartezeit zeigten und wie viele Kinder in ihrer Störung stagnierten (defizitorientierte Analyse). Weitere Analysen untersuchten den möglichen Einfluss der Variablen Alter und Länge der Wartezeit auf die Veränderungsrate, zum einen für die Gesamtgruppe der untersuchten Kinder und zum anderen für jede der beiden Untersuchungsgruppen. Mit Hilfe von non-parametrischen Korrelationsberechnungen wurde ermittelt, inwieweit signifikante Zusammenhänge hinsichtlich der Veränderung auftraten, wenn eine der beiden Variablen (Alter, Wartezeit) und wenn beide gemeinsam eingegeben wurden. Abschließend wurde durch eine deskriptive Analyse untersucht, welcher Art die spontanen Veränderungen waren, wenn sie auftraten.

7.4.2 Ergebnisse der Studie

7.4.2.1 Gruppenvergleich hinsichtlich Veränderungsmustern

Ein Vergleich der beiden Untergruppen von Aussprachestörungen ergab ein umgekehrt proportionales Muster hinsichtlich der spontanen Veränderungen. Während sich in der Gruppe Phonologische Verzögerung zwei Drittel der Kinder spontan verbesserten, verbesserten sich etwas mehr als zwei Drittel der Gruppe Konsequente Phonologische Störung nicht (siehe Tabelle 7.4). Die Anwendung des Pearsons Chi-Square-Tests ergab einen signifikanten Unterschied zwischen den beiden Gruppen ($p = 0{,}013$).

Tabelle 7.4 Gruppenvergleich hinsichtlich spontaner Veränderung

	Verzögerung (N = 27)	Konsequente Störung (N = 22)
Anzahl Kinder keine spontanen Veränderungen	10 (37%)	16 (73%)
Anzahl Kinder spontane Veränderungen	17 (63%)	6 (27%)
Pearson's Chi Test	χ^2 = 6,20 df = 1 p = 0,013	

7.4.2.2 Der Einfluss der Variablen Alter und Länge der Wartezeit

Alter

Zunächst wurde der Einfluss der Variable Alter auf spontane Veränderungen untersucht. Die beiden Gruppen unterschieden sich signifikant hinsichtlich des Alters, wie aus Tabelle 7.5 zu ersehen ist (p = 0,001), wobei die Kinder mit einer Phonologischen Verzögerung im Durchschnitt älter waren als die mit einer Konsequenten Phonologischen Störung.

Tabelle 7.5 Altersverteilung der Probanden und deren Einfluss auf Veränderung

	Verzögerung	Konsequente Störung
$\bar{x}$ Alter und SA in Monaten	58,7 SA 11,2	47,3 SA 7,4
Mann-Whitney-U-Test (Sig. zweiseitig)	0,001	

Daher stellte sich insbesondere die Frage, ob das Alter der Kinder einen Einfluss auf spontane Veränderungen haben könnte. Um dies zu untersuchen, wurden die Kinder in zwei Gruppen eingeteilt: Kinder jünger und älter als 5;0 Jahre. Diese Altersgrenze wurde gewählt, da bei sich normal entwickelnden Kindern zu diesem Zeitpunkt davon ausgegangen werden kann, dass sie einen abgeschlossenen Phonemerwerb haben. Eine Korrelationsberechnung für die Faktoren Veränderung und Alter ergab für die Gesamtgruppe an Kindern mit Aussprachestörung keine signifikante Korrelation zwischen Alter und Veränderung (Spearman's rho p = 0,171). Wiederholte man diese Berechnung für die einzelnen Untergruppen an Aussprachestörungen, so zeigte sich für die Gruppe der Phonologischen Verzögerung ein signifikanter, negativer Zusam-

Tabelle 7.6 Untersuchung des Einflusses von Alter auf mögliche Veränderung

	Verzögerung	Konsequente Störung	Gesamt
Spearman's rho	-0,50	-0,26	-0,14
Sig. (einseitig)	0,004	0,123	0,171

menhang zwischen Alter und Veränderung, für die Gruppe der Konsequenten Phonologischen Verzögerung aber nicht (siehe Tabelle 7.6).

Länge der Wartezeit

Des Weiteren wurde untersucht, inwieweit die Länge der Wartezeit auf einen Therapieplatz die Möglichkeit der Kinder für eine spontane Veränderung beeinflusste. Wie aus Tabelle 7.7 zu ersehen ist, warteten die Kinder der Gruppe Konsequente Phonologische Störung in der Regel etwas kürzer als die Kinder der Gruppe Phonologische Verzögerung. Dieser Gruppenunterschied erwies sich als signifikant ($p = 0{,}014$).

Tabelle 7.7 Untersuchung der Länge der Wartezeit und des Gruppenunterschiedes

	Verzögerung	Konsequente Störung
x̄ Wartezeit in Monaten	8,4 SA 4,1	5,5 SA 2,4
Mann-Whitney-U-Test (Sig. zweiseitig)	0,014	

Um herauszufinden, inwieweit dieser Unterschied eine Rolle spielt, wurde die Gesamtgruppe an Kindern unterteilt in Kinder, die eine Veränderung zeigten, und Kinder, die keine Veränderungen zeigten (siehe Tabelle 7.8). Die Länge der Wartezeit für die beiden Gruppen wurde miteinander verglichen und ergab keinen signifikanten Unterschied ($p = 0{,}170$). Die Kinder beider Gruppen hatten in etwa gleich lang gewartet. Diese Berechnung wurde auch für die beiden Untergruppen von Aussprachestörungen durchgeführt und ergab keine signifikanten Unterschiede.

Weiterhin wurde mit Hilfe des Spearman's rho untersucht, inwieweit die Faktoren Länge der Wartezeit und Veränderung miteinander korrelierten. Signifikante Korrelationen wurden nicht gefunden. Lediglich für die Gruppe Konsequente Phonologische Störung und die Gesamtgruppe wurde eine sehr geringe Korrelation als statistischer Trend beobachtet (siehe Tabelle 7.8).

Tabelle 7.8 Untersuchung des Zusammenhangs und des Einflusses der Länge der Wartezeit auf die Veränderung (Mittelwertsunterschiede und Korrelationen)

	Verzögerung		Konsequente Störung		Gesamt	
Veränderung	+	-	+	-	+	-
Anzahl	8,9	8,2	5,3	6,2	6,7	7,7
SA	4,4	4,0	2,6	1,5	3,8	3,6
M-W-U (Sig. zweiseitig)	0,71		0,18		0,17	
Spearman's rho	-0,07		0,36		0,20	
(Sig. einseitig)	0,356		0,084		0,086	

SA = Standardabweichung; M-W-U = Mann-Whitney-U-Test

Abschließend wurde ermittelt, inwieweit ein Zusammenhang zwischen Veränderungen, Alter und Länge der Wartezeit besteht, wenn diese drei Faktoren miteinander korreliert wurden. Für die Gesamtgruppe ergab sich eine knapp signifikante Korrelation mit geringer Höhe ($p = 0{,}045$), während in der Einzelanalyse der beiden Untergruppen von Aussprachestörungen keine signifikanten Korrelationen beobachtet werden konnten (Tabelle 7.9).

Tabelle 7.9 Untersuchung eines Zusammenhangs der Faktoren Veränderung, Alter und Wartezeit

	Verzögerung	Konsequente Störung	Gesamt
Spearman's rho	0,13	0,17	0,29
Sig. (zweiseitig)	0,530	0,457	0,045

7.4.2.3 Deskriptive Analyse der Daten

Für die Gruppe Phonologische Verzögerung konnten spontane Verbesserungen der physiologischen Prozesse beobachtet werden. Artikulatorische Prozesse hingegen blieben immer unverändert. Die beobachteten Veränderungen entsprachen damit den Erwartungen der Hypothese 1.
Für die Gruppe der Konsequenten Phonologischen Störung wurden hingegen keine spontanen Veränderungen erwartet, eine Hypothese, die von den meisten Kindern erfüllt wurde. Bei 6 Kindern (27%) allerdings ließen sich Veränderungen beobachten. In Anhang V sind alle Prozesse jedes Kindes einzusehen. Betrachtet man diese Veränderungen, kann festgestellt werden,

dass drei Kinder ausschließlich Veränderungen der physiologischen Prozesse zeigten, während die Pathologie unverändert blieb (16a, 1a, 9a). Die Kinder 26a, 21a und 10a hingegen zeigten auch Veränderungen bei pathologischen Prozessen. Wichtig ist es zu vermerken, dass alle hiervon betroffenen Prozesse nur sehr selten auftraten (ca. 5-7x), obwohl sie viel häufiger hätten auftreten können, wie dies bei anderen Kindern der Fall war. Bei vier weiteren Kindern können Veränderungen in Anhang V beobachtet werden. Die Veränderungen betrafen aber ausschließlich Prozesse, die das Kind gerade dreimal gezeigt hatte. Somit kann bei diesen Kindern (27a, 23a, 24a, 35a) nicht von einer Veränderung gesprochen werden (siehe Kriterium 2).

7.4.3 Diskussion

Im Rahmen dieser Studie sollte untersucht werden, inwieweit zu erwarten ist, dass Kinder mit Aussprachestörungen im Laufe der Zeit spontane Veränderungen, d.h. Verbesserungen ihrer Symptomatik zeigen und von welchen Faktoren diese abhängig sein könnten. Dazu wurden zwei Gruppen von Kindern mit Aussprachestörungen unter Einbeziehung der Faktoren Defizit der Aussprachestörung (untergruppenabhängig), Alter zum Zeitpunkt der ersten Diagnostik und Länge der Wartezeit untersucht: Kinder mit einer Phonologischen Verzögerung und Kinder mit einer Konsequenten Phonologischen Störung.
Die Ergebnisse zeigten, dass sich die beiden Untergruppen (Faktor Defizit) signifikant in ihrem Veränderungsmuster unterschieden. Während sich Kinder mit einer Phonologischen Verzögerung in der Regel spontan verbesserten, galt dies für Kinder mit einer Konsequenten Phonologischen Störung nicht. Die wenigen Kinder mit einer Konsequenten Phonologischen Störung, deren Symptomatik sich veränderte, zeigten entweder ausschließlich Veränderungen bei physiologischen Prozessen oder bei pathologischen Prozessen, die nur mit einer sehr geringen Häufigkeit auftraten, obwohl sie viel häufiger hätten auftreten können.
Diese Ergebnisse entsprechen den Resultaten der Studien von Zhu Hua und Shatford, die die Veränderungsmuster bei englisch- und putonghuasprachigen Kindern untersuchten (Dodd et al., 2000). Des Weiteren unterstützen die Ergebnisse die für die vorliegende Studie aufgestellten Hypothesen, die annahmen, dass ausgehend von dem zugrunde liegenden Defizit einer Aussprachestörung (einer Untergruppe) bestimmte Veränderungsmuster zu erwarten sind. Aus modelltheoretischer Sicht erschien es eher unwahrschein-

lich, dass sich bei einem angenommenen kognitiv-linguistischen Defizit der Konsequenten Phonologischen Störung die Symptomatik von alleine gibt, was bestätigt wurde. Bei einem unklaren Defizit wie bei der Phonologischen Verzögerung, bei der man von „Entwicklungsbremsen" ausgeht, könnte, wie erwiesen, allerdings eine Veränderung dann einsetzen, wenn der „Bremsgrund" aufgehoben ist (z.B. gute Hörbedingungen nach anhaltendem Erguss oder psychische Entspannung nach gelöster Problematik).

Obwohl diese Ergebnisse eindeutig erscheinen, muss untersucht werden, ob nicht weitere Faktoren wie das Alter der Kinder und die Länge der Wartezeit ebenfalls eine beeinflussende Rolle spielen. Um einen möglichen Alterseffekt zu untersuchen, wurden die Kinder in ältere (> 5 Jahre) und jüngere (< 5 Jahre) Kinder unterteilt. Für die Gesamtgruppe an Kindern mit Aussprachestörungen ergab sich kein signifikanter Unterschied zwischen den beiden Altersgruppen. Dies galt auch innerhalb der Gruppe der Kinder mit einer Konsequenten Phonologischen Störung, nicht aber für Kinder mit einer Phonologischen Verzögerung. Hier konnte festgestellt werden, dass, obwohl die Chancen auf Veränderungen innerhalb der Gruppe hoch waren, dies für die älteren Kinder am unwahrscheinlichsten war. Zwei Annahmen können von dieser Beobachtung abgeleitet werden. Zum einen könnte man die höhere Wahrscheinlichkeit zur Veränderung bei jüngeren Kindern mit der Individualität der Entwicklung bei verschiedenen Kindern begründen (Kinder brauchen für verschiedene Entwicklungsschritte innerhalb eines bestimmten Rahmens unterschiedlich lange). Zum anderen könnte es sein, dass es sich bei der großen Gruppe der Phonologischen Verzögerung (50% der Kinder mit Aussprachestörung) nicht um eine homogene Gruppe handelt. Eventuell liegen hier bei gleicher Symptomatik verschiedene Defizite zugrunde, was zurzeit untersucht wird.

Zwei praktische Konsequenzen lassen sich aus dem beobachteten Alterseffekt ziehen. Zum einen ist es nicht sinnvoll, Kinder mit einer Konsequenten Phonologischen Störung warten zu lassen, denn sie verändern sich von alleine eher nicht. Im Gegenteil bekommt die Symptomatik so die Möglichkeit, sich über einen noch längeren Zeitraum zu verfestigen. Zum anderen kann es nicht sinnvoll sein, Kinder mit Phonologischer Verzögerung aufgrund der an sich bestehenden Veränderungschance nicht zu behandeln, sondern unbegrenzt warten zu lassen. Es erscheint eher sinnvoll, ein Warte-Kriterium einzuführen wie z.B. Kontrolle nach sechs Monaten. Wenn dann keine Verbesserung eingetreten ist, ist Therapie notwendig. Auch wenn ein solches Kriterium eingeführt wird, bleibt es notwendig zu untersuchen, ob es a) Prädiktoren gibt, die die Wahrscheinlichkeit einer Veränderung vorhersagen können und b) ab welchem Alter die Wahrscheinlichkeit einer Veränderung deutlich sinkt.

Ein weiterer Faktor, der hinsichtlich seines möglichen Einflusses untersucht wurde, war die Länge der Wartezeit. Hier ergaben sich für die Gruppe der Konsequenten Phonologischen Störung und die Gesamtgruppe nur sehr geringe signifikante Zusammenhänge, während sich kein Zusammenhang für die Gruppe der Phonologischen Verzögerung feststellen ließ. Der sehr niedrige Korrelationswert könnte dadurch zustande gekommen sein, dass die Kinder mit Konsequenter Phonologischer Störung in der Regel etwas kürzere Wartezeiten hatten, aber es könnte sich auch um einen Effekt in Abhängigkeit mit der Stichprobengröße handeln, der bei einer größeren Anzahl von untersuchten Kindern nicht mehr auftreten würde. Es ist daher wahrscheinlich, dass der minimale Zusammenhang vernachlässigt werden kann. Des Weiteren konnte kein Effekt bei einer Korrelationsberechnung der drei Faktoren Veränderung, Alter und Länge der Wartezeit gefunden werden. Aus diesen Ergebnissen lässt sich ableiten, dass Kinder mit Aussprachestörungen sich nicht verbessern, je länger sie warten. Dieses Ergebnis ist insbesondere unter dem Gesichtspunkt von Bedeutung, dass bis heute die Tendenz bei Ärzten zu verzeichnen ist, Eltern von Kindern mit Sprachproblemen mit dem Satz „der ist halt ein bisschen langsamer, das kommt schon noch" zu vertrösten. Kurz vor der Einschulung sollen dann plötzlich möglichst schnell Schritte eingeleitet werden, damit das Kind symptomfrei in die Schule gehen kann. Dies ist dann aber aufgrund der Wartelisten oft nicht möglich oder die Zeit reicht schlicht und ergreifend nicht mehr aus. So kommt es dazu, dass Kinder zurückgestellt werden, obwohl sie eigentlich schulreif wären oder dass sie in Sprachheilschulen eingeschult werden, was oft einen Übergang in eine Regelschule zu einem späteren Zeitpunkt erschwert. Zusätzlich kann sich die unbehandelte Aussprachestörung negativ auf den Schriftspracherwerb auswirken. Diese Konsequenzen könnten bei frühzeitiger Therapie vermieden werden.
Mit einer Behandlung bis zum Schuleintritt zu warten, bedeutet häufig ein zusätzliches Problem für die Therapie: Dadurch, dass eine Symptomatik sehr lange Zeit hatte, sich zu verfestigen, zu automatisieren, wird es umso schwieriger, dieses Muster wieder zu verändern. Auf diese Weise kann sich die Therapiezeit unnötig verlängern, was erneut zuungunsten der Patienten, aber auch der finanziellen Ressourcen eines Landes ist.

7.4.4 Zusammenfassung

Die Ergebnisse dieser Studie zeigen deutlich, dass die differenzialdiagnostische Sichtweise von Aussprachestörungen von Bedeutung für die Einschätzung spontaner Veränderungsmöglichkeiten ist. Das zugrunde liegende Defizit einer Aussprachestörung scheint einen wesentlicheren Einfluss auf die Veränderungsmöglichkeit zu haben als Alter und Wartezeit. Während sich Kinder mit einer Konsequenten Phonologischen Störung – unabhängig von Alter und Länge der Wartezeit, in der sie auf einen Therapieplatz warten – in der Regel nicht spontan verbessern, ist dies für eine große Anzahl von Kindern mit einer Phonologischen Verzögerung der Fall. Die Chance auf spontane Veränderung war bei älteren Kindern (> 5 Jahren) mit einer Phonologischen Verzögerung allerdings geringer, sodass weitere Untersuchungen mit der Fragestellung durchgeführt werden sollten, was diesen Alterseffekt ausgelöst haben kann. Als Schlussfolgerung dieser Studie kann gesagt werden, dass Kinder mit einer Konsequenten Phonologischen Störung therapeutischen Vorrang vor Kindern mit einer Phonologischen Verzögerung haben sollten, wenn bei langen Wartelisten Kriterien zur Hierarchie der Patientenversorgung benötigt werden. Ein zusätzliches Kriterium für die Dringlichkeit einer Behandlung könnte auch die voraussichtliche Behandlungsdauer sein. Kinder, deren Therapie voraussichtlich länger dauert, sollten gerade wegen der zukünftigen Einschulung Vorrang vor Kindern haben, die in der Regel nur kurze Therapiezeiten brauchen. Eine deskriptive Untersuchung der Behandlungsdauer unterschiedlicher Untergruppen von Aussprachestörungen wird im Folgenden beschrieben.

7.5 Therapieverläufe

Kinder mit Aussprachestörungen erhielten bislang in Deutschland meistens eine Form von klassischer Artikulationstherapie. Diese Form der Therapie war bei vielen Kindern ein erfolgreicher, wenn auch manchmal sehr langer Weg. In der Regel müssen für ein Kind mit Vorverlagerungen von Velaren und einer zusätzlichen Vorverlagerung von Sibilanten 10-30 Therapieeinheiten angesetzt werden. Für Kinder mit schwerwiegenderen Störungen werden oft 50 bis 150+ Therapieeinheiten angesetzt, wobei es nicht ungewöhnlich ist, dass sich Erfolg nur mäßig und manchmal gar nicht einstellt. Es stellt sich die Frage, wie Therapien verlaufen, wenn nach störungsspezifischen

Gesichtspunkten gearbeitet wird. Wie unter 7.3.4 beschrieben, sollte dies die Effektivität deutlich erhöhen. Um diese Frage zu klären, wurden die Therapieverläufe von 33 Kindern protokolliert. Zwölf Kinder zeigten eine Phonologische Verzögerung, 19 Kinder eine Konsequente Phonologische Störung und 2 Kinder eine Inkonsequente Phonologische Störung. Die Kinder mit einer Phonologischen Verzögerung wurden wie die Kinder mit einer Konsequenten Phonologischen Störung mit dem phonologischen Ansatz P.O.P.T. (siehe 7.3.2 und 8.5.3) behandelt. Lediglich bei einem Kind ist die Behandlung noch nicht abgeschlossen. Die beiden Kinder mit Inkonsequenter Phonologischer Störung wurden nach dem Ansatz zur Inkonsequenztherapie (siehe 8.6.3) und zusätzlicher Phonologischer Therapie (P.O.P.T.) unter spätem Einsatz von Buchstaben therapiert. Bei einem Kind ist die Behandlung abgeschlossen, bei dem anderen wird der Stand berichtet.
Alle Therapien fanden zweimal wöchentlich und in Intervallen statt, wobei die einzelnen Intervalle unterschiedlich viele Therapieeinheiten enthielten. Der Erfolg eines Intervalls wurde mithilfe der PLAKSS (Fox, 2002) und einer Überprüfung der Spontansprache nach einer Therapiepause von 3 Monaten bei jedem Kind gemessen und nicht nur direkt im Anschluss an die Therapiephase. Die Kinder mit einer Phonologischen Verzögerung brauchten im Durchschnitt 12 Therapieeinheiten (TE), mit einer Spanne von 6-18 Einheiten. Die Daten im Einzelnen können in den Anhängen VI-A und VI-B eingesehen werden.
Kinder mit einer Konsequenten Phonologischen Störung brauchten im Durchschnitt 24 Therapieeinheiten, wobei 13 von 19 Kindern nur ein Intervall benötigten ($\bar{x}$ Dauer 19 TE), um symptomfrei zu sein. 4 der anderen 7 Kinder brauchten zwei Intervalle von 5-17 Therapien und die 3 weiteren zeigten zum dritten Intervall hin noch eine Restsymptomatik (siehe Anhang VI-A + VI-B).
Die Therapieverläufe zweier Kinder mit einer Inkonsequenten Phonologischen Störung sollen ebenfalls betrachtet werden. Kind 1 benötigte 120 Therapieeinheiten, um fast symptomfrei in die Regelschule eingeschult zu werden. Diese Therapie begann im Alter von 2;7 Jahren und wurde in Intervallphasen bis zum Schulbeginn fortgesetzt. Im letzten Jahr (die letzten 30 Einheiten) fand die Behandlung nur noch einmal wöchentlich statt. Kind 2 begann seine Behandlung im Alter von 3;9 Jahren und erhielt über 1,5 Jahre hinweg bisher 70 Therapieeinheiten in Intervallen. Zum jetzigen Zeitpunkt ist die Sprache weitgehend verständlich, aber mit mindestens 50 weiteren Therapieeinheiten wird gerechnet, da es dem Kind extrem schwer fällt, sein eigenes Sprechen zu kontrollieren.

Wie aus der rein deskriptiven Betrachtung der Therapieverläufe bei störungsspezifischer Therapie ersichtlich wird, haben sich die Therapiezeiten im Gegensatz zur Behandlung mit klassischer Artikulationstherapie deutlich gesenkt. Auch Kinder mit einer Konsequenten Phonologischen Störung können in recht kurzer Zeit mit Erfolg behandelt werden. Wenn man die Kinder betrachtet, die mehr als ein Intervall benötigten, kann Folgendes zur Erklärung festgestellt werden:

Kind 6a: Die Behandlung der Vorverlagerung der Velare wurde aus familiären Gründen abgebrochen. Die psychische Situation des Kindes ließ eine logopädische Behandlung derzeit nicht sinnvoll erscheinen.

Kind 14a: Dieses Kind zeigte die meisten Prozesse und konnte nach insgesamt 46 Therapieeinheiten symptomfrei entlassen werden.

Kind 16a: Dieses Kind zeigte noch eine Restsymptomatik im Rahmen der Vorverlagerung von /ʃ/, hatte aber keinerlei Interesse an einer weiteren Umsetzung des Gelernten.

Kind 17a: Dieses Kind zeigte eine Lernbehinderung und so viele andere sprachliche Defizite, dass auf eine Behandlung der phonologischen Restsymptomatik zunächst verzichtet wurde.

Die beiden Kinder mit einer Inkonsequenten Phonologischen Störung benötigten sehr viel Intervention, um symptomfrei zu werden. Beide Kinder müssen als kognitiv sehr gut entwickelt beschrieben werden und zeigen eine sehr große Aufnahmekapazität für neue Informationen. Dennoch, wahrscheinlich bedingt durch das eingeschränkte phonologische Arbeitsgedächtnis, fällt es ihnen sehr schwer, ihr eigenes Sprechen zu kontrollieren und damit zu verändern.

Zusammenfassend lässt sich sagen, dass vom zeitlichen Gesichtspunkt aus störungsspezifische Therapie effektiver ist als die Anwendung klassischer Artikulationstherapie.

7.6 Aussprachestörungen = Risikofaktor?

Kinder mit Sprachstörungen stellen die größte Risikogruppe für spätere Legasthenien (LRS) dar (Stackhouse, Nathan, Goulandris et al., 1999; Snowling & Stackhouse, 1996; Bishop & Adams, 1990[1]). Dabei tragen die Kinder mit einer gleichzeitigen Sprach- und Ausspracheproblematik das größte Risiko, während Kinder mit isolierten Artikulationsstörungen fast kein Risiko tragen (Hall & Tomblin, 1987). Aber auch Kinder mit isolierten phonologischen Problemen tragen ein größeres Risiko als sprachunauffällige Kinder (Stackhouse & Snowling, 1992; Bird, Bischop & Freeman, 1995). Auf diesem Hintergrund ist die Studie von Leitão et al. (1997) besonders interessant. Sie untersuchten, welche Symptomatologie von Aussprachestörungen am stärksten mit späteren Legasthenien in Zusammenhang gesehen werden muss. Die Studie konnte zeigen, dass speziell die Untergruppe Konsequente Phonologische Störung das größte Risiko für spätere Schriftspracherwerbsstörungen trägt. Dieses Ergebnis konnte auch von Gillon & Dodd (2005) und Leitão & Fletcher (2004) für das Englische und von Schnitzler (2014) für das Deutsche bestätigt werden. Retrospektive Studien allerdings konnten zeigen, dass nicht immer gravierende Aussprachestörungen wie die Konsequente Phonologische Störung bei Kindern vorgelegen hatten, die eine Legasthenie entwickelten (Nathan & Simpson, 2001). Eine Teilmenge dieser Kinder zeichnete sich durch nur minimale Aussprachestörungen aus, welche eher einer überdauernden Phonologischen Verzögerung (eingefrorene Phonologie) glichen. Ausgehend von diesem Wissen ist es notwendig, Eltern nach einem erfolgreichen Abschluss einer Behandlung auf dieses Risiko hinzuweisen und sie zu bitten, nicht erst am Ende des dritten Schuljahres wiederzukommen, wenn sich Probleme im Schriftspracherwerb schon manifestiert haben, sondern bereits gegen Ende des ersten Schulhalbjahres.
Für die deutsche Sprache wird aufgrund der Bedeutung von Wortlänge erwartet, dass auch Kinder mit einer Inkonsequenten Phonologischen Störung ein großes Risiko für eine spätere Legasthenie tragen, da sie aufgrund des eingeschränkten phonologischen Arbeitsgedächtnisses eventuell nicht in der Lage sind, die nötigen Informationen zum Schreiben von langen Wörtern abzuspeichern. Leider gibt es bislang keine fundierten Informationen hierzu.

[1] Deutschsprachige Zusammenfassung siehe Hartmann (2002)

7.7 Zusammenfassung der Ergebnisse

Dieses Kapitel hatte zum Ziel, das klinische Wissen über Aussprachestörungen in Zusammenhang mit den verschiedenen Untergruppen des Klassifikationsmodells nach Dodd (1995) zusammenzutragen. Es wurden folgende Aspekte für jede Untergruppe untersucht: Symptomatik, verfügbare Therapieansätze und ihre Effektivität, die Frage, was passiert mit Patienten, die nicht behandelt werden, und schließlich das eventuell mit einer Untergruppe verbundene Risiko für weitere Problematiken. Tabelle 7.10 soll die Ergebnisse zusammenfassen: Mit Hilfe dieses Wissens ist es möglich, die Therapie einzelner Aussprachestörungen für Kinder zu planen. In Kapitel 8 soll der Ansatz zur klassischen Artikulationstherapie kritisch beleuchtet werden. Anschließend werden Therapieansätze für die verschiedenen Untergruppen ausführlich dargestellt.

Tabelle 7.10 Klinisches Wissen über Untergruppen nach Dodd (1995)

	Artikulation	**Verzögerung**	**Konsequent**	**Inkonsequent**
Symptomatik	• Sigmatismus • Schetismus lat. • Multiple Interdentalität	• VVV • VVS • RCC	• RVA • Ersetzung v. Frikativen • Onset-prozess	• Inkonsequente Wortrealisation
Therapie	Artikulationstherapie	Phonologische Therapie / Artikulations-therapie	Phonologische Therapie	Inkonsequenz-therapie
Spontan-remission	Nein	Bei kleinen Kindern möglich	Nein, nur für physiologische Prozesse	Wahrscheinlich nein
Risiko			LRS	Evt. LRS

Kapitel 8 Therapie kindlicher Aussprachestörungen

Einleitung

Kinder mit Aussprachestörungen wurden bisher in Deutschland zwar zum Teil hinsichtlich medizinischer oder linguistischer Faktoren (phonetisch-phonologische Störung) klassifiziert, der Therapieansatz aber, der dann angewendet wurde, hat Aussprachestörungen weitgehend als homogene Gruppe betrachtet. Die Art der logopädisch-sprachtherapeutischen Intervention, die als Standard in Deutschland angesehen werden kann, auch wenn langsam einzelne phonologische Aspekte mehr oder weniger häufig von Therapeuten integriert werden, wird in der angloamerikanischen Literatur als „klassische Artikulationstherapie“ bezeichnet. Klassisch daher, da die Grundprinzipien auf dem Konzept von Van Riper (1963) beruhen, der einer der ersten Autoren war, der ein Konzept zur Behandlung ausspracheauffälliger Kinder vorlegte. Zu diesem Zeitpunkt sah man die Ursache aller Aussprachestörungen in einem peripher-motorischen Defekt, wodurch der Name Artikulationsstörung geprägt wurde. Zum klassischen Therapieansatz gehören, wie ausführlich in Kapitel 7.3 beschrieben, die folgenden drei Therapieschwerpunkte:

- Mundmotorische Übungen
- Hörübungen (auditory bombardment)
- Lautanbahnung in der Hierarchie von der isolierten Phonproduktion zur Anwendung des Phons im phonologischen Kontext der Spontansprache

Zu Beginn dieses Kapitels sollen diese drei Schwerpunkte kritisch beleuchtet werden, um damit bei der Therapieform zu beginnen, die in der Regel in Deutschland als Standard gesehen werden kann. Ziel ist dabei nicht, die generelle Nützlichkeit und den Sinn der klassischen Artikulationstherapie in Frage zu stellen, aber zu hinterfragen, ob ihre drei Therapieschwerpunkte notwendigerweise zum Standard jeder Aussprachebehandlung gehören müssen.

8.1 Klassische Artikulationstherapie nach Van Riper

8.1.1 Mundmotorische Übungen

Vier Gesichtspunkte sollen betrachtet werden. Erstens stellt sich die Frage, wie sich mundmotorische Fähigkeiten messen lassen. Bislang gibt es in Deutschland keine standardisierten Testmöglichkeiten, um zu entscheiden, ob die mund- und zungenmotorischen Fähigkeiten eines Kindes altersgemäß entwickelt sind. So ist die Entscheidung eines Therapeuten immer subjektiv. Ozanne (1992) legte erstmals Normdaten für australische Kinder im Alter von 3;0-5;5 Jahren (siehe auch Dodd, 1995) vor, wobei hier nur einige wenige Übungen durchgeführt werden. Daten von 14 sprachunauffälligen Kontrollkindern im Alter von 2;11-4;8 Jahren, die das Spektrum der in Deutschland üblichen Bewegungen abtesteten, wurden zur Interpretation der Untersuchungen von Fox (2000) herangezogen. All diese Daten können nur grobe Orientierungshilfen sein, bieten aber keine genaue Einschätzung der mundmotorischen Fähigkeiten eines Kindes.
Zweitens stellt sich die Frage, ob das Defizit einer Aussprachestörung ursächlich in der Motorik zu finden ist. Untersuchungen von Ozanne (1992) und Bradford (1996) haben deutlich gezeigt, dass Kinder mit Aussprachestörungen in der Regel keine mundmotorischen Einschränkungen zeigen (siehe Kapitel 4), es sei denn, es liegt eine eindeutige myofunktionelle Begleitsymptomatik vor. Zusätzlich konnte festgestellt werden (siehe Kapitel 7.1.1, S. 197), dass auch bei Kindern mit einer isolierten Artikulationsstörung nur ein kleiner Prozentsatz mundmotorische Defizite zeigte, wobei auch hier der Anteil der Kinder mit einer ausgeprägten myofunktionellen Symptomatik nur gering war (7%).
Drittens findet sich, wie schon in 7.1.1 erwähnt, in der Literatur eine eingehende Diskussion darüber, ob es sich bei Artikulationsmotorik und Mund-/Zungenmotorik um dieselbe motorische oder um zwei verschiedene motorische Ebenen handelt. Sollte es sich um zwei verschiedene Ebenen handeln, so wäre ein Training der Artikulationsmotorik über den Kanal der Mundmotorik nicht sinnvoll, da man davon ausgehen müsste, dass es sich bei artikulationsmotorischen Bewegungen um fast unwillkürliche Bewegungen handelt, während mund- und zungenmotorische Bewegungen, wie sie von Logopäden getestet werden, willkürliche Bewegungsabläufe sind. Mittlerweile wird in der Literatur weitreichend darüber diskutiert, inwieweit es sinnvoll und wirksam ist, ein Training der Mund- und Zungenmotorik im Rahmen einer Aussprachetherapie durchzuführen. Weder lasse sich zurzeit ein theoretisches Konstrukt

finden, das diese Übungen rechtfertige, noch lägen Evidenzen vor, die ihre Wirksamkeit bezeugen (siehe z.B. Lof, 2003; Ruscello, 2008; Forrest, 2002; Lass & Panbacker, 2008). Bowen (2009) zitiert im Rahmen dieser Diskussion eine große Anzahl von Publikationen, in denen sich Experten für Aussprachestörungen eher besorgt über den weit verbreiteten Einsatz dieser Übungen äußern. Eine ausführliche kritische Diskussion des Themas findet sich auch in der Ausgabe „Controversies surrounding non-speech oral motor exercises for childhood speech disorders“ der Fachzeitschrift Seminars in Speech and Hearing (2008, Vol. 29). Sinnvoll scheinen bislang lediglich ausgewählte Übungen im Rahmen der myofunktionellen Therapie, wenn eine myofunktionelle Störung vorliegt und behandelt werden soll (z.B. Kittel, 2014), und eventuell vereinzelte ausgewählte Bewegungsübungen im Rahmen der klassischen Artikulationstherapie (Van Riper, 1963; Van Riper und Erickson, 1996).
Viertens sollte genau beobachtet werden, ob eingeschränkte Fähigkeiten von Zungen- und Lippenbewegungen wirklich ein Defizit der Motorik darstellen oder ob es sich eher um ein Defizit der orofazialen Orientierung oder Wahrnehmung handelt. Einige Beobachtungen aus dem therapeutischen Alltag sollen hier beschrieben werden, die diese Vermutung unterstützen: a) sprachunauffällige Eltern, die angeleitet werden, um mit ihren Kindern mundmotorische Übungen zu Hause durchzuführen, sind oft nicht in der Lage, diese Übungen koordiniert und – zum Teil auch an sich – auszuführen. b) Kinder, die bei sprachlich angeleiteten mundmotorischen Übungen, eventuell auch mit visueller Hilfe, sehr schlecht abschneiden, zeigen oft eine erstaunlich gute Koordination und präzise Ausführung der Aufgabe, wenn der Übung eine Stimulation mit Eis (Wattestäbchen in Eiswasser getunkt) vorausgeht. Es scheint so zu sein, dass bei vielen Menschen eher die orofaziale Wahrnehmung und bewusste Koordination mangelhaft ist, als dass hier motorische Probleme vorliegen. Da dies nicht notwendigerweise mit einer Ausspracheproblematik einhergeht (z.B. bei den Eltern), ist die Frage, inwieweit diese Art Wahrnehmung Voraussetzung für eine unauffällige Artikulation ist. Dies soll nicht heißen, dass eine Stimulation dieser Wahrnehmung als Kompensationsstrategie oder Erklärungshilfe nicht therapeutisch sinnvoll sein kann, aber es sollte dann nicht von mundmotorischem Training gesprochen werden, sondern von orofazialen Wahrnehmungsübungen.

8.1.2 Hörübungen (auditory bombardment)

In der Literatur findet sich eine große Anzahl verschiedener Ebenen der auditiven Verarbeitungs- und Speicherungsebenen (Hierarchie der Verarbeitung siehe Lauer (1999) und Modell von Stackhouse & Wells (1997; siehe Kapitel 3, S. 102). Die basalste Ebene ist die Unterscheidung von Stille und Geräusch, die differenzierteste Ebene ist die der Phonemperzeption innerhalb des Sprechflusses. Kinder mit Aussprachestörungen haben zum Teil, wie in Kapitel 7 beschrieben, ein spezifisches Problem auf der Phonemebene, weswegen es sinnvoll ist, genau auf dieser Ebene zu arbeiten und nicht z.B. auf Geräusch- oder Klangebene. Das „auditory bombardment" laut Van Riper (1963) hat zum Ziel, das Kind in die Lage zu versetzen, ein Zielphonem in jeglichem noch so minimalem Kontrast zu erkennen. Dem Kind werden zunächst einzelne Phone vorgesprochen und es soll immer entscheiden, ob es sich bei dem jeweiligen Phon um das Zielphon handelt. Dabei wird zunächst in großer Opposition gearbeitet, was bedeutet, dass das Zielphon in Kontrast zu einem möglichst unterschiedlichen Phon (Unterscheidung in den drei Merkmalen Artikulationsort, Artikulationsart, Stimme) erkannt werden soll:

z.B. Zielphon: /k/, große Opposition: /m/, /z/ oder Vokale.

Gelingt dies dem Kind, so wird in kleinerer Opposition gearbeitet, was bedeutet, dass sich Zielphon und Kontrastphon nur in zwei Merkmalen unterscheiden:

z.B. Zielphon: /k/, mittlere Opposition: /f/.

Der kleinste Oppositionskontrast bedeutet, dass sich Zielphon und Kontrastphon nur noch in einem Merkmal unterscheiden, wobei die Merkmale Stimme oder Artikulationsort betroffen sind, die Artikulationsart aber erhalten bleibt:

z.B. Zielphon: /k/, minimale Opposition: /t/, /g/.

Kinder sind in der Regel sehr eindeutig in ihren Substitutionsprozessen und verwenden immer dieselbe Strategie der Ersetzung. Es ist genau der Kontrast, der von dem Prozess betroffen ist, der dem Kind Schwierigkeiten macht und kein anderer Kontrast. Daher erscheint es sinnvoll, genau an dem Kontrastproblem des Kindes anzusetzen, welches das Kind zeigt, und nicht Umwege über andere Kontraste zu machen, die dem Kind keine Schwierigkeiten bereiten. Ein Kind, das z.B. die Velare /k g/ vorverlagert, sprich alveolar realisiert, zeigt ziemlich konstant folgendes Muster: /k/ → [t], /g/ → [d]. Somit liegt das Kontrastproblem ganz eindeutig im Artikulationsort, nicht aber in den Merkmalen Stimme oder Artikulationsart. Aus phonologischer Sicht ergeben sich daher zwei Schlüsse: Erstens ist es nicht notwendig, einen anderen Kontrast zu erarbeiten, als den vom Problem betroffenen, d.h. weder das Heraushören von

/k/ in großer oder kleiner Opposition (Kontraste von 2-3 Merkmalen) ist nötig noch die Unterscheidung von /k/ versus /g/. Zweitens ist es nicht nur notwendig, das Zielphon zu identifizieren, sondern auch das Kontrastphon. Das Ziel der Behandlung ist nicht nur, dass das Kind ein neues Phon hinzugewinnt, sondern auch, dass es lernt, zu entscheiden, wohin das neue Phon gehört und ebenso wo das schon verwendete Phon bleiben muss.
Es ergeben sich also zwei neue Aspekte des Hörtrainings, die eine deutliche Abweichung von Van Ripers (1963) Konzept bedeuten. Ein dritter Aspekt soll noch hinzugefügt werden.

1) Hörtraining arbeitet immer genau an dem fehlenden Kontrast, das heißt immer direkt mit Ziel- und Ersatzphon.
2) Hörtraining beinhaltet immer die Identifikation von Ziel- und Ersatzphonem(en).
3) Hörtraining muss neben Übungen auf isolierter Phon-, Silben- und Wortebene immer die Ebene der Pseudowörter mit einbeziehen, um die Identifikation in sinnfreiem, aber der Wortkomplexität angeglichenem Material zu ermöglichen. Auf diese Weise verhindert man, dass das Kind vorschnell auf alte ganzheitliche Wortspeicherungen zurückgreift und die präzise Lautidentifikation verhindert wird.

8.1.3 Lautanbahnung

Die klassische Lautanbahnung baut auf der Annahme auf, dass bei einem Kind eine motorische Inkompetenz der Produktion spezifischer Laute vorliegt und dass das Kind daher lernen muss, diese Laute motorisch zu bilden. Dabei wird vorausgesetzt, dass das Kind die zu erlernenden Laute korrekt wahrnimmt, was bei der kognitiv-linguistischen Störungsebene der Konsequenten Phonologischen Störung erwiesenermaßen nicht der Fall ist. Die manchmal auftretenden Schwierigkeiten der Lautanbahnung könnten eine Folge dessen sein, dass einem Kind der Unterschied zwischen dem, was es macht, und dem, was es machen soll, nicht klar ist. Das Kind wird vielleicht durch verschiedene Kompensationsstrategien erlernen, wie der Laut zu bilden ist, wird aber anschließend nicht wissen, was es mit diesem neuen Laut machen soll, bzw. wie es den Laut einsetzen muss. Das wird dann besonders deutlich, wenn Kinder auf Silben- oder manchmal erst auf Wortebene den Ziellaut vor die ursprüngliche Äußerungstechnik stellen, weil sie wissen, dieses Geräusch wird jetzt von ihnen erwartet.

Fallbeispiel: Nils

Nach 50 Therapieeinheiten Logopädie konnte Nils alle Laute bis auf die Sibilanten phonetisch korrekt bilden. Dies gelang teilweise auf Silbenebene. Sobald die Wortebene gefordert war, passierte z.B. bei einem Memory zum Laut /f/ Folgendes: Feder: [f - deda], Fahrrad: [f - dadat], Vater: [f - data], Finger [f - dɪnda]
Diese Erfahrungen waren für ihn besonders frustrierend, da er machte, was von ihm verlangt wurde, aber weder Therapeuten noch Eltern mit ihm zufrieden waren und ihn ständig aufforderten, es noch einmal zu probieren.

Weitere Faktoren, die an dem Grundgedanken der Lautanbahnung, dem motorischen Produktionsproblem, zweifeln lassen, sind folgende Erfahrungen:

Fallbeispiel: Marco

Bei Marco wurde im Alter von 3;6 Jahren eine Inkonsequente Phonologische Störung festgestellt. Dementsprechend konnten eine große Anzahl von Lautersetzungen, Auslassungen und Vertauschungen festgestellt werden. Marcos Phoninventar war allerdings altersgemäß entwickelt und damit bis auf den Laut /ʃ/ vollständig.

Fallbeispiel: Dennis

Bei Dennis konnte im Alter von 4;6 Jahren eine Konsequente Phonologische Störung festgestellt werden. Sein wesentlicher Prozess war die Ersetzung aller Phoneme und Konsonantenverbindungen im betonten Silbenonset durch /h/. Nur die Einzelphoneme /n m b p d t/ blieben davon unberührt. Dennis verwendet also alle Phoneme, abgesehen von einer bestimmten Wortposition.

Fallbeispiel: Annika

Annika zeigte im Alter von 4;0 Jahren eine Rückverlagerung der Alveolare /d t n/ und die Plosivierung mit teilweiser Rückverlagerung aller Frikative. Nach Aufforderung war sie zu Beginn der Behandlung einmal bereit, alle Phone isoliert zu imitieren. Dies gelang ihr für keines der von ihren Prozessen betroffenen Phoneme. Annika weigerte sich, in der Stunde etwas auszuprobieren. Sie erhielt rein rezeptive Therapie mit dem Fokus auf die Frikative. Nach einigen Stunden kam sie zur Therapie und sagte „Apfel“ und wollte mir gerne durch ein Spiel mit

/f/-Wörtern demonstrieren, wie gut sie plötzlich alle Wörter mit /f/ sprechen konnte. Das /v/ war parallel aufgetaucht. Die Frage, ob sie nun auch mal das /ʃ/ probieren könne, wurde strikt abgewiesen mit: „Ich kann das doch noch nicht, und wenn ich das jetzt sagen muss, sag ich gar nichts mehr!“ Innerhalb weniger Stunden weiterer rein rezeptiver Behandlung verwendete sie plötzlich alle Phoneme, die sie zu Beginn der Behandlung nicht einmal imitieren konnte.

Auch wenn die Lautanbahnung bei einem wirklich motorisch verursachten Problem ihre Berechtigung hat, so ist sie nicht das einzige und auch nicht immer das probate Mittel, wie gerade Erfahrungen z.B. im Fall Nils zeigen konnten.

8.2 Störungsspezifische Therapieansätze für Aussprachestörungen

Wie in Kapitel 7 und von Fox-Boyer, Hild & Schulte-Mäter (2014) dargestellt, konnten einige Studien zeigen, dass es für die erfolgreiche und effektive Behandlung einer funktionellen kindlichen Aussprachestörung sehr sinnvoll ist, das zugrunde liegende Defizit zu beachten und mit dem Therapieansatz darauf abzuzielen. Wenn man davon ausgeht, dass das Klassifikationsmodell von Dodd für die deutsche Sprache Gültigkeit besitzt, dann würden mindestens drei verschiedene Therapieansätze benötigt. Für die Artikulationsstörung ein Ansatz, der auf das peripher-motorische Defizit abzielt, für die Konsequente Phonologische Störung ein Ansatz, der phonologische Erkennung und Speicherung als Schwerpunkt beinhaltet, und für die Inkonsequente Phonologische Störung ein Ansatz, der zum Ziel hat, die Inkonsequenz zu beseitigen unter Berücksichtigung des eingeschränkten phonologischen Gedächtnisses. Da für die Phonologische Verzögerung kein spezifisches Defizit festgestellt werden konnte, werden hier wahrscheinlich Kombinationen verschiedener Ansätze greifen. Abbildung 8.1 gibt einen Überblick über die vier Untergruppen laut Dodd (1995) und die entsprechenden Behandlungsstrukturen. Im Folgenden sollen die Behandlungskonzepte für jede Untergruppe dargestellt werden.

Abbildung 8.1 Therapiemethoden für einzelne Untergruppen

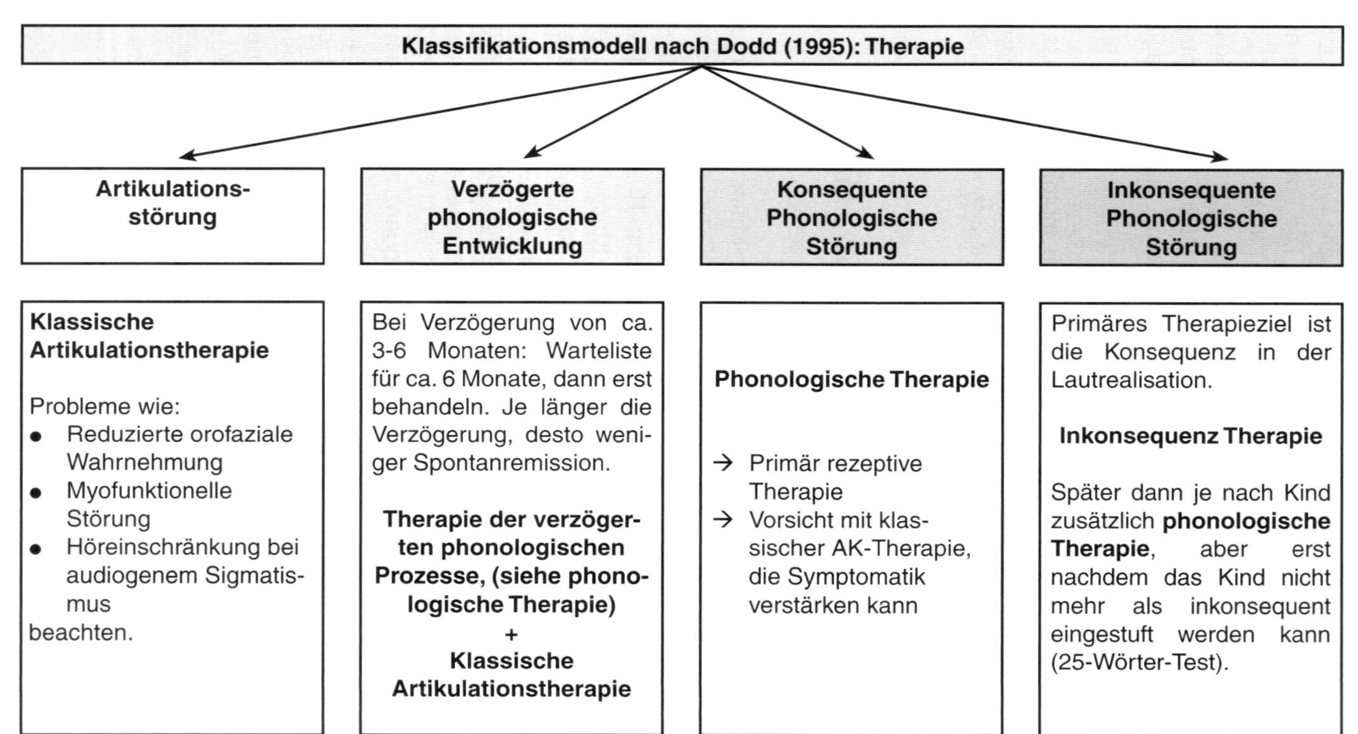

8.3 Therapie der Artikulationsstörung

Bei der Artikulationsstörung liegt eine rein phonetische Fehlbildung von Lauten vor, wobei es nie zu einer Aufhebung phonemischer Kontraste (Bedeutungsveränderungen) kommt. In Kapitel 7 wurde ausgeführt, dass es sich dabei fast ausschließlich um phonetische Fehlrealisationen der Sibilanten /z s ts/ und /ʃ/ handelt, wobei Erstere meistens interdental, häufig aber auch addental oder lateral gebildet werden, während es beim /ʃ/ nur zu lateralen phonetischen Fehlbildungen kommt. Zusätzlich kann das Phänomen der multiplen Interdentalität bestehen, bei dem alle alveolaren Laute interdental realisiert werden. Als Ursache werden myofunktionelle Einschränkungen oder ein falsch angewöhntes Bildungsmuster angenommen (siehe Kapitel 7.2.1). Aus diesem Grund erscheint es sinnvoll, hier therapeutisch anzusetzen. Das Behandlungskonzept nach Van Riper (1963, 1985) und Van Riper & Erickson (1996), die klassische Artikulationstherapie, setzt genau hier an und beinhaltet die drei Bausteine, die für die Therapie notwendig erscheinen:

- Mundmotorische oder myofunktionelle Übungen zur Förderung des für die Lautbildung notwendigen Muskeltonus, einschließlich Übungen zur orofazialen Wahrnehmung, die behilflich sein können für das Wahrnehmen des neuen, korrekten Artikulationsortes.
- Hörübungen (modifiziert nach phonologischen Aspekten, siehe Kapitel 8.1.2 und Seite 254ff.) zur Identifikation und Diskrimination des zu bearbeitenden Lautes im Vergleich zu anderen Sibilanten und dem inkorrekten phonetischen Ersatzlaut.
- Lautanbahnung in der klassischen Hierarchie, zum Aufbau der korrekten Lautproduktion isoliert und in jeglichem phonetischen Kontext, insbesondere der Spontansprache.

Zum Thema Therapie der Artikulationsstörungen gehört auch die Frage, ob bei einem Anteil von 30-40% an Kindern mit einem isolierten Sigmatismus interdentalis dieser als Störung oder als Variation der Norm zu betrachten ist. Da es sich bei den Ersatzphonen definitiv nicht um Phone der deutschen Sprache handelt und es durch ihre Verwendung zu einer auffälligen Aussprache kommt, ist es gerechtfertigt, von einer Problematik zu sprechen, die der Behandlung bedarf. Dies wird auch damit begründet, dass keine spontane Verbesserung der Symptomatik auftritt, während die Kinder auf einen Therapieplatz warten (siehe Kapitel 7). Insofern sollte es die Aufgabe von Sprachtherapeuten sein, die Behandlung des Sigmatismus anzubieten. Bedenkt man allerdings den unerheblichen Schweregrad der Störung, die Anzahl an zu behandelnden Kindern, die häufige Therapieresistenz mangels Motivation, aber vor allem die Anzahl der zu behandelnden Kinder mit schweren Sprachstörungen und die finanziellen Ressourcen des Landes, so kann es nicht in jedem Fall sinnvoll sein, diese Kinder mit Einzeltherapie ohne zeitliche Begrenzung zu versorgen. Ein in der Praxis erfolgreich erprobtes Therapiekonzept stammt von Grosstück (2010). Es handelt sich hierbei um ein Gruppentherapiekonzept für Kinder von 5-7 Jahren oder 8-13 Jahren, aber auch für ältere Gruppen, soweit nötig. Dieses Konzept kann auch in Form von Einzeltherapie angewendet werden, wenn z.B. Kinder nicht gruppengeeignet sind, nicht genug gleichaltrige Kinder zur gleichen Zeit für eine Gruppe vorhanden sind, oder Kinder eine zusätzliche myofunktionelle Störung oder z.B. einen Schetismus lateralis haben. Das Konzept entstand im klinischen Alltag und basiert auf folgenden Erfahrungen:

- Kinder mit isolierten Artikulationsstörungen bilden eine zunehmend größere Patientengruppe. Da es sich um eine milde Störungsform handelt, ist es notwendig, die Haupttherapiezeit für Patienten mit schwereren Sprachauffälligkeiten vorzubehalten. Aufgrund der großen Anzahl der zu behandelnden Kinder und der milden Störung erscheint es nicht verantwortungsbewusst, angesichts einer Warteliste von sechs bis zwölf Monaten weiterhin Einzeltherapie anzubieten.
- Die meisten Kinder mit isoliertem Sigmatismus interdentalis werden im Alter von ca. fünf Jahren in logopädische Praxen überwiesen. In diesem Alter ist das Störungsbewusstsein und die Störungseinsicht der Kinder sehr gering und viele Kinder haben an täglichen häuslichen Übungen kein Interesse. Mit Hilfe von Kleingruppen ist es möglich, die Motivation der Kinder deutlich zu steigern, da der eigene Fortschritt mit dem der anderen verglichen werden kann.
- Auch die Motivation der Eltern, die Arbeit zu Hause durch Übungen zu unterstützen, ist oft gering. Bei einer im Vornherein festgelegten Anzahl von Therapiestunden ist die Eigeninitiative der Eltern deutlich höher.

Das Gruppenkonzept SigmaPlus (Grosstück, 2010) besteht aus 12 Therapieeinheiten, die einmal wöchentlich abgehalten werden. Jede Einheit dauert 60 Minuten. Die Gruppe besteht aus 4-6 gleichaltrigen Kindern, die einen isolierten Sigmatismus addentalis oder interdentalis zeigen und <u>keine schwerwiegende myofunktionelle</u> Störung aufweisen. Das Programm enthält die klassischen Schwerpunkte:

- Mundmotorik, myofunktionelle Übungen (nach Kittel, 2014)
- Stimulation der korrekten Phonproduktion

- Artikulationstherapie vom isolierten Laut bis zur Spontansprache (Van Riper, 1985; Franke, 1990)
- Hörtraining nach phonologischen Gesichtspunkten (siehe Seite 249ff.)

Im Anschluss an jede Stunde werden die Eltern über die Stundeninhalte und Fortschritte informiert und die häuslichen Übungen werden erklärt. Ziel der Intervention ist die 100% korrekte Phonproduktion auf Satzebene und in der Pseudospontansprache (Gedichte etc.). Mit einer 13. Einzelstunde nach Abschluss der Gruppentherapie werden der Erfolg und eventuell weitere Übungen für zu Hause zur Unterstützung der korrekten Lautbildung in der Spontansprache mit den Eltern und dem Kind besprochen.
Dieses Konzept ist seit 10 Jahren klinisch erprobt und eine konsequente statistische Überprüfung einschließlich einer Effektivitätsstudie (Fox, 2000) konnte die Effektivität des Konzeptes nachweisen. Mit diesem Konzept erscheint es möglich, den Konflikt Störung oder Variation der Norm in angemessener Weise zu lösen.

8.4 Therapie der Phonologischen Verzögerung

Der Untergruppe der Phonologischen Verzögerung konnte noch kein spezifisches Defizit zugeordnet werden. Es erscheint daher wahrscheinlich, dass die Wahl des therapeutischen Weges, um dem Kind die ihm noch fehlenden phonologischen Komponenten zu vermitteln, nicht so sehr von Bedeutung ist, wie bei den anderen Untergruppen. Klassische Artikulationstherapie hat sich in der Vergangenheit als ein nützliches Hilfsmittel herausgestellt. Die meisten Kinder waren in der Lage, relativ schnell die ersetzten Laute oder reduzierten Konsonantenverbindungen zu erwerben. Mit zunehmender Verbreitung wurden Anteile der phonologischen Behandlung (z.B. Metaphon) in die Therapieplanung integriert. Die praktische Erfahrung zeigte, dass die Behandlung von Kindern mit einer Phonologischen Verzögerung mit Hilfe der klassischen Artikulationstherapie erfolgreich war, dass sich aber die Therapieeffektivität (insbesondere zeitlich gesehen) unter starker Einbeziehung von phonologischen Therapiekonzepten deutlich steigern ließ. Ein Faktor dabei ist, dass in der phonologischen Behandlung immer alle von einem Prozess betroffenen Laute parallel behandelt werden (z.B. bei der Vorverlagerung von Velaren wird gleichzeitig mit sechs Lauten gearbeitet: /t d n k g ŋ/). In der klassischen Artikulationstherapie wird immer nur ein Laut zur gleichen Zeit angebahnt, der dann erst, wie beschrieben, auf verschiedenen Ebenen gefestigt werden muss, bevor mit einem neuen Laut begonnen werden kann. Der phonologische Therapieansatz P.O.P.T., der für die Konsequente Phonologische Störung auf den Seiten 247-257 vorgeschlagen wird, kann wie beschrieben ebenfalls bei einer Phonologischen Verzögerung angewendet werden und führt meistens schneller zum Erfolg als isolierte Artikulationstherapie (siehe auch Kapitel 7.5). Für die Behandlung von Reduktionen der Konsonantenverbindungen kann im Wesentlichen den Schritten der Therapie der Kontaktassimilation gefolgt werden (siehe auch 8.5.4.1 und Fox-Boyer, 2014e).

8.5 Die Therapie der Konsequenten Phonologischen Störung/Phonologische Therapie

Der Konsequenten Phonologischen Störung konnte ein Defizit auf der Ebene der phonologischen Erkennung und Speicherung zugeordnet werden. Für die Behandlung der Störung bedeutet dies, dass ein rezeptiver Ansatz notwendig ist, der dem Kind die fehlenden Lautkontraste und die Bedeutung der neuen Laute vermittelt. Das bedeutet auch, dass ein motorischer Ansatz wie die klassische Artikulationstherapie, der vor allem auf die Produktion von Lauten abzielt, nicht sinnvoll und effektiv sein kann.

8.5.1 Ziel der Phonologischen Therapie

Das Ziel der Phonologischen Therapie ist, den Kindern die Möglichkeit zu bieten, die phonologischen Regeln der Erwachsenensprache zu erlernen und in ihrer Sprachproduktion anzuwenden. Um dieses Ziel zu erreichen, wäre es am einfachsten, man könnte die phonologischen Prozesse im Kopf des Kindes direkt von außen erreichen und verändern, sodass sich eine Veränderung im Sprechen vollzieht. Leider ist es nicht möglich, ungenaue oder falsche Verknüpfungen im kindlichen Gehirn von außen zu manipulieren. Daher sollte die Therapie Informationen vermitteln, die das Kind ermutigen, diese Veränderungen selbst vorzunehmen. Es müssen allerdings in der Therapie bestimmte Voraussetzungen erfüllt werden, damit es Kindern möglich wird, ihr eigenes System zu beobachten und zu lernen, dies so zu verändern, dass sich auch ihre Sprachproduktion verändert. Kinder müssen folgende Informationen bekommen (nach Howell & Dean, 1995):

1. Wissen, dass Veränderung notwendig ist.
2. Wissen, dass man verändern kann.
3. Information darüber, wie verändert werden kann.

Das bedeutet, dass eine Bedingung für eine erfolgreiche phonologische Intervention ein gesundes Störungsbewusstsein des Kindes ist. Ein Kind, das immer von seinen Eltern verstanden und übersetzt wird, sieht eventuell keine Notwendigkeit, um sein Sprechen zu verändern. Allerdings kommen die meisten Kinder in einem Alter zur Therapie, in dem sie schon oft genug die Erfahrung des „Nicht-Verstanden-Werdens“ gemacht haben.

Fallbeispiel: Henrik

Henrik wurde im Alter von 4;2 Jahren zum ersten Mal vorgestellt. Aufgrund von vollständigen Plosivierungen aller Frikative, Rückverlagerungen und vielen Auslassungen war er nahezu unverständlich. Im Kindergarten und außerhalb der häuslichen Umgebung sprach er gar nicht mehr. Am Ende der Diagnostikstunde wurde Henrik erklärt, dass es ihm bestimmt ganz oft passiere, dass andere ihn nicht verstünden, worauf er sehr zustimmend nickte. Ihm wurde dann erklärt, dass es gut wäre, wenn er eine Zeit lang zu uns käme, um daran zu arbeiten, dass er besser sprechen könne und es wurde ihm das Versprechen gegeben, dass das gelingt. Henrik war so erleichtert, dass er nur mit großen Augen sagte: „Ehrlich?!“ Die Therapie konnte erst nach einigen Wochen beginnen, aber schon nach einer Woche wurde die Mutter von den Erziehern angesprochen, was das für eine tolle Therapie sei. Henrik würde den ganzen Tag ohne Hemmungen erzählen.

Für viele Kinder mit Phonologischen Störungen ist es nicht erschreckend, sondern sehr erleichternd, wenn das Problem, dessen sie sich sehr bewusst sind, endlich angesprochen wird und sie eine Chance auf Veränderung sehen. Es ist dann aber auch wichtig, dem Kind zu vermitteln, dass man eine klare Vorstellung hat, wie diese Veränderungen vorgenommen werden können.

8.5.2 Therapieprinzipien der Phonologischen Therapie

Phonologische Intervention beruht auf einer Anzahl von Prinzipien, die denen der klassischen Artikulationstherapie entgegenstehen. Grunwell (1987) hat einige Prinzipien zusammengestellt:

1. Phonologische Therapie sollte systematisch geplant werden, und zwar basierend auf dem Output des Kindes.
2. Die Behandlung sollte sich im Wesentlichen mit der Erweiterung des Spektrums der Lautkontraste innerhalb von bedeutungstragenden Kontexten befassen.
3. Der Schwerpunkt sollte darauf liegen, Regelmuster (Prozesse) zu verändern und nicht darin, neue Laute zu vermitteln und zu trainieren.

Einige weitere Prinzipien sollen ergänzt werden:

4. Die Therapie ist zunächst primär rezeptiv. Das Kind kann Dinge ausprobieren, wenn es will, muss aber nicht.
5. Die Sprache des Kindes ist zu Beginn der Behandlung nur Kommunikationsmittel über Sprache, wird aber in den Übungen nicht aktiv korrigiert.
6. Die rezeptive Arbeit muss dem Kind zunächst die Möglichkeit bieten, das Material, mit dem gearbeitet werden soll, genau kennenzulernen. Anschließend wird auf bedeutungstragender Ebene (z.B. Realwörter), vor allem aber auf sinnfreier Ebene (Silben, Pseudowörter) gearbeitet.
7. Die Behandlung beginnt immer mit den Dingen, die das Kind kann. Zu erarbeitende Prinzipien werden z.B. zunächst nur an Lauten erarbeitet, die für das Kind kein Problem darstellen.

8.5.3 Psycholinguistisch orientierte Phonologie Therapie P.O.P.T.

In der Literatur werden verschiedene Konzepte der Phonologischen Therapie beschrieben (z.B. Metaphon, Minimalpaartherapie, Phonologische Therapie in Zyklen, siehe auch Kapitel 7.4.2 und 8.5.5). All diese Konzepte wurden für die englische Sprache konzipiert. Bei der Anwendung dieser Konzepte im Deutschen stellten Praktiker immer wieder fest, dass sie oft nur mäßigen Erfolg mit ihnen hatten, sodass schwerpunktmäßig zur klassischen Artikulationstherapie zurückgekehrt wurde. Die beiden im Deutschen bekanntesten Konzepte Metaphon und Minimalpaartherapie werden im Anschluss dieses Kapitels kurz dargestellt (8.5.5). Es werden insbesondere Überlegungen darüber angestellt, warum sie sich oft als nicht wirkungsvoll erweisen.
Aufgrund des Mangels an einem effektiven phonologischen Therapiekonzept für die deutsche Sprache wurde basierend auf dem Sprechverarbeitungsmodell nach Stackhouse & Wells (1997) und unter Einbeziehung aller Therapieprinzipien für Phonologische Therapie und Gedanken anderer Therapieprogramme wie Metaphon und Minimalpaartherapie, ein Therapieprogramm entwickelt, das auf die verschiedenen Prozesstypen abzielt und sich am Sprachsystem der deutschen Sprache orientiert. Dieses Programm wurde in den letzten fünfzehn Jahren erfolgreich klinisch erprobt und durch Therapiestudien und weitere deskriptive Studien (siehe 7.5 und Fox-Boyer, Hild & Schulte-Mäter, 2014) auf seine Wirksamkeit hin überprüft. Das auf diese Weise entstandene Konzept trägt den Namen „Psycholinguistisch orientierte Phonologie Therapie" (P.O.P.T.), da es sich in seinen verschiedenen Phasen auf ein psycholinguistisches Sprechverarbeitungsmodell bezieht. Es soll im Folgenden dargestellt werden. Eine ausführliche Darstellung des Ansatzes, unterstützt durch therapeutische Anweisungen, Spielideen und Problemlösestrategien, findet sich im Therapiehandbuch P.O.P.T. (Fox-Boyer, 2014e).

Ein **übergeordnetes Therapieprinzip**, das bei diesem Therapieprogramm zum Einsatz kommt, ist das Prinzip der **Intervalltherapie**, wie ebenfalls von Zollinger (1996) oder Kölliker-Funk (2002) empfohlen. Das bedeutet, dass sich Therapiephasen und Therapiepausen in einem Rhythmus von 10-30 Therapieeinheiten abwechseln, je nach individueller Situation des Kindes, gefolgt von 3 Monaten Therapiepause. Während der Therapiephasen findet die Behandlung immer 2x wöchentlich statt, ein Prinzip, von dem nur in extremen Ausnahmefällen abgewichen wird. Folgende Gründe sprechen für diese Therapieprinzipien:

- Eine Behandlung, die 1x wöchentlich stattfindet, ist wie ein Tropfen auf den heißen Stein, insbesondere dann, wenn man auch davon ausgeht, dass in der Regel Behandlungen nur wenig bis überhaupt nicht zu Hause unterstützt werden. Man kann dies mit einem Sprachkurs vergleichen, der 1x wöchentlich stattfindet und bei dem der Teilnehmer keine Hausaufgaben macht. Um ein Regelsystem zu verändern, muss das Kind eine konsequente Beschäftigung damit erfahren.
- Intervalltherapie ist Kräfte schonend für Kind, Eltern und Therapeuten. Phonologische Therapie ist sehr anstrengend für die Kinder. Nach ca. 20 Therapieeinheiten haben die Kinder so viel neuen Input erhalten, dass sie erst einmal Zeit brauchen, um das neu Erfahrene zu verarbeiten und zu integrieren. Die Idee der Intervention besteht nicht darin, dem Kind alles, was es nicht kann, einzeln beizubringen, sondern ihm die Möglichkeiten zu bieten, mit dem Angebot eigene Entwicklungsschritte in Gang zu setzen. In den Therapiepausen können deutliche Fortschritte beobachtet werden (siehe 7.5). Eltern, die wissen, dass Therapiezeiten begrenzt sind, unterstützen die Behandlung zu Hause meist intensiver als Eltern, die von endlosen Behandlungszeiten ausgehen. Intervalltherapie bezieht die Eltern mehr mit ein. Für den Therapeuten bedeutet Intervalltherapie, dass er nicht auf Dauer neue Ideen aus dem Hut zaubern muss, was bei Langzeitbehandlungen oft schwierig ist.
- Intervalltherapie geht schonender mit den finanziellen Ressourcen des Gesundheitssystems eines Landes um. Kinder brauchen für Entwicklungsschritte ihre Zeit, die man ihnen bei der gesunden Entwicklung auch lässt. Von keinem Kind wird erwartet, dass es ständig etwas Neues erlernt, sondern man geht von Phasen aus, Phasen des Probierens, bis es schließlich plötzlich klappt. Langzeittherapie hingegen versucht dem Kind stets einen weiteren Fortschritt abzuverlangen und frustriert oft durch Stagnation.

8.5.3.1 Phonologische Therapie bei Kindern mit begleitender SES

Eine Reihe von Kindern zeigt eine isolierte phonologische Problematik, während alle anderen Sprachebenen unauffällig sind. In diesem Fall stellt sich nicht die Frage, woran gearbeitet wird. Bei anderen Kindern aber ist die phonologische Problematik nur ein Bestandteil einer Sprachentwicklungsstörung. Es hat sich in der therapeutischen Arbeit als sinnvoll erwiesen, nicht gleichzeitig an Phonologie und anderen Sprachkomponenten zu arbeiten, da die phonologische Arbeit für die Kinder sehr komplex ist. Daher muss bei jedem Intervall entschieden werden, welcher Schwerpunkt zunächst zu bearbeiten ist. Dies kann bei einem Kind, das fast unverständlich ist, die Phonologie sein. Es kann aber bei einer recht guten Verständlichkeit auch bedeuten, dass man die Phonologie erst einmal eine Weile außer Acht lässt, es sei denn, die phonologische Problematik bedingt ursächlich einen eingeschränkten Wortschatz oder auch morphologische Probleme. Diese Entscheidung muss vom Therapeuten zu Beginn jeden Intervalls neu getroffen werden. **Die Behandlung von eingeschränktem Sprachverständnis hat immer Vorrang.**

Fallbeispiel: Timo

Timo wurde mit 4;8 Jahren zum ersten Mal vorgestellt und begann seine Behandlung einen Monat später. Er ersetzte jeden konsonantischen Silbenonset durch /d/, sodass seine Spontansprache komplett unverständlich war. Es war zu dem Zeitpunkt nicht möglich, seine weiteren expressiven Sprachleistungen zu beurteilen. Es wurde zunächst für ein Intervall (34 Stunden) und danach weitere 20 Stunden weitgehend phonologisch gearbeitet, bis eine recht gute Verständlichkeit erreicht war. Es stellte sich dann bei weiterer Diagnostik heraus, dass Timo deutliche Defizite in Sprachverständnis, Wortschatz und Syntax hatte, weswegen alle weiteren Behandlungseinheiten nur auf diese Ebenen abzielten, obwohl die Phonologie nicht unauffällig war.

Fallbeispiel: Lukas

Lukas wurde mit 3;6 Jahren vorgestellt. Er zeigte deutliche Einschränkungen auf den expressiven Ebenen Syntax, Morphologie, Wortschatz und Phonologie. Seine Phonologie war gekennzeichnet durch häufige Auslassungen unbetonter Silben und Auslassungen von finalen Konsonanten und Konsonantenverbindungen. Durch Übungen zur

Silbenstruktur verbesserte sich auch seine Satzstruktur und erweiterte sich seine Satzlänge. Durch die Arbeit an finalen Konsonanten und Konsonantenverbindungen verbesserte sich seine Verbflexion. Hier war der einschränkende Einfluss der Phonologie deutlich in den anderen Sprachebenen sichtbar.

8.5.3.2 Prozessauswahl

Zu Beginn der Therapie wird ein zu behandelnder Prozess ausgewählt. Die Entscheidung, welcher Prozess bearbeitet wird, wird nach folgenden Kriterien getroffen:

1. Pathologie vor Physiologie: Bei Kindern mit einer Konsequenten Phonologischen Störung wird immer mit den pathologischen Prozessen begonnen.
2. Es wird mit dem Prozess begonnen, der die meisten Phoneme betrifft (siehe Fallbeispiel Annika).

Fallbeispiel: Annika

Annika zeigte zwei pathologische Prozesse:
1) die Rückverlagerung der Alveolare /t d n/ zu /k g ŋ/.
2) die Plosivierung aller Frikative (f v s z ʃ ç x)

Physiologischerweise plosivieren Kinder nach folgendem Muster:
/f v/ → [p b]
/s z ʃ ç/ → [t d]
/x/ → [k]

Durch die Kombination beider Prozesse zeigte sich bei Annika folgendes Ergebnis:

Tasse: /tasə/ → [kakə] *Schiff:* /ʃɪf/ → [kɪp] Sonne: /zɔnə/ → [kɔŋə]
/f v/ → [p b]
/s z ʃ ç/ → [t d] → [k g]
/x/ → [k]

Es sah so aus, als hätte Annika einen bevorzugten Laut /k/, was allerdings lediglich durch die Kombination zweier Prozesse zustande kam. Da von dem Prozess der Plosivierung sieben Laute betroffen waren, durch die Rückverlagerung der Alveolare aber nur drei, wurde mit der Plosivierung begonnen.

8.5.3.3 Das Therapieprogramm

Das Programm besteht aus drei Phasen. Jede der drei Phasen zielt auf andere Ebenen des Sprechverarbeitungsprozesses ab. Im Folgenden wird zuerst ein Überblick über den Ablauf des Programms gegeben. Es folgt eine für drei verschiedene Prozesstypen zusammengestellte tabellarische Darstellung des Behandlungsablaufs: das Fehlen eines Kontrasts bei den Substitutionsprozessen (z.B. Vor- oder Rückverlagerungen), die Substitution von mehreren Lauten durch einen Ersatzlaut und der Onsetprozess. Nachfolgend werden die einzelnen Arbeitsschritte innerhalb der verschiedenen Phasen besprochen.

Phase I
Es wird nur rezeptiv gearbeitet und das Kind kann, muss aber nicht ausprobieren.
Ziel: Das Kind soll in die zu erarbeitenden Laute/Prozesse eingeführt werden, es soll ihm sehr deutlich gemacht werden, worum es geht, und es soll durch die verschiedenen Arbeitsebenen für den Therapeuten deutlich werden, dass das Kind selbst auf höchster Ebene der Komplexität rezeptiv in der Lage ist, das Erarbeitete zu identifizieren.
Zielebene: Phonologische Erkennung

Phase II
Es wird expressiv gearbeitet, wobei dies auf sinnfreier Ebene geschieht.
Ziel: Es geht hierbei um das spielerische Experimentieren mit Phonen und Silben, das eigene Ausprobieren des erlernten Kontrasts und das Bilden eines Motorischen Programms für bislang eventuell nicht verwendete Phone.
Zielebene: Motorisches Programm

Phase III
Es wird zugleich rezeptiv und expressiv gearbeitet.
Ziel: Das Kind soll für sich selbst ausprobieren, wie ein Wort ausgesprochen wird, ob dieses einen Ziel- oder einen Ersatzlaut beinhaltet. Es geht um die Eigenkontrolle des Kindes.
Zielebene: Phonologische Speicherung und Motorisches Programm

Die folgenden Tabellen beschreiben die einzelnen Arbeitsschritte. Die meisten Übungen sind identisch für alle drei Prozesse. Abweichungen pro Prozess sind in den Tabellen vermerkt. Die erste Tabelle (8.1) befasst sich mit den

Tabelle 8.1 Zur Therapieplanung von phonologischer Intervention

	Prozessart	**Ein Ersatzlaut für mehrere Ziellaute Fehlen eines Merkmales**
	Beispiel	z.B. f v s z ʃ → θ z.B. Plosivierung z.B. velar-alveolar Kontrast
Vorübung	**Rezeptiv**	Therapeut spricht falsch vor, Kind soll erkennen, dass das Wort so nicht heißt. Der zu therapierende Prozess kann besonders beachtet werden.
	Ziel	Trennen von der direkten Verbindung Semantik und phonologischer Speicherung. Steigerung der Aufmerksamkeit für den phonologischen Inhalt eines Wortes.
Phase I	**Rezeptiv** Kind kann, muss aber nicht ausprobieren, Äußerungen werden nicht kommentiert	Einführung aller betroffenen Laute + Ersatzlaute und Belegen mit Symbolkarten
		Differenzierung und Identifikation aller behandelten Laute: • isoliert • Silben (alle Positionen) • Pseudowörter (alle Positionen) erst einsilbig, dann + CC, dann zweisilbig • Realwörter (alle Positionen)
	Ziel	Stärkung/Normalisierung des phonologischen Erkennens und Korrektur der phonologischen Repräsentation für die durch den Prozess betroffenen Laute/Lautkontraste
Phase II	**Expressiv**	Man kann das Kind die Laute, um die es geht, ausprobieren lassen. Kinder mit Phonologischen Störungen können oft alle Phone der Muttersprache isoliert bilden, insbesondere meist sofort dann, wenn sie als isolierte Laute dem Kind klar geworden sind. Es ist für manche Kinder sinnvoll, Spiele zu spielen, in denen es um den schnellen Wechsel von Zuhören und Nachsprechen von isolierten Lauten und von Silben, die behandelt werden, geht.
	Ziel	Neue Kopplung von phonologischer Erkennung/Speicherung mit neuem motorischen Muster
Phase III	**Rezeptiv/ Produktiv**	Erkennen von Ziellauten in Wörtern (alle Positionen) ohne auditive Vorgabe des Therapeuten: 1. Kind soll das Wort nur im Kopf sagen 2. Kind soll das Wort laut sagen Es soll den entsprechenden Laut identifizieren und das Wort damit aussprechen, z.B.: Memory, Sortierspiele, Suchbilder, Domino, Na Logo, Lokalisationsaufgaben, Trialogohefte, Reimspiele Spiele, bei denen man zählen muss Spiele, bei denen viele Sätze mit Ziellauten vorkommen
	Ziel	Aufbau eines neuen korrekten motorischen Programms für die von einem Prozess betroffenen Laute

Substitutionsprozessen, bei denen entweder Phoneme 1:1 ersetzt werden (Fehlen eines Merkmals) oder bei denen mehrere Phoneme durch einen Ersatzlaut realisiert werden (Tabelle 8.1). Die zweite Tabelle (8.2) befasst sich mit dem Onsetprozess.

Tabelle 8.1 Vorübung

Die Behandlung beginnt mit einer Vorübung. Der Therapeut hat eine Handpuppe mit einem großen Mund, mit dem wirklich Dinge geschluckt werden können. Auf dem Tisch liegen Nahrungsmittel (z.B. Haba-Obst). Die Handpuppe hat Hunger und sagt, was sie essen möchte. Dem Kind wird vorher gesagt, dass die Puppe Hunger hat, aber immer Quatsch macht und ab und zu Wörter falsch sagt. In diesem Fall bekommt die Puppe nichts zu essen. Das Kind soll entscheiden, ob die vorgegebenen Wörter korrekt sind, dann füttert es die Puppe oder hält das Essen zurück, wenn die Wörter falsch sind. Die angebotenen inkorrekten Wörter weichen zunächst grob von der Phonologie des Zielwortes ab ([putən] für Kuchen, [pɪlf] für Pilz) und nähern sich dann immer mehr den Fehlbildungen des Kindes an. Ziel ist, dass das Kind seine eigenen Fehlbildungen als inkorrekt zurückweist.
Eine Möglichkeit der Spielvariation ergibt sich dadurch, dass das Kind die Handpuppe hält und diese den Mund nicht aufmacht, wenn ihr ein Nahrungsmittel falsch ausgesprochen angeboten wird. Eine dritte Variation, die für Kinder gut ist, die Schwierigkeiten damit haben, dass ein und dieselbe Person etwas falsch oder richtig sagt, ist die Möglichkeit, zwei Handpuppen zu halten. Jede sagt/benennt dasselbe Objekt, die eine richtig, die andere falsch. Das Kind muss entscheiden, welche der Puppen das Wort korrekt gesagt hat und damit etwas zu essen bekommt.
Das Ziel der Vorübung ist die Trennung von Semantik und Phonologie. Das Kind soll verstehen, dass es nicht nur wichtig ist, zu erkennen, was ein bestimmtes Objekt ist (Semantik), sondern auch welches die dazugehörige korrekte Phonologie ist (Fremdhören).

Definition: Fremdhören

Unter Fremdhören versteht man die Fähigkeit, Fehler in der Aussprache eines anderen wahrzunehmen.

Aufgrund der vermuteten ganzheitlichen Wortabspeicherung sind Kinder mit einer Konsequenten Phonologischen Störung recht großzügig, was die Ak-

zeptanz einer phonologischen Form zu einem Objekt betrifft. So gibt es einige Kinder, die Schwierigkeiten damit haben, dass die Puppe nur dann gefüttert werden darf, wenn das Wort ganz richtig war.
Neben dem Ziel des korrekten Fremdhörens liegt ein weiteres Ziel darin, das Kind mit einer Übungssituation vertraut zu machen, die die nächsten Stunden bestimmen wird: das genaue Zuhören mit dem Fokus auf Phoneme. Bei dieser Übung handelt es sich um eine Einstiegsübung, die 1-3 Stunden lang für jeweils ca. 5-10 Minuten durchgeführt wird.

Tabelle 8.1 Phase I

Phase I beginnt mit der Einführung der zu bearbeitenden Laute. Ziel ist es, dass dem Kind die zu bearbeitenden Laute mit allen Sinnen deutlich gemacht werden. Bei der Bearbeitung des Kontrastes velar versus alveolar (/t n d/→ /g k ŋ/ oder umgekehrt) kann zunächst eine taktil-kinästhetische kurze Einheit bzgl. vorne-hinten in Anlehnung an Metaphon durchgeführt werden (bei Plosivierungen wird von der Erarbeitung des Kontrastes lang-kurz nach Metaphon abgesehen, Begründung siehe Seite 273). Mit einem in Eiswasser getauchten Wattestäbchen werden die Zungenspitze und der Zungenrücken (und später der Alveolardamm und der Übergang harter-weicher Gaumen) angetickt. Das Kind soll entscheiden (verbal oder durch Zeigen), wo es das Stäbchen gespürt hat. Darüber hinaus kann das Kind das Gleiche beim Therapeuten durchführen.
Zur Einführung der zu bearbeitenden Laute wird jeder Laut (Ziel- und Ersatzlaute, Ausnahme: Plosivierung, dort werden nur die Ziellaute eingeführt) mit einem Lautsymbol belegt (Material: siehe Anhang VII). Zum Beispiel:

d t	Tropfender Wasserhahn	j	Föhn, Jojo
g k	Holzhacker, Specht	h	Jogger, Gespenst
b p	Fisch, Luftballon	l	Eis am Stil
z	Biene	m	Bär, der brummt
s	Schlange	n	Clown mit roter Nase
f	Sturm, Heißluftballon	a	Arzt schaut in den Mund
v	Staubsauger	e	Ziege
ʃ	Lok, Dusche	i	Spinne
ç	Hexe	o	Jemand erschreckt sich
x	Krümelmonster / Erni	u	Indianer
ʁ	Wecker	θ	Dicke Fliege
ts	Silvesterrakete	pf	Sprühdose

Bei Rückverlagerung der Alveolare führt der Therapeut die Symbole für Wasserhahn und Holzhacker ein, bei der Ersetzung von /ʁ/ durch /h/ Gespenst und Wecker, bei der Ersetzung von /f v z s ʃ ç/ durch /h/ die Symbole Wind, Staubsauger, Biene, Schlange, Lok, Hexe und Gespenst, bei Plosivierungen die Symbole für /f v z s ʃ ç x/. Wenn so viele Symbole benötigt werden, werden zunächst nur drei pro Stunde eingeführt, z.B. Biene, Lok, Wind und dann in der nächsten Stunde weitere.
Der Therapeut kopiert/malt die entsprechenden Lautsymbole und macht die entsprechenden Laute dazu immer wieder vor. Er zeigt dem Kind sein Mundbild, er erklärt auch, was im Mund passiert, sodass das Kind einen multimodalen Eindruck aller Laute erhält. Das Kind kann imitieren, ausprobieren, muss aber nicht. Die Idee ist, dass das Kind das Handwerkzeug genau vorgestellt bekommen muss, damit es weiß, worum es geht.
Die Einführung der Symbole ist sofort mit der untersten Übungsebene der Differenzierungs- und Identifikationsphase verbunden, der **isolierten Lautebene**.

Definitionen: Diskrimination oder Differenzierung/Identifikation
Unter Diskrimination oder Differenzierung wird zum einen die Unterscheidung „gleich/nicht gleich" bei einer Auswahl zwischen zwei Dingen verstanden („mok" – „mot": hört sich das gleich/identisch an, oder nicht?), zum anderen wird darunter das Erkennen/Voneinander Trennen/Unterscheiden von verschiedenen Ziel- und Ersatzlauten, die in Kontrast zueinander gesetzt werden, verstanden.

Unter Identifikation wird das Heraushören von Ziellauten aus einer Anzahl von vorgegebenen Lauten verstanden.

Identifikation nach van Riper: Heraushören eines einzigen Ziellautes aus unterschiedlichen Kontrastlauten (siehe Seite 237f.)

Identifikation in der Phonologie Therapie: Heraushören der Ziel- und Ersatzlaute eines zu behandelnden Prozesses.

Der Therapeut macht ein Geräusch vor und das Kind muss das entsprechende Symbol zeigen. Sobald alle Symbole eingeführt sind und das Kind die isolierten Laute zu mindestens 80% diskriminieren kann, wird auf die **Silbenebene** übergegangen. Das Kind erhält den Auftrag, immer das Geräusch herauszuhören, das sich versteckt hat. Man beginnt zunächst mit dem Anlaut, um dann sofort alle Positionen durcheinander anzubieten. Wird diese Ebene wiederum zu ca. 80% beherrscht, geht man auf die Ebene der **einfachen legalen Pseudowörter**. Man beginnt zunächst wieder mit dem Onset, schließt aber sofort alle Positionen inklusive Konsonantenverbindungen in Silbenonset und -coda ein. Gefolgt wird diese Ebene von den **komplexen legalen Pseudowörtern** in gleicher Weise. Erst wenn diese Ebene sicher beherrscht wird, wird wieder bedeutungstragendes Material verwendet: Realwörter.

Definition: Pseudowörter

Pseudowörter sind Aneinanderreihungen von Phonemen, die in ihrer Zusammensetzung keine Bedeutung ergeben. Sie werden auch Nonwörter oder Nichtwörter genannt. Man unterscheidet verschiedene Pseudowörter:

Einfache Pseudowörter	→	Einsilbige Pseudowörter, die auch CC enthalten dürfen
Komplexe Pseudowörter	→	Zwei- bis vielsilbige Pseudowörter, die auch CC enthalten dürfen
Legale Pseudowörter	→	Pseudowörter, die der Phonologie des Deutschen entsprechen z.B.: ʃpuŋk
Illegale Pseudowörter	→	Pseudowörter, die nicht der Phonologie des Deutschen entsprechen, z.B.: ŋotf
Exotische Pseudowörter	→	Wörter, die Phone einer anderen Sprache enthalten

Pseudowörter sind von besonderer Bedeutung, da sie an Komplexität Realwörtern ähneln, aber dem Kind keinerlei Kompensationsmöglichkeit über die Semantik schon abgespeicherter Wortformen ermöglichen. Erst wenn die Kinder die Anstrengung unternehmen, auch bei komplexen Pseudowörtern auf spezifische Phoneme zu achten, sind sie in der Lage, diese in Realwörtern zu erkennen und eine neue, korrekte, analytische phonologische Speicherung vorzunehmen.

Während der gesamten Phase I muss das Kind nicht sprechen. Manche Kinder haben Spaß daran, die bearbeiteten Laute auszuprobieren, manche können

schon zu Beginn der Behandlung alle Laute isoliert produzieren. In diesem Fall kann man sich gegenseitig Laute vormachen und hören lassen. Jeder expressive Versuch eines Kindes wird in dieser Phase gelobt und verstärkt, aber nie korrigiert. Annäherungen an die Zielphone werden vom Therapeuten vermerkt und verstärkt. Manchmal ist es sinnvoll, dem Kind einen Tipp zu geben wie: Schieb mal die Zunge mehr nach vorne und mach die Lippen breit für das /s/. Ziel ist immer der Spaß des Kindes am Experimentieren und eine so weit wie mögliche Annäherung an das Zielphonem, das aber noch nicht phonetisch korrekt sein muss.
Viele Kinder finden es furchtbar, das, was sie nicht können, vor anderen auszuprobieren. Es ist daher sinnvoll, gerade diesen Kindern genau zu erklären, wie die Laute produziert werden und sie aufzufordern, diese zu Hause in ihrem Zimmer alleine, ohne Mama, auszuprobieren. Oft berichten Eltern, dass es hinter verschlossener Zimmer- und insbesondere geschlossener Badezimmertür zischt und pfeift.
Zum Abschluss dieser Phase können eine ganze Anzahl von Kindern die Zielphoneme, die sie zu Beginn der Behandlung weder verwenden noch imitieren konnten, plötzlich produzieren. Im Gegensatz zur klassischen Artikulationstherapie wurden die Laute zu keiner Zeit angebahnt und korrigiert. Außerdem wurden immer alle Ziel- und Ersatzphoneme gleichzeitig behandelt.

Tabelle 8.1 Phase II

Phase II hat zum Ziel, dem Kind die Möglichkeiten zu bieten, die neuen und die schon verwendeten Phoneme im Kontrast zueinander auszuprobieren. Es handelt sich hier um eine expressive Phase, in der Übungen enthalten sind, die zunächst alle isolierten Laute (z.B. bei Vorverlagerungen /t d g k/, bei Plosivierungen alle Frikative, bei Kontaktassimilationen /tʁ dʁ kʁ gʁ/) beinhalten und in einer zweiten Stufe diese in Silben integrieren. In dieser Phase werden im Gegensatz zur klassischen Artikulationstherapie die Äußerungen des Kindes möglichst nicht korrigiert, sondern eher moduliert. Ganz besonders wichtig ist es, immer alle Ziel- und Ersatzlaute im Kontrast zueinander zu verwenden. Dem Kind soll der Produktionsunterschied zwischen Ersatz- und Ziellaut deutlich werden, und es soll ein motorisches Programm für die neuen Laute aufbauen können. Die einfachste Form einer Übung auf dieser Ebene wäre z.B. ein Spiel mit der Kugelbahn. Immer abwechselnd werfen Therapeut und Kind eine Kugel ein. Der Therapeut gibt jeweils einen neuen Laut vor, wenn er seine Kugel loslässt, diesen muss das Kind dann entsprechend imitieren. Auch diese Übungen können im Wechsel stattfinden.

Tabelle 8.1 Phase III

Die dritte Phase ist eine Kombination aus rezeptiven und expressiven Anteilen. Ziel der Phase ist, dass das Kind seine veränderte phonologische Speicherung dazu verwendet, ein entsprechendes neues motorisches Programm für alle betroffenen Wörter zu kreieren. In dieser Phase wechseln sich Kind und Therapeut stetig ab, sodass das Kind schauen kann, welche Strategien der Therapeut in den verschiedenen Übungen verwendet. Das Kind soll für ein Item entscheiden, welchen Laut es braucht, und das Wort dann entsprechend angleichen. Manchmal ist es sinnvoll, dem Kind folgende Anleitung zu geben: „Du ziehst jetzt eine Karte (Stapel mit Karten, die alle mit Ziel- oder Ersatzlauten anfangen) und überlegst mal im Kopf, welches Geräusch da am Anfang ist. Und dann sagst du das Wort mit dem Geräusch." Es kann passieren, dass das Kind sich durch vorschnelles Benennen mit altem motorischen Programm aber neuer phonologischer Speicherung selbst irritiert.

Eine der wichtigsten Übungen hier ist das „Lesen". Auf dem Tisch liegen die verwendeten Lautsymbole. Das Kind zieht eine Karte, deren Wort mit einem der Lautsymbole beginnt. Es legt die Karte vor jedes Lautsymbol und soll das Wort mit dem entsprechenden Laut am Anfang aussprechen. Dabei entstehen sowohl Pseudowörter als auch Reimwörter.

Fallbeispiel: Lukas

Lukas ersetzt die Anlautfrikative /z f v ʃ/ durch /h/. Auf dem Tisch liegen: Biene, Wind, Staubsauger, Lok und Gespenst. Lukas zieht eine Fahne und liest das Wort mit den verschiedenen Anlauten: Sahne, Fahne, Wahne, Schahne, Hahne und entscheidet, dass das Wort zum /f/ gehört.

In dieser Phase liegt das wesentliche Ziel in der Eigenkontrolle, dem Eigenhören, dem sich kritischen Zuhören. Ist dieses Niveau erreicht, kann das Kind entlassen werden, denn es wird in den folgenden Monaten seine Sprache selbst weiter verändern. Dies geschieht auch, wenn das Kind diese Art Korrektur nur in der Übungssituation auf Wortebene beherrscht.

Definition: Eigenhören

Unter Eigenhören versteht man die Fähigkeit einer Person, sich selbst so genau zuzuhören, dass die eigene Aussprache beurteilt werden kann, sodass Fehler und korrekte Realisation erkannt werden.

Die drei wichtigsten **therapeutischen Feedback-Strategien** des Programms, die von Anfang an eingesetzt werden, sind:

1. Überbetonung der Ziel- und Ersatzphoneme in der Spontansprache des Therapeuten
2. Corrective feed back unter Überbetonung der Ziel- und Ersatzlaute
3. Der Therapeut sagt, wie ein Wort heißen würde, wenn es mit dem vom Kind gezeigten Laut gebildet werden würde.

Beispiel 1: Das Kind soll beim Wort Fahne identifizieren, dass dieses mit /f/ gebildet wird. Es zeigt aber auf /s/. Der Therapeut fragt: Heißt das Sahne?

Beispiel 2: Auf dem Tisch liegen drei Lautsymbole für /l/ /j/ und /v/. Das Kind angelt eine Karte und soll aufgrund des Wortanlautes die Karte dem entsprechenden Lautsymbol zuordnen. Es zieht einen Wurm und legt ihn stumm zum /v/. Der Therapeut sagt: „Richtig, Wurm, fängt mit /v/ an. Das heißt ja nicht *Jurm* und auch nicht *Lurm.*" und zeigt dabei auf die entsprechenden Symbole.

Die zweite Therapietabelle befasst sich mit dem Onsetprozess, kann aber in abgewandelter Form auch bei Kindern angewendet werden, die Probleme mit dem Wortauslaut haben. Tabelle 8.2 ist weitgehend identisch mit der Tabelle 8.1 und daher sollen hier nur die Abwandlungen besprochen werden.

Tabelle 8.2 Vorübung

Auch bei diesem Prozess beginnt man mit der allgemeinen Vorübung, wobei es sinnvoll ist, gezielt Onsetveränderungen vorzunehmen.

Tabelle 8.2 Phase I

Die Onsetposition lässt sich für Kinder am besten wahrnehmen, wenn es sich um fließende Laute handelt, die vom Therapeuten überdehnt angeboten werden können. Da die Kinder in der Regel weder Probleme mit Vokalen, Nasalen oder /h/ haben, bietet sich hier zunächst die Gruppe der Frikative an. Das bedeutet, es werden Lautsymbole für alle Frikative, die im Onset auftreten können, eingeführt: /z ʃ f v h/. Der Ablauf ist identisch mit dem aus Tabelle 8.1. Der einzige Unterschied ist, dass nur der Onset bearbeitet wird,

Tabelle 8.2 Zur Therapieplanung von phonologischer Intervention

	Prozessart	**Ersatz/Auslassung einer Wortposition**
	Beispiel	Onsets → /h/ /d/
Vorübung	**Rezeptiv**	Therapeut spricht falsch vor, Kind soll erkennen, dass das Wort so nicht heißt. Der zu therapierende Prozess kann besonders beachtet werden.
	Ziel	Trennen von der direkten Verbindung Semantik und Phonologischer Speicherung. Steigerung der Aufmerksamkeit für den phonologischen Inhalt eines Wortes
Phase I	**Rezeptiv** Kind kann, muss aber nicht ausprobieren, alle Äußerungen werden nicht kommentiert	Einführung der betroffenen Frikative + Ersatzlaut und Belegen mit Symbolkarten
		Differenzierung und Identifikation aller behandelten Laute: • Isoliert • Silben (Onset) • Pseudowörter (Onset) auch CC • Realwörter (Onset) auch CC
		Einführung der Bedeutung von der zu bearbeitenden Wortposition über die Laute, die nicht ersetzt werden, beginnend mit fließenden Lauten
		Was mache ich am Anfang von dem Wort? Therapeut überdehnt Onset. z.B.: Lottino, Blind Kuh puzzlen, Na Logo mit Wortschatz Kästen.
	Ziel	Stärkung/Normalisierung des phonologischen Erkennens und Korrektur der phonologischen Repräsentation für die Position Wortonset
Phase II	**Expressiv**	Man kann das Kind die Laute, um die es geht, ausprobieren lassen. Kinder mit Phonologischen Störungen können meistens alle Phone der Muttersprache isoliert bilden, insbesondere meist sofort dann, wenn sie als isolierte Laute dem Kind klar geworden sind. Es ist auch für manche Kinder sinnvoll, Spiele zu spielen, wo es um den schnellen Wechsel von Zuhören und Nachsprechen von Silben geht, die behandelt werden.
	Ziel	Neue Kopplung von phonologischer Erkennung/Speicherung mit neuem motorischen Muster
Phase III	**Expressiv/ Rezeptiv**	Kind soll nach gelungener Identifikation des Lautes versuchen, das Wort mit diesem zu sprechen, z.B.: Spiele siehe oben und: • Es liegen mehrere Lautsymbole auf dem Tisch, Kind zieht Bildkarte und soll ausprobieren, welches Lautsymbol passt: Fisch: sisch, schisch, fisch, ja das fängt mit /f/ an. • Reimen • Wie hört das Wort auf? Welches Wort fängt so an? Onsetmemory • Sortierspiele • Memory Parallel zu allen Ebenen werden Übungen zum Silbensegmentieren durchgeführt.
	Ziel	Kopplung von neuem phonologischen Speicher mit neuem motorischen Programm, Aufbau eines korrekten motorischen Programms

aber nicht die anderen Wortpositionen. Wichtig ist immer die Hinzunahme von Pseudowörtern und Realwörtern mit Konsonantenverbindungen.
Ist das Kind in der Lage, die Frikative auf allen Ebenen zu identifizieren, kommt eine zusätzliche Phase hinzu, bei der es generell um den Wortonset geht. Das bedeutet, dass das Kind in dieser Phase Wortonsets bei Realwörtern identifizieren soll, die auch Nasale, Vokale und weitere Laute, wie /l/, /h/ und /ʁ/, enthalten. Gelingt dies sicher, werden Wörter mit Plosivonset hinzugenommen. In dieser Phase ist es für manche Kinder sinnvoll, noch mehr Lautsymbole einzuführen, während andere durch die Frikativübungen bereits so geübt sind, dass sie keiner Visualisierung mehr bedürfen. Da die Kinder in der Regel in der Lage sind, alle Laute zu produzieren (sie verwenden sie in den anderen Wortpositionen), kann man sich die zu bestimmenden Anlaute vom Kind nennen lassen.

Tabelle 8.2 Phase II

Nach Abschluss von Phase I folgt Phase II entsprechend der Beschreibungen zu Tabelle 8.1. Im Gegensatz zu Phase II in Tabelle I wird hier nur der schnelle Wechsel beim Nachsprechen von Konsonant-Vokal-Silben geübt.

Tabelle 8.2 Phase III

Auch Phase III ist identisch mit der zu Tabelle 8.1 beschriebenen Struktur. Hier sollte insbesondere die „Leseübung" zum Einsatz kommen, ebenso wie hier das Reimen eine wichtige Rolle spielen kann.

Bei Kindern mit einem Onsetprozess fällt auf, dass sie in der Regel alle betonten Silbenanlaute und nicht nur den Wortanlaut ersetzen. Diese Kinder zeigen oft besondere Schwierigkeiten im Hinblick auf das Erkennen/Wahrnehmen der Silbenstruktur von Wörtern. Es ist daher wichtig, begleitend zu allen Phasen auch darauf einzugehen und über Übungen zur Silbensegmentierung die Wahrnehmung für die Wortlänge zu stärken.

Oft ist der Onsetprozess nicht der einzige Prozess. Nach einer Therapiepause kann es notwendig sein, sich eventuellen Vorverlagerungen, Reduktionen von Konsonantenverbindungen oder Ähnlichem zu widmen. Anhand von Fallbeispielen im Anhang VIII kann eingesehen werden, wie die Therapieplanung und der Therapieverlauf von verschiedenen Kindern stattfanden. Des Weiteren ist im Anhang IX ein Heft enthalten, das Spielideen für die Arbeit auf den verschiedenen Ebenen vorschlägt.

8.5.4 Die Kontaktassimilation /tʁ dʁ/ → /kʁ gʁ/

Immer wieder werden Kinder im Alter von 5-7 Jahren in der logopädischen Praxis vorgestellt, die als einziges Symptom eine Kontaktassimilation der Konsonantenverbindungen /tʁ dʁ/ → /kʁ gʁ/ zeigen, eventuell begleitet von einer Artikulationsstörung. Diese Kontaktassimilation fällt in die Untergruppe der Konsequenten Phonologischen Störung, auch wenn es sich um ein minimales und eher unauffälliges Symptom handelt. Sie soll hier aber gesondert behandelt werden, da ihre Behandlung oft mit Schwierigkeiten verbunden ist. Zwei Vorgehensweisen werden meistens verwendet, ein artikulatorischer Ansatz, bei dem die Konsonantenverbindungen durch das Trennen der Ziellaute unter Einschub eines Schwa-Lautes motorisch gedrillt wurden [də-ʁa, tə-ʁa] und ein phonologischer Ansatz, bei dem am Kontrast alveolar-velar (Artikulationsorte nach Metaphon) der Anlaute gearbeitet wurde. Ersteres führte oft dazu, dass die Kinder in der Spontansprache in ihrem alten Muster haften blieben und in der Übung folgendermaßen zählten: eins, zwei, [də-ʁaɪ]. Der metaphonologische Ansatz führte dazu, dass die Kinder ohne Schwierigkeiten die Kontraste erkennen konnten, sich ihre Spontansprache aber dennoch nicht veränderte.

Fallbeispiel: Nina

Nina wurde im Alter von 5;7 Jahren in einer logopädischen Praxis angemeldet, da sie die Konsonantenverbindungen /tʁ dʁ/ immer als /kʁ gʁ/ realisierte. Sie zeigte außerdem einen Sigmatismus interdentalis. Sie begann im Alter von 5;11 Jahren eine Gruppenbehandlung für den Sigmatismus, woran sich eine Artikulationstherapie für die Kontaktassimilation anschloss. Die Einzeltherapie brachte innerhalb von 13 Stunden keinen Erfolg, woraufhin ein Therapeutenwechsel stattfand mit dem Ziel, eine phonologische Behandlung anzuschließen. Dies war umso wichtiger geworden, da Nina (jetzt 6;8 Jahre) bereits das erste Schulhalbjahr hinter sich hatte und der Schriftspracherwerb ihr sehr große Schwierigkeiten bereitete. Da schon bei ihrer Mutter und ihrem älteren Bruder eine Legasthenie diagnostiziert worden war, war die Sorge der Mutter entsprechend groß. Ein Test zur phonologischen Bewusstheit zeigte sehr deutliche Defizite auf allen Ebenen. Bei dem Untertest „Anlautidentifikation“ zeigte sich ein erstaunliches Bild: Nina konnte recht mühelos isolierte Onsets erkennen: Fisch → /f/, bei Plosiven nannte sie zwar die erste Silbe Bild → /bɪ/, aber bei Konsonantenverbindungen zeigte sich folgendes Muster:

Glas → /l/
Brief → /ʁ/
Krone → /ʁ/

Diese Ergebnisse ließen darauf schließen, dass Nina die Konsonantenverbindungen gar nicht als solche wahrnahm, obwohl sie sie alle korrekt aussprach, mit der Ausnahme von /tʁ dʁ/.

Diese Zufallsentdeckung bei einem Kind, das neben seinen Ausspracheproblemen große Probleme beim Schriftspracherwerb in der ersten Klasse zeigte, weswegen seine phonologischen Bewusstheitsfähigkeiten untersucht wurden, führte zu folgender Hypothese:

> Bei Kindern, die nur eine Aussprachestörung in Form einer Kontaktassimilation zeigen, könnte dieses Symptom ein Indikator, wie die Spitze eines Eisbergs, für eingeschränkte Fähigkeiten der phonologischen Bewusstheit sein. Damit verbunden könnte sich ein starkes Risiko für eine Legasthenie ergeben.

Diese Hypothese konnte durch weitere Kinder bestätigt werden. Alle Kinder erhielten daraufhin eine phonologische Behandlung der Aussprachestörung, die eine Förderung der phonologischen Bewusstheitskompetenzen beinhaltet und im Folgenden (siehe auch Tabelle 8.3) beschrieben werden soll.

8.5.4.1 Therapie bei Kontaktassimilationen (Konsonantenverbindungen)

Die Behandlungsschritte gehen davon aus, dass ein Kind mit Schwierigkeiten bei der korrekten Realisation von Konsonantenverbindungen Probleme mit der genauen Erkennung der Konsonantenverbindung hat, das bedeutet, Schwierigkeiten mit Art und Anzahl der zu produzierenden Elemente des Wort- oder Silbenonsets. Die Therapie beginnt daher mit einem rein rezeptiven Anteil, bei dem das Kind Entscheidungen über das vom Therapeuten präsentierte Wortmaterial treffen soll. Da in der Regel Kinder in dieser Therapiesituation zum ersten Mal in ihrem Leben aufgefordert werden, sich mit den Lauten innerhalb eines Wortes zu beschäftigen, beginnt man mit dem, was das Kind problemlos kann, und gleichzeitig mit einer Ebene, mit der ein Prinzip am deutlichsten darstellbar ist. Bei der Reduktion oder Veränderung von Konsonantenverbindungen (CC) geht es vornehmlich um CC, die in wortinitialer Position stehen. Die Prinzipien, die mit dem Kind zu erarbeiten sind, lauten: a) Wörter haben einen ersten Laut und b) manche Wörter haben zwei erste Laute. Ausgehend davon, dass das Kind Wortonsets an sich korrekt realisiert, eignen sich Wörter mit Einzelkonsonanz im Onset gut für Erklärungen bezüglich des ersten Prinzips, welches im Folgenden dargestellt werden soll. Tabelle 8.3 präsentiert einen Überblick der Arbeitsschritte. Die Therapieschritte folgen dem Prinzip der P.O.P.T (siehe Kapitel 8.5.3.3).

Tabelle 8.3 Therapieplanung für Kontaktassimilation und Konsonantenverbindungen

	Thema	Ebene
Vorübung	Erkennen von Wortonsets bestehend aus einem Element (Prinzip I)	1) Fließende Wortanlaute (Nasale, Frikative, Laterale: m n f z ʃ ʁ h l + Vokale) 2) alle möglichen Anlaute, auch Plosive
	Erkennen von CC-Wortonsets (Prinzip II)	1) CC: Element 1 + 2: fließend 2) CC, 1 Element fließend + 1 Plosiv /ʃt/, /ʃp/ /kl/ (außer Ziel-CC)
Phase I	Alveolar-Velar	Differenzierungsübungen der Konsonanten /d t k g/ isoliert, Silbe, Pseudowort, Wort
	Erkennen von CC-Wortonsets der Ziel- u. Ersatzstruktur	CC alle Möglichkeiten, gerade auch die Ziel-CC /tʁ dʁ kʁ gʁ/
Phase II	Produktion der Ziel-CC	Silbenproduktionen von allen Ziel-CC (bei KontAss: tʁ kʁ gʁ dʁ)
Phase III	Rezeptiv-produktive Übungen mit Ziel-CC	Memory, Trialogohefte mit Wortmaterial aller Ziel-CC, Kind probiert aus, welche CC korrekt ist

Tabelle 8.3 Vorübung

Prinzip I: Wörter haben einen ersten Laut

Der Therapeut erklärt, z.B. mit Hilfe des Namens des Kindes, dass Wörter einen Anfangsbuchstaben, ein Anfangsgeräusch haben. In der darauf folgenden Übung präsentiert der Therapeut dem Kind Wörter, bei denen sich der Anfangslaut dehnen und damit für das Kind deutlicher hörbar machen lässt: „Hör mal, wie heißt das erste Geräusch, das ich ganz lang mache: MMMMMond". Es werden also zunächst nur Wörter verwendet, die einen fließenden Onset haben, wie Nasale, Frikative, Laterale oder Vokale. Diese werden überdehnt, bis das Kind das Prinzip verstanden hat, dann aber sofort in normaler

Geschwindigkeit und Betonung vorgesprochen. Wenn dies gut funktioniert, werden auch Wörter mit Plosivonsets hinzugenommen. Sobald das Kind keine Schwierigkeiten mehr bei der Erkennung von Anlauten bei vorgesprochenen Wörtern mit Einzelkonsonanz im Onset hat, soll es versuchen, Anlaute bei selbst ausgesprochenen Wörtern zu erkennen.

Prinzip II: Manche Wörter haben zwei erste Laute

Anschließend wird das zweite Prinzip eingeführt. Es wird dem Kind erklärt, dass es Wörter gibt, die zwei Geräusche am Anfang haben, und dass es jetzt einmal genau hören soll, wie das erste Geräusch und dann auch noch wie das zweite Geräusch heißt. Dafür werden zunächst CC verwendet, die aus zwei fließenden Lauten bestehen wie „Sch-w-ein", „F-l-uss" oder „F-r-au", wobei der Therapeut beim Vorsprechen beide Konsonanten deutlich dehnt, eventuell sogar etwas voneinander absetzt: [ʃʃʃʃvvvvaɪn] oder [ʃʃʃʃ - vvvv - aɪn]. Sobald zwei fließende Laute bei normaler Sprachvorgabe sicher identifiziert werden können, werden auch Wörter hinzugenommen, deren CC aus einem fließenden Laut und einem Plosiv bestehen (Stempel, Kleid, Spiel, Plan etc.), wobei die CC der Kontaktassimilation noch nicht verwendet werden. Auch hier soll das Kind die Anlaute bei vom Therapeuten vorgegebenen Wörtern identifizieren. Wenn dies sicher gelingt, soll das Kind die Wörter selbst sagen und bei sich selbst die Anlaute identifizieren.

Tabelle 8.3 Phase I

Der erste Schritt von Phase I, der für die Kontaktassimilation eine Rolle spielt, betrifft die Differenzierung der Laute /k g d t/. Die beiden Velare und die beiden Alveolare werden durch jeweils ein Lautsymbol belegt (/k g/ mit z.B. Holzhacker oder Specht, /t d/ durch z.B. tropfenden Wasserhahn). Der Therapeut spricht in folgender Hierarchie vor und das Kind muss erkennen, welches Geräusch es gehört hat (Wasserhahn oder Holzhacker): isolierter Laut, Silben, Pseudowörter (auch mit der Ziel-/Ersatz-CC), Realwörter (auch mit der Ziel-/Ersatz-CC). Das genaue Vorgehen hierbei wird auf den Seiten 256-259 in Phase I der P.O.P.T. beschrieben.

Im zweiten Schritt der Phase I soll das Kind den ersten und zweiten Laut bei Wörtern der Ziel-Konsonantenverbindungen identifizieren: /tʁ dʁ kʁ gʁ/. Der Therapeut bietet die Wörter zunächst leicht gedehnt, dann in normaler Sprechweise an.

Tabelle 8.3 Phase II

Die zweite Phase besteht aus expressiven Übungen auf Silbenebene mit allen vier Konsonantenverbindungen /tʁ dʁ kʁ gʁ/. Wichtig ist hier, dass der Schwa-Laut möglichst nicht zwischen die beiden Konsonanten gestellt wird, sondern dass man das Kind anleitet, entweder vom ersten zum zweiten Laut abzugleiten oder eine kleine Pause zwischen den Lauten zu machen. Das Einsetzen des Schwa-Lautes vermittelt dem Kind, dass es sich um eine CVCV-Abfolge und nicht um eine CCV-Abfolge handelt, die das eigentliche Problem ist. Genauere Erläuterungen zur expressiven Arbeit sind auf Seite 259 unter Phase II von P.O.P.T. zu finden.

Tabelle 8.3 Phase III

In Phase III werden Übungen gemacht, die Wörter mit allen vier CC enthalten, wobei Kind und Therapeut abwechselnd Bilder benennen und entscheiden, welche CC im Onset richtig ist. Hier können z.B. Memorys mit allen vier CC parallel zum Einsatz kommen. Auch für diese Ebene finden sich genauere Erläuterungen auf Seite 260 Phase III P.O.P.T.

8.5.5 Weitere phonologische Ansätze

A. Fox und K. Schauß-Golecki

In der Literatur werden weitere Therapieansätze zur phonologischen Intervention beschrieben, z.B. Minimalpaartherapie nach Saben & Ingram (1991), Metaphon nach Howell & Dean (1995), Phonologische Therapie in Zyklen von Hodsen & Paden (1983) und Phonologische Therapie als ein Bestandteil des Rahmenwerks von Stackhouse & Wells (1997, 2001). In deutscher Sprache liegen Übersetzungen der Therapieansätze Minimalpaartherapie (z.B. Babbe, 1993) und von Metaphon (Jahn, 2000) vor. Zur Übertragbarkeit dieser Ansätze auf die deutsche Sprache liegen allerdings nur wenige Studien (siehe Kapitel 7.3) vor. Die beiden bekanntesten Methoden (Metaphon und Minimalpaartherapie) sollen hier kurz vorgestellt werden und auf ihre Anwendbarkeit hin kritisch hinterfragt werden, da wie bereits erwähnt, Praktiker oft feststellten, dass sie deutliche Schwierigkeiten in der Anwendung der Methoden hatten sowie vor allem oft wenig Erfolg und daher vielfach zur klassischen Artikulationstherapie zurückkehrten.

8.5.5.1 Metaphon (Howell & Dean, 1995)

Das Ziel von Metaphon ist, die oben genannten Kriterien: 1) Wissen, dass Veränderung notwendig ist, 2) Wissen, dass man verändern kann und 3) Information darüber, wie verändert werden kann, dem Kind zu verdeutlichen. Dies soll über den Kanal der metalinguistischen Fähigkeiten erreicht werden. Pratt & Grieve (1984) definierten **metalinguistische Fähigkeiten** als …

… die Fähigkeit über Sprache zu reflektieren, ebenso wie Sprache zu verstehen und sie zu produzieren. Des Weiteren die Fähigkeiten über die Charakteristika und Funktionen von Sprache nachzudenken und zu reflektieren.

Die Definition von Howell & Dean (1995) lautet: Metaphonologische Fähigkeiten sind die Fähigkeit, sich der Phonologie einer Sprache aufmerksam zu widmen und darüber zu reflektieren. Sie helfen dem Kind zu erkennen, dass Laute bestimmte Charakteristika beinhalten, die diesen Laut von anderen der gleichen Sprache unterscheiden, aber auch, dass diese Charakteristika Laute einer Sprache verbinden. Insofern können Laute einer Sprache in Untergruppen zusammengefasst werden. Daher liegt der grundlegende Schwerpunkt dieser Art Therapie auf den kognitiven Fähigkeiten des Kindes und der Vermittlung von Wissen, das Kinder verwenden können, um Veränderungen der Sprachproduktion zu provozieren (Howell & Dean, 1995). Metaphon geht davon aus, dass phonologische Prozesse durch das Fehlen von phonologischen Kontrasten zustande kommen. So fehlt zum Beispiel bei Vor- oder Rückverlagerungen der Kontrast des Artikulationsortes velar versus alveolar, einfacher ausgedrückt, der Kontrast vorne versus hinten im Mundraum. Bei Plosivierungen fehlt der Kontrast fließend versus gestoppt, oder lang versus kurz, wie es laut Metaphon beschrieben wird. Ein weiterer Ersetzungsprozess, der beschrieben wird, betrifft den inkorrekten Einsatz von Stimmhaftigkeit und Stimmlosigkeit: Flüstern versus laut sprechen. Phonologische Ersetzungsprozesse werden mit Hilfe von phonologischen Merkmalskontrasten dargestellt und sollen mit Hilfe der Erkennung und Wahrnehmung dieser Kontraste therapiert werden. Des Weiteren kann Metaphon auch bei strukturellen Prozessen wie der Reduktion von Konsonantenverbindungen oder der Auslassung von Konsonanten zum Einsatz kommen. Der zu erarbeitende Kontrast besteht

dann aus dem Kontrast ein Element versus zwei oder drei Elemente oder kein Element versus ein Element.
Die Metaphon-Therapie besteht aus zwei Phasen. In der ersten Phase werden die zu bearbeitenden Kontraste dem Kind vermittelt und es wird ermutigt, die Laute der Muttersprache zu entdecken und zu manipulieren. In der zweiten Phase wird dem Kind die Wahrnehmung seiner eigenen Fehlbildungen verdeutlicht, und das Kind wird in den Versuchen, diese Fehlbildungen zu verändern bzw. zu „reparieren", unterstützt.

Die Philosophie von Metaphon
Das Kind soll in eine (therapeutische) Situation gebracht werden, in der es die phonologischen Merkmale der Muttersprache entdecken kann. Die Behandlung soll das Spiel mit Sprache enthalten, was die Motivation fördert und die Entdeckungsmöglichkeit für Lautproduktion und Lautmanipulation bietet, ohne dass es eine „richtige" Antwort gibt. Das Kind und der Therapeut sind gleichwertige Partner im Spiel und bei der Entdeckung des Lautsystems. Das therapeutische Setting sollte dem Kind eine Erklärung darüber bieten, warum es manchmal nicht verstanden wird. Diese Erklärungen müssen sehr vorsichtig gemacht werden, um das Kind nicht zu demotivieren.
Im Rahmen der Therapie spielt das „Einmal ich, einmal du"-Prinzip eine wichtige Rolle. Daher liegt der Schwerpunkt nicht nur auf dem Output des Kindes, sondern in einem gemeinsamen Entdecken und Teilen des Wissens über das phonologische System, z.B.: Ich bin gespannt, ich muss mal aufpassen, ich muss mal überlegen, ob auf meinem nächsten Bild ein Wort mit einem /ʃ/ am Anfang ist. Die Wörter „gespannt sein, aufpassen, überlegen" weisen auf metalinguistische Tätigkeiten hin. Die Verwendung der Begriffe „Wörter, Laut, etc." definiert genau, worum es geht, und beschreibt sie mit Hilfe normalen Vokabulars.

Therapieablauf
Die **erste Phase trägt** die Überschrift: Die Entwicklung von phonologischer Bewusstheit. Ihr Ziel ist die Förderung metaphonologischer Fähigkeiten, d.h., das Interesse des Kindes für Laute und sein Lautsystem soll geweckt werden. Sie besteht aus einer hierarchischen Abfolge von Einzelschritten, die sich etwas unterscheiden, je nachdem, ob es sich um die Therapie von systemischen (Substitutions-) oder strukturellen (Silbenstruktur-) Prozessen

handelt. Bei Substitutionsprozessen werden Lautmerkmale erarbeitet, bei Silbenstrukturprozessen Anzahl und Reihenfolge der Laute gegenübergestellt.

Ablauf Substitutionsprozesse

Auf der Konzeptebene werden zunächst kindliche Begriffe („labels") zur Beschreibung der Lautmerkmale eingeführt. In Spielsituationen werden die semantischen Bedeutungen der Begriffe erarbeitet und gefestigt, z.B. der Substitutionsprozess Alveolarisierung: Begriffe vorne – hinten: Tiere steigen vorne oder hinten auf einen Zug. Anschließend werden die eingeführten Begriffe auf Geräusch- oder Klangebene verdeutlicht. Es folgt die Lautebene, auf der die betroffenen Lautklassen gegenübergestellt werden, z.B. alveolar-velar, wobei das Kind die Laute auditiv differenzieren und entsprechend der Merkmale klassifizieren muss. Den Abschluss der Phase I bildet die Wortebene, wobei Minimalpaare ausgewählt werden, die den entsprechenden Lautkontrast beinhalten. Anders als auf den bisherigen Ebenen ist das Kind auf Wortebene in Phase I ausschließlich Hörer im Bezug auf Identifizieren und Klassifizieren. Auf allen Ebenen kann das Kind sprechen und selbst Items vorgeben, muss es aber nicht. Mit Hilfe von Abbildung 8.2 sollen die verschiedenen Arbeitsschritte etwas verdeutlicht werden.

Abbildung 8.2 Phase I der Behandlung von systemischen Prozessen nach Howell & Dean (1995)

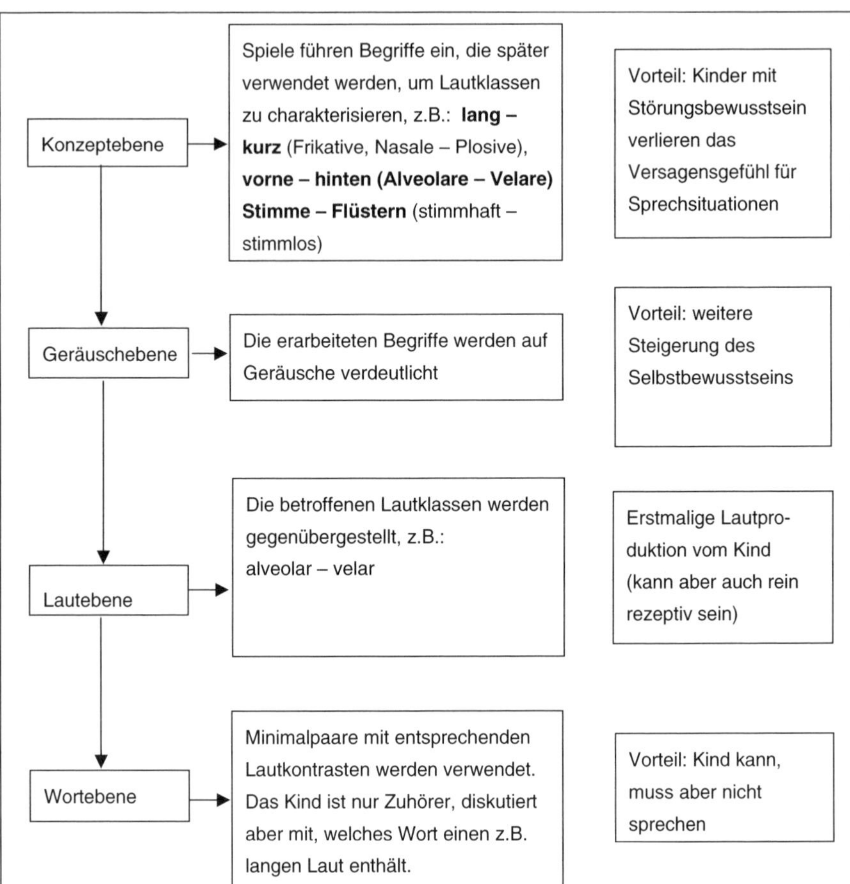

Die **zweite Phase** ist überschrieben mit: Entwicklung von phonologischer und kommunikativer Bewusstheit. Ihr Ziel ist die Förderung metakommunikativer Fähigkeiten, d.h.

a) Transfer des in Phase I erlernten phonologischen Wissens in eine stärkere kommunikative Situation,
b) Aufbau einer kommunikativen Bewusstheit (Eigenwahrnehmung des Kindes) und
c) Entwicklung von phonologischer Bewusstheit, sodass das Kind seine eigene Äußerung verändern und korrigieren kann.

Die Durchführung erfolgt auf Wort- und anschließend auf Satzebene mit Hilfe von Minimalpaaren, wobei das Kind nun sowohl die Rolle des Hörers als auch des Sprechers einnimmt.

Ablauf Silbenstrukturprozesse

Auf der Konzeptebene muss das Kind Mengen und Reihenfolgen unterscheiden können, um die abstrakte Struktur von mehr und weniger zu verstehen. Dabei wird anhand von Spielmaterial die korrekte Silbenstruktur der reduzierten bzw. erhöhten gegenübergestellt. Anschließend werden die Merkmale „Anzahl" und „Reihenfolge" zuerst anhand von Klängen und Geräuschen und darauf aufbauend anhand von Silben verdeutlicht, z.B. Reduktion von Konsonantenverbindungen kra-ka, pli-pi, wobei das Kind auf Silbenebene nur die Hörerrolle einnimmt. Das weitere Vorgehen gleicht dem der Substitutionsprozesse.

Unterstützt wird diese Form der Therapie durch Referenzkarten, auf denen die Merkmale abgebildet sind.

Grenzen von Metaphon

Metaphon hat sich in der therapeutischen Erprobung in vielerlei Hinsicht als schwer durchführbar und oft nicht erfolgreich erwiesen, wenn es sich nicht um die Arbeit mit Phonologischen Verzögerungen handelte. Die verschiedenen Gründe sollen hier kurz erwähnt werden:

- Metaphon bedingt gut ausgebildete kognitive Fähigkeiten des Kindes. Es handelt sich um ein sehr abstraktes Arbeiten auf der kommunikativen und interlinguistischen Sprachebene, dem gerade kleine Kinder oder auch Kinder mit eingeschränkten kognitiven Fähigkeiten nicht gewachsen sind.
- Metaphon verwendet ein Vokabular, mit dem Kinder erst zu einem recht späten Zeitpunkt aktiv umgehen (lang – kurz, vorne – hinten), wobei schon die Einführung vielen Kindern Schwierigkeiten bereitet. Die Übertragung der Begriffe auf Phoneme ist für viele Kinder zu abstrakt. Es ist oft für Kinder nicht nachvollziehbar, was lange – kurze Haare mit Lauten wie /f/ und /t/ zu tun haben, wobei auch nicht logisch ist, warum ein /f/ länger ist als ein /t/, wenn man von der normalen Sprechgeschwindigkeit ausgeht. Manchmal lässt sich dieses Problem mit anderen Begriffen beheben, wie z.B. fließend und gestoppt.
- Nicht alle phonologischen Prozesse sind Ersetzungs- oder Auslassungsprozesse. In diesem Fall (z.B. Onsetprozess oder ein Ersatzlaut für viele

andere Laute: /h/ für alle Frikative) kann mit Metaphon nicht gearbeitet werden.

- Bei Kindern, die plosivieren, wird von Metaphon angenommen, dass ihnen der Kontrast Frikativ – Plosiv fehlt. Die therapeutische Erfahrung hat bei mehreren Kindern gezeigt, dass sie sehr schnell den Kontrast fließende versus gestoppte Laute verstehen und diskriminieren können, aber sich die expressive Sprache nicht verändert. Erst wenn ausschließlich alle betroffenen Frikative in Kontrast zueinander gestellt wurden, wurden sie in die Spontansprache übernommen.

8.5.5.2 Minimalpaartherapie

Eine weitere verbreitete Therapieform, die in deutscher Übersetzung existiert, ist die Minimalpaartherapie. Diese Form der Therapie geht davon aus, dass es möglich ist, dem Kind über Minimalpaare zu vermitteln, wie wichtig die korrekte Phonemrealisation ist, da Wörter durch den Austausch eines Phonems inhaltlich eine andere Bedeutung erhalten. Die Minimalpaartherapie hat für das Englische eine wichtige Bedeutung, da diese Sprache in einem viel größeren Ausmaß ein- und zweisilbige Wörter enthält als das Deutsche. Das bedeutet, dass die präzise Verwendung von Phonemen für die Verständlichkeit von größerer Bedeutung ist als für das Deutsche. Im Englischen ist es möglich, eine sehr große Anzahl von Minimalpaaren für ein Wort zu finden (z.B. white, right, light, sight, kite, might oder cat, mat, rat, Pat, sat). So gibt es auch genügend Beispiele, um einen speziellen Prozess zu trainieren. Im Deutschen ist es relativ schwierig, für ein Zielwort mehr als ein oder zwei Minimalpaare zu finden, die sich bildlich darstellen lassen. Die Leistung, aus zwei Bildern ein Item herauszusuchen, ist eine andere als die, aus fünf bis acht Ablenkern ein Item herauszusuchen. Die wahrscheinlich ganzheitliche Abspeicherung von Wörtern bei Kindern mit Konsequenter Phonologischer Störung reicht aus, um Minimalpaare zu differenzieren oder unauffällig im Schäfer-Schilling-Test (Schäfer, 1975) zu sein. Als alleiniger Ansatz ist die Therapie nicht sinnvoll, sie kann aber gut an bestimmten Stellen in andere Ansätze integriert werden, wie bei Metaphon oder am Ende der 1. Phase der P.O.P.T., so z.B. im folgenden Therapiebeispiel. Dem Kind wird mit Hilfe des Ansatzes sein Problem verdeutlicht.

Fallbeispiel: Nils

Wie auf Seite 240 berichtet, war Nils nach 50 Therapieeinheiten in der Lage, alle Phone der deutschen Sprache zu imitieren, aber er hatte in der gesamten Therapiezeit sein Sprechen nicht verändert und war entsprechend frustriert. Nils ersetzte alle konsonantischen Onsets bis auf /m n b p/ durch /d t/. Nach 50 Stunden fand urlaubsbedingt ein Therapeutenwechsel statt. Das Ziel der ersten Stunde war, Nils deutlich zu machen, worin sein Problem lag, nämlich darin, dass alle seine Wörter mit /d/ begannen. Für Nils wurde ein Bild mit einer Rose und mit einer Hose gemalt. Unter die Bilder wurden beide Wörter geschrieben, die Anlaute in rot, den Wortreim in blau. Nils wurde gebeten, sich die Wörter anzuschauen und zu sehen, was in beiden Wörtern gleich und was anders war. Nach einem „ich kann doch nicht lesen" seinerseits und „aber du kannst gucken" vonseiten des Therapeuten, entdeckte er, dass die roten Buchstaben anders aussahen als die blauen.

Therapeut: „Ich mach dir jetzt die roten Buchstaben vor: rrrrrr und jetzt den hier hhhhh. Mach du mal nach."

Nils: „rrrrr hhhh"

Therapeut: „Ich sage jetzt mal das Wort und zeige dir mit dem Finger die Buchstaben, die ich spreche, und du hörst mal ganz gut auf das erste Geräusch. RRRRose HHHHose, ok? Und jetzt sage ich dir ein Wort und du zeigst mir, welches ich gesagt habe. Rose"

Nils zeigt auf die Rose.

Therapeut: „Hose"

Nils zeigt auf die Hose.

Therapeut: „Und jetzt sage ich die beiden Wörter mal so, wie du sie sagst und du zeigst mir wieder, welches ich gesagt habe: Dose Dose."

Nils: „Aber du hast die ja beide gleich gesagt, da weiß ich nicht, was du meinst."

Therapeut: „Genau, das ist das Problem. Du sagst alle Wörter am Anfang mit /d/ und dann weiß ich nicht, was du meinst. Das heißt, wir brauchen ganz viele verschiedene Geräusche am Anfang von den Wörtern, sonst weiß man nicht, was gemeint ist."

Nils schwieg, nahm plötzlich das Blatt und rannte auf den Flur zu seiner Mutter: „Mama, Mama, wenn du nicht den richtigen Buchstaben am Anfang sagst, weiß ich nicht, was du meinst!"
In den folgenden Stunden wurden Reimwörter einander zusortiert und dann wurden die verschiedenen Anlaute identifiziert. Zum ersten Mal erhielten die antrainierten Phone für Nils eine Bedeutung. Nach acht Stunden begann Nils in der Übungssituation, verschiedene Anlaute bei Wörtern selbst auszuprobieren.

Im Folgenden soll die Durchführung des Minimalpaaransatzes kurz beschrieben werden (nach Blanche, 1982). Ziel der Minimalpaartherapie ist, dass das Kind die Fähigkeit erwerben bzw. verbessern soll, Laute in ihren bedeutungstragenden Funktionen richtig einzusetzen. Das Therapieprogramm gliedert sich in zwei Abschnitte: Vorbereitungs- und Präsentationsphase.
In der Vorbereitungsphase wird anhand der Prozesse ein entsprechendes Laut- und darauf aufbauendes Minimalpaar ausgewählt. Im nächsten Schritt, der Materialauswahl, wird beiden Wörtern eine verknüpfte, sinnvolle kommunikative Handlung zugeordnet, wobei die Handlung für den Ziellaut anregender sein soll. Beispiel Auslassung /l/ nach dem Schwa-Laut: Minimalpaar Säge – Segel (ergibt durch die Vokaldehnung im Norddeutschen bei Säge [zegə] ein Minimalpaar), Handlung Segel: einsammeln von Goldstücken und wegtransportieren, Handlung Säge: von der Kiste mit den Goldstücken ein Stück wegsägen. In der Präsentationsphase wird dem Kind die Bedeutung des Minimalpaares verdeutlicht und der Handlung zugeordnet. Anschließend wird das sog. Auditive Training durchgeführt, bei dem der Therapeut die Wörter des Minimalpaares in zufälliger Reihenfolge spricht und das Kind die entsprechende Handlung durchführen soll. Ist die Differenzierung eindeutig, wird mit dem Produktionstraining begonnen, wobei das Kind nun die Rolle des Sprechers einnimmt und der Therapeut die entsprechende Handlung durchführt. Dadurch soll dem Kind der bestehende phonologische Prozess verdeutlicht werden. Der Therapeut kann nun eingreifen und dem Kind erklären, wie es seine „falsche" Strategie ändern kann (evtl. muss dem Kind dabei die korrekte Artikulationsstelle gezeigt werden). Ist das Kind in der Lage, das Minimalpaar entsprechend zu benutzen, wird als Transfer ab Wortebene der Artikulationstherapie weitergearbeitet und zwar ausschließlich mit dem Laut, den das Kind nicht verwendet.

8.6 Die Therapie der Inkonsequenten Phonologischen Störung

Kinder mit einer Inkonsequenten Phonologischen Störung fallen dadurch auf, dass sie das gleiche Wort nicht immer identisch aussprechen. Mindestens 40% einer Gruppe von 25 Wörtern müssen inkonsequent realisiert werden, damit ein Kind dieser Untergruppe zugeordnet wird. Untersuchungen haben ergeben, dass das wahrscheinliche Defizit dieser Kinder auf der Ebene der motorischen Zuordnung, des Motorischen Programms, liegt, was bedeutet, dass das Kind nicht in der Lage ist, die entsprechenden Lautgesten in Art und Reihenfolge so zu speichern, dass diese schnell abrufbar sind. Das Kind scheint jedes Wort neu zusammensetzen zu müssen. Hier handelt es sich also nicht um ein primäres Input- oder motorisches Output-Defizit. Beeinflusst oder mit verursacht wird die Störung durch ein extrem kurzes Arbeitsgedächtnis, das wahrscheinlich die Länge von ca. zwei Phonemen umfasst.

Das primäre Ziel bei einem Kind mit einer Inkonsequenten Phonologischen Störung muss sein, eine konsequente Wortrealisation zu erreichen. Dabei müssen die Wörter nicht notwendigerweise korrekt gesprochen werden, aber jedes Wort sollte immer auf die gleiche Weise realisiert werden. So lange ein Kind nicht weniger als 40% inkonsequent ist, wird auf jegliche andere Therapieformen (z.B. Artikulationstherapie oder Phonologische Therapie) verzichtet. Es sollte im Abstand von 10 Stunden der 25-Wörter-Test (siehe Kapitel 4.2.2, Seite 144) durchgeführt werden, um die Inkonsequenzrate zu ermitteln. Wurde eine konsequente Wortproduktion erreicht, so geht man zu einer anderen adäquaten Therapieform über.

8.6.1 Kernvokabular-Therapie

Das Therapiekonzept, das von Dodd für die Inkonsequente Phonologische Störung entwickelt wurde, heißt ***Kernvokabular-Therapie „Core-Vocabulary-Therapy“*** (Dodd & Iacono, 1989; Dodd & Bradford, 2000).

Im Rahmen des Programms wird zunächst mit den Eltern ein Kernvokabular von ca. 10 Wörtern (die Wortklasse spielt dabei keine Rolle) zusammengestellt, die für das Kind eine wichtige Bedeutung haben. Diese Wörter werden unter anderem durch Nachsprechdrill und der Forderung nach korrektem Sprechen so lange geübt, bis das Kind diese Wörter konsequent (richtig je nach phonetischem Inventar) ausspricht. Das bedeutet für die Therapie an sich, dass der Therapeut in jeder Stunde Spiele kreieren muss, die dieses Vokabular enthalten und so die Wörter ständig von dem Kind erfordern. Auch die Eltern haben die Aufgabe, zu Hause dieses Vokabular zu üben, d.h., diese Wörter nur in „korrekter“, also in diesem Fall konsequenter Weise zu fordern. Sollte sich diese Art von Konsequenz bei Kontrolle nur auf die bisher geübten Wörter beschränken, wird ein neues Wörter-Set zusammengestellt.

8.6.2 Probleme in der Anwendung der Kernvokabular-Therapie im Deutschen

Das Konzept der Kernvokabular-Therapie hat sich für die deutsche Sprache nur bedingt als sinnvoll herausgestellt. Zum einen ergibt sich ein Problem aus den unterschiedlichen pädagogischen Konzepten der beiden Länder Deutschland und Großbritannien, wo Disziplin in einem viel höheren Maße schon bei sehr kleinen Kindern von den Eltern gefordert wird. Förderung und Anforderung sind von Beginn an essenzielle Bestandteile der Erziehung. Konsequente Mitarbeit der Eltern bei Disziplin erfordernden Therapieansätzen wie diesem (Eltern reagieren nur, wenn das Kind bestimmte Wörter konsequent ausgesprochen hat, korrigieren diese, aber alle anderen Äußerungen nie) sind in Großbritannien eher durchsetzbar als in Deutschland.
Das zweite Problem liegt in den unterschiedlichen Sprachstrukturen. Im Gegensatz zum Englischen ist das Deutsche eine agglutinierende Sprache, was bedeutet, dass sich Wörter aus anderen Wörtern oder mit Hilfe von Prä- und Suffixen konstruieren lassen. Auf diese Weise ist das Deutsche eine besonders vielsilbige Sprache, während das Englische im Wesentlichen eine ein- bis zweisilbige Sprache ist. Eine Folge davon findet sich bei der Entwicklung der phonologischen Bewusstheit. Stenzel (1999) konnte mit einer Pilotstudie zeigen, dass englischsprachige Kinder früher als deutschsprachige Kinder reimen können, während die früheste bewusste phonologische Fähigkeit bei deutschsprachigen Kindern das Silbensegmentieren ist. In der einen Sprache ist das Reimen aufgrund der vielen Minimalpaare von essenzieller Bedeutung, in der anderen ist es das Silbensegmentieren, um die Wortlängen zu erfassen und um durch Chunking dem sich entwickelnden phonologischen Arbeitsgedächt-

nis gerecht zu werden. Die Kinder mit einer Inkonsequenten Phonologischen Störung haben ein deutlich eingeschränktes Arbeitsgedächtnis, sodass sie im Deutschen Probleme damit haben, die Phonemabfolgen von vielsilbigen Wörtern korrekt zu identifizieren und sich das Chunking zunutze zu machen. Wortrealisationskonsequenz zu erlangen, ist eine unterschiedliche Leistung, je nachdem, ob es sich um kurze oder vielsilbige Wörter handelt. Es konnte in der Therapie festgestellt werden, dass es den Kindern mit einer an das Kernvokabular angelehnten Therapie gelang, ein- bis ca. dreisilbige Wörter konsequent zu realisieren, wobei die Konsequenz jedoch zusammenbrach, sobald es sich um mehrsilbige Wörter oder auch Wörter mit Präfixen handelte. Die Kernvokabular-Therapie wird der deutschen Sprachstruktur nicht in ausreichendem Maße gerecht.
Um beiden Problemen konstruktiv zu begegnen, wurde ein Therapiekonzept entwickelt, das noch in der Erprobung ist und dessen Effektivität nur durch vier deskriptive Fallstudien dargestellt werden kann.

Fallbeispiel: Moritz

Moritz wurde im Alter von 2;7 Jahren vorgestellt, da sein Vokabular nur ca. 15 Wörter umfasste, wobei er diese immer anders aussprach, während sein Sprachverständnis völlig altersgemäß ausgebildet war. Er kommunizierte mit Hilfe einer ausgefeilten Gestik und zeigte eine sehr schnelle Auffassungsgabe vor allem für technische Abläufe. Es wurde der Kernvokabular-Ansatz verwendet und Moritz zeigte binnen 2 Monaten (ca. 15 Stunden + Atemarbeit) eine konsequente Wortrealisation von 27%.

Fallbeispiel: Marco

Marco wurde im Alter von 3;9 Jahren vorgestellt. Seine Sprache war fast unverständlich, wobei sein Phoninventar altersgemäß entwickelt war. Alle anderen Sprachebenen waren unauffällig, sein Sprachverständnis war besser als altersgemäß (TROG-D, Fox, 2006, [6]2013). Das im Folgenden beschriebene Konzept wurde angewendet. Innerhalb von 20 Stunden war Marco konsequent in seiner Wortrealisation, was seine Verständlichkeit enorm steigerte, aber seine Phonologie war nicht unauffällig.

Fallbeispiel: Dennis

Als Dennis im Alter von 3;5 Jahren vorgestellt wurde, verwendete er ca. 10 Wörter und kommunizierte ansonsten ausschließlich mit Gesten. Seine rezeptiven Sprachleistungen schienen weitgehend altersgemäß. Mit Hilfe des unten beschriebenen Therapieansatzes begann Dennis innerhalb von 10 Stunden, einen sich ständig erweiternden Wortschatz aufzubauen und Mehrwortäußerungen (1-3 Wortäußerungen) zu verwenden. Nach 20 Stunden verwendete Dennis einen aktiven Wortschatz von 150-200 Wörtern und sprach in 2-4 Wortsätzen. Es wurde eine Intervallpause angesetzt.

Fallbeispiel: Anne

Anne wurde mit einem allgemeinen Entwicklungsrückstand von ca. einem Jahr im Alter von 3;5 Jahren überwiesen. Sie zeigte fast keine expressiven Äußerungen, aber relativ gute rezeptive Leistungen. Auch sie erweiterte wie Dennis ihren aktiven Wortschatz recht schnell und begann, in Mehrwortsätzen zu sprechen.

8.6.3 Das Inkonsequenz-Therapieprogramm

Der Inkonsequenz-Therapieansatz stellt den Beginn der logopädischen Therapie bei einer Inkonsequenten Phonologischen Störung dar. Er wird so lange durchgeführt, bis das Kind konsequent in seiner Wortrealisation ist. Dies bedeutet jedoch nicht, dass das Kind anschließend symptomfrei sein wird. Nach jeweils 10 Therapieeinheiten wird der 25-Wörter-Test wiederholt, um zu überprüfen, ob die Inkonsequenzrate unter 40% gefallen ist. Sobald dieser Fall eintritt, wird die Inkonsequenztherapie beendet. Danach beginnt die Phonologische Therapie. Da den Kindern die Eigenkontrolle am schwersten fällt, können in dieser anschließenden Therapiephase auch Lesen und Schreiben und Lautgesten zur Verstärkung der Eigenkontrolle eingesetzt werden.
Der Inkonsequenz-Therapieansatz unterscheidet sich durch zwei Punkte sehr deutlich von der Phonologischen Therapie, erstens indem er von Anfang an rezeptiv und expressiv arbeitet. Die Kinder haben in der Regel ein altersentsprechendes Phoneminventar und können daher die entsprechenden Phoneme imitieren, wenn auch nicht immer 100% phonetisch korrekt. Sie sind bereit, Laute nachzusprechen und tun sich damit auch leichter, als von sich aus isolierte Laute zu produzieren. Das Nachsprechen ist ihnen eine

Orientierungshilfe. Zweitens werden die Kinder in der Übung korrigiert und immer wieder zum neuen Versuch aufgefordert. Die korrekte Imitation wird gefordert, wobei die Laute nicht immer 100% phonetisch korrekt sein müssen. Artikulatorische Probleme, wie laterale oder interdentale Realisation von Sibilanten, werden dabei ignoriert und phonetische Annäherungen, wie Pusten für /f/, werden zu Beginn toleriert. **Wichtig ist, dass Kinder nur in der Übung korrigiert werden, nie in ihrem spontanen Sprechen!**

Das Programm wird ebenso wie die Phonologische Therapie in Intervallen durchgeführt (ca. 20 Stunden Therapie, dann 3 Monate Pause). Tabelle 8.4 bietet einen Überblick.

Tabelle 8.4 Therapieprogramm der Inkonsequenten Phonologischen Störung

	Rezeptiver Anteil (hierarchisch)	Expressiver Anteil (parallel)
Phase I	1. Erarbeiten von Lautsymbolen für die 10-15 Laute (m b k f ʃ a etc.) 2. Kind soll die vom Therapeuten vorgemachten Laute identifizieren = zuordnen 3. Kind soll zwei vom Therapeuten getrennt voneinander vorgemachte Laute identifizieren = zuordnen (such /f/ /t/) und in Reihe legen 4. Kind soll zwei vom Therapeuten zusammen gesprochene Laute identifizieren = zuordnen (such /ft/) und in Reihe legen 5. Kind soll drei mit Abstand voneinander vom Therapeuten vorgemachte Laute identifizieren = zuordnen (such /f/ /a/ /t/) und in Reihe legen 6. Kind soll drei vom Therapeuten zusammen gesprochene Laute identifizieren = zuordnen (such /fat/) und in Reihe legen	a) • Kind soll vom Therapeuten vorgemachte Laute imitieren (z.B. Kugelbahn, bei jeder eingeworfenen Kugel muss man einen neuen Laut nachmachen) • Kind soll vom Therapeuten vorgemachte Silben (zunächst nur KV, später auch VK, KVKV, KVK, VKV, KVKVK) imitieren. b) Silbensegmentieren mit begleitendem Sprechen c) Wortspiel: Pro Stunde wird ein Wort ausgewählt, das in dieser Stunde Spielthema ist, sowohl rezeptiv als auch expressiv. Dieses eine Wort wird überbetont aber auch ständig korrigiert, aber nur dieses eine Wort! Das Kind muss dieses Wort immer korrekt sprechen.
Ziel	Das Kind soll Laute als Bestandteile eines Wortes wahrnehmen und deren Reihenfolge erkennen.	Das Kind soll sich selbst in seiner Wortproduktion kontrollieren und durch das Silbensegmentieren die Wortstruktur erfahren.

Wie bereits erwähnt wird während der Durchführung des Inkonsequenzansatzes immer, d.h. in jeder Stunde, parallel expressiv und rezeptiv gearbeitet. Der expressive Anteil hat zum Ziel, die Eigenwahrnehmung des Kindes für die Produktion von Phonen, Silben und einsilbigen Wörtern zu stärken. Der rezeptive Anteil hat im Gegensatz zur Phonologischen Therapie nicht zum Ziel, Phonemkontraste zu verdeutlichen (die phonologische Erkennung zu stärken), sondern dem Kind Kompensationsstrategien für die vermutlich unzureichende Leistung seines Arbeitsgedächtnisses anzubieten. Die Wahrnehmung für die kleinsten Bausteine der Sprache (Phone/Silben) soll durch die Unterbrechung des Sprechflusses gestärkt werden.
Während der rezeptive Anteil in hierarchischen Schritten abläuft, können beim expressiven Anteil die unterschiedlichen Übungen variabel eingesetzt werden.

Rezeptiver Anteil
Zunächst werden ca. 10 Lautsymbole erarbeitet, bei sehr kleinen Kindern eventuell weniger, mindestens aber 5 (abhängig davon, wie das Kind sich im Umgang mit den Lautsymbolen zeigt). Die Lautsymbolauswahl richtet sich nach dem Alter des Kindes, also dem Phoneminventar, das ein Kind in einem bestimmten Alter zeigen sollte. Außerdem sollen Lautsymbole möglichst verschiedene Artikulationsarten und -orte beinhalten. Auch Vokale können Bestandteil sein.
Wie in der Phonologischen Therapie macht der Therapeut isolierte Laute vor und das Kind soll das entsprechende Symbol identifizieren. Ist die isolierte Zuordnung möglich (Ziel: Klares Erkennen des Therapeuten, dass das Kind jedem Laut das richtige Symbol zuordnen kann), wird die Übung mit je zwei Phonen fortgesetzt. Hierbei spricht der Therapeut zwei isolierte Phone mit kurzer Zwischenpause vor („Gib mir f-t“). Das Kind soll die entsprechenden Lautsymbole heraussuchen und in die vorgesprochene Reihenfolge legen. Kinder mit einer Inkonsequenten Phonologischen Störung haben das Problem, die Lautgesten der benötigten Phoneme in eine korrekte Abfolge zu bringen, aber auch, sich die Phoneme aufgrund des eingeschränkten Arbeitsgedächtnisses zu merken. Diese Übung bietet die Möglichkeit, den Kindern die Phoneme, die sie sonst nur im Sprachstrom wahrnehmen können, einzeln innerhalb ihrer Gedächtnismöglichkeiten zu verdeutlichen. Gelingt diese Übung, so werden dem Kind nun zwei zusammengezogene Phone vorgesprochen. Erneut soll es die entsprechenden Lautsymbole heraussuchen und in die vorgesprochene Reihenfolge legen („Gib mir ft“). Dieser Übungsschritt hat zum Ziel, sich der

Abbildung 8.3

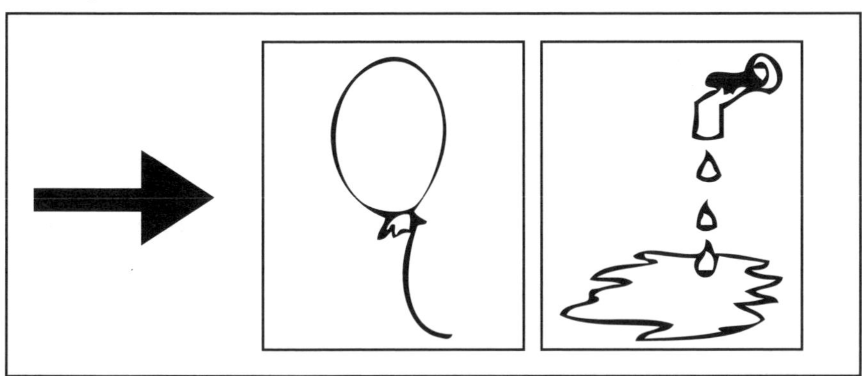

Realität des Sprachflusses wieder anzunähern, indem Phone nicht stakkatomäßig nacheinander gesprochen werden, sondern aneinander ansetzen.

Als nächster Schritt folgt zuerst das Heraussuchen und In-Reihenfolge-Legen von drei isoliert vorgegebenen Phonen („Gib mir z-o-t") und anschließend von drei zusammengezogenen Phonen („Gib mir zot"). Ist das Kind in der Lage, drei zusammengezogene Phone herauszufinden und deren Reihenfolge zu bestimmen, so kann es die häufigsten Silbenstrukturen des Deutschen analysieren.

Expressiver Anteil

Im Rahmen der expressiven Arbeit stehen verschiedene Übungen zur Verfügung, die in sich allerdings keine Hierarchie aufweisen. Der Therapeut kann diese abwechselnd einsetzen, oder auch alle in jeder Stunde.
Zum einen werden Übungen durchgeführt, bei denen das Kind aufgefordert wird, vom Therapeuten vorgemachte isolierte Laute korrekt zu imitieren. Diese Übung wird gesteigert durch Nachsprechübungen von Silben in der Hierarchie: KV, VK, KVKV, KVK, VKV. Durch diesen Nachsprechdrill wird das Kind zum genauen Zuhören, aber vor allem zur Kontrolle der eigenen Sprachproduktion angeleitet. Ein wichtiges Element dieser Übungen ist die direkte Korrektur bei inkorrekter Imitation.
Eine weitere Übung innerhalb des expressiven Arbeitens besteht im Silbensegmentieren, wobei man zunächst das Kind bitten kann, das Sprechen und Klatschen des Therapeuten durch eigenes Klatschen und dann durch Mitsprechen zu begleiten. Als letzte Stufe soll das Kind alleine sprechen und klatschen (oder Bausteine schieben, auf Kartenschnipsel zeigen oder Silbenschreiten).

Bei diesen Übungen kommt es nicht darauf an, dass das Kind alle Phoneme eines Wortes korrekt realisiert, sondern darauf, dass es die Silbengrenzen einhält: z.B. Krokodil: /kʁo ko dil/ → [to də di].

Die dritte Übungsmöglichkeit erfordert das korrekte Sprechen eines Übungswortes. Der Therapeut bestimmt ein Wort als Zielwort der Stunde. Dieses Wort sollte aus Phonemen und einer Phonemstruktur bestehen, die das Kind an sich mühelos leisten können sollte, womit einfache KVK oder KVKV Strukturen gemeint sind, und Phonemen, die Kinder schon zu einem möglichst frühen Zeitpunkt erwerben. Ein Beispiel wäre das Wort *Maus*. Innerhalb der Stunde dreht sich alles um dieses Wort. Das Kind wird durch Spielregeln ständig dazu angehalten, das Wort konsequent und korrekt zu produzieren. Innerhalb der Stunde wird nur dieses eine Wort korrigiert. Die Hausaufgaben enthalten auch dieses Zielwort. Die Eltern werden angeleitet, dieses Wort in der Übung korrekt zu fordern, aber ansonsten nicht zu korrigieren.

Wie zuvor dargestellt wird der Erfolg des Therapieprogramms mit Hilfe des 25-Wörter-Tests (siehe Kapitel 4.2.2, S. 144) ca. alle 10 Stunden überprüft. Sollte der Wortschatz des Kindes für den Test nicht ausreichen, wird ein Test speziell für dieses Kind konstruiert, der Wörter seines Wortschatzes enthält. Sobald eine Inkonsequenzrate von weniger als 40% erreicht wird, muss für jedes Kind entschieden werden, inwieweit weitere Therapie nötig ist. In den meisten Fällen wird eine Mischung aus Phonologischer Therapie unter besonderer Berücksichtigung des Arbeitsgedächtnisses angeschlossen werden müssen. Diese Therapieform ist noch in der ersten Erprobungsphase, sodass zurzeit keine anleitenden Aussagen gemacht werden können. Das größte Problem der weiterführenden Therapie ergibt sich allerdings aus den sehr schlechten Eigenkontrollfähigkeiten des Kindes, was seinen Output betrifft. Da die Kinder an sich kein Problem der Phonemdifferenzierung haben, können Kontrollmechanismen wie Lautgebärden eine zusätzliche Unterstützung sein. Aufgrund der mangelnden Eigenkontrolle ist die Therapie sehr langwierig, aber nicht erfolglos.

Kapitel 9 Psychodynamische und interaktive Aspekte der Therapie

Einleitung

Der Erfolg einer logopädischen Behandlung ist nicht nur abhängig von der Auswahl der korrekten Therapiemethode, sondern auch von weiteren Faktoren wie zum Beispiel dem Kontakt zwischen Therapeut und Kind, der Einstellung des Kindes und der Eltern zur Therapie, deren Unterstützung und der psychosozialen Situation des Kindes oder der gesamten Familie. Es liegt daher manchmal nicht in der Hand des Therapeuten, ob eine Therapie erfolgreich verläuft oder nicht. Im folgenden Kapitel sollen einige Punkte angesprochen werden, die eine erfolgreiche Behandlung behindern oder sogar verhindern können. In einigen Fällen muss überlegt werden, ob es überhaupt die Aufgabe eines Logopäden sein kann, diese Faktoren zu verändern oder ob zu dem gewählten Zeitpunkt eine Therapie nicht sinnvoll ist und die Aufgabe des Therapeuten nur darin liegt, dies mit den Eltern zu klären und gemeinsam zu überlegen, wer für die Lösung besser geeignet wäre (Erziehungsberatungsstelle, Psychologe etc.).

9.1 Faktoren, die die Therapie negativ beeinflussen können

In Kapitel 7 wurden drei Faktoren genannt, die laut Howell & Dean (1995) als Grundvoraussetzungen für (Phonologische) Therapie gelten sollten. Wenn man davon ausgeht, dass diese drei Voraussetzungen erfüllt sein müssen, damit eine erfolgreiche Therapie stattfinden kann, dann könnte es theoretisch möglich sein, dass sich der Therapieerfolg nicht wie erwartet einstellt, wenn die Voraussetzungen nicht eingehalten werden.

1. Wissen, dass Veränderung notwendig ist.
2. Wissen, dass man verändern kann.
3. Information darüber, wie verändert werden kann.

9.1.1 Wissen, dass Veränderung notwendig (profitabel) ist

Wie schon auf Seite 246f besprochen, bedeutet diese Voraussetzung, dass ein gesundes Maß an Wissen darüber, dass überhaupt ein Problem vorliegt, notwendig ist. Nur wer sich eines Problems bewusst ist und in der Lösung des Problems etwas Positives sieht, wird ein Interesse haben, das Problem zu lösen. Folgende Probleme können auftreten:

- Das Kind hat kein Störungsbewusstsein, es fühlt sich immer verstanden, wird immer gedolmetscht und erhält dadurch einen besonderen Abhängigkeitsstatus oder es stört sich nicht daran, wenn es nicht verstanden wird (selten).
- Das Kind gewinnt etwas mit seiner Störung: Es wird für jede Therapiestunde deutlich belohnt (Süßigkeiten, Spielzeug etc.).
- Das Kind gewinnt an Macht durch seine Störung: Eltern sind aufgrund ihrer Sorge erpressbar.

Fallbeispiel: Hannes

Hannes wurde mit 4;0 Jahren wegen einer Aussprachestörung vorgestellt. Er zeigte eine Konsequente Phonologische Störung, die seine Verständlichkeit deutlich einschränkte. Innerhalb der Familie wurde er verstanden, aber im Kindergarten kaum und von Fremden nur schlecht. Seine Mutter war sehr in Sorge, Hannes zeigte allerdings keinerlei Störungsbewusstsein und kommunizierte munter. Vor Beginn jeder Therapiestunde fanden Absprachen zwischen Hannes und seiner Mutter hinsichtlich der von ihr mitzubringenden Süßigkeiten und Spielzeuge statt. Es handelte sich dabei immer um bis zu 4 Objekte, und wenn nicht genau diese mitgebracht wurden, ließ Hannes nach der Stunde ein Wutgebrüll los. Die Wutausbrüche hatten zur Folge, dass seine Mutter genau das Gewünschte mitbrachte oder, wenn es dies nicht gab, zwei Dinge als Ersatz mitbrachte. Während der Stunden lächelte Hannes konstant, aber erfüllte keine der ihm gestellten Aufgaben. Nach 40 Stunden war keinerlei Erfolg zu verzeichnen und auf die Frage, ob er überhaupt ein Problem mit dem Sprechen habe, antwortete er mit „nein". Die Therapie wurde zum Schrecken der Mutter abgebrochen, mit dem Versprechen, dass Hannes, sobald ER wolle, sofort wiederkommen könne. Nach einem Jahr meldete sich die Mutter zur Fortsetzung der Therapie. Innerhalb von 20 Stunden war die Symptomatik beseitigt.

- Der Status, die Position innerhalb der Familie wird durch die Störung bestimmt.
- Das Kind darf durch seine Störung klein bleiben, sich der Verantwortung entziehen.

Fallbeispiel: Michael

Michael zeigte zu Beginn der Behandlung im Alter von 4;0 Jahren eine Plosivierung aller Frikative. Er wollte in den Stunden nur sprechen, wenn es um reine Kommunikation ging, die nichts mit „Ausprobieren" zu tun hatte. Während der Stunden fühlte er sich sehr wohl, suchte sich mit Freude Spiele aus und hatte offensichtlich Spaß. Jegliches Ausprobieren verweigerte er, obwohl er alle Ziellaute isoliert produzieren konnte. Vor jeder Stunde allerdings konnte er nicht in den Raum kommen, da er noch mit Mama kuscheln musste. Mama trug ihn anschließend in den Raum und blieb so lange, bis er ihr zuzwinkerte, ein Zeichen, dass sie jetzt gehen dürfe. Öfters fragte sie: „Mein kleiner Hase, kannst du jetzt mal zwinkern?", was er mit einem grinsenden Kopfschütteln beantwortete, sodass sie meist erst nach 15 Minuten gehen konnte. Nach 20 Stunden gab es innerhalb der rezeptiven Therapiephase I nichts mehr, was Michael nicht hervorragend bewältigen konnte. Da er sich weiterhin weigerte, etwas auszuprobieren, wurde die Therapie beendet. Nach drei Monaten Pause kam Michael zurück und beherrschte alle Phoneme in der Spontansprache. Seine Mutter reagierte auf mein Lob mit, ja, jetzt ist Michael auch groß.

9.1.2 Wissen, dass man verändern kann

Eine der ersten Aufgaben des Therapeuten ist es, dem Kind zu vermitteln, dass es eine Lösung für sein Sprachproblem gibt, dass er das Kind ernst nimmt und dass er weiß, wie die Lösung funktioniert. Es gibt allerdings Situationen, die diesen Prozess der Vertrauensbildung behindern können. Es kann passieren, dass der Therapeut keinen guten Kontakt zu dem Kind aufbauen konnte. Dies geschieht zum Beispiel, wenn der Therapeut nicht gut mit dem Kind oder wenn das Kind nicht gut mit dem Therapeuten zurechtkommt. Da sich nicht alle Menschen mögen, ist in einem solchen Fall zu überlegen, ob es nicht sinnvoll sein könnte, einen Therapeutenwechsel vorzunehmen. Manchmal hat allerdings auch der Therapeut dem Kind zu wenig Zeit gegeben, Vertrauen zu entwickeln. Gerade bei Kindern mit extrem großem Störungsbewusstsein ist es nicht immer sinnvoll, eine Standarddiagnostik durchzuführen (z.B. eine Benenndiagnostik), die das Kind zwingt, seine Schwierigkeiten vor einem Fremden zu demonstrieren. Eventuell ist es sinnvoll, auf eine genaue Diagnostik in den ersten Stunden zu verzichten.

Fallbeispiel: Annika (siehe Seite 240; 252)

Annika kam mit 4;0 Jahren zur Diagnostik, da sie fast unverständlich war. Schon auf dem Gang begann sie zu weinen und konnte es kaum glauben, als sie merkte, dass sie während der Stunde nicht sprechen musste. Sie entschied sich non-verbal für ein Eisenbahnspiel und spielte die ganze Stunde stumm. Zu Beginn der zweiten Stunde weinte sie wieder, zeigte dann aber wieder auf die Eisenbahn und begann im Spiel nach einiger Zeit sich zu unterhalten und ihre Handlungen zu kommentieren. Ein Befund wurde erhoben, indem eine Kassettenaufnahme ihrer Antworten auf die Frage, was sie denn aufladen wolle (Lottino-Karten), den Tisch oder den Vogel, festhielt. Auch in den weiteren 20 Therapiestunden war Annika zwar bereit, verbal zu kommunizieren, aber sie probierte nichts aus, dessen sie sich noch nicht sicher war. Nur einmal war sie zu Beginn der Therapie bereit, alle Phone zu imitieren. Sie konnte keines der von ihr substituierten Phoneme (11 Stück) bilden. Nach der ersten Therapiephase (22 Stunden), in der ausschließlich rezeptiv gearbeitet wurde, beherrschte sie alle Frikative zu 100% in der Spontansprache und die Alveolare /d t n/ zu ca. 70%.

9.1.3 Information darüber, wie verändert werden kann

Dieser Unterpunkt bezieht sich direkt auf das therapeutische Handeln, also auf die Diagnostik und die Auswahl des Therapieprogramms. Folgende Fehlerquellen können umgangen werden:

- Der Therapeut hat keine genaue Differenzialdiagnostik zu Beginn der Therapie durchgeführt und eine Störungsart angenommen, die nicht vorliegt: Z.B. hat er keinen Inkonsequenztest durchgeführt und ein phonologisches Therapieprogramm bei einem inkonsequenten Kind durchgeführt. Es ist im Nachhinein nie möglich zu entscheiden, ob zu Beginn eine Inkonsequente oder Konsequente Störung vorgelegen hat, da auch Therapie eine Inkonsequenz beim Kind hervorrufen kann: Das Kind hat Dinge ansatzweise verstanden, wendet sie aber nicht konstant an oder übergeneralisiert.

- Der Therapeut hat nicht intensiv genug auf der rezeptiven Ebene gearbeitet, insbesondere hat er die Ebene der Pseudowörter vernachlässigt.
- Der Therapeut hat die Hierarchie der Arbeitsschritte nicht eingehalten.

9.2 Elternarbeit

Logopäden/Sprachtherapeuten haben sehr unterschiedliche Auffassungen über die Rolle der Eltern innerhalb der Therapie. Das Spektrum ist weit und reicht von dem Ziel, die Eltern als Co-Therapeuten zu sehen, bis zum völligen Ausschluss der Eltern aus der Therapie. Inwieweit Eltern mit einbezogen werden sollten und können, ist sicherlich immer von der Art der Therapie und der Störung an sich und von den Möglichkeiten der Eltern abhängig. Für Kinder mit Aussprachestörungen werden beide Extreme (Co-Therapeuten-Ausschluss) nicht für sinnvoll befunden: Eltern sind Eltern und damit so wenig Therapeuten, wie sie Lehrer sind. Eltern sind aber die Erziehungsberechtigten und -verpflichteten Personen und haben somit die Pflicht, das Kind zu unterstützen und zu fördern. Das bedeutet für die Therapie von Aussprachestörungen, dass Eltern immer genau über die Problematik und die Therapie informiert und aufgeklärt sein sollten und sie sollten die Therapie, wenn möglich, durch gezielte Hausaufgaben unterstützen. Das Kapitel Elternarbeit hat daher zum Ziel, einen Überblick über Information, Beratung und Anleitung von Eltern zu verschiedenen Zeitpunkten der Behandlung von Aussprachestörungen zu geben. Diese Zusammenstellung beruht ausschließlich auf langjähriger therapeutischer Erfahrung und kann nur eine Empfehlung oder eine Anregung sein. Das Kapitel Elternarbeit unterscheidet zwischen den vier Ebenen Diagnostik, Therapie und Behandlungsabschluss und der Diagnostik und Beratung von Eltern bilingualer Kinder. Die Überlegungen zur Elternarbeit während der Therapie geben Anregungen zu einigen Problemen, die unter 8.2 angesprochen wurden.

9.2.1 Diagnostik

Eine Diagnostik wird von allen Einrichtungen durchgeführt, in denen Logopäden arbeiten. In manchen Fällen ist es die Aufgabe der Logopäden ausschließlich Diagnostik und Beratung von Patienten durchzuführen, in

anderen Fällen schließt sich direkt eine Therapie an. Einige Praxen führen eine Diagnostik durch, sobald sich ein Patient anmeldet, um einschätzen zu können, um welche Störung es sich handelt und wie schwerwiegend diese ist. Anschließend wird das Kind in die Warteliste der Praxis eingetragen. Dieses Verfahren erscheint unter dem Gesichtspunkt sehr sinnvoll, dass einige Patienten dringender versorgt werden sollten als andere, abhängig von Art und Schweregrad der Störung (siehe Kapitel 6).
Auch wenn sich nicht immer eine Behandlung an die erste Diagnostikstunde anschließen kann, ist es sinnvoll, die Eltern zumindest insoweit über die Problematik zu informieren, dass sie ein grobes Verständnis für diese entwickeln können und eventuelle Verhaltensweisen, die einen negativen Einfluss auf die Störung bewirken könnten, reduzieren können. Folgende Hinweise bei einer Erstdiagnostik sind empfehlenswert, wenn bei einem Kind eine Konsequente oder Inkonsequente Phonologische Störung festgestellt wird:
Es ist möglich, in vereinfachter Weise Eltern das Sprechverarbeitungsmodell nach Stackhouse & Wells (1997) zu erklären. Der Vergleich des Sprechverarbeitungsvorgangs mit einem Computer kann hier hilfreich sein: Der Computer besteht aus verschiedenen Bausteinen, die alle zusammenarbeiten müssen, wenn er funktionieren soll: Tastatur, Kabel, Festplatte, Kabel, Bildschirm. Bei einer Konsequenten Phonologischen Störung sind das Kabel zur Festplatte und die Speicherkapazität der Festplatte gestört. Deswegen erscheinen auf dem Bildschirm nicht die eingegebenen Zeichen. Das bedeutet aber nicht, dass der Bildschirm kaputt ist, sondern dass man direkt an der Kabelstörung und der Festplatte arbeiten muss. Wenn man sich vorstellt, dass der Mund des Kindes der Bildschirm ist und das Keyboard das Ohr, dann kann es nicht sinnvoll sein, bei einer Kabelstörung zwischen Ohr und Gehirn am Mund zu arbeiten, das bedeutet am Sprechen selbst. Aus dieser Erklärung ergibt sich folgender Hinweis: Eltern sollten ihr Kind nicht auffordern, korrekt nachzusprechen. Da ein Kind, das nicht richtig wahrnehmen kann und daher auch nicht sauber abspeichern kann, folglich auch nicht korrekt nachsprechen kann, hilft ihm das Nachsprechen nicht. Es erklärt auch, warum rezeptive Therapie stattfinden wird: Erst was korrekt wahrgenommen wird, kann verstanden werden, kann nachher im Sprechen umgesetzt werden.
Bei der Inkonsequenten Störung kann sich das Kind die Menge und die Abfolge des Gehörten nicht korrekt merken. Es liegt ein Problem der „Festplatte“ vor. Auch hier helfen das Korrigieren und die Bitte nach korrektem Nachsprechen in der Regel nicht, sondern sie schaden eher der Beziehung Eltern – Kind, da das Kind frustriert auf seine ständigen erfolglosen Versuche reagiert.

Es ist sinnvoll, eine ***Intervalltherapie*** von vornherein anzukündigen. Sie kann damit begründet werden, dass das Kind Zeit braucht, um das Gelernte zu verarbeiten und umzusetzen, ebenso wie Erwachsene nach einem Seminar zur beruflichen Weiterbildung erst einmal versuchen wollen, das Gelernte anzuwenden, bevor sie etwas Neues lernen. Des Weiteren sollte die Therapie ***2x wöchentlich*** stattfinden, damit sie für das Kind so effektiv wie möglich ist. Auch die Notwendigkeit von ***Hausaufgaben*** sollte angekündigt und begründet werden: Es wird regelmäßige Hausaufgaben geben, mit denen die Eltern die Therapie unterstützen können (Vokabeln lernt man auch nicht nur 1-2x in der Woche). Wenn Hausaufgaben nicht gemacht werden, zieht sich die Therapie unnötig in die Länge, was nicht nur schlecht für das Kind ist, sondern auch für andere Kinder, die auf einen Therapieplatz warten. Eine letzte Ankündigung, mit denen man sich als Therapeut viele Diskussionen erspart, ist der Hinweis, dass Eltern spätestens nach der zweiten Stunde nicht mit im Raum sein werden und dass sie dies mit ihren Kindern zu Hause besprechen sollen.

9.2.2 Während der Therapie

Während der Therapie kann es zu verschiedenen ***Konfliktpunkten*** kommen. ***Frühzeitige Elterngespräche*** (auch eventuell ohne Kind) können verhindern, dass uneffektive Therapie stattfindet und dass sich Unzufriedenheit beim Therapeuten anstaut.

Eltern machen keine Hausaufgaben

Wenn man merkt, dass keine Hausaufgaben gemacht werden, was kleinere Kinder ohne Hemmungen bestätigen, lohnt es sich, einen ***tabellarischen Wochenplan*** mitzugeben, bei dem das Kind nach jeder erledigten Aufgabe in das entsprechende Feld einen Stern etc. malen darf. Meist hilft dieser Plan, aber wenn das nicht der Fall sein sollte, ist ein ***Elterngespräch*** über die Gründe und über mangelnde Effektivität der Therapie sinnvoll. Während des Gesprächs ist es sinnvoll, folgende Gedanken als Hilfestellungen anzubieten (siehe auch Wendland, 2002):

- Hausaufgaben sollten möglichst zu einem konstanten Termin, mit immer derselben Person und wenn möglich an einem festgelegten Ort durchgeführt werden. Vielleicht können sie an schon bestehende Gewohnheiten angeknüpft werden.

- Es sollte überlegt werden, wer im Haushalt in der Lage ist, regelmäßig mit dem Kind zu arbeiten und welche Form der Arbeitsanleitung für diese Person am sinnvollsten ist (z.B. schriftlich, mündlich).
- Hausaufgaben sollten in einer ruhigen Umgebung durchgeführt werden. Das bedeutet Geräuschquellen wie Radio und Fernseher sollten ausgeschaltet sein und Geschwisterkinder sollten sich nicht störend einmischen können. Dies schafft auch die besondere Situation „diese Person hat jetzt nur für mich Zeit“, was wiederum ein Anreiz zum Üben sein kann.
- Man sollte den Eltern ein klares Zeitmaß für die Länge der Übung mitgeben, z.B. nur dieses eine Spiel einmal pro Tag spielen, oder die Übung sollte maximal 5-10 Minuten dauern. Für Kinder ist es oft eine Hilfe, wenn mittels eines Küchenweckers die Zeit klar festgelegt ist.
- Es sollte den Eltern vermittelt werden, dass ihr aktives Zutun es dem Kind erleichtert, das Gelernte in seinem Alltag umzusetzen und zu verstehen, dass das Gelernte eine Relevanz für den Alltag und nicht nur für die Therapiesituation hat.

Das Kind will nicht mit den Eltern üben

Ein kurzes gemeinsames Gespräch mit den Eltern und dem Kind darüber, dass diese Hausaufgaben notwendig sind, ist sinnvoll (ruhig sich vom Kind ein Versprechen geben lassen/einen Vertrag mit dem Kind abschließen und Hausaufgaben durch Küchenwecker auf 5-10 Min. täglich begrenzen). Den meisten Kindern leuchtet ein, dass es wie in der Schule ist, wo Kinder auch mit den Eltern Hausaufgaben machen müssen, oder dass nur das regelmäßige Training, wie beim Sport oder beim Lernen eines Instruments, erfolgreich ist.

Kind will nicht alleine in den Raum

In einem kurzen Elterngespräch lässt sich besprechen, warum es nicht notwendig ist, dass die Eltern mit im Raum sind und dass die Eltern dies mit dem Kind zu Hause klären sollen. Da die meisten Kinder auch alleine in den Kindergarten gehen, gibt es eigentlich keinen Grund, warum dies nach einer Kennenlernphase nicht möglich sein sollte. Sollte sich die Trennung doch als schwierig erweisen, sollte gemeinsam überlegt werden, ob dies auch in anderen Situationen so war oder ist, ob es einen besonderen Grund dafür gibt und wie das Problem bislang am besten gelöst wurde.

Kind flüstert nur

In diesem Fall sollte ein Elterngespräch stattfinden (ohne das Kind), um zu klären, wann und – wenn möglich – warum das Kind flüstert. Flüstert das Kind nur in der Therapie, stellt sich die Frage, ob sich das Kind wohlfühlt, ob es gerne kommt und wenn ja, was es mit dem Flüstern bezweckt. Vielleicht ist es möglich, dass die Eltern zu Hause mit dem Kind klären, warum es flüstert und ob sich dies abstellen lässt. Wenn das Kind allerdings in jeglicher Kommunikation flüstert, stellt sich die Frage, ob nicht andere Fachleute zunächst einmal bei diesem Kommunikationsproblem unterstützend tätig sein sollten, bevor logopädisch gearbeitet wird. Dies kann nur gemeinsam mit den Eltern überlegt werden.

Kind will nichts ausprobieren

Während Phase I der Therapie muss ein Kind nichts ausprobieren, es kann schweigen, wenn es will. Während der weiteren Phasen ist das Ausprobieren notwendiger Bestandteil der Therapie. Sollte das Kind sich immer noch weigern, muss in einem Gespräch mit den Eltern und eventuell dem Kind geklärt werden, was der Grund dafür sein könnte und ob das Kind bereit wäre, es doch einmal zu probieren. Eventuell ist es sinnvoll, dass die Eltern dies zu Hause mit dem Kind besprechen, um das Kind nicht vor dem Therapeuten unter Druck zu setzen. In anderen Fällen kann es sinnvoller sein, dass der Therapeut versucht, dies alleine mit dem Kind zu besprechen. Dies gilt besonders dann, wenn der Druck auf Erfolg und auf „richtiges" Sprechen zu Hause sehr hoch ist. Wenn das Kind sich nicht umstimmen lässt, wird die Therapie abgebrochen und nach einer Pause von drei Monaten wieder aufgenommen. Dabei läuft die Therapie zunächst als Versuch an und beginnt mit einem Eltern-Kind-Gespräch.

Eltern belohnen ihr Kind übermäßig für die Therapie

Die meisten Eltern bringen ihren Kindern vom Einkaufen ein Brötchen oder Ähnliches mit. Sollte aber die Belohnung übermäßig ausfallen, ist es sinnvoll, mit den Eltern zu besprechen, dass sie damit eventuell sogar der Therapie schaden, da das Kind um der Belohnung willen sein Problem aufrecht erhalten könnte. Außerdem ist es wichtig, Eltern darauf hinzuweisen, dass sie keine Versprechungen machen sollten, die sie nicht einhalten können. Im Fall des Nichteinhaltens kann dies vom Kind negativ mit der logopädischen Behandlung gekoppelt werden.

9.2.3 Zum Abschluss der Therapie

Zum Abschluss der Therapie ist es sinnvoll, Eltern darauf hinzuweisen, dass ein bestimmter Anteil der Kinder, die die Probleme ihres Kindes zeigen, eine Legasthenie entwickeln. Es ist wichtig, die Eltern über dieses Risiko aufzuklären und sie zu bitten, sich sofort nach dem ersten Schulhalbjahr wieder in der Praxis zu melden, wenn es Probleme beim Lesen und Schreiben lernen gibt. Da die Eltern zu diesem Zeitpunkt erleichtert darüber sind, dass die Aussprachestörung ihres Kindes behoben werden konnte, haben sie das Vertrauen in den Therapeuten, dass er weiß, wie man mit Lese-Rechtschreibproblemen umgehen kann. Sie sind wesentlich gelassener, wenn wirklich Probleme im ersten Schuljahr auftreten. Im ersten Schuljahr ist das Arbeiten mit den Kindern für den Therapeuten noch einfacher, da das Schreiben noch nicht zu sehr problematisiert ist und sich alle Kinder, im Gegensatz zum dritten Schuljahr, noch im Lernprozess befinden.

9.2.4 Diagnostik und Beratung bei bilingualen Kindern

Kinder, die mit zwei oder mehr Sprachen aufwachsen, haben zwei phonologische Systeme, für jede Sprache ein eigenes. Kinder, die eine Phonologische Verzögerung oder Störung zeigen, zeigen diese in der Regel in beiden Sprachen, wobei man zum Teil identische Prozesse in beiden Sprachen findet, aber auch Prozesse, die sich nicht gleichen. Zusätzlich können die gleichen Laute betroffen sein, aber auch unterschiedliche. Kinder, die bilingual aufwachsen, zeigen manchmal phonologische Prozesse, die im Deutschen an sich unphysiologisch wären, die aber durch den Erwerb zweier phonologischer Systeme zu erklären sind. In diesem Fall ist nicht immer eindeutig feststellbar, ob es sich um eine Verzögerung oder Störung handelt. Daher ist es wichtig, während der Diagnostik Fragen über die Sprachentwicklung in beiden Sprachen zu stellen. Eigentlich wäre es zusätzlich auch notwendig, eine phonologische Prozessanalyse der Zweitsprache durchzuführen. Diese Ergebnisse müssten dann mit Normdaten dieser Sprache abgeglichen werden. Drei Probleme ergeben sich daraus:

- Die Kommunikation mit den Eltern kann sich aufgrund mangelnder Deutschkenntnisse als sehr schwierig herausstellen.
- Therapeuten sind meist nur in der Lage, die Diagnostik in ihrer eigenen Muttersprache durchzuführen.

- Es gibt so gut wie keine Normdaten zu den meisten Sprachen, sodass auch ein Literaturstudium nicht notwendigerweise die gewünschten Normdaten bieten kann.

Diese Probleme lassen sich zwar nur in den seltensten Fällen lösen, aber es gibt ein paar Hinweise, die man beachten kann.

Fragen zur Diagnostik

- Seit wann spricht das Kind welche Sprache, mit wem und wann?
- Hat das Kind gelallt und konnte man die Laute erkennen, die das Kind gelallt hat, oder hörte es sich nur nach einem unverständlichen Brei an?
- Was waren die ersten Wörter des Kindes in beiden Sprachen und wie hat es diese ausgesprochen?
- Wie heißen die Wörter z.B. Mama, Papa, Oma, Opa, Auto und Ball in der zweiten Sprache und wie heißen die Geschwister? Wie spricht das Kind diese Wörter aus?
- Klingt das Sprechen des Kindes in der zweiten Sprache so wie bei anderen gleichaltrigen Kindern?
- Ist das Kind für andere Sprecher (nicht Familie) der zweiten Sprache verständlich?
- Wie ist der Satzbau in der anderen Sprache?

Nach der deutschsprachigen Diagnostik

Der Therapeut nennt den Eltern alle Laute, die das Kind im Deutschen ersetzt oder auslässt, und bittet die Eltern zu überlegen, ob es diese Laute in ihrer Sprache gibt. Wenn ja, sollen die Eltern eine Liste von Wörtern aufstellen, die diese Laute in allen Wortpositionen (wenn möglich) beinhalten. Der Therapeut bittet die Eltern, diese Wörter schriftlich vorzulegen und sie dann dem Kind vorzusprechen. Das Kind soll die Wörter nachsprechen, der Therapeut notiert, wie das Kind mit den Ziellauten in der zweiten Sprache umgeht. Zeigt das Kind einen Wortpositionsprozess, so achtet der Therapeut bei einer Liste von Wörtern auf die Realisation dieser Wortposition in der zweiten Sprache.

Beratung der Eltern

Je nachdem, welche Störung beim Kind diagnostiziert wird, ergeben sich unterschiedliche Konsequenzen für den Therapieerfolg in den verschiedenen Sprachen des Kindes. Zum Teil lassen sich Übertragungseffekte auf die anderen Sprachen feststellen, teilweise aber auch nicht. Dies ist bedingt durch die verschiedenen möglichen Störungsebenen. Bei einer Phonologischen

Verzögerung treten in der Regel Generalisierungsprozesse auf die andere Sprache ein, da keine spezifische Störungsebene vorliegt, somit nur die Entwicklung wieder ins Rollen gebracht werden muss. Bei einer Konsequenten Phonologischen Störung treten in der Regel keine Generalisierungsprozesse auf die zweite Sprache ein, sodass diese Sprache gesondert behandelt werden muss, was oft nicht möglich ist. Dies hat damit zu tun, dass hier fehlende phonologische Kontraste erarbeitet werden müssen, die zu einem bestimmten Grad sprachspezifisch sind und in einem bedeutungstragenden Kontext erarbeitet werden müssen. Das heißt, es müssen nach erfolgreichem Training der Kontraste diese genutzt werden, um die sprachspezifische phonologische Repräsentation von Wörtern zu verändern. Über die möglichen Übertragungseffekte bei einer Inkonsequenten Phonologischen Störung kann zu diesem Zeitpunkt noch nichts ausgesagt werden.

9.3 Zusammenfassung

Die psychosozialen Probleme, auf die man in der logopädischen Therapie stoßen kann, sind vielseitig und beeinflussen manche Therapie schwerwiegend. Das vorliegende Kapitel hatte zum Ziel, einige der Probleme, die auftreten können, zu skizzieren und Ideen zu einem möglichen Umgang mit ihnen anzubieten. Dieser Teil der logopädischen Arbeit ist allerdings immer deutlich geprägt von der Persönlichkeit und der Aus- und Weiterbildung eines jeden Therapeuten. Deswegen können die hier besprochenen Ansätze nur als Vorschläge gesehen werden. Es sollte aber deutlich werden, dass es sinnvoll ist, auch im Gebiet der Aussprachestörungen nicht auf eine intensive Elternarbeit zu verzichten.

Schlusswort

Vor ca. 30 Jahren begann sich das Interesse der Forscher aus Linguistik, Phonetik, Logopädie und Psychologie auf den Prozess des regelrechten und des gestörten Erwerbs des kindlichen phonologischen Systems zu richten. Ziel war und ist, zu verstehen, wie Kinder das Sprechen erwerben und vor allem, was passiert, wenn Kinder von dem normalen Erwerbsprozess abweichen. Während der vielen Jahre Forschung wurden verschiedenste Theorien darüber aufgestellt, was den Sprecherwerb auslöst und was nötig ist, damit es vom gehörten zum gesprochenen Wort kommen kann. Der Interdisziplinarität der Forscher ist es zu verdanken, dass das kindliche Sprechen immer wieder aus verschiedenen Blickwinkeln betrachtet wurde. So haben wir heute aus vielen kleinen Puzzleteilen neuen Wissens ein deutlich klareres Bild über den regelrechten Sprecherwerb von Kindern mit Aussprachestörungen gewonnen. Dennoch gibt es noch kein abschließendes Ergebnis und so wird auch dieses Buch immer wieder verändert, korrigiert und ergänzt werden müssen.

Selbst wenn wir eines Tages den Prozess des Sprechens wirklich verstanden haben sollten, so kommt doch mit jedem Kind, das uns in der logopädischen Praxis vorgestellt wird, eine eigene Persönlichkeit mit einer individuellen Symptomatik und individuellen Kompetenzen zu uns. Jedes Kind mit einer Aussprachestörung fordert uns erneut heraus, es mit allen seinen Fähigkeiten, Problemen und mit seinem Umfeld genau zu betrachten und einen gemeinsamen Weg der Lösung zu finden. Ich danke noch einmal allen Kindern, Eltern, Therapeuten und all meinen anderen Lehrern, die dieses Buch möglich gemacht haben, und wünsche allen Therapeuten viel Mut bei neuen Wegen und ganz viel Spaß und Erfolg bei der Arbeit mit Kindern mit Aussprachestörungen.

Anhänge

Anhang I-A

Itemliste des Benenntests der PLAKSS*

Wort	Laut
Mond	[m]
Eimer	[m]
Baum	[m]
Ball	[b]
Gabel	[b]
Blume	[bl]
Brille	[bʁ]
Brief	[bʁ]
Pilz	[p]
Wippe	[p]
Korb	[p]
Pferd	[pf]
Apfel	[pf]
Topf	[pf]
Pflaster	[pfl]
Vogel	[f]
Marienkäfer	[f]
Schiff	[f]
Flasche	[fl]
Frosch	[fʁ]
Wurst	[v]
Löwe	[v]
Lampe	[l]
Teller	[l]
Ball	[l]
Nuss	[n]
Kanne	[n]
Telefon	[n]
Dusche	[d]
Feder	[d]
Rad	[t]
Drachen	[dʁ]
Tasse	[t]
Auto	[t]
Bett	[t]
Traktor	[tʁ]
Zitrone	[tʁ]
Jäger	[j]
Eichhörnchen	[ç]
Milch	[ç]
Taucher	[x]
Buch	[x]
Roller	[ʁ]
Schere	[ʁ]
Gießkanne	[g]
Nagel	[g]
Berg	[k,ç]
Glas	[gl]
Gras	[gʁ]
grün	[gʁ]
Schlange	[ŋ]
Anker	[ŋk]
Kuh	[k]
Jacke	[k]
Sack	[k]
Kleid	[k]
Krokodil	[kʁ]
Knopf	[kn]
Quak	[kv]
Sonne	[z]
Hase	[h], [z]
Haus	[s]
Hexe	[ks]
Zwerg	[tsv]
Zange	[ts]
Katze	[ts]
Pilz	[ts]
Schuh	[ʃ]
Tasche	[ʃ]
Fisch	[ʃ]
Schlüssel	[ʃl]
Schmetterling	[ʃm]
Schnecke	[ʃn]
Schrank	[ʃʁ]
Schwein	[ʃv]
Spinne	[ʃp]
Spritze	[ʃpʁ]
Stuhl	[ʃt]
Kiste	[st]
Nest	[st]
Strumpf	[ʃtʁ]
Rutsche	[tʃ]
Fenster	[nst]
Heizung	[ŋ]
Gespenst	[ʃp], [nst]
Schornstein	[nʃt]
Zebra	[bʁ]
Bild	[lt]
Punkt	[ŋkt]
Bank	[ŋk]
Arzt	[tst]
Hund	[nt]
Gitarre	
Hund	
Erdbeere	
kaputt	
Unfall	
Elefant	
springt	
Tiger	

* Diese Listen entsprechen nicht den Wortlisten des PLAKSS-II (Fox-Boyer, 2014b)

Anhang I-B

Itemliste des 25-Wörter-Tests der PLAKSS*

Trecker	Marienkäfer	Elefant	Krokodil	Schiff
Flasche	Eichhörnchen	Schwein	Gespenst	Zwerg
Fisch	Strumpf	springt	Brief	kaputt
Unfall	Rutsche	Schlüssel	Drachen	Glas
Knöpfe	Gitarre	Spritze	Frosch	Tiger

* Diese Listen entsprechen nicht den Wortlisten des PLAKSS-II (Fox-Boyer, 2014b)

Anhang II

Anamnesebogen

Name	______________________	**Datum**	______________________
Geb.Datum	______________________	**Prüfer**	______________________
Alter	______________________	**Ort**	______________________

Grund der Anmeldung ____

____

____

Wann aufgefallen **Wem**

Schwangerschaft	normal ❑	______________________
Geburt	normal ❑	______________________

Orofazial

Stillen	J ❑ N ❑	Zeit ________	**Saugen**	gut ❑	Probleme ❑
Schnuller	J ❑ N ❑	Zeit ________	**Daumen**	J ❑ N ❑	Zeit ________
Flasche	J ❑ N ❑	Zeit ________	**Mundschluss**	J ❑ N ❑	wechselnd ❑
Essen	gut ❑	Probleme ❑	nicht kauen ❑		
Zähne	gut ❑	Unvollständig ❑	fehlt______________________		
		Milchzähne ❑	2. Zähne ❑		
		Biß ______________________			
Missbildungen	ja ❑	______________________			

Motorik

Krabbeln	J ❑ N ❑	Probleme ❑	**Laufen**	_______	
Gleichgewicht	gut ❑	Probleme ❑	**Klettern**	gut ❑	Probleme ❑
Roller	J ❑ N ❑	Probleme ❑	**Fahrrad**	J ❑ N ❑	Probleme ❑
Schwimmen	J ❑ N ❑	Probleme ❑	**Motorik**	geschickt ❑	ungeschickt ❑
KG	ja ❑ Zeit________	wo______________	warum______________		
Ergo	ja ❑ Zeit________	wo______________	warum______________		
Schneiden	J ❑ N ❑		**Malen**	gut ❑	nicht altersgemäß ❑
Puzzlen	gut ❑	nicht gut ❑	**Lego**	gut ❑	nicht gut ❑
Stifthaltung	altersgemäß ❑	**Händigkeit**	rechts ❑	links ❑	wechselnd ❑

Spielentwicklung

Blickkontakt	J ❑ N ❑	**Lieblingsspiel**______________________		
Funktionsspiel	J ❑ N ❑	______________________		
Symbolspiel	J ❑ N ❑	**Stereotypes Sprechen**	J ❑ N ❑	
Begleitet Spiel mit Sprechen	J❑ N❑	Fernsehen	Pro Tag	
Baut Szenen auf	J ❑ N ❑	Kassette	Pro Tag	
Spielt mit anderen	J ❑ N ❑	Computer	Pro Tag	

Sprachentwicklung

Lallen J ❑ N ❑ Laute verständlich? J ❑ N ❑ undeutlich ❑

Erste Wörter ______________ **Echolalie** J ❑ N ❑

Artikulation gut ❑ undeutlich ❑ fehlende Laute ________________________

Wortschatz gut ❑ eingeschränkt ❑ **WFS** ❑

Grammatik **Satzbau** gut ❑ auffällig ❑ **Zeiten** gut ❑ auffällig ❑

Geschichten erzählen möglich ❑ nicht mögl. ❑ **SV** gut ❑ mangelhaft ❑

Sprache

Monolingual ❑ **Bilingual** ❑ 1. ____________________ 2. ________________________

wo ____________________ wo ________________________

Sprachstör. in Familie? J ❑ N ❑ wer ______________________ was ________________________

______________________ ________________________

LRS in Familie J ❑ N ❑ wer

Hören

Hören gut ❑ schlecht ❑ letzter Test ____________

MOE J ❑ N ❑ Anzahl ________________ Alter ____________

Röhrchen J ❑ N ❑ wann ________________

Polypen OP J ❑ N ❑ wann ________________

Mandel OP J ❑ N ❑ wann ________________

Schnarchen J ❑ N ❑

oft HNO- Erkr. J ❑ N ❑ was __________________

Allergien J ❑ N ❑ was __________________

Medikamente J ❑ N ❑ was __________________

Kontakte

Geschwister ____ Zwilling ❑

Bezugspersonen ____

Tagesmutter ❑ Spielgruppe ❑ Kindergarten ❑ Hort ❑

Vorschule ❑ Schule ❑ seit/ ab wann?

Hobbys Sport ❑ Musik ❑ andere: ______________________________________

Psyche

Verhalten des Kindes bei Nicht-Verstanden-Werden: Rückzug ❑ Frustration ❑ Aggression ❑ Schweigen ❑

Konzentrationsverhalten gut ❑ sehr schnell ablenkbar ❑ sehr unruhig ❑ sprunghaft ❑

Kontaktfreudig J ❑ N ❑ **spielt gerne mit anderen Kindern** J ❑ N ❑

distanzlos ❑ abwartend ❑ interessiert ❑ Einnässen ❑ überaktiv ❑ Ängste ❑

Schulprobleme ❑ Essstörungen ❑ Stereotypien ❑

____

Zusammenfassung des Befunds:

Anamnese Befund		
	Orofazial	auffällig ❑
	Grobmotorik	auffällig ❑
	Feinmotorik	auffällig ❑
	Sprache Familie	auffällig ❑
	Hören	auffällig ❑
	Psyche	auffällig ❑
	Einschätzung	auffällig ❑

Diagnostik Befund					
	AK	fehlende Laute ______			
		AK-Störung ❑	**Phonologische Verzögerung ❑**	**Phonologische Störung ❑**	**Inkonsequente Phonologische Störung ❑**
	Auditive Differenzierung	Laute ❑	Silben ❑	Wörter ❑	Pseudowörter ❑
	MM	oB ❑	eingeschränkt ❑	nicht durchführbar ❑	nicht geprüft ❑
	Grammatik	**Satzbau**	oB ❑	eingeschränkt ❑	______
		Verben	oB ❑	eingeschränkt ❑	______
		Präpositionen	oB ❑	eingeschränkt ❑	______
	Wortschatz	oB ❑	eingeschränkt ❑	**WFS** ❑	
	Weiteres	**Unflüssigkeiten ❑**	**Stimmstörung ❑**	sehr undeutlich ❑	**Rhinophonie ❑**
	Therapie	Warteliste ❑	sofort ❑	nicht nötig ❑	
		S – Gruppe ❑	Myo – Gruppe ❑	einzeln ❑	
	Bericht an	______			

Zeiten		
	Vormittags	Mo ❑ Di ❑ Mi ❑ Do ❑ Fr ❑
	Nachmittags	Mo ❑ Di ❑ Mi ❑ Do ❑ Fr ❑
	Flexibel	❑

Anhang III-A

Prozesse der Kinder mit Artikulationsstörung

Alter	56	58	58	62	64	65	66	67	67	67	67	71	74	75	75	75	75	76	78	80
Int	¤	¤	¤	¤	¤	¤	¤	¤	¤	¤	¤	¤	¤	¤	¤	¤	¤	¤	¤	
Lat							✶			✶									✶	✶
1 off		3		3	2		1		1	1					1	1	1			

Alter = Altersangabe in Monaten; Int = Interdentalität; Lat = Laterale Produktion von Sibilanten (→ ɬ)

¤ = Prozess noch altersgemäß ✶ = Prozess nicht altersgemäß

Anhang III-B

Prozesse der Kinder mit Phonologischer Verzögerung

Alter	Ass	RCC	TKF	TUS	VV	Plos	Son	RVS	GlEr	Daf	Vok	Met	Affr	f-θ	s-f	TK	IntK	RVA	UnD	Gl/l/	ʁ/l-j	ʁ-s	BL	Allo	VCC	ŋT/k	1 off
39	¤	¤	¤		✶																						4
40		¤	✶		✶	✶																					8
43		¤	✶				✶																				6
44					✶																						3
47	¤	¤			¤		✶	¤	✶										✶								4
47	¤				✶																						2
48		¤																									4
50	¤	¤		✶	✶																						5
50	¤	¤			✶																						5
52		¤																						✶			7
52					✶																						
53		¤	✶		✶	✶					✶																4
53					✶		¤																				1
53		¤			✶		¤				✶																4
53																											
55		✶			✶																						3
55		✶			✶	✶								✶											✶		7
55					✶		¤						✶														5
56					✶																						2
56		✶			✶																						6
58	✶				✶																						1
58					✶																						2
59		✶			✶																						9
59		✶			✶		¤																				4
59										✶																	4
62			✶																								4
62		✶																									8
62							✶																				2
63					✶																						2
63					✶		✶	✶						✶													2
63		✶	✶		✶																						7
64					✶																						5
64					✶																						1
65		✶							✶																		
65		✶			✶																✶						4
65	✶																										4
66	✶																										1
66		✶																									2
67			✶		✶																						2
67																											1
67					✶																						2
71	✶				✶		✶																				1
72					✶																						2
73	✶																										1
73	✶				✶																						3
74					✶																						
78		✶																									2
79					✶																						3
80	✶				✶																						1
80		✶																									1
81	✶																										3

Alter = Monatsangaben; Ass = Assimilation; RCC = Reduktion von Konsonantenverbindungen; TKF = Tilgung Initialer oder Finaler Konsonanten; TUS = Tilgung unbetonter Silben; VV = Vorverlagerung von Plosiven/ Sibilanten; Plos = Plosivierung; Son = Sonorierung, Entstimmung, CC-Entstimmung; RVS = Rückverlagerung von Sibilanten; GlEr = Glottale Ersetzung; Daf = Deaffrizierung; Vok l = Vokalisation von /l/; Nas = Nasalisation; Vok = Vokal Fehler; Met = Metathese; Affr = Affrizierung; f-θ = /f/→[θ]; s-f = /s/→[f]; TK = ungewöhnliche Konsonantentilgung; intK = intrusive Konsonanten; IntV = intrusive Vokale; RVA = Rückverlagerung; UnD = ungewöhnliche physiologische Prozesse; Gl/l/ = Glottale Ersetzung von /l/; ʁ/l-j = /ʁ/, /l/→[j]; ʁ-s = /ʁ/→[s]; BL = Bevorzugter Laut; Allo = Allophonischer Gebrauch von Lautklassen (z.B. Nasale, Frikative); VCC= Veränderungen von Konsonantenverbindungen; ŋT/k = /ŋ/ getilgt vor /k/; unid = unidentifizierbare Prozesse; 1 off = Anzahl von Prozessen, die nur 1-2x bei einem Kind vorkamen

¤ = Prozess noch altersgemäß ✶ = Prozess nicht altersgemäß

Anhang III-C

Prozesse der Kinder mit Konsequenter Phonologischer Störung

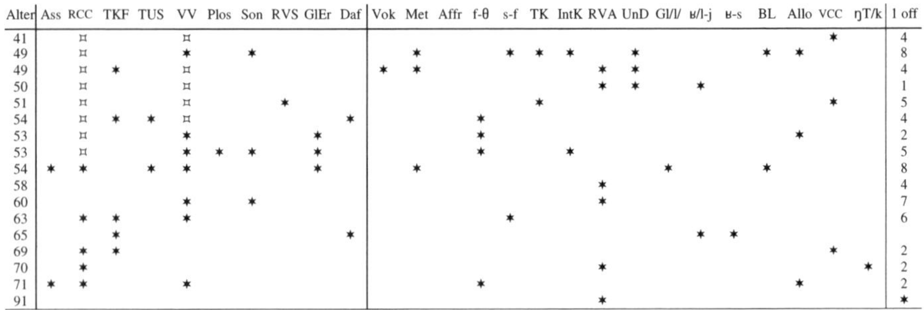

Alter	Ass	RCC	TKF	TUS	VV	Plos	Son	RVS	GlEr	Daf	Vok	Met	Affr	f-θ	s-f	TK	IntK	RVA	UnD	Gl/l/	ʁ/l-j	ʁ-s	BL	Allo	VCC	ŋT/k	1 off
41		⌑			⌑																				✶		4
49		⌑			✶		✶					✶			✶	✶	✶		✶				✶	✶			8
49		⌑	✶		⌑						✶	✶						✶	✶								4
50		⌑			⌑													✶	✶		✶						1
51		⌑			⌑			✶								✶									✶		5
54		⌑	✶	✶	⌑					✶				✶													4
53		⌑			✶				✶					✶										✶			2
53		⌑			✶	✶	✶		✶					✶			✶										5
54	✶	✶		✶	✶				✶			✶								✶			✶				8
58																		✶									4
60					✶		✶											✶									7
63		✶	✶		✶										✶												6
65			✶							✶											✶	✶					
69		✶	✶																						✶		2
70		✶																✶								✶	2
71	✶	✶			✶									✶										✶			2
91																		✶									✶

Alter = Monatsangaben; Ass = Assimilation; RCC = Reduktion von Konsonantenverbindungen; TKF = Tilgung Initialer oder Finaler Konsonanten; TUS = Tilgung unbetonter Silben; VV = Vorverlagerung von Plosiven/ Sibilanten; Plos = Plosivierung; Son = Sonorierung, Entstimmung, CC-Entstimmung; RVS = Rückverlagerung von Sibilanten; GlEr = Glottale Ersetzung; Daf = Deaffrizierung; Vok l = Vokalisation von /l/; Nas = Nasalisation; Vok = Vokal Fehler; Met = Metathese; Affr = Affrizierung; f-θ = /f/→[θ]; s-f = /s/→[f]; TK = ungewöhnliche Konsonantentilgung; intK = intrusive Konsonanten; IntV = intrusive Vokale; RVA = Rückverlagerung; UnD = ungewöhnliche physiologische Prozesse; Gl/l/ = Glottale Ersetzung von /l/; ʁ/l-j = /ʁ/, /l/→[j]; ʁ-s = /ʁ/→[s]; BL = Bevorzugter Laut; Allo = Allophonischer Gebrauch von Lautklassen (z.B. Nasale, Frikative); VCC= Veränderungen von Konsonantenverbindungen; ŋT/k = /ŋ/ getilgt vor /k/; unid = unidentifizierbare Prozesse; 1 off = Anzahl von Prozessen, die nur 1-2x bei einem Kind vorkamen

⌑ = Prozess noch altersgemäß ✶ = Prozess nicht altersgemäß

Anhang IV

Fragebogen zur Kindesentwicklung

1. Geburtsdatum des Kindes: ______________________

2. Geschlecht: M ❑ W ❑

3. Das wievielte Kind der Familie ist Ihr Kind: _______

4. Waren die Schwangerschaft/ Geburt normal? Ja ❑ Nein ❑

   Wenn nein, inwieweit?____

5. Liegen oder lagen jemals Hörprobleme vor? Ja ❑ Nein ❑

   Hatte Ihr Kind häufig Mittelohrentzündungen? Wie viele? _____ Nein ❑

   Leidet Ihr Kind häufig an anderen HNO-Erkrankungen? Ja ❑ Nein ❑

   Hat/hatte Ihr Kind jemals Paukenröhrchen? Ja ❑ Nein ❑

6. Mit wie viel Jahren begann Ihr Kind zu sprechen? __________________________

7. Liegen/lagen in Ihrer Familie Sprachstörungen vor? Ja ❑ Nein ❑
   Wer?__________________

8. Wächst Ihr Kind einsprachig auf? Ja ❑ Nein ❑

9. Hat/hatte Ihr Kind einen Schnuller? Ja ❑ wie lange?______ Nein ❑

   …eine Nuckelflasche (außer zum Füttern)? Ja ❑ wie lange?______ Nein ❑

   Nuckelt/nuckelte Ihr Kind am Daumen? Ja ❑ wie lange?______ Nein ❑

10. Welche Hand benutzt Ihr Kind? Rechts ❑ Links ❑ wechselnd ❑

11. Gibt es ansonsten irgendeine Auffälligkeit? (Zwilling, Allergiker, OPs, besond. Krankheiten…) ____

____

____

Ich bin damit einverstanden, dass diese Daten anonymisiert in der Promotion und in Publikationen von Frau Annette Fox verwendet werden.

________________________ ________________________

Unterschrift Datum

Anhang V
Spontane Veränderungen bei Kindern ohne Therapie

Kind	Sex	Alter D1	Typ	D1	D2	WL
66	m	65	Phys	VVV	VVV	4
				RCC		
				l - j		
69	w	65	Phys	Kont Ass	Kont Ass	5
				Int	Int	
7	w	66	Phys	Kont Ass		6
				Int	Int	
76	m	67	Phys	VV ʃ ç	VV ʃ ç	12
87	m	82	Phys	Kont Ass	Kont Ass	3
43a	w	42	Phys	VVV	VVV	8
				VV ʃ		
41a	m	61	Phys	VVV	VVV	3
38a	m	39	Phys	RCC	RCC	4
				KVV	KVV	
				VV ʃ ç		
				Plos	Plos	
				Glot Er /ʁ/	Glot Er /ʁ/	
				VVV	VVV	
				Int	Int	
					Lat ʃ	
45a	w	57	Phys	VVV	VVV	12
				Glot Er /ʁ/		
				RCC	RCC	
				Int	Int	
				Lat ʃ	Lat ʃ	
39a	w	48	Phys	VVV	VVV	13
				VV ʃ	VV ʃ	
44a	m	63	Phys	VVV	VVV	3
				RCC		
				VV ʃ	VV ʃ	
44a	m	58	Phys	VVV	VVV	5
				VV ʃ	VV ʃ	
48a	w	60	Phys	Kont Ass	Kont Ass	9
50a	m	69	Phys	Kont Ass	Kont Ass	13
				Int	Int	

Kind	Sex	Alter D1	Typ	D1	D2	WL
26a	m	38	Phys	RCC	RCC	5
				Glot Er /ʁ/	Glot Er /ʁ/	
					VV ʃ	
			Path	Plos	Plos	
				Deaffr	Deaffr	
				Ass	Ass	
				f - s		
				IK h		
27a	m	50	Phys	RCC		2
			Path	Ass	Ass	
				Alle Frik - X	Alle Frik - X	
				ʁ/z Anl - n	ʁ/z Anl - n	
28a	m	63	Phys	VVV		4
			Path	KVV	KVV	
				Allo Frik	Allo Frik	
				Vok	Vok	
23a	m	50	Phys	VVV	VVV	5
				RCC	RCC	
				VV ʃ ç	VV ʃ ç	
				Glot Er /ʁ/	Glot Er /ʁ/	
			Path	Vok		
				l - j	l - j	
			AK	Int	Int	
24a	m	39	Phys	VV ʃ	VV ʃ	7
				RCC	RCC	
				Deaffr	Deaffr	
			Path	TFK	TFK	
				TFKV		
				TUS	TUS	
				IK h	IK h	
				Plos	Plos	
36a	w	49	Path	v / j - l	v / j - l	4
			AK	Lat ʃ s	Lat ʃ s	
34a	w	45	Phys	Glot Er /ʁ/	Glot Er /ʁ/	4
			Path	Plos	Plos	
35a	w	39	Phys	TFK /l/	TFK /l/	4
				RCC	RCC	
				Ass		
			Path	Allo Frik	Allo Frik	
			AK	Int	Int	
				Lat	Lat	

51a	w	41	Phys	RCC		9
				Plos		
				VVV	VVV	
49a	w	67	Phys	Kont Ass	Kont Ass	13
			AK	Int	Int	
7	m	40	Phys	RCC		6
				TFK l		
				TFK	TFK	
				VVV		
				Plos	Plos	
36	m	55	Phys	VVV		16
				RCC		
			AK	Int	Int	
37	w	55	Phys	VV ʃ ç	VV ʃ ç	7
				KVV		
				VVV	VVV	
				Plos		
				RCC		
			AK	Int	Int	
9	m	43	Phys	RCC		6
				TFK l		
				Son		
				TUS		
				Glot Er /ʁ/		
25	m	52	Phys	RCC		10
			AK	Lat ʃ	Lat ʃ	
				Int	Int	
39	m	56	Phys	VVV		7
			AK	Int	Int	
48	m	59	Phys	RCC		6
				VVV	VVV	
				VV ʃ	VV ʃ	
			AK	Int	Int	
60	w	64	Phys	VVV	VVV	6
				RCC		
74	m	67	Phys	RCC	RCC	17
				VV ʃ ç	VV ʃ ç	
				Deaffr	Deaffr	
				Glot Er /ʁ/		
			AK	Int		
58	w	63	Phys	RCC		6
				RV s ç		
				VV ʃ		
				VV k CC	VV k CC	
				f-s in CC	f-s in CC	

21a	m	42	Path	RVA	RVA	8
				KVV		
16a	m	45	Phys	RCC		7
				VV ʃ ç	VV ʃ ç	
				Glot Er /ʁ/		
			Path	RVA	RVA	
			AK	Int	Int	
17a	m	53	Phys	RCC	RCC	8
			Path	IK d/t	IK d/t	
18a	m	50	Phys	VV ʃ	VV ʃ	7
				RCC	RCC	
			Path	RVA	RVA	
			AK	Int	Int	
12a	m	42	Phys	KVR	KVR	4
				Glot Er /ʁ/	Glot Er /ʁ/	
			Path	RVA	RVA	
				Frik Anl - h	Frik Anl - h	
				Plos	Plos	
1a	m	47	Phys	TFK l	TFK l	4
				RCC	RCC	
				Glot Er /ʁ/		
			Path	Alle Frik - s	Alle Frik - s	
3a	m	48	Phys	RV ʃ ç ts	RV ʃ ç ts	6
			Path	RVA	RVA	
5a	m	44	Phys	RCC	RCC	2
				VVV	VVV	
			Path	Frik Anl - h	Frik Anl - h	
			AK	Int	Int	
9a	m	48	Phys	RCC		6
				Ass		
			Path	Plos	Plos	
				l - j		
10a	m	41	Phys	RCC	RCC	7
				TFK l		
			Path	VV ʃ ç	VV ʃ ç	
				l - j		
				f - s		
			AK	Int	Int	
32a	w	41	Phys	TFK l	TFK l	4
				VV ʃ	VV ʃ	
			Path	TUS	TUS	
				f - s	f - s	
				j - l	j - l	
103	w	68	Path	RVA	RVA	13

99	m	80	Phys	VVV	VVV	13
				Kont Ass	Kont Ass	
				RCC	RCC	
29a	m	42	Phys	VVV	VVV	5
				RCC	RCC	
			Path	IK /h/	IK /h/	
				RVA	RVA	

Sex = Geschlecht; Alter D1 = Alter zum Zeitpunkt der ersten Diagnostik; Typ = Prozessart (Phys = physiologisch, Path = pathologisch, Art = artikulatorisch), D1 = Prozesse zum Zeitpunkt der 1. Diagnostik, D2 = Prozesse zum Zeitpunkt der 2. Diagnostik, WL = Anzahl der Monate auf der Warteliste zwischen D1 und D2.

Hinweise zu den Prozessen

Es werden immer die Laute angegeben, die betroffen sind (z.B. VV ʃ = Vorverlagerung von ʃ) oder der betroffene Laut und der Ersatzlaut: (z.B. l - j: alle /l/ werden zu [j]).

VVV	= Vorverlagerung der Velare /g k ŋ/
Anl.	= Anlaut/Onset
IK - h	= initiale Konsonanten werden zu [h]
Alle Frik - X	= alle Frikative werden zu einem undefinierbaren Ersatzlaut
RVA	= Rückverlagerung der Alveolare /d t n/
Allo Frik	= allophonischer Gebrauch von Frikativen, z.B. /f v z s ʃ ç/ werden zu [s] oder [h] oder [θ]
Frik Anl - h	= alle Frikative im Anlaut werden zu /h/

Anhang VI-A

Therapieverläufe bei Phonologischer Verzögerung

Kind	Sex	Prozesse	TE	Prozesse nach Pause	TE	Prozesse nach Pause	
48a	W	Kont Ass	14				
50a	M	Kont Ass Int	6	 Int			
51a	W	VVV	11				
49a	W	Kont Ass Int	13	 Int			
41a	M	VVV	13				
38a	M	VVV RCC KVV Plos Glot Er /ʁ/ Int Lat ʃ	11	 Int Lat ʃ			
45a	W	RCC VVV Int Lat ʃ	18	 Int Lat ʃ			
44a	M	VVV VVS	11				
39a	W	VVV VVS	16				
40a	W	VVV	10				
42a	M	VVV VVS	10				
10a	M	VVS RCC Lat ʃ	10	 Lat ʃ			

Anhang VI-B

Tabelle Therapieverläufe Konsequente Phonologische Störung

Kind	Sex	Prozesse	TE	Prozesse nach Pause	TE	Prozesse nach Pause	
31a	W	Plos RVA	24				
3a	M	RVA RVS	20				
6a	M	Allo Frik VVV	15	VVV			
7a	M	Allo Frik	20				
9a	M	Plos	19				
12a	M	Allo Frik	15				
14a	M	Anlaut VVV Plos ç χ Glot Er /ʁ/	20	 VVV Plos ç χ Glot Er /ʁ/	22	Kont Ass	4
33a	W	Plos RVA	14				
16a	M	RVA VVS Int	30	Rest Int			
17a	M	Anlaut VVV RCC	10	Rest VVV	24	Rest	
18a	M	RVA RCC VVS Int	20	 Int			
24a	M	Plos Glot Er Frik TUS TFK Deaffr RCC	24	 Frik odd TUS RCC	17	 TUS RFKV	
34a	W	Plos Glot Er /ʁ/	25	Kont Ass	5		
35a	W	Allo Frik TFK l RCC Int Lat ʃ	17	Allo Frik Int Lat ʃ	15	 Int Lat ʃ	
37a	W	Plos RCC VVV	20	VVV	6		
36a	W	w j →l Lat ʃ	15	 Lat ʃ			
26a	M	RCC Plos Deaffr Ass VVS Glot Er /ʁ/	13	 VVS			
27a	M	Alle Frik →X Ass ʁ/z → n	35				
28a	M	Allo Frik KVV Vok	13				

Anhang VII

Lautsymbole für die Phonologische Therapie

Diese können zu Therapiezwecken in unserem Onlineshop auf der Artikel-Detailseite zu diesem Buch heruntergeladen werden.

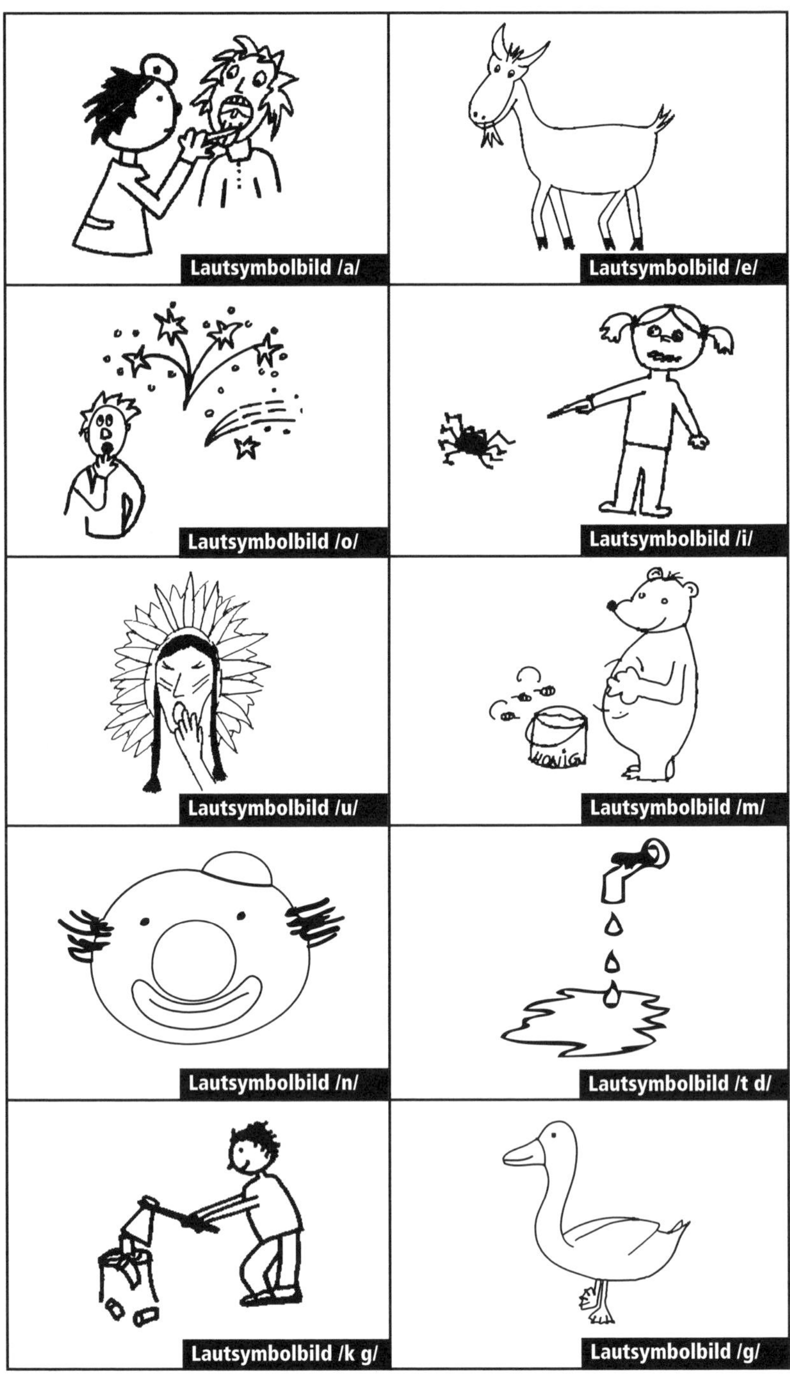
Lautsymbolbild /a/
Lautsymbolbild /e/
Lautsymbolbild /o/
Lautsymbolbild /i/
Lautsymbolbild /u/
HONIG
Lautsymbolbild /m/
Lautsymbolbild /n/
Lautsymbolbild /t d/
Lautsymbolbild /k g/
Lautsymbolbild /g/

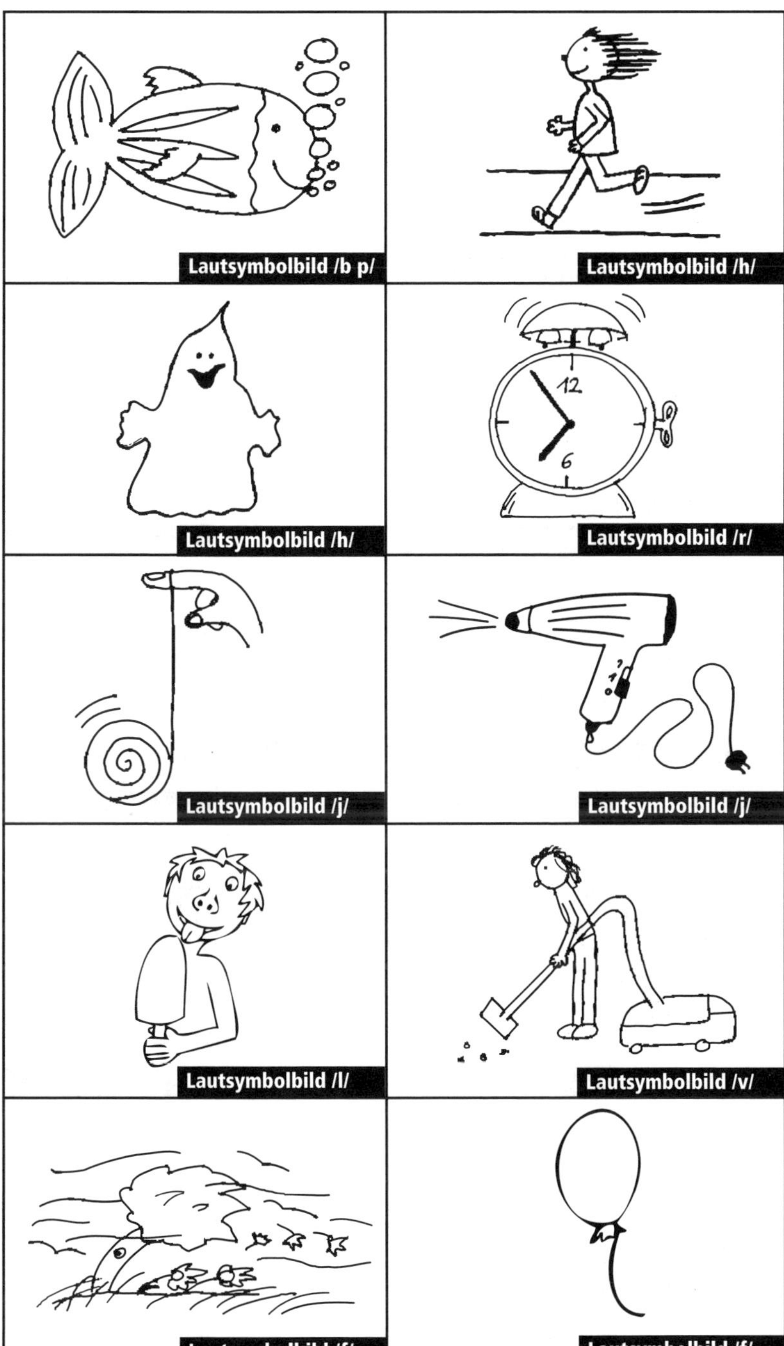
Lautsymbolbild /b p/
Lautsymbolbild /h/
Lautsymbolbild /h/
12
6
Lautsymbolbild /r/
Lautsymbolbild /j/
Lautsymbolbild /j/
Lautsymbolbild /l/
Lautsymbolbild /v/
Lautsymbolbild /f/
Lautsymbolbild /f/

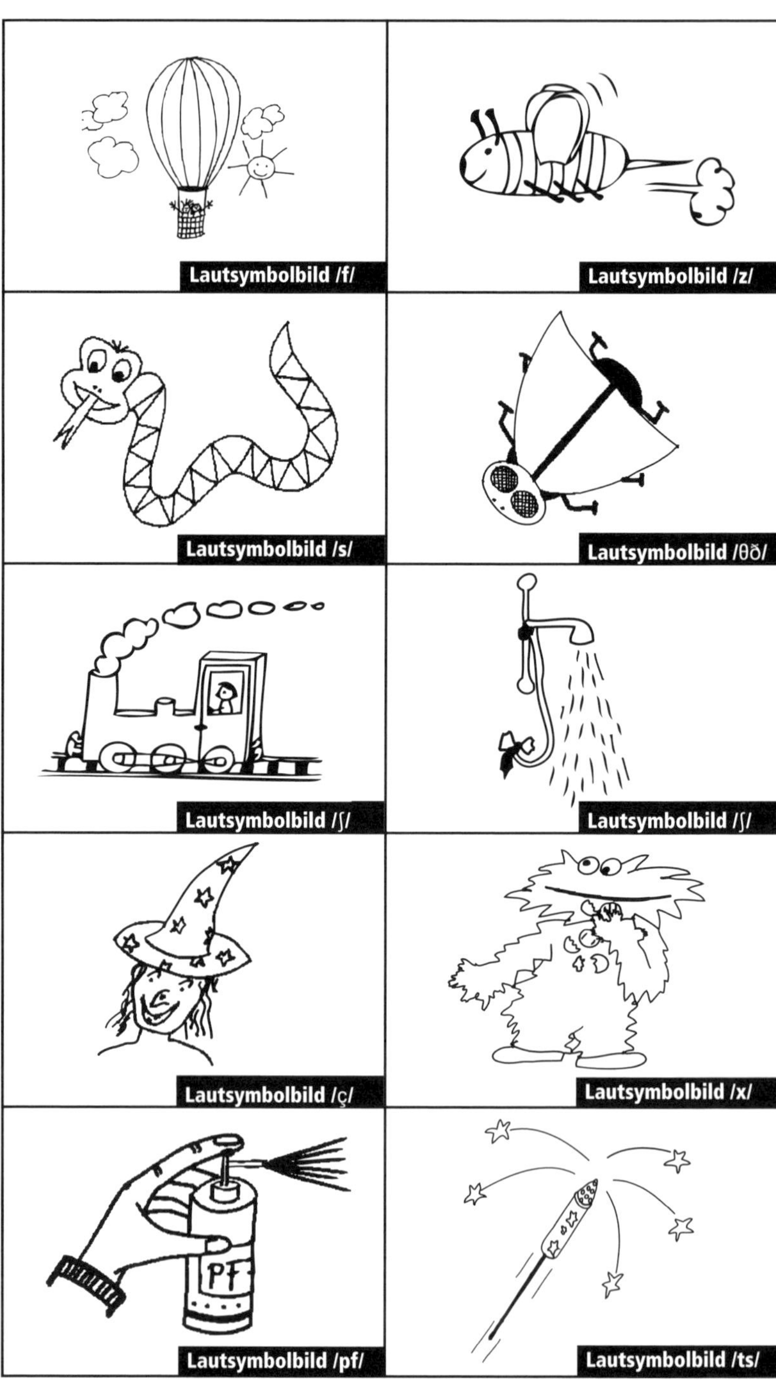
Lautsymbolbild /f/
Lautsymbolbild /z/
Lautsymbolbild /s/
Lautsymbolbild /θð/
Lautsymbolbild /ʃ/
Lautsymbolbild /ʃ/
Lautsymbolbild /ç/
Lautsymbolbild /x/
PF
Lautsymbolbild /pf/
Lautsymbolbild /ts/

Anhang VIII
Transkripte

Im Folgenden sollen anhand der Transkripte verschiedener Kinder die Diagnostik, die Behandlung und die Therapieverläufe bei Vorliegen einer Konsequenten Phonologischen Störung verdeutlicht werden. Die Transkripte sind als Übungsbeispiele gedacht. Zunächst wird jedes Transkript ohne Interpretation vorgestellt. Der Leser kann auf diese Weise seine eigene Auswertung durchführen. Anhand eines ausgewerteten Transkripts desselben Kindes kann der Leser dann seine Auswertung überprüfen und ein Behandlungskonzept erstellen. (Überlegen, welche Therapieschritte der Tabellen 8.1, 8.2 und 8.3 in Kapitel 8 sinnvoll sind.) Die tatsächlich stattgefundene Behandlungsplanung wird anschießend vorgestellt und begründet. Alle Kinder, die hier vorgestellt werden, wurden auf ihre Wortrealisationskonsequenz hin überprüft und zeigten keine Inkonsequenz, wobei die Daten hierfür aus Platzgründen nicht vorgestellt werden.

Es werden folgende Kinder vorgestellt:

1. **Annika** (4;0 Jahre, siehe auch S. 240, 252, 288)
2. **Florian** (4;4 Jahre)
3. **Lukas** (3;6 Jahre, siehe auch S. 260)
4. **Luisa** (4;2 Jahre)
5. **Philip** (3;7 Jahre)
6. **Lukas** (4;1 Jahre)
7. **Jan** (4;1 Jahre)
8. **Dennis** (4;6 Jahre, siehe S. 194 und S. 240)

Protokollbogen zum Prozeß- und Lautbefund *

Name: Amika **Geb. Datum:** ____ **Alter:** 4;0

Test Item Wort	Phonetische Lautschrift	Äußerung des Kindes	Phonologische Prozesse
1 Mond	mo:nt	mo:ŋk	
2 Eimer	aɪmɐ	✓	
3 Baum	baum	✓	
4 Ball	bal	✓	
5 Gabel	ga:bəl	✓	
6 Blume	blu:mə	✓	
7 Brief	bʁi:f	bi:p	
8 Brille	brɪlə	bɪlə	
9 Zebra	tse:bʁa	ke:pla	
10 Pilz	pɪlts	pɪlk	
11 Wippe	vɪpə	bɪpə	
12 Korb	kɔɐp	kɔɐp	
13 Pferd	(p)fe:ɐt	pe:ɐk	
14 Apfel	apfəl	apəl	
15 Topf	tɔpf	kɔp	
16 Vogel	fo:gəl	po:gəl	
17 Marienkäfer	mari:nkɛ:fɐ	malinkɛpa	
18 Schiff	ʃɪf	kɪp	
19 Pflaster	(p)flastɐ	plakɐ	
20 Flasche	flaʃə	plakə	
21 Frosch	fʁɔʃ	pɔk	
22 Quak	kva:k	pva:k	
23 Wurst	vuɐst	lo	
24 Löwe	lø:və	lobə	
25 Lampe	lampə	✓	
26 Teller	tɛlɐ	kɛlɐ	
27 Ball	bal	✓	
28 Nuß	nʊs	ŋʊk	
29 Kanne	kanə	kaŋə	
30 Telefon	te:ləfo:n	ke:lapo:ŋ	
31 Dusche	du:ʃə	gu:kə	
32 Feder	fe:dɐ	pe:gɐ	
33 Rad	ʁat	ak	
34 Drachen	dʁaxən	gakəŋ	
35 Tasse	tasə	kakə	
36 Auto	auto	auko	
37 Bett	bɛt	bɛk	
38 Trecker	tʁɛkɐ	kɛkɐ	
39 Zitrone	tsitʁo:nə	ki:koŋə	
40 Jäger	jɛ:gɐ	✓	
41 Milch	mɪlç	mɪlk	
42 Eichhörnchen	aɪçhø:ənçən	aɪkøŋkəŋ	
43 Taucher	tauxɐ	kaukɐ	
44 Buch	bu:x	bu:k	
45 Roller	ʁɔlɐ	ɔlɐ	
46 Schere	ʃe:ʁə	ke:lə	
47 Gießkanne	gi:skanə	gi:kaŋə	
48 Nagel	na:gəl	ŋagəl	
49 Berg	be:ɐk	✓	
50 Glas	gla:s	gak	
51 Gras	gʁa:s	gak	
52 Grün	gry:n	gy:ŋ	
53 Schlange	ʃlaŋə	kaŋə	
54 Kuh	ku:	✓	
55 Jacke	jakə	✓	
56 Sack	zak	kak	
57 Kleid	klaɪt	kaɪk	
58 Krokodil	kʁokodi:l	kokogi:l	
59 Knöpfe	knœpfə	kœpə	
60 Sonne	zɔnə	kɔŋə	
61 Hase	ha:zə	ha:gə	
62 Haus	haus	hauk	

Protokollbogen zum Prozeß- und Lautbefund (Fortsetzung)

Test Item Wort	Phonetische Lautschrift	Äußerung des Kindes	Phonologische Prozesse
63 Zange	tsaŋə	kaŋə	
64 Katze	katsə	kakə	
65 Pilz	pɪlts	pɪlk	
66 Zwerg	tsve:ɐk	ke:ɐk	
67 Hexe	hɛksə	hɛkə	
68 Schuh	ʃu:	ku:	
69 Tasche	taʃə	kakə	
70 Fisch	fɪʃ	pɪk	
71 Schlüssel	ʃlʏsəl	kybəl	
72 Schmetterling	ʃmɛtəlɪŋ(k)	kɛkalɪŋ	
73 Schnecke	ʃnɛkə	ŋɛkə	
74 Spinne	ʃpɪnə	pɪŋə	
75 Schrank	ʃʁaŋk	laŋk	
76 Schwein	ʃvaɪn	paɪŋ	
77 Stuhl	ʃtu:l	ku:l	
78 Kiste	kɪstə	kɪkə	
79 Nest	nɛst	ŋɛk	
80 Spritze	ʃpʁɪtsə	pɪkə	
81 Strumpf	ʃtʁʊmpf	kʊmp	

Test Item Wort	Phonetische Lautschrift	Äußerung des Kindes	Phonologische Prozesse
82 Rutsche	ʁʊtʃə	ʊkə	
83 Anker	aŋkɐ	ə ✓	
84 Bank	baŋk	baŋk	
85 Punkt	pʊŋkt	pʊŋk	
86 Arzt	a:tst	a:k	
87 Bild	bɪlt	bɪlk	
88 Hund	hʊnt	hʊŋk	
89 Fenster	fɛnstɐ	pɛŋkɐ	
90 Gespenst	gəʃpɛ:nst	gəpɛŋk	
91 Schornstein	ʃɔ:ɐnʃtaɪn	kɔ:ɐŋkaɪŋ	
92 Erdbeere	e:ɐtbe:ʁə	e:ɐkbe:ɐlə	
93 Heizung	haɪtsʊŋ(k)	haɪkʊŋk	
94 Elefant	eləfant	eləpaŋk	
95 Springt	ʃpʁɪŋkt	pɪŋk	
96 Kaputt	kapʊt	papʊk	
97 Unfall	ʊnfal	ʊŋpal	
98 Tiger	ti:gɐ	ki:gɐ	
99 Gitarre	gitaʁə	gikalə	

Zusammenfassung der Ergebnisse bezüglich der phonologischen Prozesse

TIKV		VVS		Son/Ent	
TFKV		RVS		KVEnt	
RKV		Glot Er		Deaffr	
TIK		Ass			
TFK		Nas		TMK	
TUS		Vok /l/		TBS	
VVV		Plos		IntrK	

IntrV		Int			
RVK		Multl			
VKV		LatS			
Meta					
BL					
AlloL					
Vok					

Protokollbogen zum Prozeß- und Lautbefund

Name: Annika **Geb. Datum:** ______ **Alter:** 4;0

Test Item Wort	Phonetische Lautschrift	Äußerung des Kindes	Phonologische Prozesse
1 Mond	mo:nt	mo:ŋk	RVA
2 Eimer	aɪmɐ	✓	
3 Baum	baum	✓	
4 Ball	bal	✓	
5 Gabel	ga:bəl	✓	
6 Blume	blu:mə	✓	
7 Brief	bʁi:f	bi:p	RKV Plos
8 Brille	brɪlə	bɪlɔ	RKV
9 Zebra	tse:bʁa	ke:pla	RVA Plos" Cnt
10 Pilz	pɪlts	pɪlk	RVA Plos
11 Wippe	vɪpə	bɪpɔ	Plos
12 Korb	kɔɐp	hɔɐp ✓	
13 Pferd	(p)fe:ɐt	pe:ɐk	Plos RVA
14 Apfel	apfəl	apəl	Plos
15 Topf	tɔpf	kɔp	RVA Plos
16 Vogel	fo:gəl	po:gəl	Plos
17 Marienkäfer	mari:nkɛ:fɐ	maʀinkɛpa	GlottCn/b/ Plos
18 Schiff	ʃɪf	kɪp	Plos"
19 Pflaster	(p)flastɐ	plakɐ	Plos" RVA
20 Flasche	flaʃə	plakɔ	Plos"
21 Frosch	fʁɔʃ	pɔk	Plos RKV Plos
22 Quak	kva:k	pua:k	
23 Wurst	vuɐst	lɐ	
24 Löwe	lø:və	Lobɔ	Voh Plos
25 Lampe	lampə	✓	
26 Teller	tɛlɐ	kɛlɐ	RVA
27 Ball	bal	✓	
28 Nuß	nus	ŋuk	RVA Plos
29 Kanne	kanə	kaŋɔ	RVA
30 Telefon	te:ləfo:n	ke:lapo:ŋ	RVA" Plos
31 Dusche	du:ʃə	gu:kɔ	RVA Plos

Test Item Wort	Phonetische Lautschrift	Äußerung des Kindes	Phonologische Prozesse
32 Feder	fe:dɐ	pe:gɐ	Plos RVA
33 Rad	ʁat	ak	GlottCn/b/
34 Drachen	dʁaxən	gakaŋ	RVA" RKV Plos
35 Tasse	tasə	kakɔ	RVA
36 Auto	auto	auko	RVA
37 Bett	bɛt	bɛk	RVA
38 Trecker	tʁɛkɐ	kɛkɐ	RVA RKV
39 Zitrone	tsitʁo:nə	ki:koŋɔ	RVA" Plos RKV
40 Jäger	jɛ:gɐ	✓	
41 Milch	mɪlç	mɪlk	Plos
42 Eichhörnchen	aɪçhø:ɐnçən	aɪkøŋkaŋ	Plos" RVA
43 Taucher	tauxɐ	kaukɐ	RVA Plos
44 Buch	bu:x	bu:k	Plos
45 Roller	ʁɔlɐ	ɔlɐ	GlottCn/b/
46 Schere	ʃe:ʁə	ke:ʔɔ	Plos GlottCn/b/
47 Gießkanne	gi:skanə	gi:kaŋɔ	Plos RVA
48 Nagel	na:gəl	ŋagəl	RVA
49 Berg	be:ɐk	✓	
50 Glas	gla:s	gak	RKV Plos
51 Gras	gʁa:s	gak	RKV Plos
52 Grün	gry:n	gy:ŋ	RKV RVA
53 Schlange	ʃlaŋə	kaŋɔ	RKV Plos RVA
54 Kuh	ku:	✓	
55 Jacke	jakə	✓	
56 Sack	zak	kak	Plos
57 Kleid	klaɪt	kaɪk	RKV RVA
58 Krokodil	kʁokodi:l	kokogi:l	RKV RVA
59 Knöpfe	knœpfə	kœpɔ	RKV Plos
60 Sonne	zɔnə	kɔŋɔ	Plos RVA
61 Hase	ha:zə	ha:gɔ	Plos
62 Haus	haus	hauk	Plos

Protokollbogen zum Prozeß- und Lautbefund (Fortsetzung)

Test Item Wort	Phonetische Lautschrift	Äußerung des Kindes	Phonologische Prozesse
63 Zange	tsaŋə	kaŋə	RVA" Plos
64 Katze	katsə	kakə	RVA Plos'
65 Pilz	pɪlts	pɪlk	RVA Plos
66 Zwerg	tsveːɐk	keːɐk	RKV RVA
67 Hexe	hɛksə	hɛkə	Plos
68 Schuh	ʃuː	kuː	Plos
69 Tasche	taʃə	kakə	RVA Plos
70 Fisch	fɪʃ	pɪk	Plos"
71 Schlüssel	ʃlʏsəl	kʏbəl	RKV Plos"
72 Schmetterling	ʃmɛtəlɪŋ(k)	kɛkalɪŋ	RKV Plos RVA'
73 Schnecke	ʃnɛkə	ŋɛkə	RKV RVA
74 Spinne	ʃpɪnə	pɪŋə	RKV RVA
75 Schrank	ʃʁaŋk	ʁaŋk	TIKV
76 Schwein	ʃvaɪn	paɪŋ	RKV Plos RVA
77 Stuhl	ʃtuːl	kuːl	RKV RVA
78 Kiste	kɪstə	kɪkə	Plos RVA
79 Nest	nɛst	ŋɛk	RVA Plos
80 Spritze	ʃpʁɪtsə	pɪkə	RKV RVA Plos
81 Strumpf	ʃtʁʊmpf	kʊmp	RKV RVA Plos

Test Item Wort	Phonetische Lautschrift	Äußerung des Kindes	Phonologische Prozesse
82 Rutsche	ʁʊtʃə	ʊkə	Glot Er /ʁ/ RVA Plos
83 Anker	aŋkə	a ✓	
84 Bank	baŋk	baŋk	
85 Punkt	pʊŋkt	pʊŋk	RVA
86 Arzt	aːtst	ak	RVA Plos
87 Bild	bɪlt	bɪlk	RVA
88 Hund	hʊnt	hʊŋk	RVA
89 Fenster	fɛnstɐ	pɛŋkɐ	Plos" RVA
90 Gespenst	gəʃpɛːnst	gəpɛŋk	RKV Plos RVA
91 Schornstein	ʃɔːɐnʃtaɪn	kɔːɐŋkaɪŋ	Plos RVA
92 Erdbeere	eːɐtbeːʁə	eːɐkbeːɐlə	RVA Glot Er /ʁ/
93 Heizung	haɪtsʊŋ(k)	haɪkʊŋk	Plos RVA
94 Elefant	eləfant	eləpaŋk	Plos RVA
95 Springt	ʃpʁɪŋkt	pɪŋk	RKV RVA
96 Kaputt	kapʊt	papʊk	Ass RVA
97 Unfall	ʊnfal	ʊŋpal	RVA Plos
98 Tiger	tiːgɐ	kiːgɐ	RVA
99 Gitarre	gitaʁə	gikalə	RVA Glot Er /ʁ/

Zusammenfassung der Ergebnisse bezüglich der phonologischen Prozesse

TIKV		VVS		Son/Ent	
TFKV		RVS		KVEnt	
RKV	fast alle	Glot Er	alle	Deaffr	
TIK		Ass			
TFK		Nas		TMK	
TUS		Vok /l/		TBS	
VVV		Plos	alle Frikative	IntrK	

IntrV		Int			
RVK	d + n alle	Multl			
VKV		LatS			
Meta					
BL					
AlloL					
Vok					

Fallbeispiel: Annika

Annika zeigte zu Beginn ihrer Behandlung im Alter von 4;0 Jahren die folgenden Prozesse:

Prozesstyp	**Prozess**
Physiologisch verzögert:	Glottale Ersetzung von /ʁ/ Reduktion von Konsonantenverbindungen mit /ʁ/
Pathologisch:	Plosivierung aller Frikative Rückverlagerung der Alveolare /t d n/ zu /k g ŋ/

Zwei Prozesse (Plosivierung aller Frikative und Rückverlagerung der Alveolare) müssen den pathologischen Prozessen zugeordnet werden. Auch wenn Plosivierungen, wenn sie nur ab und zu verwendet werden, als physiologisch eingestuft werden, muss man wie in 3.4.3 beschrieben, die vollständige Plosivierung aller Frikative als pathologisch werten. Aufgrund dieser Prozesse und der mit Hilfe des 25-Wörter-Tests überprüften Inkonsequenzrate fällt Annika in die Gruppe Konsequente Phonologische Störung.

Behandlungsplan:

Wie in Kapitel 8.5 besprochen, beginnt die Behandlung immer mit der Pathologie. Da hier zwei Prozesse zur Auswahl stehen, beginnt die Behandlung mit dem Prozess, von dem die meisten Phoneme betroffen sind, in diesem Fall die Plosivierung (siehe auch S. 252, Kapitel 8.5.3.2). Der Behandlungsplan folgt Tabelle 8.1.

Plosivierung der Frikative

1. **Vorübung**
2. **Phase I:** Einführung der Lautsymbole für /ʃ f z/ gefolgt von /v s/ gefolgt von /ç x/. Die letzten beiden Lautsymbole werden erst eingeführt, wenn bereits auf Pseudowortebene gearbeitet wird. Da man davon ausgehen kann, dass Kinder, die plosivieren, ein Problem mit der Differenzierung der Ziellaute (Frikative) haben und nicht, dass ihnen der Kontrast Plosiv-Frikativ fehlt, werden hier keine Ersatzlaute mit einbezogen (siehe auch Kapitel 8.5.5.1)

3. **Phase II:** Expressive Spiele zum Ausprobieren der Ziellaute auf Laut- und Silbenebene /f v s z ʃ ç x/
4. **Phase III:** Integration der neuen Zielphoneme in Realwörter

Sobald die Integration der Frikative in der Übung gelang, wurde mit dem zweiten pathologischen Prozess begonnen. Es muss für jedes Kind individuell entschieden werden, ob ein neuer Prozess sofort im Anschluss behandelt wird oder ob dies lieber nach einer Therapiepause geschehen soll. Dies ist meist davon abhängig, wie schnell das Kind in Phase III angekommen ist. Annika benötigte dafür 13 Stunden und begann die Frikative sofort in die Spontansprache zu integrieren. Daher wurde direkt weitergearbeitet.

Rückverlagerung der Alveolare /t d ŋ**/**

1. **Phase I:** Siehe Tabelle 8.1, Stimulation von vorne/hinten mit Eis, dann Einführen der Lautsymbole für vorne/hinten: tropfender Wasserhahn und Holzhacker. Es ist in der Regel nicht nötig, auch für die anderen Laute einzelne Symbole einzuführen, da die Kinder nur selten Übertragungsprobleme auf die Nasale und stimmhaften Plosive zeigen.
2. **Phase II:** Expressive Spiele zum Ausprobieren der Ziel- und Ersatzlaute auf Laut- und Silbenebene: /t d n g k ŋ/
3. **Phase III:** Integration der Ziel- und der Ersatzphoneme in Realwörter

Hier folgte eine Therapiepause. In der anschließenden Kontrolle nach drei Monaten zeigte sich, dass Annika alle Phoneme in der Spontansprache fehlerfrei anwendete. Zusätzlich hatte sie den Laut /ʁ/ selbstständig erworben und wendete ihn auch in Konsonantenverbindungen korrekt an.

Protokollbogen zum Prozeß- und Lautbefund

Name: Florian Geb. Datum: ________ Alter: 4;4

Test Item Wort	Phonetische Lautschrift	Äußerung des Kindes	Phonologische Prozesse
1 Mond	mo:nt	✓	
2 Eimer	aɪmɐ	✓	
3 Baum	baum	✓	
4 Ball	bal	✓	
5 Gabel	ga:bəl	ba:bɔl	
6 Blume	blu:mə	✓	
7 Brief	bʁi:f	bi:	
8 Brille	brɪlə	blɪlɔ	
9 Zebra	tse:bʁa	ʔeʔa	
10 Pilz	pɪlts	pɛl	
11 Wippe	vɪpə	ʔɪpɔ	
12 Korb	kɔɐp	pɔɐp	
13 Pferd	(p)fe:ɐt	ʔe:ɐt	
14 Apfel	apfəl	apʔɔl	
15 Topf	tɔpf	pɔp	
16 Vogel	fo:gəl	ʔo:gɔl	
17 Marienkäfer	mari:nkɛ:fɐ	ni:ni:	
18 Schiff	ʃɪf	ʔɪʔ	
19 Pflaster	(p)flastɐ	laʔtɐ	
20 Flasche	flaʃə	laʔɔ	
21 Frosch	fʁɔʃ	bɔɐʔ	
22 Quak	kva:k	ba:k	
23 Wurst	vuɐst	ʔuat	
24 Löwe	lø:və	ʔø:lɔ	
25 Lampe	lampə	✓	
26 Teller	tɛlɐ	✓	
27 Ball	bal	✓	
28 Nuß	nʊs	nɔʔ	
29 Kanne	kanə	kaŋɔ	
30 Telefon	te:ləfo:n	le:lɔʔo:n	
31 Dusche	du:ʃə	du:ʔɔ	

Test Item Wort	Phonetische Lautschrift	Äußerung des Kindes	Phonologische Prozesse
32 Feder	fe:dɐ	ʔe:dɐ	
33 Rad	ʁat	nat	
34 Drachen	dʁaxən	daʔən	
35 Tasse	tasə	taʔɔ	
36 Auto	auto	✓	
37 Bett	bɛt	✓	
38 Trecker	tʁɛkɐ	tɛkɐ	
39 Zitrone	tsitʁo:nə	ʔito:nɔ	
40 Jäger	jɛ:gɐ	✓	
41 Milch	mɪlç	mɪlʔ	
42 Eichhörnchen	aɪçhø:ɐnçən	aɪʔø:ɐnʔən	
43 Taucher	tauxɐ	kauʔɐ	
44 Buch	bu:x	bu:ʔ	
45 Roller	ʁɔlɐ	ʔɔlɐ	
46 Schere	ʃe:ʁɐ	ʔe:ɐɔ	
47 Gießkanne	gi:skanə	gi:kanɔ	
48 Nagel	na:gəl	✓	
49 Berg	be:ɐk	✓	
50 Glas	gla:s	gla:	
51 Gras	gʁa:s	gba:	
52 Grün	gry:n	dy:n	
53 Schlange	ʃlaŋə	laŋɔ	
54 Kuh	ku:	✓	
55 Jacke	jakə	✓	
56 Sack	zak	nak	
57 Kleid	klaɪt	✓	
58 Krokodil	kʁokodi:l	✓	
59 Knöpfe	knœpfə	mœʔɔ	
60 Sonne	zɔnə	nɔnɔ	
61 Hase	ha:zə	ha:ʔɔ	
62 Haus	haus	hauʔ	

Protokollbogen zum Prozeß- und Lautbefund (Fortsetzung)

Test Item Wort	Phonetische Lautschrift	Äußerung des Kindes	Phonologische Prozesse
63 Zange	tsaŋə	kaŋə	
64 Katze	katsə	katʔə	
65 Pilz	pɪlts	pɪlʔə	
66 Zwerg	tsveːɐk	ʔeːɐŋə	
67 Hexe	hɛksə	hɛkʔə	
68 Schuh	ʃuː	ʔu	
69 Tasche	taʃə	taʔə	
70 Fisch	fɪʃ	ʔɪʔ	
71 Schlüssel	ʃlʏsəl	lyʔəl	
72 Schmetterling	ʃmɛtəlɪŋ(k)	mɛtalɪn	
73 Schnecke	ʃnɛkə	nɛkə	
74 Spinne	ʃpɪnə	pɪnə	
75 Schrank	ʃʁaŋk	ŋaŋk	
76 Schwein	ʃvaɪn	ʔaɪn	
77 Stuhl	ʃtuːl	tuːl	
78 Kiste	kɪstə	tɪʔtə	
79 Nest	nɛst	nɛʔt	
80 Spritze	ʃpʁɪtsə	pɪtʔə	
81 Strumpf	ʃtʁʊmpf	pʊn	

Test Item Wort	Phonetische Lautschrift	Äußerung des Kindes	Phonologische Prozesse
82 Rutsche	ʁʊtʃə	nʊtʔə	
83 Anker	aŋkɐ	✓	
84 Bank	baŋk	✓	
85 Punkt	pʊŋkt	pʊŋk	
86 Arzt	aːtst	ats	
87 Bild	bɪlt	bɪl	
88 Hund	hʊnt	✓	
89 Fenster	fɛnstɐ	ʔɛnʔta	
90 Gespenst	gəʃpɛːnst	nəpɛnt	
91 Schornstein	ʃɔːɐnʃtaɪn	ʔɔɐntaɪn	
92 Erdbeere	eːɐtbeːʁə	eapejə	
93 Heizung	haɪtsʊŋ(k)	haɪʔʊŋk	
94 Elefant	eləfant	eləʔant	
95 Springt	ʃpʁɪŋkt	pɪn	
96 Kaputt	kaput	hapʊt	
97 Unfall	ʊnfal	ʊmʔal	
98 Tiger	tiːgɐ	kiːŋɐ	
99 Gitarre	gitaʁə	hihaːjə	

Zusammenfassung der Ergebnisse bezüglich der phonologischen Prozesse

TIKV		VVS		Son/Ent	
TFKV		RVS		KVEnt	
RKV		Glot Er		Deaffr	
TIK		Ass			
TFK		Nas		TMK	
TUS		Vok /l/		TBS	
VVV		Plos		IntrK	

IntrV		Int			
RVK		Multl			
VKV		LatS			
Meta					
BL					
AlloL					
Vok					

Protokollbogen zum Prozeß- und Lautbefund

Name: Florian Geb. Datum: ______ Alter: 4;4

Test Item Wort	Phonetische Lautschrift	Äußerung des Kindes	Phonologische Prozesse
1 Mond	mo:nt	✓	
2 Eimer	aɪmɐ	✓	
3 Baum	baum	✓	
4 Ball	bal	✓	
5 Gabel	ga:bəl	ba:bəl	Ass
6 Blume	blu:mə	✓	
7 Brief	bʁi:f	bi:?	RKV ?
8 Brille	brɪlə	blɪlə	Ass
9 Zebra	tse:bʁa	?e?a	?
10 Pilz	pɪlts	pɛl	voh RKV
11 Wippe	vɪpə	?ɪpə	?
12 Korb	kɔɐp	pɔɐp	Ass
13 Pferd	(p)fe:ɐt	?e:ɐt	?
14 Apfel	apfəl	ap?əl	?
15 Topf	tɔpf	pɔp	Ass
16 Vogel	fo:gəl	?o:gəl	?
17 Marienkäfer	mari:nkɛ:fe	ni:ni:	Ass
18 Schiff	ʃɪf	?ɪ?	?
19 Pflaster	(p)flaste	la?tɐ	RKV ?
20 Flasche	flaʃə	la?ə	RKV ?
21 Frosch	fʁɔʃ	ʁɔɐ?	RKV ?
22 Quak	kva:k	ba:k	RKV Plos
23 Wurst	vuɐst	?uat	?
24 Löwe	lø:və	?ø:lə	?
25 Lampe	lampə	✓	
26 Teller	tɛle	✓	
27 Ball	bal	✓	
28 Nuß	nus	nʊ?	?
29 Kanne	kanə	kaŋə	Ass
30 Telefon	te:ləfo:n	lɛ:lə?o:n	Ass ?
31 Dusche	du:ʃə	du:?ə	?

Test Item Wort	Phonetische Lautschrift	Äußerung des Kindes	Phonologische Prozesse
32 Feder	fe:de	?e:dɐ	?
33 Rad	ʁat	nat	ʁ→n
34 Drachen	dʁaxən	da?ən	RKV ?
35 Tasse	tasə	ta?ə	?
36 Auto	auto	✓	
37 Bett	bɛt	✓	
38 Trecker	tʁɛke	tɛkɐ	RKV
39 Zitrone	tsitʁo:nə	?ito:nə	RKV ?
40 Jäger	jɛ:ge	✓	
41 Milch	mɪlç	mɪl?	?
42 Eichhörnchen	aɪçhø:ençən	aɪ?ø:ən?ən	?
43 Taucher	tauxe	kau?ɐ	RVA ?
44 Buch	bu:x	bu:?	?
45 Roller	ʁɔle	?ɔlɐ	?
46 Schere	ʃe:ʁə	?e:ɐə	?
47 Gießkanne	gi:skanə	gi:hanə	Ass ?
48 Nagel	na:gəl	✓	
49 Berg	be:ɐk	✓	
50 Glas	gla:s	gla:?	?
51 Gras	gʁa:s	gʁa:?	?
52 Grün	gry:n	dy:n	RKV Ass
53 Schlange	ʃlaŋə	laŋə	RKV
54 Kuh	ku:	✓	
55 Jacke	jakə	✓	
56 Sack	zak	nak	z→n
57 Kleid	klaɪt	✓	
58 Krokodil	kʁokodi:l	✓	
59 Knöpfe	knœpfə	mœ?ə	RKV m→n ?
60 Sonne	zɔnə	nɔnə	z→n
61 Hase	ha:zə	ha:?ə	?
62 Haus	haus	hau?	?

? alle Frikative werden durch einen undefinierbaren Laut ersetzt: Mischung aus /h/, Nasendurchschlag → Glottisschlag

Test Item Wort	Phonetische Lautschrift	Äußerung des Kindes	Phonologische Prozesse
63 Zange	tsaŋə	kaŋə	Ass Deaffr
64 Katze	katsə	katʔə	?
65 Pilz	pɪlts	pɪlʔə	?
66 Zwerg	tsveːɐk	ʔeːɐgə	?
67 Hexe	hɛksə	hɛkʔə	?
68 Schuh	ʃuː	ʔu	?
69 Tasche	taʃə	taʔə	?
70 Fisch	fɪʃ	ʔɪʔ	?
71 Schlüssel	ʃlʏsəl	lʏʔəl	RKV ?
72 Schmetterling	ʃmɛtəlɪŋ(k)	mɛtalɪn	Ass RKV
73 Schnecke	ʃnɛkə	nɛkə	RKV
74 Spinne	ʃpɪnə	pɪnə	RKV
75 Schrank	ʃʁaŋk	ŋaŋk	Ass
76 Schwein	ʃvaɪn	ʔaɪn	?
77 Stuhl	ʃtuːl	tuːl	RKV
78 Kiste	kɪstə	kɪʔtə	?
79 Nest	nɛst	nɛʔt	?
80 Spritze	ʃpʁɪtsə	pɪtʔə	RKV ?
81 Strumpf	ʃtʁʊmpf	pʊn	RKV todd?

Test Item Wort	Phonetische Lautschrift	Äußerung des Kindes	Phonologische Prozesse
82 Rutsche	ʁʊtʃə	nʊtʔə	ʁ→n ?
83 Anker	aŋkɐ	✓	
84 Bank	baŋk	✓	
85 Punkt	pʊŋkt	pʊŋk	RKV
86 Arzt	aːtst	ats	RKV
87 Bild	bɪlt	bɪl	RKV
88 Hund	hʊnt	✓	
89 Fenster	fɛnstɐ	ʔɛnʔta	?
90 Gespenst	gəʃpeːnst	nəpɛnt	g→nə RKV
91 Schornstein	ʃɔːɐnʃtaɪn	ʔɔɐntaɪn	RKV ?
92 Erdbeere	eːɐtbeːʁə	eapejə	TFK (n) ʁ→j
93 Heizung	haɪtsʊŋ(k)	haɪʔʊŋk	?
94 Elefant	eləfant	eləʔant	?
95 Springt	ʃpʁɪŋkt	pɪn	RKV "
96 Kaputt	kaput	haput	
97 Unfall	ʊnfal	ʊmʔal	?
98 Tiger	tiːgɐ	kiːgɐ	Ass
99 Gitarre	gitaʁə	hihajə	? ʁ→j

Zusammenfassung der Ergebnisse bezüglich der phonologischen Prozesse

TIKV		VVS		Son/Ent	
TFKV		RVS		KVEnt	
RKV	vor allem mit /ʃ/ ↳ +/s/	Glot Er		Deaffr	
TIK		Ass	sehr viele => pathologisch		
TFK		Nas		TMK	
TUS		Vok /l/		TBS	
VVV		Plos		IntrK	

IntrV		Int		/ʁ/ →	Glot Er /n/ j
RVK		Multi			
VKV		LatS			
Meta					
BL		•alle Frikative werden			durch ?
AlloL		ersetzt			
Vok		•/ʃ/z/ werden im Anlaut			zu /n/

Fallbeispiel: Florian

Florian zeigte zu Beginn seiner Behandlung im Alter von 4;2 Jahren die folgenden Prozesse:

Prozesstyp	**Prozess**
Physiologisch verzögert:	– Vielfältige Ersetzungsvariationen von /ʁ/ – Reduktion von Konsonantenverbindungen mit /ʁ/
Pathologisch:	– Ersetzung aller Frikative durch einen undefinierbaren Ersatzlaut (Fauchen, Nasaler Durchschlag, h, Glottisschlag) – Ersetzung von /z/ und /ʁ/ im Wortanlaut durch /n/ – Viele Assimilationen

Florian zeigte drei pathologische Prozesse: Die Ersetzung aller Frikative durch einen undefinierbaren Ersatzlaut, die Ersetzung von /z/ und /ʁ/ im Wortanlaut durch /n/ und sehr viele Assimilationen, die in dem gehäuften Auftreten als pathologisch zu werten sind. Assimilationen sind ein Zeichen von großer Unsicherheit des phonologischen Systems, müssen aber nicht an sich behandelt werden. Sie ergeben sich von selbst, wenn ein anderer Prozess behandelt wird.

Behandlungsplan:

Zunächst wird mit dem pathologischen Prozess der Ersetzung der Frikative begonnen. Der Ablauf entspricht dem von Tabelle 8.1.

1. **Vorübung**
2. **Phase I:** Einführung aller Ziellaute /f v s z ʃ ç x/, in diesem Fall wie bei dem Prozess der Plosivierung keine Einführung des Ersatzlautes, da er nicht dem deutschen Phon- und Phoneminventar angehört.
3. **Phase II:** Expressive Spiele zum Ausprobieren der Ziellaute auf Laut- und Silbenebene /f v s z ʃ ç x/.
4. **Phase III:** Integration der neuen Zielphoneme in Realwörter.

Als Florian begann, die Zielphoneme in Übungen und dann auch schnell in der Spontansprache anzuwenden, hatten sich die Assimilationen von selbst gegeben und auch ein Teil des zweiten pathologischen Prozesses, die Ersetzung von /z/ im Wortanlaut durch /n/. Zu behandeln blieb das /ʁ/, das von Florian sehr vielfältig ersetzt wurde. Dies deutete darauf hin, dass ihm dieser Laut überhaupt nicht klar war. Er konnte den Laut isoliert und auf Silbenebene produzieren. Es wurden Hörübungen auf Silben-, Pseudowort- und Realwortebene (auch mit Konsonantenverbindungen) durchgeführt, bei denen er immer entscheiden sollte, ob er ein /ʁ/ gehört hatte. Dies gelang ihm mühelos. Übungen aus Phase III ermöglichten ihm die Integration des Lautes in die Spontansprache.

Protokollbogen zum Prozeß- und Lautbefund

Name: Lukas Geb. Datum: ____________ Alter: 3;6

Test Item Wort	Phonetische Lautschrift	Äußerung des Kindes	Phonologische Prozesse
1 Mond	mo:nt	✓	
2 Eimer	aɪmɐ	✓	
3 Baum	baum	✓	
4 Ball	bal	✓	
5 Gabel	ga:bəl	da:bəl	
6 Blume	blu:mə	bu:mə	
7 Brief	bʁi:f	bi:f	
8 Brille	brɪlə	bɪlə	
9 Zebra	tse:bʁa	te:ba	
10 Pilz	pɪlts	✓	
11 Wippe	vɪpə	hɪpə	
12 Korb	kɔɐp	tɔɐp	
13 Pferd	(p)fe:ɐt	he:ɐt	
14 Apfel	apfəl	✓	
15 Topf	tɔpf	✓	
16 Vogel	fo:gəl	ho:gl	
17 Marienkäfer	mari:nkɛ:fɐ	mahi:nte:fɐ	
18 Schiff	ʃɪf	hɪf	
19 Pflaster	(p)flastɐ	hastɐ	
20 Flasche	flaʃə	haʃə	
21 Frosch	fʁɔʃ	hɔʃ	
22 Quak	kva:k	ta:t	
23 Wurst	vuɐst	huɐst	
24 Löwe	lø:və	✓	
25 Lampe	lampə	✓	
26 Teller	tɛlɐ	✓	
27 Ball	bal	✓	
28 Nuß	nʊs	✓	
29 Kanne	kanə	✓	
30 Telefon	te:ləfo:n	te:ləho:n	
31 Dusche	du:ʃə	✓	

Test Item Wort	Phonetische Lautschrift	Äußerung des Kindes	Phonologische Prozesse
32 Feder	fe:dɐ	he:dɐ	
33 Rad	ʁat	hat	
34 Drachen	dʁaxən	daxən	
35 Tasse	tasə	✓	
36 Auto	auto	✓	
37 Bett	bɛt	✓	
38 Trecker	tʁɛkɐ	tɛtɐ	
39 Zitrone	tsitʁo:nə	hi:to:nə	
40 Jäger	jɛ:gɐ	jɛ:dɐ	
41 Milch	mɪlç	✓	
42 Eichhörnchen	aɪçhø:ɐnçən	✓	
43 Taucher	tauxɐ	✓	
44 Buch	bu:x	✓	
45 Roller	ʁɔlɐ	hɔlɐ	
46 Schere	ʃe:ʁɐ	he:hə	
47 Gießkanne	gi:skanə	di:stanə	
48 Nagel	na:gəl	na:dəl	
49 Berg	be:ɐk	be:ɐt	
50 Glas	gla:s	da:s	
51 Gras	gʁa:s	da:s	
52 Grün	gry:n	dy:n	
53 Schlange	ʃlaŋə	hanə	
54 Kuh	ku:	tu:	
55 Jacke	jakə	jatə	
56 Sack	zak	hat	
57 Kleid	klaɪt	haɪt	
58 Krokodil	kʁokodi:l	ʁototi:l	
59 Knöpfe	knœpfə	dœpfə	
60 Sonne	zɔnə	hɔnə	
61 Hase	ha:zə	✓	
62 Haus	haus	✓	

PLAKSS – Psycholinguistische Analyse kindlicher Sprechstörungen. Von Annette V. Fox

Protokollbogen zum Prozeß- und Lautbefund (Fortsetzung)

Test Item Wort	Phonetische Lautschrift	Äußerung des Kindes	Phonologische Prozesse
63 Zange	tsaŋə	hanə	
64 Katze	katsə	tatsə	
65 Pilz	pɪlts	✓	
66 Zwerg	tsveːɐk	heːɐt	
67 Hexe	hɛksə	hɛtsə	
68 Schuh	ʃuː	huː	
69 Tasche	taʃə	✓	
70 Fisch	fɪʃ	hɪʃ	
71 Schlüssel	ʃlʏsəl	hysəl	
72 Schmetterling	ʃmɛtəlɪŋ(k)	mɛtahɪnt	
73 Schnecke	ʃnɛkə	hɛtə	
74 Spinne	ʃpɪnə	pɪnə	
75 Schrank	ʃʁaŋk	hant	
76 Schwein	ʃvaɪn	haɪn	
77 Stuhl	ʃtuːl	duːl	
78 Kiste	kɪstə	tɪstə	
79 Nest	nɛst	✓	
80 Spritze	ʃpʁɪtsə	pɪtsə	
81 Strumpf	ʃtʁumpf	humpf	

Test Item Wort	Phonetische Lautschrift	Äußerung des Kindes	Phonologische Prozesse
82 Rutsche	ʁutʃə	hutsə	
83 Anker	aŋkɐ	antɐ	
84 Bank	baŋk	bant	
85 Punkt	puŋkt	punt	
86 Arzt	aːtst	aːts	
87 Bild	bɪlt	✓	
88 Hund	hunt	✓	
89 Fenster	fɛnstɐ	hɛnstɐ	
90 Gespenst	gəʃpɛːnst	də	
91 Schornstein	ʃɔːɐnʃtaɪn	hɔːɐntaɪn	
92 Erdbeere	eːɐtbeːʁə	eːɐtbeɐhə	
93 Heizung	haɪtsuŋ(k)	haɪtsun	
94 Elefant	eləfant	eləhant	
95 Springt	ʃpʁɪŋkt	pɪnt	
96 Kaputt	kaput	taput	
97 Unfall	unfal	unhal	
98 Tiger	tiːgɐ	tiːdɐ	
99 Gitarre	gitaʁə	ditahə	

Zusammenfassung der Ergebnisse bezüglich der phonologischen Prozesse

TIKV		VVS		Son/Ent	
TFKV		RVS		KVEnt	
RKV		Glot Er		Deaffr	
TIK		Ass			
TFK		Nas		TMK	
TUS		Vok /l/		TBS	
VVV		Plos		IntrK	

IntrV		Int			
RVK		Multl			
VKV		LatS			
Meta					
BL					
AlloL					
Vok					

Protokollbogen zum Prozeß- und Lautbefund

Name: Lukas Geb. Datum: Alter: 3;6

Test Item Wort	Phonetische Lautschrift	Äußerung des Kindes	Phonologische Prozesse
1 Mond	mo:nt	✓	
2 Eimer	aɪmɐ	✓	
3 Baum	baum	✓	
4 Ball	bal	✓	
5 Gabel	ga:bəl	da:bəL	VVV
6 Blume	blu:mə	bu:mə	RKV
7 Brief	bʁi:f	bi:f	RKV
8 Brille	brɪlə	bɪlə	RKV
9 Zebra	tse:bʁa	te:ba	Plos RKV
10 Pilz	pɪlts	✓	
11 Wippe	vɪpə	hɪpə	Glot Er /v/
12 Korb	kɔɐp	tɔɐp	VVV
13 Pferd	(p)fe:ɐt	he:ɐt	Glot Er /f/
14 Apfel	apfəl	✓	
15 Topf	tɔpf	✓	
16 Vogel	fo:gəl	ho:gL	Glot Er /f/
17 Marienkäfer	mari:nkɛ:fɐ	mahi:nte:fɐ	Glot Er /k/ VVV
18 Schiff	ʃɪf	hɪf	Glot Er /S/
19 Pflaster	(p)flastɐ	hastɐ	Glot Er /fL/
20 Flasche	flaʃə	haʃə	Glot Er /fL/
21 Frosch	fʁɔʃ	hɔʃ	Glot Er /fʁ/
22 Quak	kva:k	ta:t	RKV VVV
23 Wurst	vuɐst	hʊɐst	Glot Er /v/
24 Löwe	lø:və	✓	
25 Lampe	lampə	✓	
26 Teller	tɛlɐ	✓	
27 Ball	bal	✓	
28 Nuß	nʊs	✓	
29 Kanne	kanə	✓	
30 Telefon	te:ləfo:n	te:ləho:n	Glot Er /f/
31 Dusche	du:ʃə	✓	

Test Item Wort	Phonetische Lautschrift	Äußerung des Kindes	Phonologische Prozesse
32 Feder	fe:dɐ	he:dɐ	Glot Er /f/
33 Rad	ʁat	hat	Glot Er /ʁ/
34 Drachen	dʁaxən	daxən	RKV
35 Tasse	tasə	✓	
36 Auto	auto	✓	
37 Bett	bɛt	✓	
38 Trecker	tʁɛkɐ	tɛtɐ	RKV VVV
39 Zitrone	tsitʁo:nə	hi:to:nə	Glot Er /ts/ RKV
40 Jäger	jɛ:gɐ	jɛ:dɐ	VVV
41 Milch	mɪlç	✓	
42 Eichhörnchen	aɪçhø:nçən	✓	
43 Taucher	tauxɐ	✓	
44 Buch	bu:x	✓	
45 Roller	ʁɔlɐ	hɔlɐ	Glot Er /ʁ/
46 Schere	ʃe:ʁɐ	he:hə	Glot Er /S/ /ʁ/
47 Gießkanne	gi:skanə	di:stanə	VVV"
48 Nagel	na:gəl	na:dəL	VVV
49 Berg	be:ɐk	be:ɐt	VVV
50 Glas	gla:s	da:s	RKV VVV
51 Gras	gʁa:s	dä:s	RKV VVV
52 Grün	gry:n	dy:n	RKV
53 Schlange	ʃlaŋə	hanə	Glot Er /SL/ VVV
54 Kuh	ku:	tu:	VVV
55 Jacke	jakə	jatə	VVV
56 Sack	zak	hat	Glot Er /z/ VVV
57 Kleid	klaɪt	haɪt	Glot Er /kl/
58 Krokodil	kʁokodi:l	ʁototi:L	RKV VVV Ent
59 Knöpfe	knœpfə	dœpfə	RKV VVV Ent
60 Sonne	zɔnə	hɔnə	Glot Er /z/
61 Hase	ha:zə	✓	
62 Haus	haus	✓	

PLAKSS – Psycholinguistische Analyse kindlicher Sprechstörungen. Von Annette V. Fox

Protokollbogen zum Prozeß- und Lautbefund (Fortsetzung)

Test Item Wort	Phonetische Lautschrift	Äußerung des Kindes	Phonologische Prozesse
63 Zange	tsaŋə	hanə	Glot Er /ts/ VVV
64 Katze	katsə	tatsə	VVV
65 Pilz	pɪlts	✓	
66 Zwerg	tsveːɐk	heːɐt	Glot Er /tsv/ VVV
67 Hexe	hɛksə	hɛtsə	VVV
68 Schuh	ʃuː	huː	Glot Er /ʃ/
69 Tasche	taʃə	✓	
70 Fisch	fɪʃ	hɪʃ	Glot Er /f/
71 Schlüssel	ʃlʏsəl	hysəl	Glot Er /ʃl/ VVV
72 Schmetterling	ʃmɛtəlɪŋ(k)	mɛtahɪnt	RKV Glot Er /l/
73 Schnecke	ʃnɛkə	hɛtə	VVV RKV
74 Spinne	ʃpɪnə	pɪnə	RKV
75 Schrank	ʃʁaŋk	hant	Glot Er /ʃʁ/ VVV
76 Schwein	ʃvaɪn	haɪn	Glot Er /ʃv/
77 Stuhl	ʃtuːl	duːl	RKV Son
78 Kiste	kɪstə	tɪstə	VVV
79 Nest	nɛst	✓	
80 Spritze	ʃpʁɪtsə	pɪtsə	RKV
81 Strumpf	ʃtʁʊmpf	hʊmpf	Glot Er /ʃtʁ/

Test Item Wort	Phonetische Lautschrift	Äußerung des Kindes	Phonologische Prozesse
82 Rutsche	ʁʊtʃə	hʊtʃə	Glot Er /ʁ/
83 Anker	aŋkɐ	antɐ	VVV
84 Bank	baŋk	bant	VVV
85 Punkt	pʊŋkt	pʊnt	VVV
86 Arzt	aːtst	aːts	RKV
87 Bild	bɪlt	✓	
88 Hund	hʊnt	✓	
89 Fenster	fɛnstɐ	hɛnstɐ	Glot Er /f/
90 Gespenst	gəʃpɛːnst	dabɛnst	VVV RKV Son
91 Schornstein	ʃɔːɐnʃtaɪn	hɔːɐntaɪn	Glot /ʃ/ RKV
92 Erdbeere	eːɐtbeːʁə	eːɐtbeɐhə	Glot Er /ʁ/
93 Heizung	haɪtsʊŋ(k)	haɪtsʊn	VVV
94 Elefant	eləfant	eləhant	Glot Er /f/
95 Springt	ʃpʁɪŋkt	pɪnt	RKV VVV
96 Kaputt	kaput	tapʊt	VVV
97 Unfall	ʊnfal	ʊnhal	Glot Er /f/
98 Tiger	tiːgɐ	tiːdɐ	VVV
99 Gitarre	gitaʁə	ditahə	VVV Glot Er /ʁ/

Zusammenfassung der Ergebnisse bezüglich der phonologischen Prozesse

TIKV		VVS		Son/Ent	
TFKV		RVS		KVEnt	
RKV	✓	Glot Er	✓	Deaffr	
TIK		Ass			
TFK		Nas		TMK	
TUS		Vok /l/		TBS	
VVV	✓	Plos		IntrK	

IntrV		Int			
RVK		Multl			
VKV		LatS			
Meta					
BL		Glottale Ersetzung	aller	Frikative	
AlloL		im Wortanlaut	oder	im Anlaut	
Vok		von betonten Silben			

Fallbeispiel: Lukas

Lukas zeigte folgende Prozesse zu Beginn seiner Behandlung im Alter von 3;6 Jahren:

Prozesstyp	**Prozess**
Physiologisch:	– Reduktion von Konsonantenverbindungen – Vorverlagerung der Velare /k g ŋ/
Physiologisch verzögert:	– Glottale Ersetzung von /ʁ/
Pathologisch:	– Ersetzung aller Frikative im betonten Silbenanlaut durch /h/- Ersetzung von CC bestehend aus Frikativen und /l/ durch /h/

Aufgrund der Ersetzung der Frikative und Konsonantenverbindungen bestehend aus Frikativen und dem Lateral /l/ im betonten Silbenanlaut durch /h/ und der eindeutigen Wortrealisationskonsequenz konnte bei Lukas eine Konsequente Phonologische Störung diagnostiziert werden.

Behandlungsplan:

Die Behandlung folgte zunächst den Schritten von Tabelle 8.2.

1. **Vorübung**
2. **Phase I:** Einführung der betroffenen Ziellaute /f v z ʃ/ und dem Ersatzlaut /h/. Durchführung der Hierarchie an rezeptiven Übungen im Anlaut. Übergang zu Tabelle 8.1 für die zweite Phase.
3. **Phase II:** Expressive Spiele zum Ausprobieren der Ziellaute und des Ersatzlautes auf Laut- und Silbenebene /f v z ʃ h/
4. **Phase III:** Integration der Zielphoneme und des Ersatzphonems in Realwörter. In Phase III wurde auch im Bereich Silbensegmentieren gearbeitet, damit Lukas ein Bewusstsein für seine Ersetzungen in betonten Silben, die nicht notwendigerweise am Wortanfang standen, erwarb.

Innerhalb von 12 Stunden begann Lukas die Zielphoneme korrekt in der Spontansprache anzuwenden, wobei er auch Konsonantenverbindungen korrekt realisierte. Es setzte eine Behandlungspause ein, da die Vorverlagerung der Velare in seinem Alter noch als eine minimale Verzögerung zu werten war und damit erst mal noch nicht behandelt werden sollte. Nach drei Monaten stellte sich bei der Kontrolle heraus, dass Lukas den Laut /ʁ/ von alleine erworben hatte und in allen Wortpositionen und Konsonantenverbindungen spontan korrekt einsetzte. Eine weitere Therapiephase befasste sich mit der Behandlung der Vorverlagerung der Laute /k g ŋ/ zu /t d n/.

1. **Phase I:** Siehe Tabelle 8.1, Stimulation von vorne/hinten mit Eis, dann Einführen der Lautsymbole für vorne/hinten: tropfender Wasserhahn und Holzhacker. Es ist in der Regel nicht nötig, auch für die anderen Laute einzelne Symbole einzuführen, da die Kinder nur selten Übertragungsprobleme auf die Nasale und stimmhaften Plosive zeigen.
2. **Phase II:** Expressive Spiele zum Ausprobieren der Ziel- und Ersatzlaute auf Laut- und Silbenebene: /t d n g k ŋ/.
3. **Phase III:** Integration der Ziel- und der Ersatzphoneme in Realwörter.

Protokollbogen zum Prozeß- und Lautbefund

Name: Luisa **Geb. Datum:** ______ **Alter:** 4;2

Test Item Wort	Phonetische Lautschrift	Äußerung des Kindes	Phonologische Prozesse
1 Mond	mo:nt	✓	
2 Eimer	aɪmɐ	✓	
3 Baum	baum	✓	
4 Ball	bal	✓	
5 Gabel	ga:bəl	✓	
6 Blume	blu:mə	✓	
7 Brief	bʁi:f	bi:p	
8 Brille	brɪlə	bɪlə	
9 Zebra	tse:bʁa	te:ba	
10 Pilz	pɪlts	pɪlt	
11 Wippe	vɪpə	bɪpə	
12 Korb	kɔʁp	✓	
13 Pferd	(p)fe:ɐt	pe:ɐt	
14 Apfel	apfəl	apəl	
15 Topf	tɔpf	tɔp	
16 Vogel	fo:gəl	po:gəl	
17 Marienkäfer	mari:nkɛ:fɐ	mali:nkepɐ	
18 Schiff	ʃɪf	tɪp	
19 Pflaster	(p)flastɐ	platɐ	
20 Flasche	flaʃə	platə	
21 Frosch	fʁɔʃ	pɔt	
22 Quak	kva:k	ka:k	
23 Wurst	vuɐst	buat	
24 Löwe	lø:və	lø:bə	
25 Lampe	lampə	✓	
26 Teller	tɛlɐ	✓	
27 Ball	bal	✓	
28 Nuß	nʊs	nʊt	
29 Kanne	kanə	✓	
30 Telefon	te:ləfo:n	te:ləpo:n	
31 Dusche	du:ʃə	du:tə	

Test Item Wort	Phonetische Lautschrift	Äußerung des Kindes	Phonologische Prozesse
32 Feder	fe:dɐ	pe:dɐ	
33 Rad	ʁat	hat	
34 Drachen	dʁaxən	dakən	
35 Tasse	tasə	tatə	
36 Auto	auto	✓	
37 Bett	bɛt	✓	
38 Trecker	tʁɛkɐ	tɛkɐ	
39 Zitrone	tsitʁo:nə	tito:nə	
40 Jäger	jɛ:gɐ	✓	
41 Milch	mɪlç	mɪlt	
42 Eichhörnchen	aɪçhø:ɐnçən	aɪthø:ɐntən	
43 Taucher	tauxɐ	taukɐ	
44 Buch	bu:x	bu:k	
45 Roller	ʁɔlɐ	hɔlɐ	
46 Schere	ʃe:ʁə	te:ɐhə	
47 Gießkanne	gi:skanə	gikanə	
48 Nagel	na:gəl	✓	
49 Berg	be:ɐk	✓	
50 Glas	gla:s	gla:t	
51 Gras	gʁa:s	ga:t	
52 Grün	gry:n	gy:n	
53 Schlange	ʃlaŋə	laŋə	
54 Kuh	ku:	✓	
55 Jacke	jakə	✓	
56 Sack	zak	dak	
57 Kleid	klaɪt	✓	
58 Krokodil	kʁokodi:l	kokodi:l	
59 Knöpfe	knœpfə	nœpə	
60 Sonne	zɔnə	dɔnə	
61 Hase	ha:zə	ha:də	
62 Haus	haus	haut	

Protokollbogen zum Prozeß- und Lautbefund (Fortsetzung)

Test Item Wort	Phonetische Lautschrift	Äußerung des Kindes	Phonologische Prozesse
63 Zange	tsaŋə	taŋə	
64 Katze	katsə	katə	
65 Pilz	pɪlts	pɪlt	
66 Zwerg	tsveːʁk	teːʁk	
67 Hexe	hɛksə	hɛkə	
68 Schuh	ʃuː	tuː	
69 Tasche	taʃə	tatə	
70 Fisch	fɪʃ	pɪt	
71 Schlüssel	ʃlʏsəl	lytəl	
72 Schmetterling	ʃmɛtəlɪŋ(k)	mɛtalɪŋ	
73 Schnecke	ʃnɛkə	nɛkə	
74 Spinne	ʃpɪnə	pɪnə	
75 Schrank	ʃʁaŋk	taŋk	
76 Schwein	ʃvaɪn	baɪn	
77 Stuhl	ʃtuːl	tuːl	
78 Kiste	kɪstə	kɪtə	
79 Nest	nɛst	nɛt	
80 Spritze	ʃpʁɪtsə	pɪtə	
81 Strumpf	ʃtʁʊmpf	tʊmp	

Test Item Wort	Phonetische Lautschrift	Äußerung des Kindes	Phonologische Prozesse
82 Rutsche	ʁʊtʃə	hʊtə	
83 Anker	aŋkɐ	✓	
84 Bank	baŋk	✓	
85 Punkt	pʊŋkt	✓	
86 Arzt	aːtst	at	
87 Bild	bɪlt	✓	
88 Hund	hʊnt	✓	
89 Fenster	fɛnstɐ	pɛntɐ	
90 Gespenst	gəʃpɛːnst	gəpɛnt	
91 Schornstein	ʃɔːɐnʃtaɪn	tɔːɐntaɪn	
92 Erdbeere	eːɐtbeːʁə	eːɐtbeːhə	
93 Heizung	haɪtsʊŋ(k)	haɪtʊŋk	
94 Elefant	eləfant	eləpant	
95 Springt	ʃpʁɪŋkt	pɪŋkt	
96 Kaputt	kapʊt	✓	
97 Unfall	ʊnfal	ʊnpal	
98 Tiger	tiːgɐ	✓	
99 Gitarre	gitaʁə	gitahə	

Zusammenfassung der Ergebnisse bezüglich der phonologischen Prozesse

TIKV		VVS		Son/Ent	
TFKV		RVS		KVEnt	
RKV		Glot Er		Deaffr	
TIK		Ass			
TFK		Nas		TMK	
TUS		Vok /l/		TBS	
VVV		Plos		IntrK	

IntrV		Int			
RVK		Multl			
VKV		LatS			
Meta					
BL					
AlloL					
Vok					

Protokollbogen zum Prozeß- und Lautbefund

Name: Luisa **Geb. Datum:** ____________ **Alter:** 4;2

Test Item Wort	Phonetische Lautschrift	Äußerung des Kindes	Phonologische Prozesse
1 Mond	mo:nt	✓	
2 Eimer	aɪme	✓	
3 Baum	baum	✓	
4 Ball	bal	✓	
5 Gabel	ga:bəl	✓	
6 Blume	blu:mə	✓	
7 Brief	bʁi:f	bi:p	RKV Plos
8 Brille	brɪlə	bɪlə	RKV
9 Zebra	tse:bʁa	te:ba	Plos RKV
10 Pilz	pɪlts	pɪlt	Plos
11 Wippe	vɪpə	bɪpə	Plos
12 Korb	kɔɐp	✓	
13 Pferd	(p)fe:ɐt	pe:ɐt	Plos
14 Apfel	apfəl	apəl	Plos
15 Topf	tɔpf	tɔp	Plos
16 Vogel	fo:gəl	po:gəl	Plos
17 Marienkäfer	mari:nkɛ:fɐ	mali:nkepɐ	Glot.Gr./l/ Plos
18 Schiff	ʃɪf	tɪp	Plos "
19 Pflaster	(p)flaste	plate	Plos "
20 Flasche	flaʃə	platə	Plos "
21 Frosch	fʁɔʃ	pɔt	Plos " RKV
22 Quak	kva:k	ka:k	RKV
23 Wurst	vuɐst	buat	Plos "
24 Löwe	lø:və	lø:bə	Plos
25 Lampe	lampə	✓	
26 Teller	tɛlɐ	✓	
27 Ball	bal	✓	
28 Nuß	nus	nut	Plos
29 Kanne	kanə	✓	
30 Telefon	te:ləfo:n	te:ləpo:n	Plos
31 Dusche	du:ʃə	du:tə	Plos

Test Item Wort	Phonetische Lautschrift	Äußerung des Kindes	Phonologische Prozesse
32 Feder	fe:dɐ	pe:dɐ	Plos
33 Rad	ʁat	hat	Glot.Gr./l/
34 Drachen	dʁaxən	dakən	RKV Plos
35 Tasse	tasə	tatə	Plos
36 Auto	auto	✓	
37 Bett	bɛt	✓	
38 Trecker	tʁɛkɐ	tɛkɐ	RKV
39 Zitrone	tsitʁo:nə	tito:nə	Plos RKV
40 Jäger	jɛ:gɐ	✓	
41 Milch	mɪlç	mɪlt	Plos
42 Eichhörnchen	aɪçhø:ɐnçən	aɪthø:ɐntən	Plos "
43 Taucher	tauxɐ	taukɐ	Plos
44 Buch	bu:x	bu:k	Plos
45 Roller	ʁɔlɐ	hɔlɐ	Glot.Gr./l/
46 Schere	ʃe:ʁɐ	te:ɐhə	Plos Glot.Gr./l/
47 Gießkanne	gi:skanə	gikanə	Plos
48 Nagel	na:gəl	✓	
49 Berg	be:ɐk	✓	
50 Glas	gla:s	gla:t	Plos
51 Gras	gʁa:s	ga:t	RKV Plos
52 Grün	gry:n	gy:n	RKV
53 Schlange	ʃlaŋə	laŋə	RKV
54 Kuh	ku:	✓	
55 Jacke	jakə	✓	
56 Sack	zak	dak	Plos
57 Kleid	klaɪt	✓	
58 Krokodil	kʁokodi:l	kokodi:l	RKV
59 Knöpfe	knœpfə	nœpə	RKV Plos
60 Sonne	zɔnə	dɔnə	Plos
61 Hase	ha:zə	ha:də	Plos
62 Haus	haus	haut	Plos

Protokollbogen zum Prozeß- und Lautbefund (Fortsetzung)

Test Item Wort	Phonetische Lautschrift	Äußerung des Kindes	Phonologische Prozesse
63 Zange	tsaŋə	taŋə	Plos
64 Katze	katsə	katə	Plos
65 Pilz	pɪlts	pɪlt	Plos
66 Zwerg	tsveːɐk	teːɐk	RKV Plos
67 Hexe	hɛksə	hɛkə	Plos
68 Schuh	ʃuː	tuː	Plos
69 Tasche	taʃə	tatə	Plos
70 Fisch	fɪʃ	pɪt	Plos"
71 Schlüssel	ʃlʏsəl	lʏtəl	RKV Plos
72 Schmetterling	ʃmɛtəlɪŋ(k)	mɛtəlɪŋ	RKV
73 Schnecke	ʃnɛkə	nɛkə	RKV
74 Spinne	ʃpɪnə	pɪnə	RKV
75 Schrank	ʃʁaŋk	taŋk	Plos RKV
76 Schwein	ʃvaɪn	baɪn	RKV Plos
77 Stuhl	ʃtuːl	tuːl	RKV
78 Kiste	kɪstə	kɪtə	Plos
79 Nest	nɛst	nɛt	Plos
80 Spritze	ʃpʁɪtsə	pɪtə	RKV Plos
81 Strumpf	ʃtʁʊmpf	tʊmp	RKV Plos

Test Item Wort	Phonetische Lautschrift	Äußerung des Kindes	Phonologische Prozesse
82 Rutsche	ʁʊtʃə	hʊtə	Glot Er /ʁ/ Plos
83 Anker	aŋkɐ	✓	
84 Bank	baŋk	✓	
85 Punkt	pʊŋkt	✓	
86 Arzt	aːtst	at	Plos
87 Bild	bɪlt	✓	
88 Hund	hʊnt	✓	
89 Fenster	fɛnstɐ	pɛntɐ	Plos
90 Gespenst	gəʃpɛːnst	gəpɛnt	Plos RKV
91 Schornstein	ʃɔːɐnʃtaɪn	tɔːɐntaɪn	Plos"
92 Erdbeere	eːɐtbeːʁə	eːɐtbeːhə	Glot Er /ʁ/
93 Heizung	haɪtsʊŋ(k)	haɪtʊŋk	Plos
94 Elefant	eləfant	eləpant	Plos
95 Springt	ʃpʁɪŋkt	pɪŋkt	RKV
96 Kaputt	kapʊt	✓	
97 Unfall	ʊnfal	ʊnpal	Plos
98 Tiger	tiːgɐ	✓	
99 Gitarre	gitaʁə	gitahə	Glot Er /ʁ/

Zusammenfassung der Ergebnisse bezüglich der phonologischen Prozesse

TIKV		VVS		Son/Ent	
TFKV		RVS		KVEnt	
RKV	alle /ʁ/ + /S+X	Glot Er	/ʁ/ alle	Deaffr	
TIK		Ass			
TFK		Nas		TMK	
TUS		Vok /l/		TBS	
VVV		Plos	alle Frikative	IntrK	

IntrV		Int			
RVK		Multl			
VKV		LatS			
Meta					
BL					
AlloL					
Vok					

Fallbeispiel: Luisa

Luisa wurde im Alter von 4;2 Jahren vorgestellt und zeigte folgende Prozesse zu Beginn ihrer Behandlung:

Prozesstyp	**Prozess**
Physiologisch verzögert:	– Reduktion von Konsonantenverbindungen mit /ʁ/ und /ʃ/
	– Glottale Ersetzung von /ʁ/
Pathologisch:	– Plosivierung aller Frikative

Luisa zeigte eine hundertprozentige Wortrealisationskonsequenz und einer ihrer drei Prozesse war als pathologisch zu werten. Aufgrund dieser Ergebnisse wurde sie der Gruppe Konsequente Phonologische Störung zugeordnet.

Behandlungsplan:

Es wurde mit dem pathologischen Prozess der Plosivierung begonnen. Der Behandlungsablauf erfolgte wie in Tabelle 8.1 beschrieben (siehe auch Behandlungsablauf Fallbeispiel Annika). Als Luisa nach 20 Stunden begann, die Frikative korrekt in die Spontansprache zu übertragen, wurde noch für einige Stunden an der Glottalen Ersetzung des /ʁ/ gearbeitet. Zu diesem Zweck wurde folgendermaßen verfahren:

1. **Phase I:** Einführung der Ziel- und Ersatzlaute /ʁ/ und /h/. Durchführung der rezeptiven Phase wie in Tabelle 8.1 beschrieben.
2. **Phase II:** Expressive Übungen auf Laut- und Silbenebene zur Produktion der beiden Laute.
3. **Phase III:** Übungen zur korrekten Integration der Laute /ʁ/ und /h/ in die Spontansprache.

Als Luisa in der Übungssprache die korrekte Anwendung des /ʁ/ gelang (nach ca. 5 Stunden), wurde eine Pause von drei Monaten angesetzt. Nach den drei Monaten zeigte Luisa lediglich noch die Kontaktassimilation der Konsonantenverbindungen /tʁ/ und /dʁ/ zu /kʁ/ und /gʁ/. Es folgte eine kurze Übungseinheit in Anlehnung an Tabelle 8.3.

Protokollbogen zum Prozeß- und Lautbefund

Name: Phillip **Geb. Datum:** ______ **Alter:** 3;7

Test Item Wort	Phonetische Lautschrift	Äußerung des Kindes	Phonologische Prozesse
1 Mond	mo:nt	✓	
2 Eimer	aɪmɐ	✓	
3 Baum	baum	✓	
4 Ball	bal	✓	
5 Gabel	ga:bəl	✓	
6 Blume	blu:mə	✓	
7 Brief	bʁi:f	di:f	
8 Brille	brɪlə	bɪlə	
9 Zebra	tse:bʁa	de:ta	
10 Pilz	pɪlts	✓	
11 Wippe	vɪpə	✓	
12 Korb	kɔɐp	✓	
13 Pferd	(p)fe:ɐt	✓	
14 Apfel	apfəl	afəl	
15 Topf	tɔpf	tɔf	
16 Vogel	fo:gəl	✓	
17 Marienkäfer	mari:nkɛ:fɐ	✓	
18 Schiff	ʃɪf	sɪf	
19 Pflaster	(p)flastɐ	✓	
20 Flasche	flaʃə	flasə	
21 Frosch	fʁɔʃ	fɔs	
22 Quak	kva:k	✓	
23 Wurst	vuɐst	vuɐs	
24 Löwe	lø:və	✓	
25 Lampe	lampə	✓	
26 Teller	tɛlɐ	✓	
27 Ball	bal	✓	
28 Nuß	nʊs	✓	
29 Kanne	kanə	✓	
30 Telefon	te:ləfo:n	keləfon	
31 Dusche	du:ʃə	du:sə	

Test Item Wort	Phonetische Lautschrift	Äußerung des Kindes	Phonologische Prozesse
32 Feder	fe:dɐ	✓	
33 Rad	ʁat	✓	
34 Drachen	dʁaxən	gakən	
35 Tasse	tasə	✓	
36 Auto	auto	✓	
37 Bett	bɛt	✓	
38 Trecker	tʁɛkɐ	kaktɔɐ	
39 Zitrone	tsitʁo:nə	sitonə	
40 Jäger	jɛ:gɐ	✓	
41 Milch	mɪlç	mɪlk	
42 Eichhörnchen	aɪçhø:ɐnçən	aɪnhønkən	
43 Taucher	tauxɐ	taukɐ	
44 Buch	bu:x	buk	
45 Roller	ʁɔlɐ	hɔla	
46 Schere	ʃe:ʁə	ʃe:ɐhə	
47 Gießkanne	gi:skanə	✓	
48 Nagel	na:gəl	✓	
49 Berg	be:ɐk	✓	
50 Glas	gla:s	ga:s	
51 Gras	gʁa:s	ga:s	
52 Grün	gry:n	gy:n	
53 Schlange	ʃlaŋə	slaŋə	
54 Kuh	ku:	✓	
55 Jacke	jakə	✓	
56 Sack	zak	✓	
57 Kleid	klaɪt	✓	
58 Krokodil	kʁokodi:l	kokogi:l	
59 Knöpfe	knœpfə	nœftə	
60 Sonne	zɔnə	✓	
61 Hase	ha:zə	✓	
62 Haus	haus	✓	

Protokollbogen zum Prozeß- und Lautbefund (Fortsetzung)

Test Item Wort	Phonetische Lautschrift	Äußerung des Kindes	Phonologische Prozesse
63 Zange	tsaŋə	saŋə	
64 Katze	katsə	kasə	
65 Pilz	pɪlts	✓	
66 Zwerg	tsveːɐk	veːɐk	
67 Hexe	hɛksə	hɛtsə	
68 Schuh	ʃuː	✓	
69 Tasche	taʃə	tasə	
70 Fisch	fɪʃ	fɪs	
71 Schlüssel	ʃlʏsəl	✓	
72 Schmetterling	ʃmɛtəlɪŋ(k)	✓	
73 Schnecke	ʃnɛkə	sucka	
74 Spinne	ʃpɪnə	bɪnə	
75 Schrank	ʃʁaŋk	sbaŋk	
76 Schwein	ʃvaɪn	svaɪn	
77 Stuhl	ʃtuːl	tul	
78 Kiste	kɪstə	kɪsə	
79 Nest	nɛst	nɛs	
80 Spritze	ʃpʁɪtsə	bɪsə	
81 Strumpf	ʃtʁʊmpf	zʊmpf	

Test Item Wort	Phonetische Lautschrift	Äußerung des Kindes	Phonologische Prozesse
82 Rutsche	ʁʊtʃə	hʊstə	
83 Anker	aŋkɐ	✓	
84 Bank	baŋk	✓	
85 Punkt	pʊŋkt	✓	
86 Arzt	aːtst	aːs	
87 Bild	bɪlt	✓	
88 Hund	hʊnt	✓	
89 Fenster	fɛnstɐ	✓	
90 Gespenst	gəʃpɛːnst	gəbɛns	
91 Schornstein	ʃɔːɐnʃtaɪn	✓	
92 Erdbeere	eːɐtbeːʁə	eːɐpeːɐ	
93 Heizung	haɪtsʊŋ(k)	haɪsʊŋ	
94 Elefant	eləfant	✓	
95 Springt	ʃpʁɪŋkt	✓	
96 Kaputt	kapʊt	✓	
97 Unfall	ʊnfal	ʊmfal	
98 Tiger	tiːgɐ	✓	
99 Gitarre	gitaʁə	tihadə	

Zusammenfassung der Ergebnisse bezüglich der phonologischen Prozesse

TIKV		VVS		Son/Ent	
TFKV		RVS		KVEnt	
RKV		Glot Er		Deaffr	
TIK		Ass			
TFK		Nas		TMK	
TUS		Vok /l/		TBS	
VVV		Plos		IntrK	

IntrV		Int			
RVK		Multl			
VKV		LatS			
Meta					
BL					
AlloL					
Vok					

Protokollbogen zum Prozeß- und Lautbefund

Name: Phillip Geb. Datum: ____________ Alter: 3;7

Test Item Wort	Phonetische Lautschrift	Äußerung des Kindes	Phonologische Prozesse	Test Item Wort	Phonetische Lautschrift	Äußerung des Kindes	Phonologische Prozesse
1 Mond	mo:nt	✓		32 Feder	fe:dɐ	✓	
2 Eimer	aɪmɐ	✓		33 Rad	ʁat	✓	
3 Baum	baum	✓		34 Drachen	dʁaxən	gabən	RKV Ass Plos/x/
4 Ball	bal	✓		35 Tasse	tasə	✓	
5 Gabel	ga:bəl	✓		36 Auto	auto	✓	
6 Blume	blu:mə	✓		37 Bett	bɛt	✓	
7 Brief	bʁi:f	di:f	RKV b→d	38 Trecker	tʁɛkɐ	kaktɔɐ	RKV Ass
8 Brille	brɪlə	bɪlə	RKV	39 Zitrone	tsitʁo:nə	sitonə	Deaffr RKV
9 Zebra	tse:bʁa	de:ta	Plos Son RKV z b→d	40 Jäger	jɛ:gɐ	✓	
10 Pilz	pɪlts	✓		41 Milch	mɪlç	mɪlk	Plos/ç/
11 Wippe	vɪpə	✓		42 Eichhörnchen	aɪçhø:ʁnçən	aɪnhønkən	Plos /ç/
12 Korb	kɔʁp	✓		43 Taucher	tauxɐ	taukɐ	Plos /x/
13 Pferd	(p)fe:ʁt	✓		44 Buch	bu:x	buk	Plos /x/
14 Apfel	apfəl	afəl	Deaffr	45 Roller	ʁɔlɐ	hɔla	GlotEr /ʁ/
15 Topf	tɔpf	tɔf	Deaffr	46 Schere	ʃe:ʁə	se:ɐhə	GlotEr /ʁ/
16 Vogel	fo:gəl	✓		47 Gießkanne	gi:skanə	✓	
17 Marienkäfer	mari:nkɛ:fɐ	✓		48 Nagel	na:gəl	✓	
18 Schiff	ʃɪf	sɪf	VV /ʃ/	49 Berg	be:ʁk	✓	
19 Pflaster	(p)flastɐ	✓		50 Glas	gla:s	ga:s	RKV
20 Flasche	flaʃə	flasə	VV /ʃ/	51 Gras	gʁa:s	ga:s	RKV
21 Frosch	fʁɔʃ	fɔs	RKV VV /ʃ/	52 Grün	gry:n	gy:n	RKV
22 Quak	kva:k	✓		53 Schlange	ʃlaŋə	slaŋə	VV /ʃ/
23 Wurst	vuʁst	vuas	RFKV	54 Kuh	ku:	✓	
24 Löwe	lø:və	✓		55 Jacke	jakə	✓	
25 Lampe	lampə	✓		56 Sack	zak	✓	
26 Teller	tɛlɐ	✓		57 Kleid	klaɪt	✓	
27 Ball	bal	✓		58 Krokodil	kʁokodi:l	kokogi:l	RKV
28 Nuß	nus	✓		59 Knöpfe	knœpfə	nœftə	RKV Deaffr int.K
29 Kanne	kanə	✓		60 Sonne	zɔnə	✓	
30 Telefon	te:ləfo:n	keləfon	RV /t/	61 Hase	ha:zə	✓	
31 Dusche	du:ʃə	du:sə	VV /ʃ/	62 Haus	haus	✓	

PLAKSS – Psycholinguistische Analyse kindlicher Sprechstörungen. Von Annette V. Fox

Protokollbogen zum Prozeß- und Lautbefund (Fortsetzung)

Test Item Wort	Phonetische Lautschrift	Äußerung des Kindes	Phonologische Prozesse
63 Zange	tsaŋə	saŋə	Deaffr
64 Katze	katsə	kasə	Deaffr
65 Pilz	pɪlts	✓	
66 Zwerg	tsveːɐk	veːɐk	RKV
67 Hexe	hɛksə	hɛtsə	VV/k/
68 Schuh	ʃuː	✓	
69 Tasche	taʃə	tasə	VV/S/
70 Fisch	fɪʃ	fɪs	VV/S/
71 Schlüssel	ʃlʏsəl	✓	
72 Schmetterling	ʃmɛtəlɪŋ(k)	✓	
73 Schnecke	ʃnɛkə	sucka	VV/S/
74 Spinne	ʃpɪnə	bɪnə	RKV
75 Schrank	ʃʁaŋk	sbaŋk	VV/S/
76 Schwein	ʃvaɪn	svaɪn	VV/S/
77 Stuhl	ʃtuːl	tul	RKV
78 Kiste	kɪstə	kɪsə	Tisk
79 Nest	nɛst	nɛs	RKV
80 Spritze	ʃpʁɪtsə	bɪsə	RKV Deaffr
81 Strumpf	ʃtʁʊmpf	zumpf	RKV

Test Item Wort	Phonetische Lautschrift	Äußerung des Kindes	Phonologische Prozesse
82 Rutsche	ʁutʃə	husta	Glot Er/b/ Meta
83 Anker	aŋkɐ	✓	
84 Bank	baŋk	✓	
85 Punkt	pʊŋkt	✓	
86 Arzt	aːtst	aːs	RKV
87 Bild	bɪlt	✓	
88 Hund	hʊnt	✓	
89 Fenster	fɛnstɐ	✓	
90 Gespenst	gəʃpɛːnst	gəbɛns	RKV "
91 Schornstein	ʃɔːɐnʃtaɪn	✓	
92 Erdbeere	eːɐtbeːʁɐ	eːpeːɐ	Ass
93 Heizung	haɪtsʊŋ(k)	haɪsuŋ	Deaffr
94 Elefant	eləfant	✓	
95 Springt	ʃpʁɪŋkt	✓	
96 Kaputt	kaput	✓	
97 Unfall	ʊnfal	umfal	Ass
98 Tiger	tiːgɐ	✓	
99 Gitarre	gitaʁɐ	tihadə	odd

Zusammenfassung der Ergebnisse bezüglich der phonologischen Prozesse

TIKV		VVS	S	Son/Ent	
TFKV		RVS		KVEnt	
RKV	S, K, st	Glot Er	b	Deaffr	ts, pf alle
TIK		Ass	4		
TFK		Nas		TMK	
TUS		Vok /l/		TBS	
VVV		Plos	x, ç alle	IntrK	

IntrV		Int			
RVK		Multl			
VKV		LatS			
Meta			st ts s = s		
BL			pf = f		
AlloL					
Vok					

Fallbeispiel: Philip

Philip zeigte zu Beginn seiner Behandlung im Alter von 3;7 Jahren folgende Prozesse:

Prozesstyp	**Prozess**
Physiologisch:	– Vorverlagerung von /ʃ/
Physiologisch verzögert:	– Reduktion von Konsonantenverbindungen mit /ʁ/ und /ʃ/
	– Glottale Ersetzung von /ʁ/
Pathologisch:	– Plosivierung der Frikative /ç/ und /x/
	– Deaffrizierung der Affrikaten /ts/ und /pf/, einschließlich der Reduktion aller /st/ auf /s/

Auch Philip erwies sich nach Untersuchung der Wortrealisationskonsequenz als konsequent und da er zwei pathologische Prozesse zeigte, wurde er der Gruppe Konsequente Phonologische Störung zugeordnet. Die Behandlung begann mit dem Prozess der Plosivierung.

Behandlungsplan:

Therapie der Plosivierung von /ç/ und /x/ zu [k].

1. **Vorübung**
2. **Phase I:** Einführung der Ziel- und Ersatzlaute /ç x k/. Anschließend folgte die rezeptive Arbeit wie in Tabelle 8.1 beschrieben, wobei die Laute nie im Silben- oder Wortanlaut geübt wurden, da die Ziellaute dort im Deutschen nicht auftreten.
3. **Phase II:** Expressive Übungen zu den Ziel- und Ersatzlauten auf Laut- und Silbenebene (Silbenin- und auslaut).
4. **Phase III:** Übungen zur korrekten Integration der Ziellaute und des Ersatzlautes in die Spontansprache.

Philip konnte dies sehr schnell umsetzen, sodass gleich im Anschluss der zweite pathologische Prozess behandelt wurde, die Deaffrizierung.

1. **Phase I:** Einführung der Laute /s ts pf f st/, gefolgt von den rezeptiven Übungen in den dem Deutschen entsprechenden Wortpositionen (/s/: In- und Auslaut; /ts/: alle Positionen; /st/: In- und Auslaut; /f/: alle Positionen, /pf/: alle Positionen, da der Junge aus Bayern kam, wo /pf/ auch im Wortanlaut realisiert wird.)
2. **Phase II:** Expressive Übungen zu den Ziel- und Ersatzlauten.
3. **Phase III:** Integration der Ziel- und Ersatzlaute in die Spontansprache.

Zum Abschluss der Behandlung wurde noch einige Therapieeinheiten an der Glottalen Ersetzung von /ʁ/ durch /h/ gearbeitet (siehe Fallbeispiel Luisa). An der Vorverlagerung von /ʃ/ wurde aus zwei Gründen nicht gearbeitet: Zum einen braucht Philip diesen Laut physiologisch gesehen im Alter von 3;7 noch nicht erworben zu haben und zum anderen begann er bereits den Laut ab und zu korrekt einzusetzen. Eine Kontrolle in sechs Monaten wurde vereinbart.

Protokollbogen zum Prozeß- und Lautbefund

Name: Lukas Geb. Datum: ______ Alter: 4;1

Test Item Wort	Phonetische Lautschrift	Äußerung des Kindes	Phonologische Prozesse
1 Mond	mo:nt	✓	
2 Eimer	aɪmɐ	✓	
3 Baum	baum	✓	
4 Ball	bal	✓	
5 Gabel	ga:bəl	da:bəl	
6 Blume	blu:mə	bu:nə	
7 Brief	bʁi:f	hi:f	
8 Brille	brɪlə	bɪlə	
9 Zebra	tse:bʁa	he:ba	
10 Pilz	pɪlts	✓	
11 Wippe	vɪpə	hɪpə	
12 Korb	kɔɐp	tɔɐp	
13 Pferd	(p)fe:ɐt	he:ɐt	
14 Apfel	apfəl	✓	
15 Topf	tɔpf	tɔf	
16 Vogel	fo:gəl	hɔgəl	
17 Marienkäfer	mari:nkɛ:fɐ	mahi:nte:fɐ	
18 Schiff	ʃɪf	hɪʃ	
19 Pflaster	(p)flastɐ	hastɐ	
20 Flasche	flaʃə	haʃə	
21 Frosch	fʁɔʃ	hɔʃ	
22 Quak	kva:k	a:k	
23 Wurst	vuɐst	huɐst	
24 Löwe	lø:və	✓	
25 Lampe	lampə	hampə	
26 Teller	tɛlɐ	✓	
27 Ball	bal	✓	
28 Nuß	nʊs	✓	
29 Kanne	kanə	✓	
30 Telefon	te:ləfo:n	te:ləho:n	
31 Dusche	du:ʃə	du:sə	

Test Item Wort	Phonetische Lautschrift	Äußerung des Kindes	Phonologische Prozesse
32 Feder	fe:dɐ	he:dɐ	
33 Rad	ʁat	hat	
34 Drachen	dʁaxən	hasən	
35 Tasse	tasə	✓	
36 Auto	auto	✓	
37 Bett	bɛt	✓	
38 Trecker	tʁɛkɐ	hɛkɐ	
39 Zitrone	tsitʁo:nə	hito:nə	
40 Jäger	jɛ:gɐ	✓	
41 Milch	mɪlç	mɪls	
42 Eichhörnchen	aɪçhø:ɐnçən	aɪshø:ɐnsən	
43 Taucher	tauxɐ	kausɐ	
44 Buch	bu:x	bu:s	
45 Roller	ʁɔlɐ	hɔlɐ	
46 Schere	ʃe:ʁə	he:bə	
47 Gießkanne	gi:skanə	di:stanə	
48 Nagel	na:gəl	✓	
49 Berg	be:ɐk	✓	
50 Glas	gla:s	la:s	
51 Gras	gʁa:s	ha:s	
52 Grün	gry:n	hy:n	
53 Schlange	ʃlaŋə	haŋə	
54 Kuh	ku:	✓	
55 Jacke	jakə	hakə	
56 Sack	zak	hak	
57 Kleid	klaɪt	haɪt	
58 Krokodil	kʁokodi:l	hokodi:l	
59 Knöpfe	knœpfə	hœpfə	
60 Sonne	zɔnə	hɔnə	
61 Hase	ha:zə	✓	
62 Haus	haus	✓	

PLAKSS – Psycholinguistische Analyse kindlicher Sprechstörungen. Von Annette V. Fox

Protokollbogen zum Prozeß- und Lautbefund (Fortsetzung)

Test Item Wort	Phonetische Lautschrift	Äußerung des Kindes	Phonologische Prozesse
63 Zange	tsaŋə	haŋə	
64 Katze	katsə	tatsə	
65 Pilz	pɪlts	✓	
66 Zwerg	tsveːɐk	heɐk	
67 Hexe	hɛksə	✓	
68 Schuh	ʃuː	huː	
69 Tasche	taʃə	tasə	
70 Fisch	fɪʃ	hɪʃ	
71 Schlüssel	ʃlʏsəl	lysəl	
72 Schmetterling	ʃmɛtəlɪŋ(k)	mɛtalɪŋ	
73 Schnecke	ʃnɛkə	nɛkə	
74 Spinne	ʃpɪnə	pɪnə	
75 Schrank	ʃʁaŋk	haŋk	
76 Schwein	ʃvaɪn	haɪn	
77 Stuhl	ʃtuːl	tuːl	
78 Kiste	kɪstə	tɪstə	
79 Nest	nɛst	✓	
80 Spritze	ʃpʁɪtsə	pɪtsə	
81 Strumpf	ʃtʁʊmpf	hʊmpf	

Test Item Wort	Phonetische Lautschrift	Äußerung des Kindes	Phonologische Prozesse
82 Rutsche	ʁʊtʃə	hʊtsə	
83 Anker	aŋkɐ	✓	
84 Bank	baŋk	✓	
85 Punkt	pʊŋkt	pʊnt	
86 Arzt	aːtst	aːts	
87 Bild	bɪlt	✓	
88 Hund	hʊnt	✓	
89 Fenster	fɛnstɐ	hɛnstɐ	
90 Gespenst	gəʃpɛːnst	bɛnst	
91 Schornstein	ʃɔːɐnʃtaɪn	hɔːɐnhaɪs	
92 Erdbeere	eːɐtbeːʁə	eːɐtbeːhə	
93 Heizung	haɪtsʊŋ(k)	✓	
94 Elefant	eləfant	eləhant	
95 Springt	ʃpʁɪŋkt	hɪŋk	
96 Kaputt	kapʊt	papʊt	
97 Unfall	ʊnfal	ʊmhal	
98 Tiger	tiːgɐ	tiːdɐ	
99 Gitarre	gitaʁə	ditaʁə	

Zusammenfassung der Ergebnisse bezüglich der phonologischen Prozesse

TIKV		VVS		Son/Ent	
TFKV		RVS		KVEnt	
RKV		Glot Er		Deaffr	
TIK		Ass			
TFK		Nas		TMK	
TUS		Vok /l/		TBS	
VVV		Plos		IntrK	

IntrV		Int			
RVK		Multl			
VKV		LatS			
Meta					
BL					
AlloL					
Vok					

Protokollbogen zum Prozeß- und Lautbefund

Name: Lukas Geb. Datum: ________ Alter: 4;1

Test Item Wort	Phonetische Lautschrift	Äußerung des Kindes	Phonologische Prozesse
1 Mond	mo:nt	✓	
2 Eimer	aɪmɐ	✓	
3 Baum	baum	✓	
4 Ball	bal	✓	
5 Gabel	ga:bəl	da:bɔl	VV/g/
6 Blume	blu:mə	bu:nə	RKV m->n
7 Brief	bʁi:f	hi:f	Anlaut
8 Brille	brɪlə	bɪlə	RKV
9 Zebra	tse:bʁa	he:ba	Anlaut RKV
10 Pilz	pɪlts	✓	
11 Wippe	vɪpə	hɪpə	Anlaut
12 Korb	kɔɐp	tɔɐp	VV/k/
13 Pferd	(p)fe:ɐt	he:ɐt	Anlaut
14 Apfel	apfəl	✓	
15 Topf	tɔpf	tɔf	Deaffr.
16 Vogel	fo:gəl	hogəl	Anlaut
17 Marienkäfer	mari:nkɛ:fe	mahi:nte:fɐ	Glottal/k/ VV/k/
18 Schiff	ʃɪf	hɪʃ	Anlaut
19 Pflaster	(p)flastɐ	hastɐ	Anlaut
20 Flasche	flaʃə	haʃə	Anlaut
21 Frosch	fʁɔʃ	hɔʃ	Anlaut
22 Quak	kva:k	a:k	TiKV
23 Wurst	vuɐst	huɐst	Anlaut
24 Löwe	lø:və	✓	
25 Lampe	lampə	hampə	Anlaut
26 Teller	tɛlɐ	✓	
27 Ball	bal	✓	
28 Nuß	nus	✓	
29 Kanne	kanə	✓	
30 Telefon	te:ləfo:n	te:ləho:n	Anlaut
31 Dusche	du:ʃə	du:sə	VV/ʃ/

Test Item Wort	Phonetische Lautschrift	Äußerung des Kindes	Phonologische Prozesse
32 Feder	fe:dɐ	he:dɐ	Anlaut
33 Rad	ʁat	hat	Anlaut
34 Drachen	dʁaxən	hasən	Anlaut x->s
35 Tasse	tasə	✓	
36 Auto	auto	✓	
37 Bett	bɛt	✓	
38 Trecker	tʁɛkɐ	hɛkɐ	Anlaut
39 Zitrone	tsitʁo:nə	hito:nə	Anlaut RKV
40 Jäger	jɛ:gɐ	✓	
41 Milch	mɪlç	mɪls	VV/ç/
42 Eichhörnchen	aɪçhø:ɐnçən	aɪshø:ɐnsən	VV/ç/"
43 Taucher	tauxɐ	hausɐ	RVA x->s
44 Buch	bu:x	bu:s	x->s
45 Roller	ʁɔlɐ	hɔlɐ	Anlaut
46 Schere	ʃe:ʁə	he:ʁə	Anlaut
47 Gießkanne	gi:skanə	di:stanə	VV/g/k/
48 Nagel	na:gəl	✓	
49 Berg	be:ɐk	✓	
50 Glas	gla:s	la:s	RKV
51 Gras	gʁa:s	ha:s	Anlaut
52 Grün	gry:n	hy:n	Anlaut
53 Schlange	ʃlaŋə	haŋə	Anlaut
54 Kuh	ku:	✓	
55 Jacke	jakə	hakə	Anlaut
56 Sack	zak	hak	Anlaut
57 Kleid	klaɪt	haɪt	Anlaut
58 Krokodil	kʁokodi:l	hokodi:l	Anlaut
59 Knöpfe	knœpfə	nœpfə	RKV
60 Sonne	zɔnə	hɔnə	Anlaut
61 Hase	ha:zə	✓	
62 Haus	haus	✓	

Protokollbogen zum Prozeß- und Lautbefund (Fortsetzung)

Test Item Wort	Phonetische Lautschrift	Äußerung des Kindes	Phonologische Prozesse
63 Zange	tsaŋə	haŋə	Anlaut
64 Katze	katsə	tatsə	VV/k/
65 Pilz	pɪlts	✓	
66 Zwerg	tsveːɐk	heɐk	Anlaut
67 Hexe	hɛksə	✓	
68 Schuh	ʃuː	huː	Anlaut
69 Tasche	taʃə	tasə	VV/ʃ/
70 Fisch	fɪʃ	hɪʃ	Anlaut
71 Schlüssel	ʃlʏsəl	lʏsəl	RKV
72 Schmetterling	ʃmɛtəlɪŋ(k)	mɛtəlɪŋ	RKV
73 Schnecke	ʃnɛkə	nɛkə	RKV
74 Spinne	ʃpɪnə	pɪnə	RKV
75 Schrank	ʃʁaŋk	haŋk	Anlaut
76 Schwein	ʃvaɪn	haɪn	Anlaut
77 Stuhl	ʃtuːl	tuːl	RKV
78 Kiste	kɪstə	tɪstə	VV/k/
79 Nest	nɛst	✓	
80 Spritze	ʃpʁɪtsə	pɪtsə	RKV
81 Strumpf	ʃtʁʊmpf	hʊmpf	Anlaut

Test Item Wort	Phonetische Lautschrift	Äußerung des Kindes	Phonologische Prozesse
82 Rutsche	ʁʊtʃə	hʊtsə	Anlaut VV/ʃ/
83 Anker	aŋkə	✓	
84 Bank	baŋk	✓	
85 Punkt	pʊŋkt	pʊnt	RKV
86 Arzt	aːtst	aːts	RKV
87 Bild	bɪlt	✓	
88 Hund	hʊnt	✓	
89 Fenster	fɛnstə	hɛnstə	Anlaut
90 Gespenst	gəʃpɛːnst	bɛnst	TUS RKV
91 Schornstein	ʃɔːɐnʃtaɪn	hɔːɐnhaɪs	Anlaut" add
92 Erdbeere	eːɐtbeːʁə	eːɐtbeːhə	Glot Er /b/
93 Heizung	haɪtsʊŋ(k)	✓	
94 Elefant	eləfant	eləhant	Anlaut
95 Springt	ʃpʁɪŋkt	hɪŋk	Anlaut
96 Kaputt	kaput	paput	Ass
97 Unfall	ʊnfal	ʊmhal	Anlaut
98 Tiger	tiːgɐ	tiːdɐ	VV/g/
99 Gitarre	gitaʁə	ditaʁə	VV/g/

Zusammenfassung der Ergebnisse bezüglich der phonologischen Prozesse

TIKV		VVS	✓ ʃ s	Son/Ent	
TFKV		RVS		KVEnt	
RKV	✓	Glot Er	✓	Deaffr	
TIK		Ass			
TFK		Nas		TMK	
TUS		Vok /l/		TBS	
VVV	✓ k g	Plos		IntrK	

IntrV		Int		x -> s	✓
RVK		Multl			
VKV		LatS			
Meta					
BL		Anlaute (k+KV) werden durch /h/			
AlloL		ersetzt außer: m n b p d t			
Vok					

Fallbeispiel: Lukas

Lukas wurde im Alter von 4;1 Jahren vorgestellt und zeigte folgende Symptomatik:

Prozesstyp	**Prozess**
Physiologisch:	– Vorverlagerung von /ʃ/
Physiologisch verzögert:	– Reduktion von Konsonantenverbindungen
	– Glottale Ersetzung von /ʁ/
	– Vorverlagerung der Velare /k g ŋ/
	– Deaffrizierung
Pathologisch:	– Ersetzung betonter Silbenanlaute (auch CC) durch /h/, außer /m n b p d t/
	– Ersetzung der Frikative /ç/ und /x/ durch /s/

Lukas war konsequent in seiner Wortrealisation. Da er aber zwei pathologische Prozesse zeigte, wurde er der Gruppe der Konsequenten Phonologischen Störung zugeordnet. Die Behandlung begann mit dem Prozess der Anlautersetzung.

Behandlungsplan:

1. **Vorübung**
2. **Phase I:** Wie in Tabelle 8.2 beschrieben, wurden zunächst die Lautsymbole für alle Frikative, die im Wortanlaut im Deutschen auftreten können /z f v ʃ/, und der Ersatzlaut /h/ eingeführt. Es folgte die beschriebene rezeptive Phase ausschließlich auf den Wortanlaut bezogen (auch CC), später auch Einführung weiterer Anlaute.
3. **Phase II:** Expressive isolierte Laut- und Silbenübungen im Silbenanlaut der Ziellaute und des Ersatzlautes.
4. **Phase III:** Integration insbesondere der Frikative und des Ersatzlautes /h/ in die Übungs- und Spontansprache (auch CC). Parallel dazu viele Übungen zum Silbensegmentieren, um Wortstrukturen und Wortlängen zu verdeutlichen, insbesondere auch der möglichen Verschiebung des Betonungsschwerpunktes auf andere Silben als den Wortanlaut.

Nach ca. 20 Stunden gelang es Lukas, die Ziellaute korrekt in der Übungssprache einzusetzen. Es wurde eine dreimonatige Pause angesetzt. Nach dieser Pause hatte Lukas den Prozess der Anlautersetzung vollständig überwunden. Der Schwerpunkt der folgenden Behandlung lag auf der Vorverlagerung der Velare, gefolgt von der Ersetzung der Laute /ç/ und /x/ durch /s/ und abschließend der Glottalen Ersetzung von /h/.

Vorverlagerung der Velare

1. **Phase I:** Rezeptive Phase laut Tabelle 8.1, Einführung der Lautsymbole für vorne – hinten
2. **Phase II:** Siehe Fallbeispiel Lukas (3;6 Jahre)
3. **Phase III:** Siehe Fallbeispiel Lukas (3;6 Jahre)

Ersetzung von /ç/ und /x/ durch /s/

1. **Phase I:** Rezeptive Phase laut Tabelle 8.1: Einführung der Laute /ç x s/, gefolgt von der rezeptiven Übungshierarchie, siehe auch Fallbeispiel Philip.
2. **Phase II:** Siehe Fallbeispiel Philip
3. **Phase III:** Siehe Fallbeispiel Philip

Glottale Ersetzung von /ʁ/: Siehe Fallbeispiel Luisa

Der zweite Therapieblock dauerte auch ca. 20 Stunden und beinhaltete weiterhin Übungen zur Silbensegmentierung, da diese Lukas schwer fielen. Nach einer erneuten Pause von drei Monaten zeigte Lukas nur noch die Kontaktassimilation der Konsonantenverbindungen /tʁ/ und /dʁ/ zu /kʁ/ und /gʁ/. Es folgte eine kurze Übungseinheit in Anlehnung an Tabelle 8.3. Nach fünf Stunden wurde Lukas symptomfrei entlassen.

Protokollbogen zum Prozeß- und Lautbefund

Name: Jan **Geb. Datum:** ____________ **Alter:** 4;1

Test Item Wort	Phonetische Lautschrift	Äußerung des Kindes	Phonologische Prozesse
1 Mond	mo:nt	mo:ŋk	
2 Eimer	aɪmɐ	✓	
3 Baum	baum	✓	
4 Ball	bal	✓	
5 Gabel	ga:bəl	✓	
6 Blume	blu:mə	blu:ŋə	
7 Brief	bʁi:f	bi:f	
8 Brille	brɪlə	bɪlə	
9 Zebra	tse:bʁa	tθe:bɑ	
10 Pilz	pɪlts	pɪlkθ	
11 Wippe	vɪpə	✓	
12 Korb	kɔɐp	✓	
13 Pferd	(p)fe:ɐt	fe:ɐk	
14 Apfel	apfəl	apfə	
15 Topf	tɔpf	kɔpf	
16 Vogel	fo:gəl	fo:gə	
17 Marienkäfer	mari:nkɛ:fɐ	kɛ:fɐ	
18 Schiff	ʃɪf	θɪf	
19 Pflaster	(p)flastɐ	fakθɐ	
20 Flasche	flaʃə	faθə	
21 Frosch	fʁɔʃ	fɔkθ	
22 Quak	kva:k	✓	
23 Wurst	vuɐst	vuɐθ	
24 Löwe	lø:və	lø:bəŋ	
25 Lampe	lampə	✓	
26 Teller	tɛlɐ	kɛlɐ	
27 Ball	bal	✓	
28 Nuß	nʊs	ŋʊθ	
29 Kanne	kanə	ke:kaŋə	
30 Telefon	te:ləfo:n	ke:ləfoŋ	
31 Dusche	du:ʃə	ku:θə	

Test Item Wort	Phonetische Lautschrift	Äußerung des Kindes	Phonologische Prozesse
32 Feder	fe:dɐ	fe:gɐ	
33 Rad	ʁat	hat	
34 Drachen	dʁaxən	gakəŋ	
35 Tasse	tasə	kaθə	
36 Auto	auto	auko	
37 Bett	bɛt	bɛk	
38 Trecker	tʁɛkɐ	kɛkɐ	
39 Zitrone	tsitʁo:nə	θi:ko:ŋə	
40 Jäger	jɛ:gɐ	✓	
41 Milch	mɪlç	møθ	
42 Eichhörnchen	aɪçhø:ɐnçən	aɪŋhøŋgəŋ	
43 Taucher	tauxɐ	tauka	
44 Buch	bu:x	bu:k	
45 Roller	ʁɔlɐ	hɔlɐ	
46 Schere	ʃe:ʁə	θe:ɐgə	
47 Gießkanne	gi:skanə	gi:θkaŋə	
48 Nagel	na:gəl	ŋagəl	
49 Berg	be:ɐk	✓	
50 Glas	gla:s	ga:θ	
51 Gras	gʁa:s	ga:θ	
52 Grün	gry:n	gyŋ	
53 Schlange	ʃlaŋə	θaŋə	
54 Kuh	ku:	✓	
55 Jacke	jakə	✓	
56 Sack	zak	ðak	
57 Kleid	klaɪt	klaɪk	
58 Krokodil	kʁokodi:l	kokəgi:l	
59 Knöpfe	knœpfə	kœpf	
60 Sonne	zɔnə	ðɔŋə	
61 Hase	ha:zə	haðə	
62 Haus	haus	hauθ	

Test Item Wort	Phonetische Lautschrift	Äußerung des Kindes	Phonologische Prozesse
63 Zange	tsaŋə	θaŋə	
64 Katze	katsə	kakθə	
65 Pilz	pɪlts	pɪlkθ	
66 Zwerg	tsve:ɐk	—	
67 Hexe	hɛksə	hɛkθə	
68 Schuh	ʃu:	θu:	
69 Tasche	taʃə	kaθə	
70 Fisch	fɪʃ	fɪθ	
71 Schlüssel	ʃlʏsəl	θyθə	
72 Schmetterling	ʃmɛtəlɪŋ(k)	—	
73 Schnecke	ʃnɛkə	θɛkə	
74 Spinne	ʃpɪnə	pɪŋə	
75 Schrank	ʃʁaŋk	θaŋk	
76 Schwein	ʃvaɪn	vaɪŋ	
77 Stuhl	ʃtu:l	ku:l	
78 Kiste	kɪstə	kɪθkə	
79 Nest	nɛst	ŋɛθk	
80 Spritze	ʃpʁɪtsə	—	
81 Strumpf	ʃtʁʊmpf	kʊmpf	

Test Item Wort	Phonetische Lautschrift	Äußerung des Kindes	Phonologische Prozesse
82 Rutsche	ʁʊtʃə	lʊkθə	
83 Anker	aŋkɐ	✓	
84 Bank	baŋk	✓	
85 Punkt	pʊŋkt	pʊŋk	
86 Arzt	a:tst	gɔkɐ	
87 Bild	bɪlt	bɪlk	
88 Hund	hʊnt	hʊŋk	
89 Fenster	fɛnstɐ	fɛŋkθɐ	
90 Gespenst	gəʃpɛ:nst	gəbɛŋθ	
91 Schornstein	ʃɔ:ɐnʃtaɪn	θɔ:ɐnθaɪŋ	
92 Erdbeere	e:ɐtbe:ʁə	e:ɐbɛ:ɐgə	
93 Heizung	haɪtsʊŋ(k)	aɪθʊŋ	
94 Elefant	eləfant	eləfaŋk	
95 Springt	ʃpʁɪŋkt	pɪŋkθ	
96 Kaputt	kapʊt	kapʊk	
97 Unfall	ʊnfal	ʊŋfal	
98 Tiger	ti:gɐ	ki:gɐ	
99 Gitarre	gitaʁə	θi:gə:gə	

Zusammenfassung der Ergebnisse bezüglich der phonologischen Prozesse

TIKV		VVS		Son/Ent	
TFKV		RVS		KVEnt	
RKV		Glot Er		Deaffr	
TIK		Ass			
TFK		Nas		TMK	
TUS		Vok /l/		TBS	
VVV		Plos		IntrK	

IntrV		Int			
RVK		Multl			
VKV		LatS			
Meta					
BL					
AlloL					
Vok					

Protokollbogen zum Prozeß- und Lautbefund

Name: Jan **Geb. Datum:** ____ **Alter:** 4;1

Test Item Wort	Phonetische Lautschrift	Äußerung des Kindes	Phonologische Prozesse
1 Mond	mo:nt	mo:ŋk	RVA
2 Eimer	aɪmɐ	✓	
3 Baum	baum	✓	
4 Ball	bal	✓	
5 Gabel	ga:bəl	✓	
6 Blume	blu:mə	blu:ŋə	RV /m/
7 Brief	bʁi:f	bi:f	RKV
8 Brille	brɪlə	bɪlə	RKV
9 Zebra	tse:bʁa	tθe:ba	Jnt RKV
10 Pilz	pɪlts	pɪlkθ	RVA Jnt
11 Wippe	vɪpə	✓	
12 Korb	kɔɐp	✓	
13 Pferd	(p)fe:ɐt	fe:ɐk	RVA
14 Apfel	apfəl	apfə	TFK /l/
15 Topf	tɔpf	kɔpf	RVA
16 Vogel	fo:gəl	fo:gə	TFK /l/
17 Marienkäfer	mari:nkɛ:fɐ	kɛ:fɐ	
18 Schiff	ʃɪf	θɪf	VV/S/ (RKV)
19 Pflaster	(p)flaste	fakθɐ	Meta RVA Jnt
20 Flasche	flaʃə	faθə	RKV VV/S/
21 Frosch	fʁɔʃ	fɔkθ	RKV Meta W/S/ (Afr)
22 Quak	kva:k	✓	
23 Wurst	vuɐst	vuɐθ	RKV Jnt
24 Löwe	lø:və	lø:bəŋ	Plos /v/ RVA
25 Lampe	lampə	✓	
26 Teller	tɛlɐ	kɛlɐ	RVA
27 Ball	bal	✓	
28 Nuß	nʊs	ŋʊθ	RVA
29 Kanne	kanə	ke:kaŋə	RVA'''
30 Telefon	te:ləfo:n	ke:ləfoŋ	RVA''
31 Dusche	du:ʃə	ku:θə	RVA'' Jnt' VV/S/

Test Item Wort	Phonetische Lautschrift	Äußerung des Kindes	Phonologische Prozesse
32 Feder	fe:dɐ	fe:gɐ	RVA
33 Rad	ʁat	hak	GlotEr /ʁ/ RVA
34 Drachen	dʁaxən	gakəŋ	RVA, RKV'' Plos /x/
35 Tasse	tasə	kaθə	RVA Jnt
36 Auto	auto	auko	RVA
37 Bett	bɛt	bɛk	RVA
38 Trecker	tʁɛkɐ	kɛkɐ	RVA' RKV
39 Zitrone	tsitʁo:nə	θi:ko:ŋə	Deaffr Jnt RVA'' RKV
40 Jäger	jɛ:gɐ	✓	
41 Milch	mɪlç	møθ	Vok W/S/
42 Eichhörnchen	aɪçhø:ɐnçən	aɪŋhøyŋəŋ	RVA Plos /S/
43 Taucher	tauxɐ	tauka	Plos /x/
44 Buch	bu:x	bu:k	Plos /x/
45 Roller	ʁɔlɐ	hɔlɐ	GlotEr /ʁ/
46 Schere	ʃe:ʁə	θe:ɐgə	W/S/ Plos /ʁ/
47 Gießkanne	gi:skanə	gi:θkaŋə	Jnt RVA
48 Nagel	na:gəl	ŋagəl	RVA
49 Berg	be:ɐk	✓	
50 Glas	gla:s	ga:θ	RKV Jnt
51 Gras	gʁa:s	ga:θ	RKV Jnt
52 Grün	gry:n	gyŋ	RKV RVA
53 Schlange	ʃlaŋə	θaŋə	RKV VV/S/
54 Kuh	ku:	✓	
55 Jacke	jakə	✓	
56 Sack	zak	ðak	Jnt
57 Kleid	klaɪt	klaɪk	RVA
58 Krokodil	kʁokodi:l	kokəgi:l	RKV RVA
59 Knöpfe	knœpfə	kœpf	RKV TFV
60 Sonne	zɔnə	ðɔŋə	Jnt RVA
61 Hase	ha:zə	haðə	Jnt
62 Haus	haus	hauθ	Jnt

Protokollbogen zum Prozeß- und Lautbefund (Fortsetzung)

Test Item Wort	Phonetische Lautschrift	Äußerung des Kindes	Phonologische Prozesse
63 Zange	tsaŋə	θaŋɔ	Deaffr Int
64 Katze	katsə	kakθɔ	RVA Int
65 Pilz	pɪlts	pɪlkθ	RVA Int
66 Zwerg	tsveːʁk	—	
67 Hexe	hɛksə	hɛkθɔ	Int
68 Schuh	ʃuː	θuː	VV/S/
69 Tasche	taʃə	kaθɔ	RVA VV/S/
70 Fisch	fɪʃ	fɪθ	VV/S/
71 Schlüssel	ʃlʏsəl	θyθɔ	RKV VV/S/ Int TFK
72 Schmetterling	ʃmɛtəlɪŋ(k)	—	
73 Schnecke	ʃnɛkə	θɛkɔ	RKV VV/S/
74 Spinne	ʃpɪnə	pɪŋɔ	RKV RVA
75 Schrank	ʃʁaŋk	θaŋk	RKV VV/S/
76 Schwein	ʃvaɪn	vaɪŋ	RKV RVA
77 Stuhl	ʃtuːl	kuːl	RKV RVA
78 Kiste	kɪstə	kɪθkɔ	Int RVA
79 Nest	nɛst	ŋɛθk	RVA" Int
80 Spritze	ʃpʁɪtsə	—	
81 Strumpf	ʃtʁʊmpf	kʊmpf	RKV RVA

Test Item Wort	Phonetische Lautschrift	Äußerung des Kindes	Phonologische Prozesse
82 Rutsche	ʁʊtʃə	lʊkθɔ	ʁ→l RVA VV/S/
83 Anker	aŋkɐ	✓	
84 Bank	baŋk	✓	
85 Punkt	pʊŋkt	pʊŋk	RVA
86 Arzt	aːtst	gɔkɐ	RVA
87 Bild	bɪlt	bɪlk	RVA
88 Hund	hʊnt	hʊŋk	RVA
89 Fenster	fɛnstɐ	fɛŋkθɐ	Meta RVA Int
90 Gespenst	gəʃpɛːnst	gəbɛŋθ	RKV Son RVA Int
91 Schornstein	ʃɔːɐnʃtaɪn	θɔːɐnθaɪŋ	VV/S/" RKV
92 Erdbeere	eːɐtbeːʁə	eːɐbɛːɐgɔ	Plos/b/
93 Heizung	haɪtsʊŋ(k)	aɪθʊŋ	TIK/h/ Deaffr Int
94 Elefant	eləfant	eləfaŋk	RVA
95 Springt	ʃpʁɪŋkt	pɪŋkθ	RKV odd RVA
96 Kaputt	kapʊt	kapʊk	RVA
97 Unfall	ʊnfal	ʊŋfal	RVA
98 Tiger	tiːgɐ	kiːgɐ	RVA
99 Gitarre	gitaʁə	θiːgaːgɔ	odd RVA Plos/b/

Zusammenfassung der Ergebnisse bezüglich der phonologischen Prozesse

TIKV		VVS		Son/Ent	
TFKV		RVS		KVEnt	
RKV	✓	Glot Er	b Anlaut	Deaffr	✓
TIK		Ass			
TFK	l ✓	Nas		TMK	
TUS		Vok /l/		TBS	
VVV	S	Plos	g x b	IntrK	

IntrV		Int	✓		
RVK	n d t alle	Multi			
VKV		LatS			
Meta					
BL					
AlloL					
Vok					

Fallbeispiel: Jan

Jan begann seine Behandlung im Alter von 4;1 Jahren und zeigte folgende Symptomatik:

Prozesstyp	**Prozess**
Physiologisch:	– Vorverlagerung von /ʃ/
Physiologisch verzögert:	– Reduktion von Konsonantenverbindungen
	– Glottale und andere Ersetzungen von /ʁ/
	– Tilgung finaler Konsonanten /l/
Pathologisch:	– Rückverlagerung der Alveolare /t d n/
	– Plosivierung der Frikative /ç/ und /x/
	– Metathesen
Artikulatorisch:	– Interdentalität

Auch wenn sein Befund eine ganze Anzahl von Veränderungen zeigte, die nur einmal auftraten, konnte mit Hilfe des 25-Wörter-Tests nachgewiesen werden, dass Jan konsequent in seiner Wortrealisation war. Aufgrund seiner pathologischen Prozesse wurde er der Gruppe der Konsequenten Phonologischen Störung zugeordnet. Die Behandlung begann mit dem Prozess der Rückverlagerung.

Behandlungsplan:

Rückverlagerung der Alveolare

1. **Phase I:** Siehe Tabelle 8.1, Stimulation von vorne/hinten mit Eis, dann Einführen der Lautsymbole für vorne/hinten: tropfender Wasserhahn und Holzhacker. Es ist in der Regel nicht nötig, auch für die anderen Laute einzelne Symbole einzuführen, da Kinder nur selten Übertragungsprobleme auf die Nasale und stimmhaften Plosive zeigen.
2. **Phase II:** Expressive Spiele zum Ausprobieren der Ziel- und Ersatzlaute auf Laut- und Silbenebene: /t d n g k ŋ/.
3. **Phase III:** Integration der Ziel- und der Ersatzphoneme in Realwörter.

Nachdem dieses Ziel erreicht war, folgte die Behandlung der Plosivierung der Frikative /ç/ und /x/ (siehe Fallbeispiel Philip, Tabelle 8.1). Die Metathesen brauchten wie meistens nicht behandelt zu werden. Auch sie ergeben sich von alleine durch die Behandlung eines anderen Prozesses. Es folgte die Behandlung der Glottalen Ersetzung von /ʁ/ (siehe Fallbeispiel Luisa, Tabelle 8.1). Auch die Behandlung der Reduktion von Konsonantenverbindungen ist in der Regel nicht notwendig, da Konsonantenverbindungen nicht als etwas Separates behandelt werden, sondern direkt in der Behandlung anderer Prozesse mit eingeschlossen werden. Bei Jan hatte sich auch die Auslassung von /l/ von alleine gegeben, was ansonsten mit der Kontrastsetzung von Wörtern mit /ə/ Auslaut und Wörtern mit /əl/ Auslaut zunächst rezeptiv, dann expressiv geübt worden wäre.

Zum Abschluss der phonologischen Arbeit wurde am Prozess der Vorverlagerung von /ʃ/ gearbeitet:

Vorverlagerung von /ʃ/

1. **Phase I:** Einführung der Laute /ʃ/ und /s z/. Durchführung der rezeptiven Arbeitsphasen siehe Tabelle 8.1. Da aus phonologischer Sicht kein Unterschied zwischen /s/ und /θ/ besteht, wird das von Jan verwendete /θ/ so behandelt, als würde er /s/ sagen, d.h. die phonetische Fehlbildung wird ignoriert. Daher gilt /s/ als Ersatzlaut und die interdentale Produktion wird akzeptiert. Erst in der abschließenden artikulatorischen Arbeit wird an der phonetisch korrekten Artikulation von /z/ und /s/ gearbeitet.
2. **Phase II:** Siehe Tabelle 8.1 expressive Übungen der Laute /ʃ/ und /z s/
3. **Phase III:** Siehe Tabelle 8.1

Protokollbogen zum Prozeß- und Lautbefund

Name: Dennis Geb. Datum: ____________ Alter: 4;6

Test Item Wort	Phonetische Lautschrift	Äußerung des Kindes	Phonologische Prozesse
1 Mond	mo:nt	✓	
2 Eimer	aɪmɐ	✓	
3 Baum	baum	✓	
4 Ball	bal	✓	
5 Gabel	ga:bəl	ba:bəl	
6 Blume	blu:mə	✓	
7 Brief	bʁi:f	hi:f	
8 Brille	brɪlə	hɪlə	
9 Zebra	tse:bʁa	pe:pa	
10 Pilz	pɪlts	pɪln	
11 Wippe	vɪpə	hɪpə	
12 Korb	kɔɐp	hɔap	
13 Pferd	(p)fe:ɐt	he:ɐt	
14 Apfel	apfəl	apfəf	
15 Topf	tɔpf	pɔpf	
16 Vogel	fo:gəl	ho:gəl	
17 Marienkäfer	mari:nkɛ:fɐ	hi:nhe:fɐ	
18 Schiff	ʃɪf	hɪf	
19 Pflaster	(p)flastɐ	hastɐ	
20 Flasche	flaʃə	haʃə	
21 Frosch	fʁɔʃ	hɔx	
22 Quak	kva:k	uak	
23 Wurst	vuɐst	huɐs	
24 Löwe	lø:və	hø:və	
25 Lampe	lampə	hampə	
26 Teller	tɛlɐ	✓	
27 Ball	bal	✓	
28 Nuß	nus	✓	
29 Kanne	kanə	tanə	
30 Telefon	te:ləfo:n	he:ləho:n	
31 Dusche	du:ʃə	✓	

Test Item Wort	Phonetische Lautschrift	Äußerung des Kindes	Phonologische Prozesse
32 Feder	fe:dɐ	he:da	
33 Rad	ʁat	hat	
34 Drachen	dʁaxən		
35 Tasse	tasə	✓	
36 Auto	auto	✓	
37 Bett	bɛt	✓	
38 Trecker	tʁɛkɐ	hɛkɐ	
39 Zitrone	tsitʁo:nə	nanə	
40 Jäger	jɛ:gɐ	he:gɐ	
41 Milch	mɪlç	✓	
42 Eichhörnchen	aɪçhø:ɐnçən	aɪnthø:ɐʃə	
43 Taucher	tauxɐ	✓	
44 Buch	bu:x	✓	
45 Roller	ʁɔlɐ	hɔlɐ	
46 Schere	ʃe:ʁə	he:ɐgə	
47 Gießkanne	gi:skanə	di:stanə	
48 Nagel	na:gəl	ŋagəl	
49 Berg	be:ɐk	be:ɐk ✓	
50 Glas	gla:s	da:s	
51 Gras	gʁa:s	ha:s	
52 Grün	gry:n	hy:n	
53 Schlange	ʃlaŋə	naŋə	
54 Kuh	ku:	✓	
55 Jacke	jakə	hakə	
56 Sack	zak	hak	
57 Kleid	klaɪt	haɪt	
58 Krokodil	kʁokodi:l	hotodi:l	
59 Knöpfe	knœpfə	nœpfə	
60 Sonne	zɔnə	hɔnə	
61 Hase	ha:zə	ha:ʒə	
62 Haus	haus	✓	

Protokollbogen zum Prozeß- und Lautbefund (Fortsetzung)

Test Item Wort	Phonetische Lautschrift	Äußerung des Kindes	Phonologische Prozesse
63 Zange	tsaŋə	haŋə	
64 Katze	katsə	hatsə	
65 Pilz	pɪlts	pɪlu	
66 Zwerg	tsve:ɐk	he:ɐk	
67 Hexe	hɛksə	hɛtsə	
68 Schuh	ʃu:	hu	
69 Tasche	taʃə	taθə	
70 Fisch	fɪʃ	hyt	
71 Schlüssel	ʃlʏsəl	hytəl	
72 Schmetterling	ʃmɛtəlɪŋ(k)	mɛtahɪŋ	
73 Schnecke	ʃnɛkə	nɛkə	
74 Spinne	ʃpɪnə	pɪnə	
75 Schrank	ʃʁaŋk	haŋk	
76 Schwein	ʃvaɪn	haɪn	
77 Stuhl	ʃtu:l	tul	
78 Kiste	kɪstə	hɪsə	
79 Nest	nɛst	nɛs	
80 Spritze	ʃpʁɪtsə	pɪtθə	
81 Strumpf	ʃtʁʊmpf	hʊŋt	

Test Item Wort	Phonetische Lautschrift	Äußerung des Kindes	Phonologische Prozesse
82 Rutsche	ʁʊtʃə	hʊtʃə	
83 Anker	aŋkɐ	✓	
84 Bank	baŋk	✓	
85 Punkt	pʊŋkt	✓	
86 Arzt	a:tst	a:t	
87 Bild	bɪlt	✓	
88 Hund	hʊnt	✓	
89 Fenster	fɛnstɐ	hɛnsɐ	
90 Gespenst	gəʃpɛ:nst	pɛns	
91 Schornstein	ʃɔ:ɐnʃtaɪn	hɔ:ɐnstaɪn	
92 Erdbeere	e:ɐtbe:ʁə	e:ɐtbe:nə	
93 Heizung	haɪtsʊŋ(k)	✓	
94 Elefant	eləfant	—	
95 Springt	ʃpʁɪŋkt	—	
96 Kaputt	kapʊt	—	
97 Unfall	ʊnfal	—	
98 Tiger	ti:gɐ	—	
99 Gitarre	gitaʁə	—	

Zusammenfassung der Ergebnisse bezüglich der phonologischen Prozesse

TIKV		VVS		Son/Ent	
TFKV		RVS		KVEnt	
RKV		Glot Er		Deaffr	
TIK		Ass			
TFK		Nas		TMK	
TUS		Vok /l/		TBS	
VVV		Plos		IntrK	

IntrV		Int			
RVK		Multl			
VKV		LatS			
Meta					
BL					
AlloL					
Vok					

Protokollbogen zum Prozeß- und Lautbefund

Name: Dennis　　Geb. Datum: ______　　Alter: 4;6

Test Item Wort	Phonetische Lautschrift	Äußerung des Kindes	Phonologische Prozesse
1 Mond	mo:nt	✓	
2 Eimer	aɪmɐ	✓	
3 Baum	baum	✓	
4 Ball	bal	✓	
5 Gabel	ga:bəl	ba:bəl	Ass
6 Blume	blu:mə	✓	
7 Brief	bʁi:f	hi:f	Anlaut
8 Brille	brɪlə	hɪlə	Anlaut
9 Zebra	tse:bʁa	pe:pa	Ass RKV
10 Pilz	pɪlts	pɪln	Nas
11 Wippe	vɪpə	hɪpə	Anlaut
12 Korb	kɔɐp	hɔɐp	Anlaut
13 Pferd	(p)fe:ɐt	he:ɐt	Anlaut
14 Apfel	apfəl	apfəf	Ass
15 Topf	tɔpf	pɔpf	Ass
16 Vogel	fo:gəl	ho:gəl	Anlaut
17 Marienkäfer	mari:nkɛ:fɐ	hi:nhe:fɐ	TVS Anlaut"
18 Schiff	ʃɪf	hɪf	Anlaut
19 Pflaster	(p)flastɐ	hastɐ	Anlaut
20 Flasche	flaʃə	haʃə	Anlaut
21 Frosch	fʁɔʃ	hɔx	Anlaut
22 Quak	kva:k	uak	Anlaut
23 Wurst	vuɐst	huɐs	Anlaut RKV
24 Löwe	lø:və	hø:və	Anlaut
25 Lampe	lampə	hampə	Anlaut
26 Teller	tɛlɐ	✓	
27 Ball	bal	✓	
28 Nuß	nus	✓	
29 Kanne	kanə	tanə	V/k/
30 Telefon	te:ləfo:n	he:ləho:n	Anlaut"
31 Dusche	du:ʃə	✓	

Test Item Wort	Phonetische Lautschrift	Äußerung des Kindes	Phonologische Prozesse
32 Feder	fe:dɐ	he:da	Anlaut
33 Rad	ʁat	hat	Anlaut
34 Drachen	dʁaxən		
35 Tasse	tasə	✓	
36 Auto	auto	✓	
37 Bett	bɛt	✓	
38 Trecker	tʁɛkɐ	hɛkɐ	Anlaut Meta
39 Zitrone	tsitʁo:nə	nanə	TVS Ass
40 Jäger	jɛ:gɐ	he:gɐ	Anlaut
41 Milch	mɪlç	✓	
42 Eichhörnchen	aɪçhø:ɐnçən	aɪnthø:ɐʃə	Vokabel TFK
43 Taucher	tauxɐ	✓	
44 Buch	bu:x	✓	
45 Roller	ʁɔlɐ	hɔlɐ	Anlaut
46 Schere	ʃe:ʁə	he:ɐgə	Anlaut Plos/b/
47 Gießkanne	gi:skanə	di:stanə	V/g,k/
48 Nagel	na:gəl	ŋagəl	Ass
49 Berg	be:ɐk	be:ɐk ✓	
50 Glas	gla:s	da:s	RKV V/g/
51 Gras	gʁa:s	ha:s	Anlaut
52 Grün	gry:n	hy:n	Anlaut
53 Schlange	ʃlaŋə	naŋə	RKV Ass
54 Kuh	ku:	✓	
55 Jacke	jakə	hakə	Anlaut
56 Sack	zak	hak	Anlaut
57 Kleid	klaɪt	haɪt	Anlaut
58 Krokodil	kʁokodi:l	hotodi:l	Anlaut VV/k/
59 Knöpfe	knœpfə	nœpfə	RKV
60 Sonne	zɔnə	hɔnə	Anlaut
61 Hase	ha:zə	ha:ʒə	Int
62 Haus	haus	✓	

Protokollbogen zum Prozeß- und Lautbefund (Fortsetzung)

Test Item Wort	Phonetische Lautschrift	Äußerung des Kindes	Phonologische Prozesse
63 Zange	tsaŋə	hæŋə	Anlaut
64 Katze	katsə	hætsə	Anlaut
65 Pilz	pɪlts	pɪlu	Nas -> Vokal
66 Zwerg	tsveːɐk	heːɐk	Anlaut
67 Hexe	hɛksə	hɛtsə	VV /k/
68 Schuh	ʃuː	huː	Anlaut
69 Tasche	taʃə	taθə	VV /S/
70 Fisch	fɪʃ	hyt	Anlaut Lat
71 Schlüssel	ʃlʏsəl	hytəl	Anlaut Lat
72 Schmetterling	ʃmɛtəlɪŋ(k)	mɛtəhɪŋ	RKV Anlaut
73 Schnecke	ʃnɛkə	nɛkə	RKV
74 Spinne	ʃpɪnə	pɪnə	RKV
75 Schrank	ʃʁaŋk	haŋk	Anlaut
76 Schwein	ʃvaɪn	haɪn	Anlaut
77 Stuhl	ʃtuːl	tul	RKV
78 Kiste	kɪstə	hɪsə	TISK /t/
79 Nest	nɛst	nɛs	RKV
80 Spritze	ʃpʁɪtsə	pɪtθə	RKV Int
81 Strumpf	ʃtʁʊmpf	hʊŋt	Anlaut VKV

Test Item Wort	Phonetische Lautschrift	Äußerung des Kindes	Phonologische Prozesse
82 Rutsche	ʁʊtʃə	hʊtʃə	Anlaut
83 Anker	aŋkə	✓	
84 Bank	baŋk	✓	
85 Punkt	pʊŋkt	✓	
86 Arzt	aːtst	aːt	RKV
87 Bild	bɪlt	✓	
88 Hund	hʊnt	✓	
89 Fenster	fɛnstə	hɛnsɐ	Anlaut TISK /t/
90 Gespenst	gəʃpɛːnst	pɛns	TUS RKV "
91 Schornstein	ʃɔːɐnʃtaɪn	hɔːɐnstaɪn	Anlaut VV /S/
92 Erdbeere	eːɐtbeːʁə	eːɐtbeːnə	Nas /b/
93 Heizung	haɪtsʊŋ(k)	✓	
94 Elefant	eləfant	—	
95 Springt	ʃpʁɪŋkt	—	
96 Kaputt	kapʊt	—	
97 Unfall	ʊnfal	—	
98 Tiger	tiːgə	—	
99 Gitarre	gitaʁə	—	

Zusammenfassung der Ergebnisse bezüglich der phonologischen Prozesse

TIKV		VVS		Son/Ent	
TFKV		RVS		KVEnt	
RKV	st, ʃx, xt, kn	Glot Er		Deaffr	
TIK		Ass	7		
TFK		Nas		TMK	
TUS	3	Vok /l/		TBS	
VVV	5	Plos		IntrK	

IntrV		Int	~	alle	Anlaute bis
RVK		Multl		auf	t/d/m/n/
VKV		LatS	~ S		b/p => /h/
Meta					
BL		st —> S			
AlloL		r ->	h oder sonst	ersetzt	
Vok					

wenn g/k -> d/t => dann nicht /h/

wenn KV: x + m, n, p, b => dann RKV, aber nicht /h/

wenn KV: x + l, b => dann Anlaut /h/

Fallbeispiel: Dennis

Dennis erhielt mit 4;6 Jahren einen Therapieplatz und zeigte bei Beginn der Behandlung folgende Prozesse:

Prozesstyp	**Prozess**
Physiologisch verzögert:	– Glottale Ersetzung von /ʁ/ – Reduktion von Konsonantenverbindungen – Vorverlagerung der Alveolare /k g ŋ/
Pathologisch:	– Ersetzung der betonten Silbenanlaute durch /h/ einschließlich CC-Anlaute, außer /m n b p d t/ – Assimilationen

Dennis war konsequent in seiner Wortrealisation, zeigte aber zwei pathologische Prozesse, weswegen er der Gruppe der Konsequenten Phonologischen Störung zugeordnet wurde. Die Behandlung begann mit dem schwerwiegendsten Prozess, der Ersetzung fast aller betonten Silbenanlaute.

Behandlungsplan:

Ersetzung von betonten Silbenanlauten

1. **Vorübung**
2. **Phase I:** Entsprechend der Tabelle 8.2, werden zunächst die für das Deutsche im Anlaut möglichen Frikative und der Ersatzlaut /h/ eingeführt und der Hierarchie für rezeptive Übungen im Anlaut folgend erarbeitet. Im Anschluss werden weitere Anlautübungen für alle möglichen Anlaute durchgeführt.
3. **Phase II und Phase III:** Siehe Tabelle 8.2

Da Dennis nur ab und zu die Velare vorverlagerte, erübrigt sich hier eine spezifische Behandlung. Auch die Behandlung der Glottalen Ersetzung des /ʁ/ kann sich bei der Behandlung wie oben beschrieben als nicht notwendig erweisen. Da aber die Glottale Ersetzung des /ʁ/ auch in unbetonten Silben auftritt, kann es sein, dass hier keine Übertragung stattfindet und sich somit nach der erfolgreichen Behandlung des Wortanlautprozesses noch eine Behandlung spezifisch für diesen Prozess anschließen muss. Das Fallbeispiel von Luisa zeigt auf, wie dies geschehen kann.

Anhang IX

Spielvorschläge für die Phonologische Therapie

Das Prinzip der Phonologischen Therapie wie in Kapitel 8.5.3 vorgestellt ist ein durchgängiges Arbeitskonzept, das unabhängig vom Alter des Kindes angewendet werden kann. Die Kunst der Behandlung besteht also nicht darin, das Konzept in seiner Abfolge anzuwenden, sondern es Kindern unterschiedlichsten Alters (ca. 3;0 bis 7;11) mit unterschiedlichen kognitiven Fähigkeiten gleichermaßen näher zu bringen, sodass sie trotz der Arbeit noch Spaß haben. Daher sollten die Übungen in Spiele integriert werden, wobei diese Spiele weder von der eigentlichen Übung ablenken noch an sich so komplex sein dürfen, dass sie die Aufmerksamkeit des Kindes völlig vereinnahmen. Im Folgenden sollen verschiedene Spielideen für die verschiedenen Arbeitsphasen vorgestellt werden. Zu unterscheiden sind zwei Arten von Spielen:

1) Spiele, die parallel zur Übungsaktivität stattfinden, z.B.: „jedesmal, wenn du gewürfelt hast, hörst du einmal".
2) Spiele, bei denen die Übungsaktivität einen Sinn im Spiel selbst hat, z.B.: Häuser sind mit den zu bearbeitenden Hausnummern gekennzeichnet. Das Kind als Briefträger verteilt die Post und bekommt vom Therapeuten gesagt, zu welcher Hausnummer (zu welchem Laut) der Brief gebracht werden muss.

Beide Spielvarianten haben ihre Vorteile, sind aber gleichermaßen geeignet. Eigentlich lässt sich fast jeder Spielwunsch eines Kindes so umwandeln, dass das Kind sein Spiel spielen kann und trotzdem eine Übung gefunden wird, die der Zielarbeitsebene gerecht wird.

Weitere Spielideen finden Sie im Therapiehandbuch P.O.P.T. (Fox-Boyer, 2014).

Material

In der Regel verfügen die meisten Praxen über ausreichend Material, um alle im Folgenden beschriebenen Spiele durchführen oder improvisieren zu können. Sollte es sich um spezielle Spiele handeln, die verwendet werden, dann wird der entsprechende Verlag genannt. **Zwei grundlegende Dinge** werden allerdings als **Ausrüstung** benötigt:

1. Alle benötigten Lautsymbole sollten jeweils ca. 5-10x in kleiner Kopie vorhanden sein. Zusätzlich klebt jedes Lautsymbol einmal auf einem Post-it-Zettel, der überall angeklebt werden kann. Dies ist die Basisausrüstung, die jedes Kind (entsprechend des zu behandelnden Prozesses) zu Beginn seiner Therapie erhält.
2. Es wird Bildmaterial benötigt, das alle Ziel- und vor allem auch Ersatzlaute abdeckt. Aufgrund der bisher am häufigsten durchgeführten Artikulationstherapie liegen von den meisten Verlagen nur Bilder mit Ziellauten vor. Die Ausnahmen bilden die Werscheberger-Bilder, die Cervenka-Bilder und der Trialogo-Verlag, der ein fast vollständiges Spektrum an Lautkästen und Memory-Bildern anbietet. Der Vorteil der Trialogo-Bilder liegt in ihren einheitlichen Zeichnungen, der guten Erkennbarkeit der Bilder, der Aktualität des Wortschatzes und der einheitlichen Bildgrößen.

Phase I

- **Kartenspiel**
  Material: Lautsymbole werden auf dem Tisch verteilt.
  Durchführung: Der Therapeut sagt einen Laut, das Kind reicht den entsprechenden Symbolzettel. Diese Übung eignet sich gut als Hausaufgabe. Auf Silben- und Pseudowortebene sollte man den Eltern eine Liste von vorzulesenden Items mitgeben.

- **Rennspiel**
  Material: Rennbahn (wie bei „Tempo kleine Schnecke“) jede Bahn wird mit einem Lautsymbol gekennzeichnet, Spielfiguren sind z.B. Mäuse, Männchen, Autos.
  Durchführung: Das Kind darf immer die Figur nach vorne bewegen, deren Laut genannt wurde. Alternative: Spielvorlage „Tempo kleine Schnecke“ von Ravensburger, dabei Schneckenfiguren mit Lautsymbolen versehen.

- **Briefträger**
  Material: Auf Papier aufgemalte Häuser mit entsprechenden Lautsymbolen als Hausnummern und einem Schlitz als Briefkasten versehen, kleine Zettel als Briefe.
  Durchführung: Das Kind verteilt als Briefträger die Post und bekommt vom Therapeuten gesagt, zu welcher Hausnummer (zu welchem Laut) der Brief gebracht werden muss.

- **Fliegender Pirat**
  Material: Holzpirat mit kleinem Rucksack (zur Tüte gefaltetes Papier wird mit Tesafilm auf dem Rücken festgeklebt), Spielfiguren, aufgemalte Häuser mit entsprechenden Lautsymbolen als Hausnummern.
  Durchführung: Als Pirat bringt das Kind Leute, die auf einem Ausflug vom Regen überrascht wurden, nach Hause und bekommt vor jedem Flug vom Therapeuten gesagt, zu welchem Haus es fliegen soll.

- **Fähre**
  Material: Auf blaues Papier aufgemalte Inseln mit entsprechenden Lautsymbolen, auf die Inseln aufgemalt Häuser, Spielfiguren, Boot
  Durchführung: Das Kind als Fährmann bringt die Menschen von den Inseln zum Festland, damit sie dort einkaufen gehen können, und anschließend wieder zurück zur Insel. Der Fährmann bekommt vom Therapeuten gesagt, wen er abholen muss. Alternative: Rettungsaktion: Schiffbrüchige, die sich auf die Inseln gerettet haben, rufen die Inselnamen, damit der Fährmann sie dort rettet.

- **Edelsteinspiel**
  Material: Auf Papier aufgemalte Höhlen mit entsprechenden Lautsymbolen, Drachen- oder Dinosaurierfiguren, Edelsteine (Glas- oder Muggelsteine), weitere Spielfiguren, z.B. kleine Gespenster.
  Durchführung: Die Steine liegen in den gemalten Höhlen und werden von den Drachen bewacht. Das Kind ist ein kleines Gespenst, das dem Drachen die Schätze entwenden möchte. Es darf dem Drachen immer nur einen Stein entwenden, der durch sein Zauberwort (Laut) eingeschlafen ist.

- **Zauberkugeln**
  Material: Ein Reifen, Magnetkugeln, Lautsymbole.
  Durchführung: Das Kind sitzt in einem Zauberkreis (Reifen) und soll mit einer Zauberkugel (Magnetkugel) andere Zauberkugeln, die sich um die verschiedenen Lautsymbole versammelt haben, einfangen. Der Therapeut sagt einen Laut, in dessen Radius Kugeln eingefangen werden dürfen.

- **Tore schießen**
  Material: Bauklötze oder kleine Kartons, Murmeln oder Sandsäckchen, Lautsymbole.
  Durchführung: Aus Bauklötzen/Kartons werden so viele Tore gebaut, wie es Lautsymbole gibt. Jedes Tor bekommt ein Symbol. Murmeln müssen in

das Tor gerollt werden, oder Sandsäckchen müssen in das Tor geworfen werden, das genannt wurde.

- **Pop-up-Pirat (Tomy, Firma Stadlbauer)**
  Durchführung: Bei diesem Spiel sitzt ein Pirat in einer Tonne mit vielen Schlitzen. In diese Schlitze müssen Schwerter gesteckt werden. Sobald ein Kontaktmechanismus durch ein Schwert ausgelöst wird, springt der Pirat aus der Tonne. Die Schwerter liegen zunächst auf den Lautsymbolen. Der Therapeut sagt, von welchem Symbol ein Schwert weggenommen werden darf. Ebenso kann das „**Krododil mit Zahnweh**"-Spiel benutzt werden oder weitere Spiele dieser Art, die sich in besonderer Vielfalt in Großbritanniens „Early Learning Centres" finden lassen.

- **Froschspiel (Weltbild Verlag)**
  Durchführung: Vier Frösche sitzen um einen Teich. Jeder Frosch hat einen Hebel, auf den ein Lautsymbol geklebt wird. Es darf immer auf den Froschhebel gedrückt werden, der genannt wurde. Der Frosch springt dann vor und frisst eine Kugel.

- **Froschhüpfen (Schmidt Vlg. mit Plastikfröschen)**
  Material: Frösche, auf Papier aufgemalter Teich mit Stegen, Lautsymbole.
  Durchführung: Alle Frösche sitzen am Teich, jeder auf einem Steg. Die Stege werden durch die Lautsymbole gekennzeichnet. Das Kind darf den Frosch hüpfen lassen, dessen Steg aufgerufen wurde.

- **Murmelbahn**
  Material: Murmelbahn, Murmeln, kleine Töpfe, Lautsymbole.
  Durchführung: Vor die Murmelbahn werden Töpfe mit angeklebten Lautsymbolen gestellt. a) Das Kind muss Kugeln in die entsprechend genannten Töpfe legen. Wenn in jedem Topf ein paar Kugeln sind, dürfen sie die Kugelbahn runter rollen. b) In den Töpfen sind schon Murmeln, das Kind darf aus dem genannten Topf eine Murmel nehmen und diese rollen lassen.
  Material: Kugelbahn zum Selbst-Zusammen-Bauen, Lautsymbole.
  Durchführung: Therapeut und Kind bauen gemeinsam so viele Bahnen wie nötig (Anzahl der Lautsymbole) auf, dann bekommt jede Bahn einen Namen (Lautsymbol) und das Kind legt zunächst Murmeln vor die entsprechend genannten Bahnen. Nach einer Weile werden die Kugeln rollen gelassen.

- **Würfelspiele**
  Material: Würfelspiele, Lautsymbole.
  Durchführung: Parallel zu einem Würfelspiel soll das Kind nach dem Würfelwurf auf ein vom Therapeuten genanntes Lautsymbol zeigen.

- **Puzzlen**
  Material: Puzzle, Lautsymbole.
  Durchführung: Puzzleteile werden als Stapel auf die verschiedenen Lautsymbole gelegt. Das Kind nimmt immer ein Teil von dem genannten Stapel.

- **See überqueren**
  Material: Aufgemalter See mit Schiffsrouten, Schiffe.
  Durchführung: Alle Schiffe müssen auf ihren Routen über den See fahren. Es darf aber immer nur das Schiff fahren, das gerufen wurde.

- **Reifen hüpfen**
  Material: Reifen, Lautsymbole.
  Durchführung: Reifen werden auf den Boden gelegt. Jeder Reifen erhält ein Symbol. Das Kind muss immer in den Reifen hüpfen, der aufgerufen wurde.

- **Baustelle**
  Material: Glas-, Muggel- oder echte kleine Steine, aufgemalte Häuser, Kipplaster.
  Durchführung: Es müssen verschiedene Häuser gebaut werden (auf einem Blatt vorgezeichnet und mit Lautsymbol versehen). Das Kind holt mit dem Lastauto Steine, die zu den Häusern gebracht und auf die Umrisse gelegt werden müssen.

- **Eisenbahn**
  Material: Holzeisenbahn, Lautsymbole, Steine, Figuren.
  Durchführung: Es wird eine Eisenbahn mit verschiedenen Bahnhöfen oder weiteren Orten aufgebaut, die jeweils nach einem Laut benannt sind. Nun müssen Güter und Personen von einem Ort zum anderen transportiert werden. Wenn eine große Eisenbahn zu komplex ist, kann auch einfach ein kleiner Kreis auf dem Tisch aufgebaut werden und an den Schienen liegen dann die Symbole. Die Bahn wird mit Steinen oder Figuren beladen und muss diese bei den entsprechenden Stationen abladen.

- **Bienenspiel**
  Material: z.B. „fleißige Bienen“ von Ravensburger, oder kleine Bienen mit Magneten, Blumen aus den „Vier ersten Spielen“, diese dann mit Büroklammern versehen, aufgemalte Bienenstöcke mit Lautsymbolen versehen, Farbwürfel.
  Durchführung: Das Kind erwürfelt eine Farbe und fliegt mit einer Biene zu einer entsprechenden Blume, die eingesammelt wird. Der Therapeut sagt dann, zu welchem Bienenstock die Biene die Blume bringen soll.

- **Monza** (Haba Verlag)
  Durchführung: Monza wird nach den Spielregeln gespielt. Nach jeder Runde muss man so viele Würfel, wie man verbraucht hat, auf die vom Therapeut genannten Lautsymbole legen.

Phase II

Würfelspiele, bei denen Farb- oder Symbolstrecken (z.B. Schlossspiel) gelaufen werden können, z.B. aus: Vier Erste Spiele, Jahreszeitenspiel: Ravensburger; Pronto Dino, Seebär Ahoi, Rennraupe Rosalie: Haba). Für jeden Würfelwurf gibt der Therapeut einen Laut (später eine Silbe) vor, den (die) das Kind bei jedem Setzen produzieren soll. Damit ergibt sich ein mehrfaches Produzieren vonseiten des Kindes. Es werden alle Ziel- und Ersatzlaute im Wechsel – ein Wurf – ein Laut/eine Silbe – verwendet.

Phase III

Wesentliches Arbeitsmaterial sind in dieser Phase Bildkarten mit Abbildungen, in denen alle Ziel- und Ersatzlaute vorkommen. Wichtig ist, dass Bilderkarten verwendet werden, die alle Laute in allen Wortpositionen, einschließlich Konsonantenverbindungen enthalten. Wichtig ist weiterhin, dass die Kinder in der Lage sind, ohne Vorgabe des Therapeuten zu erkennen, was auf dem Bild dargestellt ist.

- **Lesen**
  Material: Lautsymbole, Bildkarten mit den Ziel- und Ersatzlauten im Anlaut.

Durchführung: Das Kind zieht eine Karte und „liest“ diese mit Hilfe der Symbolkarten mit unterschiedlichen Anlauten, (spricht diese aus). Es soll dann entscheiden, zu welchem Symbol das Wort gehört.

- **„Nalogo“-Spiel**
  Material: Nalogo-Spiel Trialogo Vlg., Bildkarten mit Ziel- und Ersatzlauten.
  Durchführung: Bei jedem Fragezeichen wird eine Karte gezogen. Kind und Therapeut müssen abwechselnd das Bild benennen und entscheiden, zu welchem Lautsymbol diese Karte gehört.

- **„Schatzpiraten“**
  Material: Schatzpiraten Lingoplay Vlg., Bildmaterial mit Ziel- und Ersatzlauten.
  Durchführung: Alle Mitspieler müssen so viele Schätze wie möglich von den Inseln einsammeln. Auf den Inseln liegen statt der Orginalschätze Bildkarten mit den Ziel- und Ersatzlauten. Diese Karten müssen benannt und den Lautsymbolen zugeordnet werden. Wenn alle Schätze gesammelt sind, wird nach Hause gefahren. Gewonnen hat, wer zuerst in seinem Hafen ist und wer die meisten Schätze hat.

- **Memory**
  Material: Memorykarten mit Ziel- und Ersatzlauten.
  Durchführung: Es wird Memory gespielt und bei jedem Aufdecken muss das Bild korrekt benannt werden. Anschließend muss entschieden werden, welcher Laut sich darin verbirgt.

- **Suchbilder**
  Material: Großes Bild mit vielen Detailabbildungen, Steine.
  Durchführung: Abwechselnd sollen Kind und Therapeut Items des Suchbildes mit Steinen belegen, diese Items benennen und überlegen, welcher der Ziel- und Ersatzlaute in dem Wort enthalten ist.

- **Kranspiel**
  Material: Kran oder Angel, Bildkarten mit Ziel- und Ersatzlauten.
  Durchführung: Das Kind soll mit dem Kran (oder einer Angel) Bilder aufheben/angeln, die den vom Therapeuten genannten Laut enthalten.

- **Würfelstrecke**
  Material: Aufgemalte Würfelstrecke, Bildkarten mit Ziel- und Ersatzlauten, Spielfiguren, Würfel.
  Durchführung: Alle Mitspieler laufen die Spielstrecke ab (Würfelspiel). Manche Punkte der Strecke bekommen eine besondere Farbe. Auf dem Tisch liegen Bildkarten mit Ziel- und Ersatzlauten. Wer auf einen der besonderen Punkte kommt, bekommt von seinem Mitspieler einen Laut genannt. Wenn man ein Bild mit diesem Laut findet, darf man einen Schritt vorwärts gehen, wer ein falsches Bild heraussucht, muss einen Schritt zurückgehen.

- **Briefträger**
  Material: Auf Papier aufgemalte Häuser mit entsprechenden Lautsymbolen als Hausnummern und einem Schlitz als Briefkasten versehen, kleine Bildkarten mit Ziel- und Ersatzlauten als Briefe.
  Durchführung: Abwechselnd ziehen Therapeut und Kind Karten (Briefe) und entscheiden, in welchen Briefkasten sie diese Karten stecken müssen.

Weitere Spiele/Übungen für die dritte Phase:

- **„Links oder Rechts"-Spiel (Trialogo)**
  In diesem Spiel sind einige Phonemkombinationen enthalten, die Kinder oft gegeneinander ersetzen. Dieses Spiel kann gut in der dritten Phase eingesetzt werden.

- **„Mein Logo-Heft" zu einzelnen Lauten (Trialogo):** In allen neuen Heften sind einige Übungen enthalten, die sich zum phonologischen Arbeiten eignen, da es bei den Übungen spezifisch um das Erkennen von Kontrasten geht. Diese Übungsblätter können auch als Hausaufgaben eingesetzt werden.

Literaturverzeichnis

Alcorn, M., Jarratt, T., Martin, W., & Dodd, B. (1995). Intensive group therapy: efficacy of a Whole-language approach. In B. Dodd (Hrsg.), Differential diagnosis and treatment of children with speech disorders. London: Whurr.

Allen, R.E., & Oliver, J.M. (1982). The effects of child maltreatment on language development. Child Abuse and Neglect, 6, 299-305.

Almost, D., & Rosenbaum, P. (1998). Effectiveness of speech intervention for phonological disorders: a randomized controlled trail. Developmental Medicine and Child Neurology, 40, 319-325.

Amayreh, M.M., & Dyson, A.T. (1998). The acquisition of Arabic consonants. Journal of Speech, Language, and Hearing Research, 41, 642-653.

Ament, W. (1899). Entwicklung von Sprechen und Denken. Leipzig: Verlag von Ernst Wunderlich.

Arditti, N. (1999). Dummies: for better or worse? RCSLT Bulletin, February.

Babbe, T. (1993). Pyrmonter Wortpaare. Idstein: Schulz-Kirchner.

Babbe, T. (1994). Pyrmonter Analyse phonologischer Prozesse. Idstein: Schulz-Kirchner.

Baker, E., & McLeod, S. (2011). Evidence-Based Practice for children with speech sound disorders: Part 1 Narrative Review. Language Speech and Hearing Services in Schools, 42, 102-139.

Ball, M. (1994). Using dependency phonology in the analysis of disordered speech. Australian Journal of Human Communication Disorders, 22, 22-30.

Barbour, S., & Stevenson, P. (1990). Variation in German. Cambridge: Cambridge University Press.

Barlow, J.A., & Gierut, J.A. (1999). Optimality theory in phonological acquisition. Journal of Speech and Hearing Research, 42, 1482-1498.

Barlow, J.A., & Gierut, J.A. (2002). Minimal pair approaches to phonological remediation. Seminars in Speech and Language, 23 (1), 57-67.

Berg, T. (1992). Phonological harmony as a processing problem? Journal of Child Language, 19, 225-257.

Bernhardt, B., & Gilbert, J. (1992). Applying linguistic theory to speech-language pathology: the case for nonlinear phonology. Clinical Linguistics and Phonetics, 6 (1&2), 123-145.

Bernhardt, B., & Stoel-Gammon, C. (1994). Nonlinear phonology: Introduction and clinical application. Journal of Speech and Hearing Research, 37, 123-143.

Bernhardt, B., & Stoel-Gammon, C. (1996). Underspecification and markedness in normal and disordered phonological development. In C.E. Johnson & J.H.V. Gilbert (Hrsg.), Children's Language Volume 9: Lawrence Erlbaum Ass Publ.

Bird, J., & Bishop, D. (1992). Perception and awareness of phonemes in phonological impaired children. European Journal of Communication Disorders, 27, 289-311.

Bird, J., Bishop, D., & Freemann, N.H. (1995). Phonological awareness and literacy development in children with expressive phonological impairments. Journal of Speech and Hearing Research, 38, 446-462.

Birner-Janusch, B. (1999). Das PROMPT System – ein Ansatz zur Behandlung sprechmotorischer Störungen, unveröffentlichte Diplomarbeit, RWTH – Aachen.

Birner-Janusch, B. (2001). Die Anwendung des PROMPT™ Systems im Deutschen – eine Pilotstudie. Sprache – Stimme – Gehör, 25, 174-179.

Birner-Janusch, B. (2010). Sprechapraxie im Kindesalter. In N. Lauer & B. Birner-Janusch: Sprechapraxie im Kindes- und Erwachsenenalter (S. 72-126). Stuttgart: Thieme.

Birner-Janusch, B. (2013). Sprechapraxie in der Schuleingangsphase. In S. Ringmann & J. Siegmüller: Handbuch Spracherwerb und Sprachentwicklungsstörungen Schuleingangsphase (S. 241-266). München: Elsevier.

Bishop, D.V.M. (1989). TROG – Test for Reception of Grammar (2. Aufl.). Manchester: Department of Psychology Manchester University.

Bischop, D.V.M. (1997). Uncommon Understanding – development and disorders of language comprehension in children. Hove: Psychology Press.

Bishop, D.V.M., & Adams, C. (1990). A prospective study of the relationship between specific language impaired, phonological disorders and reading retardation. Journal of Child Psychology and Psychiatry, 31 (7), 1027-1050.

Bishop, D.V.M., & Edmundson, A. (1986). Is otitis media a major cause of developmental language disorders? British Journal of Disorders of Communication, 21, 321-338.

Blanche, S.A. (1982). Minimal Word Pairs as Distinctive Feature Training. In M.A. Crary (Hrsg.), Phonological Intervention – Concepts and Procedures. San Diego: Singular.

Bortolini, U., & Leonard, L. (1991). The speech of phonologically disordered children acquiring Italian. Clinical Linguistics and Phonetics, 5 (1), 1-12.

Bowen, C. (2009). Children‘s speech sound disorders. Chichester: Wiley-Blackwell.

Bowen, C., & Cupples, L. (1999). Parents and children together (PACT): a colaborative approach to phonological therapy. International Journal of Language and Communication Disorders, 34, 35-55.

Boysson-Bardies, B.d., Halle, P., Sagart, L., & Durant, C. (1989). A cross-linguistic investigation of vowel formats in babbling. Journal of Child Language, 16, 1-17.

Boysson-Bardies, B.d., & Vihman, M.M. (1991). Adaptation to language: Evidence from babbling and first words in four languages. Language, 67, 297-319.

Boysson-Bardies, B.d., Vihman, M.M., Roug-Hellichius, L., Durand, C., Landberg, I., & Arao, F. (1992). Material evidence of infant selection from target language: a cross-linguistic phonetic study. In C.A. Ferguson, L. Menn & C. Stoel-Gammon (Hrsg.), Phonological development: Models, research, implications. Timonium, MD: York Press.

Böhme, G. (1997). Sprach-, Sprech-, Stimm- und Schluckstörungen, Band 1: Klinik (3 Aufl.). Stuttgart: Gustav Fischer Verlag.

Böhme, G. (2001). Sprach-, Sprech-, Stimm- und Schluckstörungen, Band 2: Therapie (3.Aufl.). München: Urban & Fischer.

Bradford, A., & Dodd, B. (1996). Do all speech disordered children have motor deficits? Clinical Linguistics and Phonetics, 10 (2), 77-101.

Bradford-Heit, A.L. (1996). Subgroups of children with developmental speech disorders – identification and remediation. Unveröffentlichte PhD Thesis, University of Queensland, Australien.

Byers-Brown, B., Bendersky, M., & Chapman, T. (1986). The early utterances of preterm infants. British Journal of Communication Disorders, 21, 307-320.

Byers-Brown, B., & Edwards, M. (1989). Developmental disorders of language. London: Whurr Publishers.

Chomsky, N. (1965). Aspects of the Theory of Syntax. Cambridge, MA: MIT Press.

Chomsky, N., & Halle, M. (1968). The sound pattern of English. New York: Harper and Row.

Chumpelik, D. (1984). The PROMPT System of Therapy: Theoretical framework and applications for developmental apraxia of speech. Seminars in Speech and Language, 5 (2), 139-156.

Corrin, J. (2001a). From profile to programme: Steps 1-2. In J. Stackhouse & B. Wells (Hrsg.), Children's speech and literacy difficulties 2: identification and remediation (S. 96-132). London: Whurr Publishers.

Corrin, J. (2001b). From profile to programme: Steps 3-6. In J. Stackhouse & B. Wells (Hrsg.), Children's speech and literacy difficulties 2: identification and remediation (S. 133-163). London: Whurr Publishers.

Crary, M.A. (1993). Developmental motor speech disorders. San Diego, CA: Singular Publishing Group.

Crystal, D., Fletcher, P., & Garman, M. (1989). The Grammatical Analysis of Language Disability. New York: Elsevier.

Crystal, D. (1997). Encyclopaedia of language. Cambridge: Cambridge University Press.

Culp, R.E., Watkins, R.V., Lawrence, H., Letts, D., Kelly, D.J., & Rice, M.L. (1991). Maltreated children's language and speech development: abused, neglected. First Language, 11, 377-389.

Dannenbauer, F.M. (1998). Vom Einfluß der linguistischen Forschung auf das Verständnis kindlicher Aussprachestörungen. Die Sprachheilarbeit, 43, 299-310.

Davis, B.L., & Bedore, L.M. (2013). An emergence approach to speech acquisition. New York: Psychology press.

Davis, B.L., Jakielski, K.J., & Marquardt, T.P. (1998). Developmental apraxia of speech: determiners of differential diagnosis. Clinical Linguistics and Phonetics, 12 (1), 25-45.

Dean, E., & Howell, J. (1986). Developing metalinguistic awareness: a theoretically based approach to phonological disorders. British Journal of Disorders of Communication, 21, 223-238.

Dean, E.C., Howell, J., Waters, D., & Reid, J. (1995). Metaphon: a metalinguistic approach to the treatment of phonological disorder in children. Clinical Linguistics and Phonetics, 9 (1), 1-58.

Dodd, B. (1995). Differential diagnosis and treatment of children with speech disorder. London: Whurr Publishers.

Dodd, B., & Bradford, A. (2000). A comparison of three therapy methods for children with different types of developmental speech disorders. International Journal of Communication Disorders, 35, 189-209.

Dodd, B., & Gillon, G. (2001). Reply to phonological awareness therapy and articulatory training approaches. International Journal of Language and Communication Disorder, 36 (2), 265-269.

Dodd, B., Holm, A., Zhu Hua & Crosbie, S. (2003). Phonological development: a normative study of British English-speaking children. Clinical Linguistics & Phonetics, 2003, 17 (8), 617-643.

Dodd, B., Hua, Z., Crosbie, S., Holm, A., & Ozanne, A. (2002). The diagnostic evaluation of articulation and phonology – DEAP. London: Psych-Corp.

Dodd, B., & Iacono, T. (1989). Phonological disorders in children: Changes in phonological process use during treatment. British Journal of Disorders of Communication, 24, 333-251.

Dodd, B., & Leahy, J. (1989). Disordered phonology and mental handicap. In M. Beveridge, I. Leudner, & G. Conti-Ramsden (Hrsg.), Language and communication in mentally handicapped people. London: Chapman & Hall.

Dodd, B., Leahy, J., & Hambly, G. (1989). Phonological disorders in children: underlying cognitive deficits. British Journal of Developmental Psychology, 7, 55-71.

Dodd, B., & McCormack, P. (1995). A model of speech processing in differential diagnosis of phonological disorders. In B. Dodd (Hrsg.), Differential diagnosis and treatment of children with speech disorders. London: Whurr Publishers.

Dodd, B., Zhu Hua & Shatford, C. (2000). Does speech disorder spontaneously resolve?, Child Language Seminar 1999, London, City University: City University Press.

Donegan, P.J., & Stampe, D. (1979). The study of natural phonology. In D.A. Dinnsen (Hrsg.), Current approaches in phonological theory. Bloomington, IN: Indiana University Press.

Durell, M. (1992). Using German. Cambridge: Cambridge University Press.

Egeland, B., Sroufe, A., & Erickson, M. (1993). The developmental consequences of different patterns of maltreatment. Child Abuse and Neglect, 7, 459-469.

Eimas, P.D., Siqueland, E.R., Jusczyk, P.W., & Vigorito, J. (1971). Speech preception in infants. Science, 171, 303-306.

Elbert, M. (1997). From articulation to phonology: The challenge of change. In B. Hodson & M.L. Edwards (Hrsg.), Perspectives in Applied Phonology (S. 43-60). Aspen Publishers Inc.

Elsen, H. (1991). Erstspracherwerb – Der Erwerb des deutschen Lautsystems. Wiesbaden: Deutscher Universitäts Verlag.

Ferguson, C.A., & Farewell, C.B. (1975). Words and sounds in early phonological acquisition. Language, 51, 419-439.

Fey, M.E. (1992). Articulation and phonology: Inextricable constructs in speech pathology. Language, Speech and Hearing Services in Schools, 23, 225-232.

Fletcher, P. (1990). The breakdown of language: language pathology and therapy. In N. Collinge (Hrsg.), Encyclopaedia of Language. London: Rutledge.

Fongaro-Leverin, S. (1992). Der Erwerb des Lautsystems und die Phonologischen Prozesse sich normal entwickelnder Kinder: Ein Interlinguistischer Vergleich Deutsch/Portugiesisch. Unveröffentlichte Dissertation, Ludwig-Maximilian-Universität, München.

Fox, A.V. (2000). The acquisition of phonology and the classification of speech disorders in German-speaking children. Unveröffentlichte PhD-Thesis, Department of Speech Newcastle University.

Fox, A.V. (2001). Phonologische Störungen und/oder Artikulatorische Störungen? Einteilung – Diagnostik – Therapie kindlicher Aussprachestörungen: Seminarskript.

Fox, A.V. (2002). PLAKSS – Psycholinguistische Analyse kindlicher Sprechstörungen. Frankfurt: SWETS – Test Services.

Fox, A.V. (2006): TROG-D Test zur Überprüfung des Grammatikverständnisses (6. Aufl. 2013). Idstein: Schulz-Kircher Verlag.

Fox, A.V., & Dodd, B.J. (1999). Der Erwerb des phonologischen Systems in der deutschen Sprache. Sprache – Stimme – Gehör, 23, 183-191.

Fox, A.V., & Dodd, B.J. (2001). Phonological disorders in German-speaking children. American Journal of Speech and Language Pathology, 10, 291-307.

Fox, A.V., Dodd, B., & Howard, D. (2002). Risk factors for speech disorders in children. International Journal of Communication Disorders, 37 (2), 117-131.

Fox-Boyer, A. (2014a). Phonologieerwerb. In Fox-Boyer, A. (Hrsg.), Handbuch der Sprachentwicklung und Sprachstörungen Band II (S. 9-14). München: Elsevier.

Fox-Boyer, A. (2014b). PLAKSS-II vollständig überarbeitete Neuauflage. Frankfurt: Pearson Assessment.

Fox-Boyer, A. (Hrsg.) (2014c). Handbuch Spracherwerb und Sprachentwicklungsstörungen Band II: Stuttgart: Elsevier.

Fox-Boyer, A. (2014d). Aussprachestörungen im Deutschen. In Fox-Boyer, A. (Hrsg.), Handbuch Spracherwerb und Sprachentwicklungsstörungen Band II (S. 41-54). München: Elsevier.

Fox-Boyer, A. (2014e). P.O.P.T. – ein Therapiehandbuch. Idstein: Schulz-Kirchner Verlag.

Fox-Boyer, A.V., Groos, I., & Schauß-Golecki, K. (2015). Kindliche Aussprachestörungen – Ein Ratgeber für Eltern, Erzieher, Therapeuten und Ärzte (3. Aufl.). Idstein: Schulz-Kirchner.

Fox-Boyer, A., Hild, U., & Schulte-Mäter, A. (2014). Therapie von Aussprachestörungen. In Fox-Boyer, A. (Hrsg.), Handbuch Spracherwerb und Sprachentwicklungsstörungen Band II (S. 137-156). München: Elsevier.

Fox-Boyer, A., & Schäfer, B. (in Vorbereitung). Phonologieerwerb im Deutschen im Alter von 0-3 Jahren. In Sachse, St.: Handbuch Spracherwerb und Sprachentwicklungsstörungen Band III. München: Elsevier.

Fricke, S., & Schäfer, B. (2011). Test für Phonologische Bewusstheitsfähigkeiten – TPB (2. Aufl). Idstein: Schulz-Kirchner.

Franke, U. (1990). Artikulationstherapie bei Vorschulkindern – Diagnostik und Didaktik (2. Aufl.). München: Ernst Reinhardt.

Führing, M., & Lettmayer, O. (1978). Die Sprachfehler des Kindes und ihre Beseitigung. Wien: Österreichischer Bundesverlag.

Garliner, D. (1971). Let us talk about thumb sucking. Brooklyn, New York: Bartel Dental Book Co.

Gerber, S.E. (1998). Etiology and prevention of communicative disorders (2. Aufl.). San Diego: Singular Publishing Group, Inc.

Gibbon, F.E. (1999). Undifferentiated lingual gestures in children with articulation/phonological disorders. Journal of Speech, Language and Hearing Research, 42, 382-397.

Gierut, J. (1990). Differential learning of phonological oppositions. Journal of Speech and Hearing Research, 33, 540-549.

Gierut, J.A. (1998). Treatment efficacy: functional phonological disorders in children. Journal of Speech, Language and Hearing Research, 41, S85-S100.

Gillon, G., & Dodd, B. (2005). Understanding the relationship between speech and language impairment and literacy difficulties. The central role of phonology. In B. Dodd (Hrsg.), Differential diagnosis and treatment of children with speech disorder (pp. 289-304). London: Whurr.

Goldstein, B. (1996). Error groups in Spanish-speaking children with phonological disorders. In T.W. Powell (Hrsg.), Pathologies of Speech and Language: Contributions of Clinical Phonetics and Linguistics (S. 171-177). New Orleans: International Clinical Phonetics and Linguistics Association.

Goldstein, B.A., & Iglesias, A. (1996). Phonological patterns in Puerto Rican Spanish-speaking children with phonological disorders. Journal of Communication Disorders, 29, 367-387.

Goldstein, B.A., & Iglesias, A. (1996). Phonological patterns in normally developing Spanish-speaking children 3- and 4-year-olds of Puerto Rican descent. Language, Speech, and Hearing Services in School, 27, 82-90.

Goltz, R., & Walker, A. (1961). North Saxon. In R.E. Keller (Hrsg.), German Dialects. Manchester: Manchester University Press.

Grassegger, H. (2016). Phonetik Phonologie (5. Aufl.). Idstein: Schulz-Kirchner.

Gravel, J.S., & Nozza, R.J. (1997). Hearing loss among children with otitis media with effusion. In J.E. Roberts, J.F. Wallace & F.W. Henderson (Hrsg.), Otitis media in young children: medical, developmental and educational considerations (S. 63-92). Baltimore: P.H. Brookes.

Grech, H. (1998). Phonological development of normal Maltese-speaking children. Unveröffentlichte PhD-Thesis, Centre of Audiology, Education of the Deaf and Speech Pathology Manchester University.

Grievink, E.H., Peters, S.A.F., van Bon, W.H.J., & Schilder, A.G.M. (1993). The effect of early bilateral otitis media with effusion on language ability: A prospective cohort-study. Journal of Speech and Hearing Research, 36, 1004-1012.

Grijzenhout, J., & Joppen, S. (1998). First steps in the acquisition of German phonology: A case study. Düsseldorf: Heinrich-Heine-Universität.

Grohnfeldt, M. (1980). Erhebung zum altersspezifischen Lautbestand bei drei- bis sechsjährigen Kindern. Die Sprachheilarbeit, 5, 169-177.

Grohnfeldt, M. (2001). Lehrbuch der Sprachheilpädagogik und Logopädie, Band 2: Erscheinungsformen und Störungsbilder. Berlin: W. Kohlhammer GmbH.

Grosstück, K. (2010). Sigma Plus – Gruppenkonzept zur Behandlung des Sigmatismus. Idstein: Schulz-Kirchner.

Grundy, K. (1989). Developmental speech disorders. In K. Grundy (Hrsg.), Linguistics in clinical practice. London: Taylor & Francis.

Grundy, K. (1995). Metaphon: unique and effective. Clinical Linguistics and Phonetics, 9 (1), 21-24.

Grunwell, P. (1985). PACS – phonological assessment of child speech. Windsor: The NFER-NELSON Publishing Company, LTD.

Grunwell, P. (1987). Clinical phonology (2. Aufl.). London: Croom Helm.

Grunwell, P. (1990). Developmental speech disorders. Edinburgh: Churchill Livingstone.

Guyette, T.W., & Diedrich, W.M. (1981). A critical review of developmental apraxia of speech. Language Speech and Hearing Services in Schools, 14, 202-209.

Hacker, D., & Weiss, K.H. (1986). Zur phonemischen Struktur funktioneller Dyslalien. Oldenburg: Arbeiter Wohlfahrt Verlag.

Hacker, D. (1996). Fallbericht: Phonologische Störungen. In M. Grohnfeldt (Hrsg.), Handbuch der Sprachtherapie, Band 2: Störungen der Aussprache. Berlin: Spiess.

Hacker, D., & Wilgermein, H. (1998). AVAK – Test Analyseverfahren zu Aussprachestörungen bei Kindern. München: Ernst Reinhardt.

Hacker, D., & Wilgermein, H. (1999). Aussprachestörungen bei Kindern. München – Basel: Ernst Reinhardt.

Hacker, D. (1999). Phonologie. In S. Baumgärtner & I. Füssenich (Hrsg.), Sprachtherapie bei Kindern (S. 13-62). München: Ernst Reinhardt.

Hacker, D., & Wilgermein, H. (2001). Phonologie. In M. Grohnfeldt, Lehrbuch der Sprachheilpädagogik und Logopädie, Band 2: Erscheinungsformen und Störungsbilder. Berlin: W. Kohlhammer GmbH.

Hadden, W. (1891). On certain defects of articulation in children with cases illustrating the results of education of the oral system. Journal of Mental Science, 37, 95-105.

Hahn, V. (1988). Myofunktionelle Therapie: ein Beitrag zur interdisziplinären Fundierung aus der Sicht der Sprachbehindertenpädagogik. München: Profil Verlag.

Hall, P.X., & Tomblin, J.B. (1978). A follow-up study of children with articulation and language disorders. Journal of Speech and Hearing Disorders, 43, 227-241.

Handford Bernhard, B., & Sternberger, J.P. (1998). Handbook of phonological development. London: Academic Press.

Hartmann, E. (2002). Möglichkeiten und Grenzen einer präventiven Intervention zur phonologischen Bewusstheit von lautsprachgestörten Kindergartenkindern. Fribourg: Sprachimpuls.

Hasselmann, M., & Hellrung, U. (1997). Paßt-fast – die Sammlung von Minimalpaaren. Konstanz: Trialogo.

Hensel, E., & Splieth, C. (1998). Gesundheitszustand, Morphologie und Funktion der 1. Dentition. Deutsche Zahnärztliche Zeitung, 53, 398-402.

Hesketh, A., Adams, C., Nightingale, C., & Hall, R. (2000). Phonological awareness therapy and articulatory training approaches for children with phonological disorders: a comparative outcome study. International Journal of Language and Communication Disorder, 35 (3), 337-354.

Hodson, B.W., & Paden, E. (1983). Targeting intelligible speech. San Diego: College-Hill Press.

Hodson, B.W. (1997). Disordered Phonologies: What have we learned about assessment and treatment? In B.W. Hodson & M.L. Edwards (Hrsg.), Perspectives in phonology. New York: Aspen Publishers.

Hoffmann, P.R., & Daniloff, R.G. (1990). Evolving views of children's disordered speech sound production from motoric to phonological. JSLA/ROA, 14 (2), 13-22.

Holm, A. (1998). Speech development and disorders in bilingual children. Unveröffentlichte PhD-Thesis, Department of Speech Newcastle University.

Howell, J., & Dean, E. (1995). Treating phonological disorders in children – Metaphon- theory to practice (2. Aufl.). London: Whurr Publishers.

Ingram, D. (1981). Procedures for the phonological analysis of children's language. Baltimore: University Park Press.

Ingram, D. (1989). First language acquisition: Method description and explanation. Cambridge: Cambridge University Press.

Ingram, D. (1991). A historical observation on „Why 'Mama' and 'Papa'?". Journal of Child Language, 18, 711-713.

Jahn, T. (2000). Phonologische Störungen bei Kindern – Diagnostik und Therapie. Stuttgart: Thieme.

Jakobson, R. (1949). Les lois phoniques du langage enfantin et leur place dans la phonologie générale. In N.S. Trubetzkoy (Hrsg.), Principes de phonologie. Paris: Editions Klincksiek.

Jakobson, R. (1969). Kindersprache, Aphasie und allgemeine Lautgesetze (erstmals veröffentlicht in 1941). Frankfurt am Main: Edition Suhrkamp.

Jandl, E. (1988). Ottos mops hopst. Ravensburg: Otto Maier.

Jusczyk, P.W., Murray, J., & Bayly, J. (1979). Perception of Place of articulation in fricatives and stops by infants, Paper presented at Biennial Meeting of Society for Research in Child Development, San Francisco.

Kamhi, A. (1992). The need for a broad-based model of phonological disorders. Language, Speech and Hearing Services in Schools, 23, 261-268.

Kauschke, C., & Siegmüller, J. (2002). Patholinguistische Diagnostik von Sprachentwicklungsstörungen. München: Urban & Fischer.

Khan, J., & Lewis, B. (1986). Khan-Lewis phonological analysis. Circle Pines: American Guidance Service.

Kiparsky, P., & Menn, L. (1977). On the acquisition of phonology. In J. Macnamara (Hrsg.), Language, learning and thoughts. New York: Academic Press.

Kittel, A. (2014). Myofunktionelle Therapie (11. Aufl.). Idstein: Schulz-Kirchner.

Kohler, K. (1995). Einführung in die Phonetik (2. Aufl.). Erich Schmidt.

Kölliker-Funk, M. (2002). Überlegungen zur Inputtherapie: von den Grundsätzen bis zur Evaluation, mit praktischem Beispiel, ISES[2] 2. Internationale Tagung über Sprachentwicklungsstörungen, Universität Potsdam Institut für Linguistik/Allg. Sprachwissenschaft, 5.-6.April 2002.

Korntheuer, P., Gumpert, M., & Vogt, S. (2014). Anamnese in der Sprachtherapie. München: Reinhardt.

Krüger, B. (1998). Produktionsvariabilität im frühen Lauterwerb: Eine Typologie kindlicher Abweichungen von Modellwörtern. Unveröffentlichte Dissertation, Christian-Albrechts-Universität, Kiel.

Lambert, J., & Waters, D. (1995). Childhood phonological disorders. In M. Leahy (Hrsg.), Disorders of Communication – The Science of Intervention. London: Whurr Publishers.

Lauer, N. (1999). Zentral-auditive Verarbeitungsstörungen im Kindesalter. Stuttgart: Thieme.

Law, J., & Convay, S. (1992). The effect of abuse and neglect on the development of children's speech and language. Developmental Medicine and Child Neurology, 34, 943-948.

Law, J., Garrett, Z., & Nye, C. (2010). Speech and language therapy interventions for children with primary speech and language delay or disorder (Review). The Cochrane Library 5.

Leahy, J., & Dodd, B. (1995). The acquisition of disordered phonology: a treatment case study. In B. Dodd (Hrsg.), Differential Diagnosis and treatment of children with speech disorders. London: Whurr Publishers.

Leitão, S., & Fletcher, J. (2004). Literacy outcomes for children with speech impairment. Long term follow up. International Journal of Language and Communication Disorders, 39, 245-256.

Leitão, S., Hogben, J., & Fletcher, J. (1997). Phonological skills in speech and language impaired children. European Journal of Disorders of Communication, 32, 73-93.

Leonard, L. (1985). Unusual and subtle phonological behaviour in the speech of phonologically impaired children. Journal of Speech and Hearing Disorders, 50, 4-13.

Levitt, A.G., & Aydeloo Utmann, J. (1992). From babbling towards the sound system of English and French: a longitudinal case study. Journal of Child Language, 19 (19-49).

Levitt, A.G., Juscyk, P.W., Murray, J., & Garden, G. (1988). Context effects in two-month-old infants' perception of labiodental/interdental fricative contrasts. Journal of Experimental Psychology: Human Perception and Performance, 14, 361-368.

Lewis, B.A. (1992). Pedigree analysis in children with phonological disorders. Journal of Learning Disabilities, 25 (9), 586-597.

Lewis, B.A., & Freebairn, L. (1997). Subgrouping children with familial phonological disorders. Journal of Communication Disorders, 30, 385-402.

Lleò, C., & Prinz, M. (1996). Consonant clusters in child phonology and the directionality of syllable structure assignment. Journal of Child Language, 23, 31-56.

Locke, J. (1983). Phonological acquisition and change. New York: Academic Press.

Lyovin, A.V. (1997). An introduction to the languages of the world. Oxford: Oxford University Press.

Magnusson, E. (1983). The phonology of language disordered children: production, perception, awareness. Lund, Sweden: CWK Gleerup.

McCabe, P., Rosenthal, J.S., & Mc Leod, S. (1998). Features of developmental dyspraxia in the general speech impaired population. Clinical Linguistics and Phonetics, 12 (2), 105-126.

McCormack, P., & Dodd, B. (1998). Is inconsistency in word production an artifact of severity in developmental speech disorders?, Poster presented at Child Language Seminar, Sheffield.

McLeod, S. (2007). The International Guide to Speech Acquisition. Clifton Park, NY: Thomson Delmar Learning.

McLeod, S. (2013). Speech sound acquisition. In J. Bernthal, N.W. Bankson & P. Flipsen (2013). Articulation and Phonological Disorders – Speech Sound Disorders in Children (S. 58-113). Boston: Pearson.

Menyuk, P., Liebergott, J., & Schultz, M. (1986). Predicting phonological development.

Morley, M.E. (1965). The development and disorders of speech in childhood (2. Aufl.). London: E. & S.Livingston Ltd.

Mowrer, O.H. (1952). Speech development in a young child: the autism theory of speech development and some clinical applications. Journal of Speech and Hearing Disorders, 17, 263-268.

Mowrer, O.H. (1960). Learning theory and symbolic processes. New York: Wiley.

Mowrer, D.E., & Burger, S. (1991). A comparative analysis of phonological acquisition of consonants in the speech of 2;5-6-year-old Xhosa- and English- speaking children. Clinical Linguistics and Phonetics, 5 (2), 139-164.

Möhring, H. (1938). Lautbildungsschwierigkeit im Deutschen. Zeitschrift für Kinderforschung, 47, 186-235.

Murai, J. (1963). The sounds of infants, their phonemicization and symbolization. Studia Phonologica, 3, 18-34.

Nathan, L., & Simpson, S. (2001). Designing a literacy programme for a child with a history of speech difficulties. In J. Stackhouse & B. Wells (Hrsg.), Children's Speech and Literacy Difficulties II: Identification and Remidiation (pp. 249-298). London: Whurr Publishers.

National Institute of Deafness and other Communication Disorders (1994). National strategic plan. Bethesda, MD: Department of Health and Human Communication Services.

Nettelbladt, U. (1983). Developmental studies of dysphonology in children. Lund: CWK Gleerup.

Olmsted, D. (1966). A theory of child's learning of phonology. Language, 42, 531-535.

Olmsted, D. (1971). Out of the mouth of babes. The Hague: Mouton.

Ozanne, A. (1992). Normative data for sequenced oral movements and movements in context for children aged three to five years. Australian Journal of Human Communication Disorders, 20, 47-63.

Ozanne, A. (1995). The search for developmental verbal dyspraxia. In B. Dodd (Hrsg.), Differential diagnosis and treatment of children with speech disorders (S. 91-110). London: Whurr Publishers.

Paden, E.P. (1994). Otitis media and disordered phonologies: Some concerns and cautions. Topics in Language Disorders, 14 (2), 72-83.

Pey, C., Ingram, D., & List, H. (1987). A comparison of initial consonant acquisition in English and Quiche. In K. Nelson & A. van Kleek, Children's Language (S.175-190). Hillsdale, NJ: Erlbaum.

Piske, T. (1998). Artikulatorische Muster und ihre Entwicklung im L1-Lauterwerb. Dissertation an der Christian-Albrechts-Universität, Kiel.

Powell, T.W., Elbert, M., Miccio, A.W., Strike-Roussos, C., & Brasseur, J. (1998). Facilitating [s] production in young children: an experimental evaluation of motoric and conceptual treatment approaches. Clinical Linguistics and Phonetics, 12 (2), 127-146.

Prather, E., Hendrick, D., & Kern, C. (1975). Articulation development in children aged two to four years. Journal of Speech and Hearing Disorders, 40, 179-191.

Pratt, C., & Grieve, R. (1984). The development of metalinguistic awareness: an introduction. In W.E. Tunmer, C. Pratt & M.L. Herriman (Hrsg.), Metalinguistic awareness in children. Theory research and implications. Berlin: Springer.

Ramers, K.-H. (1998). Einführung in die Phonologie. München: UTB.

Rhea, P. (1995). Language disorders from infancy through adolescence. St. Louis: Mosby.

Roberts, J.E., Burchinal, M.R., & Davis, B.P. (1991). Otitis media in early childhood and later language. Journal of Speech and Hearing Research, 34, 1158-1168.

Roberts, J., & Clarke-Klein, S. (1994). Otitis media. In J. Bernthal (Hrsg.), Articulatory and phonological disorders (S. 182-198). New York: Thieme Medical Publishers.

Roberts, J.E., Wallace, J.F., & Henderson, F.W. (1997). Otitis media in young children: medical, developmental, and educational considerations. Baltimore: P.H. Brookes.

Romonath, R. (1991). Phonologische Prozesse an sprachauffälligen Kindern, eine vergleichende Untersuchung an sprachauffälligen und nichtsprachauffälligen Vorschulkindern. Berlin: Edition Marhold.

Romonath, R. (1993). Sprachdiagnostik bei kindlichen Aussprachestörungen aus sprachsystematischer, pädolinguistischer und sprechhandlungstheoretischer Sicht. Die Sprachheilarbeit, 38, 185-198.

Rösel, P. (1983). Methodische Kriterien zur Beurteilung von Verfahren der Lautbildungsprüfung. Die Sprachheilarbeit, 28, 51-60.

Rösel, P. (1984). Inhaltliche Kriterien zur Beurteilung von Verfahren der Lautbildungsprüfung. Die Sprachheilarbeit, 29, 265-271.

Saben, C.B., & Ingham, J.C. (1991). The effects of minimal pairs treatment on the speech sound production of two children with phonologic disorders. Journal of Speech and Hearing Research, 34, 1023-1040.

Schäfer, A. (1975). Die neue „Bildwortserie". Die Sprachheilarbeit, 20, 22-27.

Schäfer, B., & Fox, A.V. (2006). Der Erwerb konsequenter Wortproduktionen deutschsprachiger Zweijähriger. Sprache – Stimme – Gehör 30, 186-192.

Schnitzler, C.D. (2015). Schriftsprache und phonologische Verarbeitung bei Grundschulkindern mit im Vorschulalter überwundenen phonologischen Aussprachestörungen. Sprache – Stimme – Gehör, 39, 24-29.

Scholz, H.-J. (1974). Zum Phonologischen Aspekt des Spracherwerbs und dessen Bedeutung für die Dyslalie. Die Sprachheilarbeit, 19, 145-152.

Schulte-Mäter, A. (1996). Verbale Entwicklungsdyspraxie: eine Analyse des derzeitigen Erkenntnisstandes. Frankfurt am Main: Peter Lang.

Schulte-Mäter, A. (2010). Verbale Entwicklungsdyspraxie und der Therapieansatz VEDiT. In: M. Wahl, C. Stahn, S. Hanne & T. Fritzsche (Hrsg.), Spektrum Patholinguistik. Band 3 (S. 35-44). Potsdam: Universitätsverlag.

Schwartz, R.G., Mody, M., & Petinou, K. (1997). Phonological acquisition and otitis media. In J.E. Roberts, J.F. Wallace & F.W. Henderson (Hrsg.), Otitis media in young children: medical, developmental, and educational considerations (S. 109-131). Baltimore: P. H. Brookes.

Shriberg, L.D. (1993). Four new speech and prosody- voice measures for genetic research and other studies in developmental phonological disorders. Journal of Speech and Hearing Research, 36, 105-140.

Shriberg, L.D. (1994). Five subtypes of developmental phonological disorders. Clinics in Communication Disorders, 4 (1), 38-53.

Shriberg, L.D. (1997). Developmental phonological disorders: One or many? In B. Hodson & M.L. Edwards (Hrsg.), Perspectives in Applied Phonology (S. 105-131). New York: Aspen Publishers Inc.

Shriberg, L.D., Flipsen, P.J., Thielke, H., Kwiatkowski, J., Kertoy, M.K., Katcher, M.L., Nellis, R.A., & Block, M.G. (2000). Risk for speech disorder associated with early recurrent otitis media with effusion: two retrospective studies. Journal of Speech, Language, and Hearing Research, 43, 79-99.

Shriberg, L.D., Friel-Patti, S., Flipsen, P.J., & Brown, R.L. (2000). Otitis media, fluctuant hearing loss, and speech-language outcomes: a preliminary structural equation model. Journal of Speech, Language, and Hearing Research, 43, 100-120.

Shriberg, L.D., & Kwiatkowski, J. (1982). Phonological disorders I: A diagnostic classification system. Journal of Speech and Hearing Disorders, 47, 226-241.

Shriberg, L.D., & Kwiatkowski, J. (1994). Developmental phonological disorders I: A clinical profile. Journal of Speech and Hearing Research, 37, 1100-1126.

Shriberg, L.D., Lewis, B.A., McSweeny, J.L., & Wilson, D.L. (1997). The percentage of consonant correct (PCC) metric: extensions and reliability data. Journal of Speech, Language, and Hearing Research, 40, 708-722.

Shriberg, L.D., Tomblin, J.B., & McSweeny, J.L. (1999). Prevalence of speech delay in 6-year-old children and comorbidity with language impairment. Journal of Speech, Language, and Hearing Research, 42 (6), 1461-1481.

Si-Taek, Y. (1992). Unterspezifikation in der Phonologie des Deutschen. Tübingen: Max Niemeyer Verlag.

Slobin, D. (1985, 1992, 1995, 1997). The cross-linguistic study of language acquisition. Hillsdale, NJ: Erlbaum.

Smith, N.V. (1973). The acquisition of phonology. Cambridge: Cambridge University Press.

Snowling, M., & Stackhouse, J. (1996). Dyslexia, Speech and Language: A practitioners handbook. London: Whurr Publishers.

So, L., & Dodd, B. (1994). Phonologically disordered Cantonese-speaking children. Clinical Linguistics and Phonetics, 8 (3), 235-255.

So, L., & Dodd, B. (1995). The acquisition of phonology in Cantonese-speaking children. Journal of Child Language, 22, 473-495.

Stackhouse, J. (1993). Phonological disorder and lexical development. Child Language Teaching and Therapy, 9 (230-241).

Stackhouse, J., Nathan, L., & Goulandris, N. (1999). Speech processing, language and emerging literacy acquisition in 4 year old children with specific speech difficulties. Journal of Clinical Speech & Language Studies, 9, 11-34.

Stackhouse, J., & Wells, B. (1993). Psycholinguistic assessment of developmental speech disorders. European Journal of Disorders of Communication, 28, 331-348.

Stackhouse, J., & Wells, B. (1997). Children's Speech and Literacy Difficulties. London: Whurr Publishers.

Stackhouse, J., & Wells, B. (2001). Children's speech and literacy difficulties 2 – identification and intervention. London: Whurr Publishers.

Stampe, D. (1969). The acquisition of phonetic representations, Papers from the Fifth regional Meeting of the Chicago Linguistic Society (S. 433-444). Chicago, IL: Chicago Linguistic Society.

Stampe, D. (1979). A dissertation on natural phonology. New York: Garland.

Stenzel, S. (1999). The development of phonological awareness skills in German-speaking children (aged 3-6 years) and cross-linguistic comparisons with normative Australian data. Unveröffentlichte MSc-Dissertation, Department of Speech, Newcastle University.

Stern, C., & Stern, W. (1928/1981). Die Kindersprache (4. Aufl.). Darmstadt: Wissenschaftliche Buchgesellschaft.

Stiller, U. (1994). Phonetische-phonologische Analyse: Aachener Dyslalie Diagnostik. In C. Dickmann, I. Flossmann, R. Klasen, D. Schrey-Dern, U. Stiller & C. Tockuss (Hrsg.), Logopädische Diagnostik von Sprachentwicklungsverzögerungen. Stuttgart: Thieme.

Stiller, U., Tockuss, C., & Brixius, H. (1998). Fotos zur Aachener Dyslalie Diagnostik – Arbeitsmaterial. Aachen: Lehranstalt für Logopädie an der RWTH-Aachen.

Stoel-Gammon, C., & Dunn, C. (1985). Normal and disordered phonology in children. Austin, Texas: pro.ed.

Stoel-Gammon, C., Stone-Goldman, J., & Glaspey, A. (2002). Pattern-based approaches to phonological therapy. Seminars in Speech and Language, 23 (1), 3-13.

Strang, B.M.H. (1968). Modern English structure (2. Aufl.). London: Edward Arnold.

Tallal, P., Ross, R., & Curtiss, S. (1989). Familial aggregation in specific language impairment. Journal of Speech and Hearing Disorders, 54, 167-173.

Teitzel, T. & Ozanne, A. (July 1999). Variability in single word production of typically developing toddlers, Paper presented at the 20th child Phonology conference, Bangor, ME.

Templin, M.C. (1957). Certain language skills in children: the development and interrelationships. Child Welfare Monograph, 26.

Ternes, E. (1987). Einführung in die Phonologie. Darmstadt: Wissenschaftliche Buchgesellschaft.

Teumer, J. (1988). Die Lautprüfverfahren – beliebt und dennoch unnütz? Die Sprachheilarbeit, 33, 110-117.

Teutsch, A. & Fox, A.V. (2004). Vergleich der Effektivität von artikulatorischer vs. phonologischer Therapie in der Behandlung kindlicher phonologischer Störungen. Sprache – Stimme – Gehör, 28, 178-185.

Tobin, Y. (1997). Phonology as human behaviour: a bilingual acquisition, Handouts of the 1. Conference of Bilingualism, Newcastle upon Tyne, GB.

Tomblin, J.B., Hardy, J.C., & Hein, H.A. (1991). Predicting poor-communication status in preschool children using risk factors present at birth. Journal of Speech and Hearing Research, 34, 1096-1105.

Tomblin, J.B., Smith, E., & Zhang, X. (1997). Epidemiology of specific language impairment: Prenatal and perinatal Factors. Journal of Communication Disorders, 30, 325-344.

Topbas, S., & Konrot, A. (1996). Variability in phonological disorders: A search for systematicity? Evidence from Turkish-speaking children, 5th Annual Conference of the International Clinical Phonetics and Linguistics Association, Munich, Germany.

Topbas, S. (1997). Phonological acquisition of Turkish children: implications for phonological disorders. European Journal of Disorders of Communication, 32, 377-396.

Trubetzkoy, N.S. (1939/1969). Principles of Phonology (Baltaxe, C.A.M., Trans.). Berkeley: University of California Press.

Tyler, A.A., Edwards, M.L., & Saxmann, J.H. (1987). Clinical application of two phonologically based treatment procedures. Journal of Speech and Hearing Research, 52, 393-409.

Tyler, A., & Langsdale, T.U. (1996). Consonant- vowel interactions in early phonological development. First Language, 16, 159-191.

Van Riper, C. (1963). Speech Correction: Principles and methods (4. Aufl.). New York: Englewood Cliffs, Prentice Hall.

Van Riper, C., & Erickson, R. (1996). Speech Correction: an Introduction for Speech and Language Pathology and Audiology (9. Aufl.). Englewood Cliffs, New York: Prentice Hall.

Van Riper, C., & Irwin, J.V. (1985). Voices and articulation. New Jersey: Prentice Hall.

Vihman, M.M. (2014). Phonological development – the first two years. Chichester: Wiley Blackwell.

Vihman, M. (1993). Early phonological development. In J. Bernthal & N. Bankson (Hrsg.), Articulation and phonological disorders (pp. 63-111). New York: Englewood Cliffs, Prentice Hall.

Vihman, M. (1996). Phonological development. Oxford: Blackwell.

Vihman, M.M., & Keren-Portnoy, T. (Hrsg.) (2013). The emergence of phonology. Cambridge: Cambridge University Press.

Vihman, M.M., & Vellemann, S.L. (2000). Phonetics and the origins of phonology. In N. Burton-Roberts, P. Carr & G. Docherty (Hrsg.), Phonological knowledge – conceptual and implicational foundations. Oxford: Oxford University Press.

Wagner, I. (1994). Logo-Ausspracheprüfung. Oldenburg: Logo Verlag für Sprachtherapie GbR.

Waters, D., Reid, J., Dean, E., & Howell, J. (1995). Metaphon re-examined: a reply to the commentaries. Clinical Linguistics and Phonetics, 9 (1), (49-57).

Waters, D. (2001). Using input processing strengths to overcome speech output difficulties. In J. Stackhouse & B. Wells (Hrsg.), Children's speech and literacy difficulties 2: intervention and remediation (S. 164-198). London: Whurr Publishers.

Weiner, F. (1981). Treatment of phonological disability using the method of meaningful minimal contrasts: two case studies. Journal of Speech and Hearing Disorders, 46, 87-103.

Wendlandt, W. (2002). Therapeutische Hausaufgaben. Stuttgart: Thieme.

Wendler, J., Seidner, W., Kittel, G., & Eysholdt, U. (1997). Lehrbuch der Phoniatrie und Pädaudiologie (3. Aufl.). Stuttgart: Thieme.

Whithehurst, G.J., Arnold, D.S., Smith, M., Fischel, F.E., Lonigan, C.J., & Valdez-Menchaca, M.C. (1991). Family history in developmental expressive language delay. Journal of Speech and Hearing Research, 43, 1150-1157.

Wiese, R. (1996). The Phonology of German. Oxford: Claredon Press.

Wildegger-Lack, E. (2001). Aussprachestörungen – Phonetik. In M. Grohnfeldt, Lehrbuch der Sprachheilpädagogik und Logopädie, Band 2: Erscheinungsformen und Störungsbilder. Berlin: W. Kohlhammer GmbH.

Wirth, G. (1990). Sprachstörungen, Sprechstörungen, kindliche Hörstörungen (3. Aufl.). Köln: Deutscher Ärzte Verlag.

Wolk, L., & Meisler, A.W. (1998). Phonological assessment: A systematic comparison of conversation and picture naming. Journal of Communication Disorder, 31, 291-313.

Yavaş, M. (1998). Phonology development and disorder. San Diego – London: Singular Publishing Group, Inc.

Yavaş, M., & Lamprecht, R. (1988). Process and intelligibility in disordered phonology. Clinical Linguistics and Phonetics, 2 (4), 329-345.

Zhu Hua & Dodd, B. (2000). The phonological acquisition of Putonghua (modern standard Chinese). Journal of Child Language, 27, 3-42.

Zhu Hua & Dodd, B. (2000). Putonghua (modern standard Chinese)-speaking children with speech disorders. Clinical Linguistics and Phonetics, 14 (3), 165-191.

Ziegler, W. (2003). Speech motor control is task-specific. Evidence from dysarthria and apraxia of speech. Aphasiology, 17, 3-36.

Zollinger, B. (1995). Die Entdeckung der Sprache. Bern: Verlag Paul Haupt.

Glossar

Affrikate	Phoneme, die aus zwei Bestandteilen bestehen, einem Plosiv mit einem folgenden Frikativ an der gleichen Artikulationsstelle.
Affrizierung **Affr**	Ein Plosiv oder ein Frikativ wird durch die Ergänzung des anderen zur Affrikate gemacht, z.B. Hase → [hatsə], Teller → [tsɛlɐ].
Alveolare	Laute, die alveolar (am Zahndamm) gebildet werden, z.B. /s z d t l n ts r/.
Allophonischer Gebrauch von Frikativen **Allo Frik**	Dabei werden alle Frikative, in der Regel /v f s z ʃ ç /, behandelt als wären sie nur ein Laut und damit durch einen Ersatzlaut wie z.B. /s/, /h/ oder /θ/ ersetzt.
Analyse	Das Unterteilen eines Wortes in die einzelnen Laute, z.B. Flasche → f l a ʃ ə.
Approximanten	Laute, bei denen es zu einer Enge der Artikulationsorgane kommt, ohne dass diese eine Reibung, bzw. Luftverwirbelung erzeugt, z.B. /j/.
Assimilation **Ass**	Definition siehe Seite 77
Chunking	Gruppieren/Untergruppen bilden von Items, die sich gemerkt werden müssen, z.B. das Zusammenziehen von Telefonnummern: 2 4 7 5 zu 24 75
Coda	Silbenauslaut, z.B. Last → /st/
DDK	Diadochokinese
default place	Fundamentaler (grundsätzlicher, Basis-) Artikulationsort
Denasalisierung **Denas**	Ein nasal gebildeter Laut wird durch einen nicht nasalen Laut ersetzt, z.B. mont → bont.
Deaffrizierung **Deaffr**	Einer Affrikate wird der Plosiv-Anteil genommen, z.B. /apfel/ → [afel].
Diskrimination	Definition siehe Seite 257
Eigenhören	Definition siehe Seite 260
Entstimmung **Ent**	Definition siehe Seite 80
Epenthese	Einfügen eines Segments, siehe auch intrusive Konsonanten, Vokale.

Fremdhören	Definition siehe Seite 255
Frikative	Reibelaute; Laute, bei denen eine Annäherung der Artikulationsorgane entsteht, sodass Luft an der Enge verwirbelt werden muss, z.B. /f v s z ʃ ç x/.
Gestische Targets	Die Abfolge der Artikulationsorganbewegungen, die zur Lautproduktion und insbesondere zur Lautaneinanderreihung bei der Produktion von Wörtern führt.
Gliding	Dieser Prozess kommt im Deutschen nicht vor. Er beschreibt eine Verschiebung von z.B. des englischen /r/ zu /w/.
Glottale Ersetzung **Glott Er**	Definition siehe Seite 79
Identifikation	Definition siehe Seite 257
Idiosynkratische Prozesse	Siehe auch pathologische Prozesse
IK-h, IK-dt	Alle initialen Konsonanten werden zu /h/ oder /d t/; Siehe Definition Onsetprozess Seite 200ff.
Interdentalität **Int**	Definition siehe Seite 81
Intrusive Konsonanten **intrK**	Zusätzlich in ein Wort eingefügter Konsonant, z.B. [teləfʁon]
Intrusive Vokale **intrV**	Zusätzlich in ein Wort eingefügter Vokal, z.B. [bəlumə]
Kern (Silbenkern, Nucleus)	Der Vokal einer Silbe, z.B. Last → /a/
Kontaktassimilation **KontAss**	Definition siehe Seite 77, 264
Kontinuum	Ein andauernder Laut.
Kopf	Der Anlaut einer Silbe.
Koronal	Laute, die mit dem Zungenkranz gebildet werden, alveolar.
Labiale	Laute, die an den Lippen gebildet werden, z.B. /m b p/.
Laryngeale	Laute, die im Larynx gebildet werden [h ʔ]
Lateral	Laut, bei dem es zu einem zentralen Verschluss durch die Zungenspitze kommt, wobei die Luft seitlich entweicht, z.B. /l/.
Lateralisierung **Lat**	Phonetische Fehlbildung, bei der ein Sibilant lateral gebildet wird, z.B. /ʃ/ → [ɬ].

Lautgesten	Siehe auch gestische Targets
Legalität	Eine Lautkombination ist dann für eine Sprache legal, wenn sie den phonologischen Gesetzen einer Sprache folgt.
Liquide	Oberbegriff für Vibranten und Laterale, z.b. / l r/
Metathese **Meta**	Innerhalb eines Wortes wird die Lautabfolge verändert, z.B. Vogel → [foləg].
Migration	Siehe auch intrusive Konsonanten
Multiple Interdentalität	Definition siehe Seite 204
Nasal	Ein Laut, bei dem der Luftstrom durch die Nase geleitet wird, z.B. /m n ŋ/.
Obstruenten	Oberbegriff für Plosive, Frikative und Affrikate
Onset	Alle Konsonanten und CC vor dem Silbenkern, d.h. der Teil des Wortes, der beim Reimen ausgetauscht wird, z.B. Flasche – Masche → /fl/ und /m/.
Onsetprozess	Siehe Seite 207
Palatalisierung	Ersetzung eines Lautes durch einen palatal gebildeten Laut.
Pathologische Prozesse	Ein Prozess, der in der physiologischen Entwicklung nicht vorkommt.
Plosiv	Laut, bei dem es zu einem kompletten Abschluss des Luftstroms durch die Artikulationsorgane kommt, der dann plötzlich gelöst wird, z.B. /p b d t g k/.
Plosivierung **Plos**	Definition siehe Seite 79
p-Werte	Wert, der besagt, ob ein statistisch signifikanter Unterschied zwischen zwei Gruppen existiert, Signifikanzgrenze aller Studien bei p = 0,05.
Reduktion von Konsonantenverbindungen **RCC**	Definition siehe Seite 76
Reim	Der Teil eines Wortes, der beim Reimen konstant bleibt, z.B. Flasche → /aʃe/
Rückverlagerungen **RV**	Definition siehe Seite 78
RVA	Rückverlagerung der Alveolare /d t n/
SA	Standardabweichung

Schüttelreime	Auch Spoonerisms genannt, dabei werden die Anlaute zweier Wörter vertauscht, z.B. Haustür → Taushür.
Sibilant	Zischlaute, z.B. /s z ʃ ç/, es kommt zu einer zentralen Zungenrinne für die Luftstromführung.
Sonoranten	Oberbegriff für Nasale und Liquide
Sonorierung **Son**	Definition siehe Seite 80
Strukturelle Prozesse (Vereinfachung)	Definition siehe Seite 75
Synthese	Zusammenziehen von Lauten: z.B. l o t → Lot
Systemische Prozesse (Vereinfachung)	Definition siehe Seite 77
Tilgung finaler Konsonanten **TFK**	Definition siehe Seite 75
Tilgung initialer Konsonantenverbindungen **TICC**	Eine initiale CC wird vollständig gelöscht, z.B. /gʁyn/ → [yn].
Tilgung unbetonter Silben **TUS**	Definition siehe Seite 75
Pseudowörter	Definition siehe Seite 258
Velare	Laute, die velar gebildet werden: /g k ŋ/
Veränderung von Konsonantenverbindungen **VCC**	Hierbei werden alle Bestandteile einer CC zwar realisiert, aber sie werden ersetzt, ohne dass man dies einem Prozess zuschreiben kann, z.B. /blumə/ → [sʁumə].
Vibrant	Laute, die durch den mehrmaligen kurzzeitigen Verschluss der Artikulationsorgane zustande kommen, z.B. /r/.
Vokalfehler **Vok**	Hierbei wird ein Vokal durch einen anderen Vokal ersetzt.
Vokalisierung von /l/ **Vok/l/**	Der Laut /l/ wird durch /i/ oder /j/ ersetzt.
Vorverlagerung **VV**	Definition siehe Seite 78
VVV	Vorverlagerung der Velare /g k ŋ/
Wortpositionsprozess **IK-**	siehe Onsetprozess
z-Werte	Standardwert: hier Mittelwert der Normgruppe
$\overline{x}$	Mittelwert

Index

A

B

C

D

E

F

G

H

I

J

K

L

M

N

O

P

R

S

T

U

V

W

X

Z

Adressen

- PD Annette V. Fox-Boyer PhD
  Studiengang Ergotherapie/Logopädie
  Institut für Gesundheitswissenschaften Universität zu Lübeck
  Ratzeburger Allee 160
  23562 Lübeck

- Kerstin Schauß-Golecki BA, Lehrlogopädin
  Schule für Logopädie
  Kieler Schloss, Burgstraße
  24103 Kiel

- Inula Groos MA phil., Logopädin
  Praxis für Logopädie I. Groos u. N. Kuhn-Wierzbinski
  Jarrestr. 42
  22303 Hamburg